U0274056

# 中西医结合全科诊疗实录

宋国政　于志明　韩同坤　主编

长江出版传媒　湖北科学技术出版社

**图书在版编目（CIP）数据**

中西医结合全科诊疗实录/宋国政,于志明,
韩同坤主编.--武汉:湖北科学技术出版社,2024.9.
ISBN 978-7-5706-3555-9

I.R4
中国国家版本馆CIP数据核字第2024WZ9120号

责任编辑：徐　丹　　　　　　　　　　封面设计：北京文峰天下图书有限公司
出版发行：湖北科学技术出版社　　　　　电话：027-87679454
地　　址：武汉市雄楚大街268号　　　　邮编：430070
　　　　　（湖北出版文化城B座13-14层）
网　　址：http://www.hbstp.com.cn

印　　刷：北京兰星球彩色印刷有限公司　　邮编：100020

787×1092　　　1/16　　　40.25印张　　　　　　　　　680千字
2024年9月第1版　　　　　　　　　　　　　2024年9月第1次印刷
　　　　　　　　　　　　　　　　　　　　　定价：198.00元

# 《中西医结合全科诊疗实录》

# 编 委 会

# 逯师序

医必溯源，中医讲天人合一，整体观念，辨证论治；西医以解剖、生理、病理为基础，虽理论基础相异，然无论中医西医皆以解决患者痛苦为目的，乃相同之处，然有世人将中西医对立起来，实乃患家之灾。

古老中医为人类繁衍健康做出了卓越贡献，中医认为人处在宇宙之中，必与自然环境息息相关，故中医治疗疾病必须因人因时因地制宜，同一疾病因患病季节、年龄、性别、所处地域不同，治疗同中有异，又有不同疾病因其病因病机相同，治疗方法相同，故有同病异治、异病同治之殊。

西医之兴起为人类增加了解除病痛的方法，通过理化检查使许多疾病在萌芽状态得到了及时地发现，为早期治疗提供了客观指标，患者的生存质量得到了提高。

中医重整体，西医重局部，各有优势。古之医者以中医理论为依据对疾病进行治疗，今之中医，必须尊古，但不可泥古，中医海纳百川，理化检查不断发展，了解掌握现代医学知识更是必须的，理化检查实为中医辨证依据之延申，丰富了中医辨证内容，中西并重，取长补短，可为更多患者解除病痛。

吾之小友宋君国政，宅心仁厚，年轻有为，学贯中西，临床以"辨证论治、辨经论治、辨病论治、辨构论治"临证四要旨全科思维方式为指导，以"各类针具、手法、中药相结合，身心一体化"的中西医结合治疗方法作为主要治疗手段，多种方法并用，屡起沉疴，为年轻中医之楷模。

所著《中西医结合全科诊疗实录》详细记载了宋君二十余年对中医西医的感悟，该书中西医结合诊疗实录，付梓后定能对年轻中医有较大的帮助。

鉴于此，乐为之序。

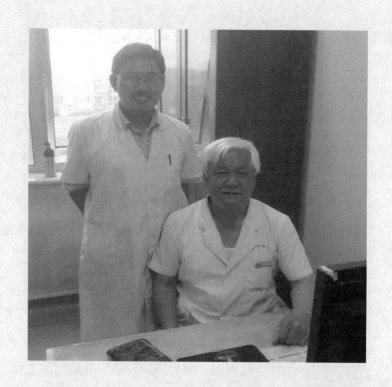

淡泊斋主人　逯　俭

癸卯年季秋

# 崔师序

本书作者宋国政医生，是于上世纪九十年代听我讲授针刀疗法的一位对中医、西医和针刀医学颇有独到见解的中医师，之后数年来我一直关注他。近年来我们又在几个学术氛围非常浓厚、提倡学术争鸣的群中一起切磋人文、医学、艺术及中医经典著作，他发表的观点常获赞誉，并得"才子"美称。当他于叁个月前将《中西医结合全科诊疗实录》呈予为其大作作序，吾即欣然应允。

当阅览目录时，欣慰和好奇驱使我认真探究全书，此乃呈稿延迟之故。纵观全书分为：病症探议、效方切用、针灸集锦、针药并用、颈项面首、脊膂中枢、四肢百骸、误区慎微、专论科普等九部分汇聚成偌大篇幅之作，将作者数十年的苦读及临床实践所得，毫无保留的奉献给读者，实属难能可贵，吾从中受益良多，遂举荐之，凡与该书"结交者"，定会有所裨益。

本书最大亮点是将传统中医思维与现代医学思维较为合理的融汇整合；将中医"以人为本"的治疗理念，运用在临床诊疗的全过程；再以"辨证论治、辨经论治、辨病论治、辨构论治"的方式，从多维度寻找病因进而阐明治疗机理；灵活运用"各类针具、手法、中药相结合，身心一体化"的个性化治疗手段，使许多疑难杂症迎刃而解。

例举对高血压患者的治疗，可从一点窥知全面。两名不同性别的老年高血压患者，血压最高都能达 $250-260/160-180\,mmHg$，均遵西医医嘱口服三联降压药血压仍居高不降，根据两患者不同的证、症、脉象、舌像、面相，而采取了截然不同的方药和针法，均获得满意的疗效。另外几例则从针法辨证取穴，辨病位取点，辨病证遣方用药等诊治，照样俘获预期疗效。综上所述，足以见得治疗高血压绝非一种方法所能中地，亦非多种方法必得其效，必须做到道法自然、天人合一、道术相应。由此推至全书，可举一反三，书中的诊治疗效案例精彩颇多，怎奈篇幅所限就此罢笔……未尽之言，当从《中西医结合全科诊疗实录》中获取之，他可作为医学之路的向导，付梓后定能对各界医生尤其对年轻医生们大有裨益。

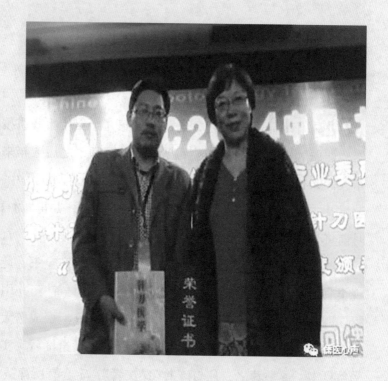

北京崔秀芳中医药研究院创办人

中国民族医药协会特技术联盟创会主席

北美针道（刀）医学会创会会长

世界中联针刀专委会第一常务副会长

世界中联中医药国际化品牌研究专委会首届二届副会长

中华中医药学会针刀医学分会首届二届副主任委员

崔秀芳 教授/主任医师

癸卯年腊月于加拿大埃德蒙顿寓所

# 牟师序

初闻宋医生《中西医结合全科诊疗实录》成书，倍感欣慰，由衷祝贺！

结识宋医生十年有余，遥想相识之初，宋医生作为一位勤奋好学、踏实肯干、经验丰富、处事干脆果断的临床青年医师，给我留下了深刻印象。转眼间白驹过隙，青丝转白丝，又历经了多次不同层次的学术探讨后，发现宋医生俨然成为一位医术超群、出类拔萃、执着成熟的中西医结合大家学者，更是一位知识渊博、出口成章的才子。才子盛名从我识他至今，杏林人群圈内无人不知。

中西医争锋由来已久，日益白热化，中医新老交替之际，锋芒略降，新一辈的中医人需要传承、融合、创新，才能真正承载起中医的盛名。拜读宋才子新书后，我眼前豁然开朗。在"病症探议、效方切用、针灸集锦、针药并用"等部分，宋才子中医经典古方信手拈来，通过对一个个生动的病例解析，表达出独具一格的观点，使本来枯燥的中医经典，灵动活现、跃然纸上，可让众多中医学者嚼之有味，颊齿留香，真正体现了中医的守正传承；"颈项面首、脊臀中枢、四肢百骸"等部分，宋才子将西医解剖病生理知识融合其诊疗系统之中，并涉及众多的中医外治诊疗技术，显示了深厚的西医解剖、影像等诊疗功底，中西医诊疗理念结合针药、手法不分家解决疑难病症，使读者有了柳暗花明又一村的感觉，同时也给医者传达了一种思想：中医不排外，传承、融合、创新才是根本出路；"误区慎微"部分，通过真实的案例提醒从医者无时无刻都需谨小慎微；"专论科普"部分，更是宋才子大道成形的成果，以及运用生动诙谐的语言向民众传播中医药科普知识，无一不是精品。纵观全书，通篇论治，如果能把康复评估和康复功能锻炼再融合进去，就更加完美了。

观才子新书，受益匪浅，自知学识浅薄，不能妄评，却能激励我和我周围的中医人共同努力、奋步前行！

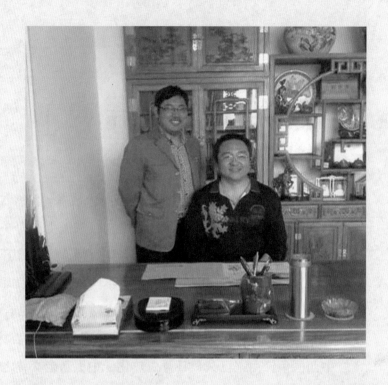

牟　新

**2023.12.08**

# 前　言

清灯孤影百卷书，砥砺前行为悬壶，磨锋何惧千日苦，攀巅终需越崎途。

一入医门深似海，转眼之间，笔者已在医海之中遨游了二十几个春秋。20世纪末，笔者从中医院校毕业后分配到基层医院，那时的中医人在医院是很不受待见的，受不了工作中的歧视和压力，身边的很多同行选择了转行。为了坚持自己的中医梦并寻求突破，笔者不停地学习，几乎考下了能考取的每一本证书，不放弃每一次机会，不挑剔任何工作岗位，到全国各地遍访名师，游走于国内众多医院、学习班、学术会议之间，辗转过中医科、大内科、疼痛科、针灸科、麻醉科、急诊科、康复科、治未病科等诸多科室。漫漫求学路，坎坷而艰辛，但是眼界开阔了，学识增长了，心智历练了，技术提高了。

15家医院和多学科的进修学习经历，让笔者有了更多的中西医结合践行机会，以"辨证论治、辨经论治、辨病论治、辨构论治"的全科思维模式、以"各类针具、手法、中药相结合，身心一体化"为治疗手段的中西医结合理论方法体系，在临床实践中不断摸索总结，并取得较好疗效。作为胶东地区最早的中医全科医生，2018年笔者进入威海市中医院工作，2021年成立针灸八科（治未病中心），最终完成了从乡镇医院的小大夫到三甲医院科主任的逆袭。

工作之余，笔者将临床中的成功案例及心得体会随笔记录，并发表于自己的公众号上，不觉已数十万字。后斗胆将拙笔汇集成册，书中尽量以通俗易懂的语言，将传统的中医理论治疗体系与现代的西医理论治疗体系进行有机结合，以求阐明机制、达获共识、优势互补、提高疗效。

笔者出身草根，起于微末，学识浅陋，文笔拙劣，书中错谬之处，如能得到各位读者谅解并提出斧正，定不胜感激。

宋国政

2024年3月28日

# 目 录

# 第一章　病症探议

## ▶▶ 一、瘀血类方探议（上）

西医对中医治疗手段最能接受的，可能非"活血化瘀"莫属了，以活血化瘀为指导的中药注射液，相信西医比中医运用得还要多。

相对于具有"活血化瘀"功效的中药注射液，具有活血化瘀功效的方剂就更加丰富多彩了。在骨疼痛科工作的时候，最常见到的两张方子是身痛逐瘀汤和复元活血汤，骨疼痛科的患者没有几个没"瘀"的，身痛逐瘀汤祛一身之瘀，自然就成了医生们的最爱；复元活血汤名字听着就"雅致"，所以临床中很多人想当然的就写成了"复原活血汤"；在心脑疾病科，补阳还五汤和血府逐瘀汤可能是运用得最多的活血化瘀方子；在妇产科，四物汤、桂枝茯苓丸、温经汤及生化汤等，则是医生们的常用"活血"方。曾经随机问过转科的中医大学生，试着说出自己脑海中的"活血化瘀"方，15个算及格，能达到及格的，还真没有几个。那中医的活血化瘀方到底有多少呢？我们又该怎么区别运用呢？中医人对瘀血又是怎么理解的呢？

早在两千多年前，《黄帝内经》就对"气血"有了较为详细的描述。《素问·调经论》提出："气血不和，百病乃变化而生。"《素问·缪刺论》中云："恶血留内，腹中满胀，不得前后。"《素问·调经论》中云："孙络外溢，则经有留血。"《灵枢·水胀篇》中云："恶血当泻不泻，血不以留止。"《素问·至真要大论》则直接提出了治疗原则："疏其血气，令其调达，而致和平。"

经典奠定基础，后人继承发展，汉代张仲景遵《黄帝内经》《难经》之旨，总结了汉以前医家的临床经验，对活血化瘀的理论和临床应用进行了系统整理和完善，在其所著《伤寒杂病论》中就汇总有21首活血化瘀方剂。那瘀血到底是什么呢？中医教材做出如下总结。

瘀血是指体内血液停滞，包括离经之血没有排出及消散而停积于体内的病理性产物，以及血液在血管内运行不畅而阻滞于脏腑经络之内的病理变化。

归纳起来有如下共同特点：①疼痛。多为刺痛，部位固定不移，拒按，且多昼轻夜重。②肿块。肿块固定不移，在体表皮肤呈青紫或青黄；在体内为癥积，质硬或压痛，或胁下有痞块。③出血。血色紫暗，夹有瘀块。④望诊。可见面部、口唇、指甲青紫；舌质紫暗或有瘀点瘀斑。久瘀可见面色黧黑，肌肤甲错，皮下紫斑，或有青筋外露。⑤脉诊。脉象见细涩，或结代。

总之，瘀血的内涵极其广泛，临床上散见于内、外、妇、儿、五官及皮肤等各科病症中，故活血化瘀法临床运用尤为多见。回过头来，再看张仲景在《伤寒杂病论》中对"瘀血"是如何认识和治疗的。

《黄帝内经》虽对瘀血已有所认识，但首次明确提出瘀血这一诊断名称并作为一个病症，是张仲景的《金匮要略·惊悸吐衄下血胸满瘀血病》篇，并在该篇中总结出瘀血的主要脉证："病人胸满，唇痿，舌青口燥，但欲漱水，不欲咽，无寒热，脉微大来迟，腹不满，其人言我满，为有瘀血。"另外，在《伤寒论》237条也指出："阳明证，其人喜忘者，必有蓄血，所以然者，本有久瘀血，故令喜忘。屎虽鞕，大便反易，其色必黑者，宜抵当汤下之。"另外，张仲景还有"干血""蓄血""癥瘕"的记载。

从整部《伤寒杂病论》来看，张仲景活血化瘀类的方子，可以总结为八大类，分类如下。

## （一）泄热化瘀类

参见条文如下。①《伤寒论》106条："太阳病不解，热结膀胱，其人如狂，血自下，下者愈。其外不解者，尚未可攻，当先解其外。外解已，但少腹急结者，乃可攻之，宜桃核承气汤。"②《金匮要略·肠痈》："肠痈者，少腹肿痞，按之即痛如淋，小便自调，时时发热，自汗出，复恶寒，其脉迟紧者，脓未成，可下之，当有血。脉洪数者，脓已成，不可下也，大黄牡丹汤主之。"

桃核承气汤由桃仁、大黄、桂枝、甘草、芒硝五味药组成，用于治疗热结膀胱的蓄血证；大黄牡丹汤以大黄、桃仁、丹皮泄热下瘀血，冬瓜子、芒硝排脓去积，治营血瘀结于肠所致的肠痈未成脓者。此二方均用活血化瘀与清热凉血之药，有化瘀泄热之功。

## （二）破血逐瘀类

参见条文如下 。①《伤寒论》124条："太阳病，六七日表证仍在，脉微而沉，反不结胸，其人发狂者，以热在下焦，少腹当硬满，小便自利者，下血乃愈。所以然者，以太阳随经，瘀热在里故也，抵当汤主之。"②《伤寒论》125条："太阳病身黄，脉沉结，少腹硬，小便不利者，为无血也。小便自利，其人如狂者，血证谛也。抵当汤主之。"③《伤寒论》126条："伤寒有热，少腹满，应小便不利，今反利者，为有血也，当下之，不可余药，宜抵当丸。"④《金匮要略·妇人杂病》："妇人经水不利下，抵当汤主之。""产妇腹痛，法当以枳实芍药散，假令不愈者，此为腹中有干血著脐下，宜下瘀血汤主之；亦主经水不利。"

以上三方，在《伤寒论》和《金匮要略》活血化瘀类方中，力量最为峻猛，有破血逐瘀之用。抵当汤方用虻虫、桃仁、大黄、水蛭，水、陆、空"三军"并用，以治蓄血重症，以及妇人因瘀血结实所致的闭经，少腹硬满当是必备之症；抵当丸者即改汤为丸，酌减药量，以取峻药缓攻之意；下瘀血汤方用大黄、桃仁、蟅虫，有攻逐瘀血之功，方用上药研末炼蜜为丸，也是取峻药缓攻之意。

### （三）温经活血类

参见条文如下。①《金匮要略·妇人杂病》："妇人年五十所，病下利数十日不止，暮即发热，少腹里急，腹满，手掌烦热，唇口干燥，何也？师曰：此病属带下。何以故？曾经半产，瘀血在少腹不去。何以知之？其证唇口干燥，故知之。当以温经汤主之。"②《伤寒论》351条："手足厥寒，脉细欲绝者，当归四逆汤主之。"

上述方剂中，其组方特点是用活血化瘀药伍以温经散寒之品，均有使瘀血得温而行之意，然各有不同。温经汤主治冲任虚寒兼有瘀血，病位主要在腹，以补益气血为基，再加以温经散寒活血，方用当归、阿胶、芍药、麦冬滋阴补血；丹皮、川芎活血祛瘀；伍山茱萸、桂枝温经散寒；佐人参、甘草、生姜、半夏益气和胃。当归四逆汤主治血虚寒凝，血脉不畅，病位主要在四肢，本方重在温通血脉，即桂枝汤去生姜倍大枣加当归、细辛、通草，有温经散寒，通利血脉之功。

### （四）扶正祛瘀类

参见条文如下。①《金匮要略·血痹虚劳病》："血痹阴阳俱微，寸口关上微，尺中小紧，外证身体不仁，如风痹状，黄芪桂枝五物汤主之。"②《金匮要略·血痹虚劳病》："五劳虚极，羸瘦腹满，不能饮食，食伤，忧伤，饮伤，房室伤，饥伤，劳伤，经络营卫气伤，内有干血，肌肤甲错，两目黯黑，缓中补虚，大黄䗪虫丸主之。"

黄芪桂枝五物汤即桂枝汤去甘草，倍生姜，加黄芪而成，旨在温通阳气，祛风散邪，调畅营卫，而通血痹。主要用于阳气不足，阴血涩滞所致的以肌肤麻木为主症的血痹病。本方虽未大量使用活血化瘀药，但全方意在益气温阳，气行血亦行，实有益气行血之功。大黄䗪虫丸则是为虚劳久病，内有干血而设，方以地黄、芍药、甘草伍以大队活血化瘀之品，有寓补于攻，缓中补虚之意，对于治疗正虚有瘀，经脉闭塞，脏腑不和之慢性虚弱性疾病，甚为妥当。

### （五）祛瘀化癥类

参见条文如下：①《金匮要略·妇人妊娠病》："妇人宿有癥病，经断未及三月，而得漏下不止，胎动在脐上者，为癥痼害。妊娠六月动者，前三月经水利时，胎也。下血者，后断三月，衃也。所以血不止者，其癥不去故也，当下其癥，桂枝茯苓丸主之。"②《金匮要略·疟病》："病疟以月一日发，当以十五日愈，设不差，当月尽解，如其不差，当云何？师曰：此结为癥瘕，名曰疟母，急治之，宜鳖甲煎丸。"

上述两方中，桂枝茯苓丸活血化瘀力强，有祛瘀化癥之功，炼汤为丸，成缓消癥瘕之小方，方中以桂枝温通血脉，桃仁、丹皮活血化瘀，芍药调营缓急，茯苓健脾益气，主治妇女素有瘀血留滞而致的癥瘤为害之疾。鳖甲煎丸为消癥化瘕之名方，由23味中药组成，组成比较复杂，有扶正祛邪、消痞化积、活血化瘀、疏肝解郁之功。古人多用于治疗疟疾后脾脏肿大（疟母）；在此基础上，现已广泛地用于治疗肝硬化、肝脾肿大、肝癌、子宫肌瘤以及其他腹腔肿瘤等病，但前提是要符合上述证治要点。

## （六）行气化瘀类

参见条文如下。《金匮要略·妇人产后病脉证治》："产后腹痛，烦满不得卧，枳实芍药散主之。"

本方药虽仅两味，但同时作用于气分与血分，这就决定了它的运用广泛，其适应证并不局限于产后腹痛。李时珍的分析更为具体中肯："白芍益脾，能于土中泻木；赤芍散邪，能行血中之滞。"枳实与白芍配用，则一气一血，一散一收，一开一合，一补一泻，而成动静结合、刚柔相济、互制互济、相反相成的方剂，以之治阴血不足，气机郁滞之证，甚为合拍；枳实与赤芍为伍，则一消气滞，一行血滞，相辅相成，用于气滞血瘀之证颇验。由于血虚气滞患者，亦常有血瘀见证，此刻枳实又当与赤白二芍同用。

## （七）行水逐瘀类

参见条文如下。《金匮要略·妇人杂病》："妇人少腹满如敦状，小便微难而不渴，生后者，此为水与血俱结在血室也。"

本方用大黄、甘遂攻逐痰水，祛瘀生新，佐阿胶养血扶正。近代常化汤为丸，用于治疗胎盘滞留、子宫瘀血不去、恶露不尽、急性盆腔炎及附件炎等症。

## （八）解毒化瘀类

参见条文如下。《金匮要略·百合狐惑阴阳毒病脉证治》："阳毒之为病，面赤斑斑如锦纹，咽喉痛，唾脓血，五日可治，七日不可治，升麻鳖甲汤主之。"

本方用大量升麻、甘草旨在清热解毒、排脓、利咽，升麻伍以蜀椒解肌止汗，复用鳖甲、当归活血祛瘀，雄黄苦平寒，主寒热，杀百虫毒，这里用其攻肿毒痈脓。故本方合力治瘟疫所引起的咽喉痛而有痈脓或瘀血之变者。近代有人用于治疗瘀热型的紫癜、红斑狼疮等症，效果显著。

张仲景可以说是活血化瘀法"理、法、方、药"的开山鼻祖，而谈"瘀血"就绕不开将活血化瘀理论发扬光大的另一位大家，清代名医——王清任，王清任的活血法和瘀血论，我们中篇继续讲解。

## ▶ 二、瘀血类方探议(中)

上篇说到张仲景在其所著《伤寒杂病论》中汇总的8大类21首活血化瘀方剂,现在再来谈谈活血化瘀的名医——王清任,以及他的"八大活血逐瘀汤"。

谈"瘀血"就绕不开清代名医王清任。虽说王清任的著作《医林改错》备受争议,甚至有"医林改错,越改越错"之说,但是《医林改错》中提出的"瘀血论",还是被大多数人所认可的。

中医自古就有"百病多因痰作祟"之说,但从王清任起,"万病之源皆因瘀"一说,便逐渐为广大中医同行们所接受,"瘀血"与"痰饮"逐渐成为中医学范畴内两大重要致病因素。

王清任在《医林改错》一书中,除了通过解剖尸体,对他认为的前世医书中不正确的脏腑认识予以纠正外,另一重大贡献就是对气血有了一个崭新的认识。他认为,不论外感内伤,对于人体的损伤,皆首先伤于气血而非脏腑,和畅的气血为人体生命之源泉,气血不和就会成为致病因素。"首重气血,贵在畅行",因此"调气和血"就成了王清任的主要治疗手段,并取得了不俗的临床疗效。

《医林改错·气血合脉说》中言:"治病之要诀,在明白气血。""无论外感内伤,要知初病伤人何物,不能伤脏腑,不能伤筋骨,不能伤皮肉,所伤者无非气血。"王清任对"气血"的认识,不是凭空而来,而是有渊源的,《黄帝内经·素问·调经论》中云:"人之所有者,血与气耳。""气主煦之,血主濡之。"人体五脏六腑及四肢百骸的正常运转,除了依赖气的温煦和血的濡养,还有赖于"气血畅行,气血相随,各守其位"。气血任何一方出现病变,或者气血的协调异常,均会导致脏腑及四肢百骸功能失常,从而导致多种疾病的发生。

《医林改错·气血合脉说》亦云:"气有虚实,实者邪气实,虚者正气虚……血有亏瘀,血亏必有亏血之因……若血瘀,有血瘀之症可查,后有五十种血瘀症相互参考。"简言之,就是说:气有虚实,实为邪实,虚为正虚;血有亏瘀,亏为失血,瘀为阻滞。王清任主张"审气血之荣枯,辨经络之通滞",由此而倡导"补气活血"和"逐瘀活血"两大法则,这就是著名的"瘀血论"。

在王清任的眼中,"瘀血"无处不在,又十分复杂难辨。除了"痛、肿、积块、出血、皮肤唇舌瘀斑紫暗及脉涩或结代"等典型症状外，王清任认为，凡"痛不移处"或"诸痹证疼痛"者，"吞咽困难，有碍饮食"者，"饮水即呛"者，"呃逆无论轻重"者，"肚腹积块"者，"卧则腹坠"者，乃至"交节病作""身外凉，心里热"之"灯笼病""青筋暴露、肚大坚硬"，伴有"午后潮热至晚尤甚"之"小儿疳证""经血三四月不见"的"妇女干劳""痘疮作痒"等，甚至认为"凡病夜间发作"者多为瘀血之候。

"使周身之气通而不滞，血活而不瘀，气通血活，何患疾病不除。"王清任对"瘀血"是执拗的，当然，王清任辨瘀并非独执于瘀，其具体辨证方法都是有一定规律可循的。王清任逐瘀，不同于张仲景《伤寒杂病论》中按病性及六经辨证而施方，更多的是结合具体病位，据其病位以相应的逐瘀汤治之。

王清任创立的逐瘀汤中，除了我们最为熟悉的五大逐瘀汤（通窍活血汤、血府逐瘀汤、膈下逐瘀汤、少腹逐瘀汤及身痛逐瘀汤）之外，会厌逐瘀汤、通经逐瘀汤在临床运用中，也有比较好的疗效。

同时，王清任认为，瘀血的产生很多是由于正气虚，无力推动血液运行造成的，也就是血瘀证中的虚中夹实证。由此，王清任单设一方——补阳还五汤，加上上述的七大逐瘀汤，共是八大逐瘀汤，笔者按照人体解剖位置，从上至下，从内到外，按头、咽、胸、腹、少腹、四肢至皮肤的顺序，结合治法逐一讲解。

## （一）逐瘀开窍之法——通窍活血汤

本方主治头面部的瘀血性疾病，方药组成：桃仁、红花、赤芍、川芎、老葱、生姜、大枣、麝香、黄酒。

王清任通过观察颅腔及脑的形态与结构，提出了"灵机记性不在心在脑"，其所立通窍活血汤主治以"头发脱落、耳聋、白癜风"等头面部疾病为主。王清任认为，以上诸症"皆血瘀所致"，故统用通窍活血汤治之。

通窍活血汤因有麝香、黄酒的善行通达，善走头面四肢皮肤，故为逐瘀开窍之法。方中赤芍、川芎行血祛瘀；桃仁、红花破瘀行血；老葱、生姜通阳宣发；麝香通窍醒神，散瘀止痛；黄酒温通脉络；大枣养血和营。"通窍全凭好麝香"，麝香在方中十分重要，诸药得此香，始能奏"表里通经第一方"之功。在临床中，眼底小血管堵塞造成的视力障碍，脑出血患者止血后的血块吸收，以及头面部的瘀血性疾病，都可以收到较好的治疗效果。

### （二）逐瘀利咽开音之法——会厌逐瘀汤

本方主治咽喉部位的瘀血性疾病，方药组成：桃仁、红花、甘草、桔梗、生地、当归、玄参、柴胡、枳壳、赤芍。

会厌逐瘀汤由四逆散合桔梗汤、桃红四物汤加减而成。方中枳壳易枳实，去川芎加玄参而成。四逆散能调气血，利升降；桃红四物汤为养血活血方；桔梗汤乃利咽名方，桔梗亦能升降肺气，并佐柴胡、枳壳升降气机，引活血祛瘀药上达病所。去川芎者，因其辛温性燥，恐伤阴津；增入玄参，意在助生地以滋养柔润。该方对于咽喉部的各种疾病，尤其是针对慢喉喑、喉痹等属气滞血瘀者，效果尤佳。

### （三）逐瘀开胸之法——血府逐瘀汤

本方主治心胸部位的瘀血性疾病，方药组成：桃仁、红花、当归、赤芍、川芎、枳壳、甘草、生地、柴胡、牛膝、桔梗。

血府逐瘀汤可以说是王清任八大逐瘀汤中知名度最高的一张方子，被后世医家列入"中医十大名方"之一，堪称古今活血化瘀第一方。王清任以膈膜为界，将人体分为上下两部分，"膈膜以上满腔皆血，故名曰血府"，也就是现代解剖学中的胸腔，血府逐瘀汤就是为血府瘀血阻滞而设立的。

心肺位于"血府"，因瘀血阻碍，心肺气机不利，血行不畅，气血循环、交换功能障碍，故可见"胸痛、胸闷、夜卧不安、心慌"等症状，而这些症状与现代冠心病、心律失常、慢阻肺等呼吸、循环系统疾病的症状很相似。从该方组成看，方中桃仁破血行滞而润燥，红花活血祛瘀以止痛，共为君药；赤芍、川芎助君药活血祛瘀，牛膝活血通经，祛瘀止痛，引血下行，共为臣药；生地、当归养血益阴，清热活血；桔梗、枳壳，一升一降，宽胸行气；柴胡疏肝解郁，升达清阳，与桔梗、枳壳同用，尤善理气行滞，使气行则血行，以上均为佐药；桔梗并能载药上行，兼有使药之用；甘草调和诸药，亦为使药。合而用之，使血活瘀化气行，则诸症可愈，为治胸中血瘀证之良方。

### （四）逐瘀化癥之法 —— 膈下逐瘀汤

本方主治膈下肝、胆、脾、胃、肠等部位的瘀血性疾病，方药组成：桃仁、红花、当归、赤芍、川芎、枳壳、甘草、五灵脂、延胡索、香附、牡丹皮、乌药。

王清任立膈下逐瘀汤治上腹血瘀证，主要范围可涵盖从肋弓到脐的大腹，从现代解剖学看，这些部位是包括肝、胆、脾、胃等在内的腹腔脏器所在。方中桃仁、红花、五灵脂、赤芍、牡丹皮、延胡索、川芎、当归活血通经，行瘀止痛；香附、乌药、枳壳调气疏肝。与血府逐瘀汤相比，本方活血祛瘀之品较多，因而逐瘀之力较强，止痛之功更好。本方中甘草之所以用量较重，一则是取其调和诸药，使攻中有制；二则是协助主药以缓急止痛，更好地发挥其活血止痛之能。

### （五）逐瘀暖下之法 —— 少腹逐瘀汤

本方主治少腹及下腹部的瘀血性疾病，方药组成：当归、川芎、赤芍、五灵脂、延胡索、小茴香、肉桂、干姜、蒲黄、没药。

少腹逐瘀汤是王清任为少腹瘀血所立，主治经、带、胎、产等生殖系统疾病，无论是女人的痛经、腹痛，还是男人的淋证疼痛，它都发挥着巨大的作用，又号称"调经种子第一方"。

本方以四物汤去地黄而参温经汤合失笑散而成。方中当归、川芎、赤芍行血调血；蒲黄、五灵脂、元胡、没药化瘀理气止痛；肉桂、干姜、小茴香温经散寒。综观诸药有祛瘀温经，理气止痛之功。本方调经，一般在月经当天服，连服3～5服，能令少腹子宫内瘀血因势下导，便于推陈出新，对于痛经和不孕不育患者，疗效很好。临床使用多加少量的附子、细辛、乌药，再配合片姜黄、鹿角霜，效果更佳。对于子宫肌瘤、卵巢囊肿，各种妇科的慢性炎症，都可以斟酌使用。

### （六）逐瘀开痹之法 —— 身痛逐瘀汤

本方主治风湿痹阻兼有瘀血凝滞经络的周身疼痛类疾病。方药组成：桃仁、红花、当归、川芎、没药、甘草、五灵脂、香附、川牛膝、羌活、秦艽、地龙。

王清任在《医林改错》中言:"凡肩痛、臂痛、腰痛、腿痛,或周身疼痛,总名曰痹证……古方颇多,如古方治之不效,用身痛逐瘀汤。"换言之,身痛逐瘀汤所治之症,既包括周身性疼痛,又可治疗某些特定病位的病痛,从其组方看,除桃仁、红花、当归、川芎活血祛瘀,没药、五灵脂、香附行血气、止疼痛,牛膝补益肝肾,甘草除调和诸药外,更兼有秦艽、羌活、地龙祛风湿、通经络,因而全方具有通经活血、祛风除湿功效。

## (七)逐瘀散毒之法—— 通经逐瘀汤

本方主治毒瘀凝滞于皮肤血管所致的痘疮,方药组成:桃仁、红花、赤芍、山甲、皂刺、连翘、地龙、柴胡、麝香。

通经逐瘀汤是用于治疗证见"痘形攒簇,蒙头覆釜,周身细碎成片,或夹疹夹斑,浮衣水泡,其色或紫、或暗、或黑,其症或干呕、烦躁、昼夜不眠"等诸般"逆形逆证"。方中桃仁、红花、赤芍活血逐瘀,连翘、柴胡疏肝,清热解毒,地龙、山甲、皂刺疏通经络,麝香理气活血。在后来的临床实践中,这个方子也可以用于各种皮肤瘙痒症,还能治疗头痛和腹痛等疼痛病症。只要有"瘀毒相搏,结于皮肤、血管、官窍"的这个特点,都可以在通经逐瘀汤的基础上进行加减变化。

## (八)益气逐瘀之法—— 补阳还五汤

本方主治中风之气虚血瘀证,方药组成:黄芪、当归尾、赤芍、地龙、川芎、红花、桃仁。王清任认为,瘀血的产生,很多是由于正气虚,无力推动血液运行造成的,也就是血瘀证中的虚中夹实证。中风之后,正气亏虚,不能行血,以致脉络瘀阻,筋脉肌肉失去濡养,故见半身不遂、口眼㖞斜。本方证以气虚为本,血瘀为标,即王清任所谓"因虚致瘀",治当以补气为主,活血通络为辅。本方重用黄芪,补益元气,意在气旺则血行,瘀去络通,为君药;当归尾活血通络而不伤血,用为臣药;赤芍、川芎、桃仁、红花协同当归尾以活血祛瘀,地龙通经活络,力专善走,周行全身,以行药力,共为佐药。

上述八大逐瘀汤,皆以活血逐瘀为要,但各有其特点:通窍活血汤善走头面,为逐瘀开窍之法;会厌逐瘀汤走咽喉,为逐瘀利咽开音之法;血府逐瘀汤走胸中血府，为逐瘀开胸之法；膈下逐瘀汤侧重上腹，理气化瘀，为逐瘀化癥之法；少腹逐瘀汤侧重下腹，温经化瘀，而为逐瘀暖下之法；身痛逐瘀汤侧重肌肉、关节，散风逐瘀，为逐瘀开痹之法；通经逐瘀汤侧重血管皮肤，解毒逐瘀，为逐瘀散毒之法；补阳还五汤专攻中风后遗症，益气通络，为益气逐瘀之法。

八大逐瘀汤，虽本于桃红四物，但各有法度而不雷同，用于临床，如方证对应，每每效如桴鼓，王清任之功，实不可掩。

活血逐瘀之法，始于仲景，兴于清任，除《伤寒杂病论》《医林改错》收录之方外，仍不乏良方，笔者不才，试择录临床应手之方及临床偶得，下篇继述。

## 三、瘀血类方探议（下）

笔者在上、中两篇中总结了张仲景的八大类二十一首活血化瘀方剂，以及清代名医王清任的八大活血逐瘀汤，然除此二十九方外，仍有很多活血化瘀良方为临床医者所青睐，如桃红四物汤、复元活血汤、生化汤、丹参饮、当归川芎汤、失笑散、七厘散等，笔者继续将遗珠加以汇总整理，分享于大家。

### （一）桃红四物汤

遗珠之中首提桃红四物汤，桃红四物汤的知名度，其实并不亚于笔者已整理的二十九方，这一方名始于见《医宗金鉴》（清），是《玉机微义》（明）转引的《医垒元戎》（元）中的一个方子，早期为调经要方之一，用于妇女血瘀引起的月经过多、淋漓不净；经行不畅而有血块，色紫暗；月经不调、闭经、痛经、产后恶露不净等。后来经清代名医王清任扩展运用，作为八大活血逐瘀汤的方底，临床诊治范围进一步扩大，上至头，下至足，外达肌肤，内通脏腑，可谓是无所不及。

该方由四物汤加味桃仁、红花而成，以祛瘀为核心，辅以养血、行气，方中以强劲的破血之品桃仁、红花为主，力主活血化瘀；以甘温之熟地、当归滋阴补肝、养血调经；芍药养血和营，以增补血之力；川芎活血行气、调畅气血，以助活血之功。全方配伍得当，使瘀血祛、新血生、气机畅，化瘀生新是该方的显著特点。

## （二）生化汤

与桃红四物汤功效相似，且同为调治妇人血瘀证的活血名方。生化汤为妇女产后常用方，主治血虚寒凝，瘀血阻滞证，临床应用中以产后恶露不行，小腹冷痛为辨证要点，常用于治疗产后子宫复旧不良、产后宫缩疼痛、胎盘残留等属产后血虚寒凝，瘀血内阻者。

妇人产后，血亏气弱，寒邪极易乘虚而入，寒凝血瘀，故恶露不行；瘀阻胞宫，不通则痛，故小腹冷痛。方中重用全当归补血活血，化瘀生新，行滞止痛，为君药；川芎活血行气，桃仁活血祛瘀，均为臣药；炮姜入血散寒，温经止痛，黄酒温通血脉以助药力，共为佐药；炙甘草和中缓急，调和诸药，用以为使。诸药相合，共奏养血祛瘀，温经止痛之功。全方寓生新于化瘀之内，使瘀血化，新血生，诸症向愈。

## （三）当归川芎汤

妇人患疾，多虚多瘀，除了上述的活血祛瘀方外，出自《校注妇人良方》的当归川芎汤临床应用也十分广泛。本方具有活血化瘀，行气止痛之功效，凡产后瘀血所致的心腹疼痛、拒按、下血紫暗，或有紫黑色血块，舌边紫暗，或有瘀斑、瘀点、脉细涩，均可使用。方药组成：当归、川芎、熟地黄、白芍、桃仁、红花、元胡、香附、青皮、泽兰、牡丹皮。

方中当归补血活血止痛，熟地养血补虚，白芍补血止痛，共补小产所致血虚而为君药；川芎活血行气，通经止痛，元胡活血散瘀，行气止痛，桃仁、红花活血祛瘀止痛，俱为臣药；泽兰辛散温通，性较温和，散瘀结而不伤正气，牡丹皮清热凉血，活血散瘀，凉血而不致留瘀，活血而不致妄行，共为佐药；再配以行气止痛之香附、青皮，意在气为血之帅，气行则血行，行气有助于瘀血之祛除，而疼痛自止，为本方之使。本方集补血、活血、行气、清热诸法于一处，血虚得补，血瘀可祛，气滞得行，寒热得解，化诸症于无形之中。

### （四）失笑散

方有繁者，亦有简者，最简的方甚至只有一味药，如独参汤，两味药的组方更多，如金铃子散、当归芍药散、桔梗汤、甘草干姜汤等，简未必力弱，比如活血化瘀常用方失笑散。

本方由五灵脂、蒲黄两味药组成，主治心腹刺痛，或产后恶露不行，或月经不调，少腹急痛等瘀血停滞证。瘀血内停，脉络阻滞，血行不畅，不通则痛，故见心腹刺痛或少腹急痛；瘀阻胞宫，则月经不调或产后恶露不行。治宜活血祛瘀止痛。方中五灵脂苦咸甘温，入肝经血分，功擅通利血脉，散瘀止痛；蒲黄甘平，行血消瘀，炒用并能止血，二者相须为用，为化瘀散结止痛的常用组合。调以米醋，或用黄酒冲服，乃取其活血脉、行药力、化瘀血之力，以加强五灵脂、蒲黄活血止痛之功，且制五灵脂气味之腥臊。

两药合用，药简力专，共奏祛瘀止痛，推陈出新之功，使瘀血得去，脉道通畅，则诸症自解。本方是治疗瘀血所致多种疼痛的基础方，尤以肝经血瘀者为宜。

### （五）丹参饮

简约版的活血化瘀方除了失笑散，还有三味药组成的丹参饮，本方由丹参、檀香、砂仁三味药物组成，具有活血祛瘀，行气止痛之功效，主治气滞血瘀所致的心胃气痛。所谓心胃气痛，实为胃脘痛，该症初起多气结在经，久病则血滞在络，即叶天士所谓"久痛入络"。方中丹参用量为其他两味药的5倍，重用为君以活血祛瘀；然血之运行，有赖气之推动，若气有一息不运，则血有一息不行，况血瘀气亦滞，故伍入檀香、砂仁以温中行气止痛，共为佐使。以上三药合用，使气行血畅，诸疼痛自除。本方药味虽简，但配伍得当，气血并治，刚柔相济，是一首祛瘀、行气、止痛良方，故原书陈修园谓其"稳"。临床上常用于治疗胸胁胀闷、走窜疼痛、急躁易怒、胁下痞块，刺痛拒按者。

### （六）复元活血汤

王清任按人体解剖部位从头到脚设立七大活血逐瘀汤，但有一处并未单独设方，那就是胁下，胁肋部的瘀血作痛临床并不少见，王清任怎么会视而不见呢？原因很简单，在王清任创立"瘀血论"之前，瘀留胁下已经有了疗效可靠的成方，这便是复元活血汤。

复元活血汤虽不及八大活血逐瘀汤名头响亮，但出身同样名贵，本方出自元代李东垣所著的《医学发明》，世人皆知李东垣的《脾胃论》，其实李东垣还有一本医学名著就是《医学发明》，本书总以温补脾胃为旨，充分体现了李东垣学说的成就，且切合临证实用，是李东垣著作中别具一格的重要著作，书中的木香顺气丸、中满分消丸也是临床常用成药方。

复元活血汤为治疗跌打损伤，瘀血阻滞证的常用方，临床应用以胁肋瘀肿疼痛为辨证要点。胁肋为肝经循行之处，跌打损伤，瘀血停留，气机阻滞，而致胁肋瘀肿疼痛，治当活血祛瘀，兼以疏肝行气通络。方药组成：柴胡、栝楼根、当归、红花、甘草、穿山甲、大黄、桃仁。方中重用酒制大黄，荡涤凝瘀败血，导瘀下行，推陈致新，柴胡疏肝行气，并可引诸药入肝经，两药合用，一升一降，以攻散胁下之瘀滞，共为君药；桃仁、红花活血祛瘀、消肿止痛，穿山甲破瘀通络、消肿散结，共为臣药；当归补血活血，栝楼根"续绝伤""消扑损瘀血"，既能入血分助诸药而消瘀散结，又可清热润燥，共为佐药；甘草缓急止痛，调和诸药，是为使药。大黄、桃仁酒制，及原方加酒煎服，乃增强活血通络之意，诸药配伍，使瘀祛新生，胁痛自平。正如张秉成所说："去者去，生者生，痛自舒而元自复。"故以"复元活血汤"名之。

### （七）七厘散

活血化瘀方有内服者，亦有内服外用皆可者，比如七厘散。该方组成：上朱砂（水飞净）3.6g，真麝香、梅花冰片各0.36g，净乳香、红花、明没药各4.5g，爪儿血竭30g，粉口儿茶7.2g。本方具有活血散瘀，止血生肌之功。主治跌打损伤，筋断骨折之瘀血肿痛，或刀伤出血，并治无名肿毒，烧伤烫伤等，为既可外敷，又可内服之剂。

用法：上为极细末，瓷瓶收贮，黄蜡封口，贮久更妙。治外伤，先以药7厘（0.5～1g），烧酒冲服，复用药以烧酒调敷伤处。如金刃伤重，急用此药干掺。

至此，笔者将心目中的活血化瘀名方按"仲景经方""王清任八大逐瘀汤""知名时方"三大类汇总整理完毕。

但临床中我们该如何选择应用呢？我们再来看晚清另一治血名家唐容川是怎么做的。

唐容川，清代医学家，经方家，《血证论》的作者，也同时是中西医汇通早期代表人物之一，《血证论》为第一部血证专著，虽以论述出血性疾病证治为多，但其中对瘀血的阐述和论治经验亦有独到之处。

他在《血证论·瘀血》中云："世谓血块为瘀，清血非瘀；黑色为瘀，鲜血非瘀；此论不确。盖血初离经，清血也，鲜血也，然即是离经之血，虽清血鲜血，亦是瘀血。"不以血之清浊论瘀，只以离经而有害之血为瘀，此因"凡系离经之血，与荣养周身之血已睽绝而不合……此血在身，不能加于好血，而反阻新血之化机"。故唐容川有"瘀血不去，新血不生"之论断。

唐容川认为："瘀血着留在身，上下内外又各有部分不同，分别部居。"大致可按上、中、下三焦分别言之，"血瘀上焦，则见胸背肩腰疼痛、麻木、逆满等证……血瘀中焦，则腹中胀满，腰胁着痛……血瘀下焦，腰以下痛，小腹季胁等处胀满……"若从脏腑表里"总而论之"，则有"血瘀于脏腑之间""血瘀于躯壳之间""血瘀于肌腠之间"的不同。

定位有区别，治疗有不同。"血瘀上焦，宜用血府逐瘀汤或人参泻肺汤加三七、郁金、荆芥，使上焦之瘀一并廓清……血瘀中焦，宜用甲己化土汤加桃仁、当归、姜黄主之……血瘀下焦，宜归芎失笑散，大便秘结均加大黄。""瘀血在腠理，寒热如疟，小柴胡汤加桃仁、红花、当归、荆芥治之。""瘀血在肌肉，翕翕发热，自汗盗汗，证象白虎，犀角地黄汤加桃仁、红花治之，血府逐瘀汤加醋炒大黄亦可治之。"瘀血结为癥瘕，"须破血行气，以推除之，元恶大憝，万无姑容"。

唐容川亦常用化瘀之法治疗杂病，比如：

瘀血咳嗽　宜代抵当丸加茯苓、法半夏；轻则用血府逐瘀汤加葶苈子、苏子。

瘀血发热　证像白虎，口渴心烦，肢体刺痛，宜当归补血汤合甲己化土汤加桃仁、红花、柴胡、防风、知母、石膏；血府逐瘀汤亦主之。

瘀血发渴　由瘀血阻气，气阻水津不布，小柴胡汤加丹皮、桃仁治之；血府逐瘀汤亦治之。夹热蓄血，桃仁承气汤；夹寒瘀滞者，温经汤主之。

瘀血致呕　瘀血阻滞而发呕者，必见刺痛逆满之症，大柴胡汤加桃仁、丹皮、苏木治之；血府逐瘀汤亦治之。

瘀血肿胀　瘀血流注，发为肿胀，"血既变水，即从水治之……再加琥珀、三七、当归、川芎、桃仁、蒲黄以兼理其血，斯水与血源流俱治矣。"

瘀血健忘　瘀血健忘者，血府逐瘀汤加郁金、菖蒲；或朱砂安神丸加桃仁、丹皮、郁金、苏木、茵陈、红花治之。

瘀血痹痛　"瘀血窜走四肢，亦发疼痛，证似血痹，唯瘀血之痛，多如锥刺，脉不浮不拘急。"佛手散加桃仁、红花、血竭、续断、秦艽、柴胡、竹茹、甘草，酒引；或小柴胡汤加当归、白芍、丹皮、桃仁、荆芥，通治内外。

瘀血便秘　瘀血而大便秘结，腹中时时刺痛，口渴发热，脉带涩象，宜用桃仁承气汤治之；或失笑散加杏仁、桃仁、当归、白芍。

瘀血在脏，骨生痨热，手足心热，眼睛黑，宜柴胡清骨散加桃仁、琥珀、干漆、丹皮治之。

唐容川对瘀血的见地在王清任的基础之上更加完备，如瘀血攻心，瘀血乘肺，瘀血在腠理，瘀血在肌肉，瘀血在三焦，瘀血在脏腑经络之间等。针对不同类型的瘀血证，唐容川同样给出了精细的方药治疗。

笔者在临床之中亦常用活血化瘀之法治疗疼痛类疾病及各科杂证，然笔者认为，虽世人多瘀而多非独瘀，常常与其他病因病理因素合并存在，如气滞血瘀、气虚血瘀、阳虚血瘀、寒凝血瘀、痰凝血瘀、血虚血瘀、阴虚血瘀及血热血瘀等，对于不同的血瘀兼证或原发病因，笔者多是在上述常用活血化瘀方的基础上加减或合方使用。比如：头晕、头痛血瘀，兼有痰蒙清窍者，通窍活血汤合半夏白术天麻汤加减；兼有阴虚阳亢者，通窍活血汤合镇肝熄风汤加减；咽痛、咽部异物不适感，血瘀兼有痰气交阻者，会厌逐瘀汤合四七汤加减；项臂疼痛血瘀兼有风寒袭表者，葛根汤合桃红四物汤加减；兼有阳虚寒凝者，当归四逆汤合桃红四物汤加减；肩痹寒凝血瘀者，桃红四物汤合指迷茯苓丸或阳和汤加减；胸痹，胸阳不振兼有血瘀者，栝楼薤白系列方合血府逐瘀汤加减；颈背腰疼痛寒凝血瘀者，麻黄附子细辛汤合身痛逐瘀汤加减；腰痛肾虚兼有血瘀者，独活寄生汤合身痛逐瘀汤加减；腹痛、腹胀、腹泻血瘀兼有寒热错杂者，乌梅丸合少腹逐瘀汤加减；皮肤痒痛，湿热血瘀错杂者，四妙散合通经逐瘀汤加减等。

中医学是一门具有独立诊疗体系的经验医学，正是因为张仲景、王清任、唐容川等一代代的中医大贤们坚持不懈地探索、积累和创新，才使得中医学在不断完善中，保持着持续发展的活力。吾等后辈，虽是高山仰止，不能望其项背，但能够站在巨人的肩膀上，也是吾辈之幸，路漫漫其修远兮，吾将上下而求索，先贤已逝，大医永存。

## ▶▶ 四、消渴病探议

在基层挂职，晚上面对着书山书海，白天面对着形形色色的各科患者。有一日，复诊的蒲阿姨兴奋地告诉我，通过中药治疗，困扰她10多年的糖尿病各种症状终于好转了，反复控制不理想的高血糖，也终于降下来了。

今天我们探讨的话题就从这个案例说起。

蒲阿姨66岁，大约15年前确诊为糖尿病，口服降糖药治疗，血糖始终控制得不理想，空腹血糖最高在20 mmol/L。8年前蒲阿姨需要接受甲状腺手术，但由于血糖控制不理想，手术无法进行，无奈之下接受了胰岛素治疗；术后一直使用精蛋白锌垂组人胰岛素混合注射液控制血糖，每日胰岛素用量在44 IU左右，但血糖仍然控制不理想，空腹血糖始终在13 mmol/L以上。1个多月前，患者来诊，诉其刻下食欲旺盛，多食善饥，口渴多饮，每日饮水超过两暖瓶，口苦，口臭，乏力，潮热，周身汗出，尤以右侧头面部为著，左侧头面部几无汗出，眠可，二便调，自测空腹血糖15 mmol/L；查见舌红苔黄根厚腻，脉弦滑。

综合症状、病史、舌脉分析，从六经辨证角度来论，当属阳明少阳合病之"消渴病"，治以清解肝胃郁热，兼以利湿滋阴，以白虎加人参汤合小柴胡汤加减。

首诊处方如下：石膏（先煎）20 g，知母15 g，人参6 g，柴胡25 g，黄芩12 g，麦冬15 g，生地20 g，薏米30 g，苍术15 g，黄连10 g，黄柏10 g，当归15 g，赤芍15 g，丹皮15 g，秦艽15 g，地骨皮15 g，7剂，水煎服，日1剂，早晚分服。

后诸症衰，随症加减，去苍术、黄连，余药微调，煎服月余。至此次复诊，患者除仍有右侧头面部多汗症状外，其他诸症基本消失，自测空腹血糖，已降至8 mmol/L了。

图1-1和图1-2是近日复诊的另一名七旬"四高症"女性患者的1周内肾功能、血脂化验结果对比，没有调整患者原来的胰岛素剂量，没有加服其他西药，以黄连温胆汤为底加减内服，7d之内，患者的临床症状得到了明显缓解，血糖、血脂、尿酸都得到了理想控制。

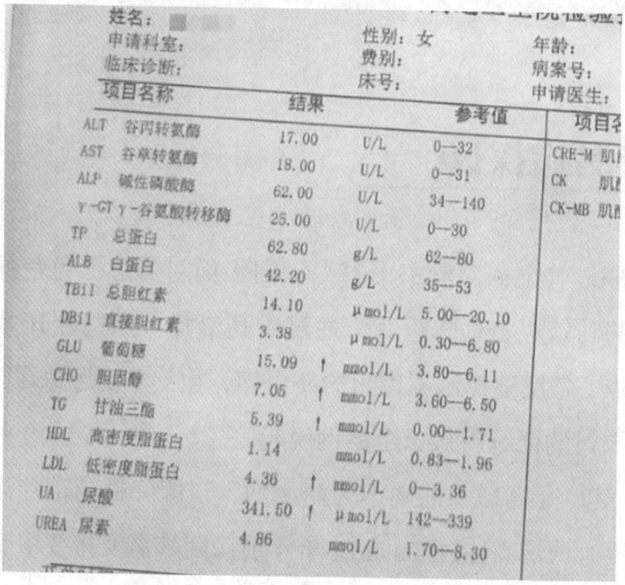

| 项目名称 | | 结果 | | 参考值 | 项目名 |
|---|---|---|---|---|---|
| ALT | 谷丙转氨酶 | 17.00 | U/L | 0—32 | CRE-M 肌 |
| AST | 谷草转氨酶 | 18.00 | U/L | 0—31 | CK 肌 |
| ALP | 碱性磷酸酶 | 62.00 | U/L | 34—140 | CK-MB 肌 |
| γ-GT | γ-谷氨酸转移酶 | 25.00 | U/L | 0—30 | |
| TP | 总蛋白 | 62.80 | g/L | 62—80 | |
| ALB | 白蛋白 | 42.20 | g/L | 35—53 | |
| TBil | 总胆红素 | 14.10 | μmol/L | 5.00—20.10 | |
| DBil | 直接胆红素 | 3.38 | μmol/L | 0.30—6.80 | |
| GLU | 葡萄糖 | 15.09 ↑ | mmol/L | 3.80—6.11 | |
| CHO | 胆固醇 | 7.05 ↑ | mmol/L | 3.60—6.50 | |
| TG | 甘油三酯 | 5.39 ↑ | mmol/L | 0.00—1.71 | |
| HDL | 高密度脂蛋白 | 1.14 | mmol/L | 0.83—1.96 | |
| LDL | 低密度脂蛋白 | 4.36 ↑ | mmol/L | 0—3.36 | |
| UA | 尿酸 | 341.50 ↑ | μmol/L | 142—339 | |
| UREA | 尿素 | 4.86 | mmol/L | 1.70—8.30 | |

图 1-1  患者1周前检查结果

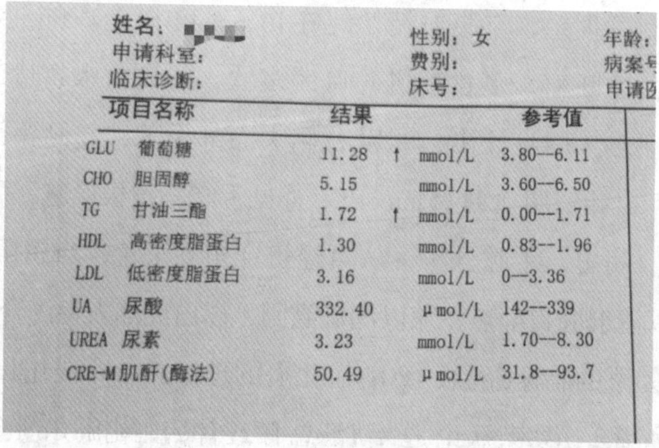

| 项目名称 | | 结果 | | 参考值 |
|---|---|---|---|---|
| GLU | 葡萄糖 | 11.28 ↑ | mmol/L | 3.80—6.11 |
| CHO | 胆固醇 | 5.15 | mmol/L | 3.60—6.50 |
| TG | 甘油三酯 | 1.72 ↑ | mmol/L | 0.00—1.71 |
| HDL | 高密度脂蛋白 | 1.30 | mmol/L | 0.83—1.96 |
| LDL | 低密度脂蛋白 | 3.16 | mmol/L | 0—3.36 |
| UA | 尿酸 | 332.40 | μmol/L | 142—339 |
| UREA | 尿素 | 3.23 | mmol/L | 1.70—8.30 |
| CRE-M | 肌酐(酶法) | 50.49 | μmol/L | 31.8—93.7 |

图 1-2  患者1周后检查结果

中医学自古便有"消渴"一证，但糖尿病与"消渴"画上等号，却是近几十年的事情。虽然糖尿病的症状与"消渴"有太多相符合的地方，但事实上，糖尿病的很多症状并不归属于"消渴"一证，而"消渴"也包含了太多糖尿病之外的内容。

在现行中医教材中，消渴病就被分为上消、中消、下消三种类型，基本病机统一归纳为阴虚为本，燥热为标，以清热润燥、养阴生津为治疗大法。这一机械的分类方法，也严重违背了"消渴"的本来意义，诊断僵化了，也就丧失了治疗上的指导意义，疗效也就无从谈起了。糖尿病的中医辨证治疗绝不应仅局限于"三消"之说，而是应该从临床实际出发，结合患者的具体情况，辨证论治，这才应是中医治疗糖尿病取得疗效的根本。

在祖国医学的范畴中，消渴之名首见于《素问·奇病论》，文中云："夫五味入口，藏于胃，脾为之行其精气，津液在脾，故令人口甘也。此肥美之所发也，此人必数食甘美而多肥也。肥者令人内热，甘者令人中满，故其气上溢，转为消渴。治之以兰，除陈气也。"文中明确表述了，肥甘厚味入于胃，经脾之运化，转化成精气输送到全身各部，肥美之物可令人口甘，但凡事皆有度，过则为害，过食肥甘厚味，就会发胖，胖生内热，亦会酿湿壅堵中焦，湿热相合，困厄中焦，影响脾胃的运化，日久容易形成消渴病。要用泽兰、佩兰这些芳香化湿醒脾的中药，祛除中焦的湿阻，使中焦脾胃气机调畅、纳运健旺，则病症可除。

《灵枢·五变》中亦云："夫柔弱者，必有刚强，刚强多怒，柔者易伤也……怒则气上逆，胸中蓄积，血气逆留，髋皮充肤，血脉不行，转而为热，热则消肌肤，故为消瘅。"该文中明确强调了，五脏柔弱之人，要控制好自己的情绪，否则郁怒伤肝，气逆血滞，瘀而生热，热消肌体，而易形成消渴病。可见，七情失调是诱发或加重消渴病的重要诱因，血瘀肌热也是消渴病肌体消瘦的重要病因病机。

此外，《素问·至真要大论》中云："少阳之夏，大热将至……火气内发……嗌络焦槁，渴引水浆。"《素问·刺热》中云："肾热病者，先腰痛，胻酸，苦渴，数饮。"《素问·气厥论》中云："心移热于肺，传为鬲消。"说明了内热炽盛是消渴病的原因之一。五脏有热，热蕴于内，传其所胜，脏热相移，亦可发为消渴。综合以上《黄帝内经》中的观点，我们可以看出，消渴病与湿阻、内热、阴伤、脾困、肝郁、肾虚等诸多因素有着千丝万缕的联系。

我们再看张仲景在《伤寒杂病论》中有关消渴的论述。在《伤寒杂病论》一书中，一共总结了5种类型的消渴：阳明内热，燥热阴伤之消渴；脾胃虚弱，津液不能上承之消渴；小便不利，水液内停之消渴；小便利，肾元亏虚之消渴；厥阴病津伤上热，饮水自救之消渴。我们逐一来讲解。

### （一）阳明内热，燥热阴伤

《伤寒论》第26条："服桂枝汤，大汗出后，大烦渴不解，脉洪大者，白虎加人参汤主之。"《伤寒论》第222条："若渴欲饮水，口干舌燥者，白虎加人参汤主之。"《金匮要略·消渴小便不利淋病脉证并治第十三》："趺阳脉浮而数，浮即为气，数即消谷而大坚，气盛则溲数，溲数即坚，坚数相搏，即为消渴。"

从以上诸条中可以看出，阳明热证所致消渴，无论所出，热盛于内，必伤阴津，阴愈虚则燥热愈盛，燥热愈盛则阴愈虚，故消谷善饥、大烦渴不解、渴欲饮水、口干舌燥等症悉出；热盛外迫津液，或从汗出，或从尿解，故表现为大汗出、溲数等症；脉洪大、趺阳脉浮而数，皆为阳明内热之象。常用治疗方剂以白虎加人参汤为主，治以清热生津，方中以生石膏为君、知母为臣，滋阴清内热，佐以人参、粳米、甘草益气健胃、养阴生津，使内热清，津液还，则消渴得解。

### （二）脾胃虚弱，津液不能上承

《金匮要略·消渴小便不利淋病脉证并治第十三》中云："寸口脉浮而迟，浮即为虚，迟即为劳，虚则卫气不足，劳则荣气竭。"结合上文中的《黄帝内经》条文可以看出，饮食入胃，需经过胃的消化吸收而化生水谷精微，再经脾的运化，输送到全身四肢百骸，并上承于口则口不渴。如果脾胃虚弱，水谷无生化，津液无以上承于口，则生口渴欲饮之症。此类口渴并无内热，而因脾胃虚弱，当治以健脾益胃、生津止渴，可方选四君子汤类加减，用党参、黄芪、黄精、山药、甘草等健脾益胃，生地、葛根、天花粉、麦冬养阴生津止渴。

### （三）小便利，肾元亏虚

除了脾胃虚弱，消渴病另外一种重要病因就是肾气亏虚。肾气亏虚，气化功能失调，膀胱开合失司则小便反多，甚至小便失禁。正如《金匮要略·消渴小便不利淋病脉证并治第十三》所云："男子消渴，小便反多，以饮一斗小便一斗，肾气丸主之。"肾元亏虚，治当阴阳并治，以阴中求阳，阳中求阴，不可独调其一。方选肾气丸加减，以附子、肉桂温肾阳、振沉衰、兴气化；熟地、山药、山萸肉滋肾阴，两者相合，恢复肾之阴阳之气，小便恢复如常，津液还胃中而上承于口，则溲止渴解。

### （四）小便不利，水液内停

《伤寒杂病论》中认为小便利可引起消渴，小便不利也能引起消渴。小便不利，水蓄于内，水液代谢停滞，旧水不除，新水不生，故消渴而不欲饮。《伤寒论》第71条："若脉浮，小便不利，微热消渴者，五苓散主之。"第72条："发汗已，脉浮数，烦渴者，五苓散主之。"第223条："若脉浮，发热，渴欲饮水，小便不利者，猪苓汤主之。"《金匮要略·消渴小便不利淋病脉证并治第十三》中云："脉浮，小便不利，微热消渴者，宜利小便，发汗，五苓散主之。"又论："小便不利者，有水气，其人苦渴，栝楼瞿麦丸主之。"所以因小便不利之消渴，不需养阴生津，而当利小便，使体内废水去，新水生，经过脾的运化而使津液上承于口，而解口渴。此上二方均为利小便之常用方剂，但需依证施方，对小便不利之消渴而有脉浮、发热之表证，当用五苓散；对小便不利，渴而有水气，腹中寒，属于下焦虚寒阴证者，当用栝楼瞿麦丸，方中附子伍薯蓣温肾元、散里寒，瞿麦、茯苓利尿，栝楼根生津止渴，共使膀胱开阖有度，气化有力，小便通畅，旧水去而新水生，故口渴止。

### （五）厥阴病津伤上热，饮水自救

张仲景在厥阴病篇中亦提及消渴一证，《伤寒论》326条中云："厥阴之为病，消渴，气上撞心，心中疼热，饥而不欲食，食则吐蛔，下之利不止。"厥阴病是六经传变的最后一个阶段，古称厥阴为阴之初尽，阳之初生，厥阴病常表现为阴阳消长，正邪相互进退的寒热错杂的病理表现。其"消渴"之证就是阴虚，津液不足的上热之象，这里的"消渴"，不同于上述几种类型，属于本虚饮水自救的一种表现。

此外，张仲景在《伤寒论》一书中，除了上述条文中关于"消渴"的论述外，还有数条关于"渴"的条文论述，如《伤寒论》第6条："太阳病，发热而渴，不恶寒者,为温病。"第40条:"伤寒表不解,心下有水气,干呕,发热而咳,或渴,或利,或噎,或小便不利,少腹满,或喘者,小青龙汤主之。"第147条:"伤寒五六日,已发汗而复下之,胸胁满微结,小便不利,渴而不呕,但头汗出,往来寒热,心烦者,此为未解也,柴胡桂枝干姜汤主之。"第236条:"阳明病,发热汗出者,此为热越,不能发黄也;但头汗出,身无汗,剂颈而还,小便不利,渴引水浆者,此为瘀热在里,身必发黄,茵陈蒿汤主之。"第319条:"少阴病,下利,六七日,咳而呕渴,心烦不得眠着,猪苓汤主之。"这些关于"渴"的论述对于"消渴病"的辨证治疗,都有着不同程度的指导意义。

相对于《黄帝内经》而言,《伤寒杂病论》理、法、方、药一脉贯通,对消渴病的辨证论治更具有指导价值。"六经诠杂病",《伤寒杂病论》所提倡的六经辨证体系在中医辨证层面具有良好的概括性和广泛的适用性。按六经辨证进行诊治,除"消渴"一证外,糖尿病的诸多并发症均可找到应对之法。合并皮肤疾患,肺系感染,周围神经病变者,病在表、在皮毛,可归属于太阳病;多汗烦热,口渴欲饮,消谷善饥,腹满时痛,下利者,病在肌肉、在胃肠,可归属于阳明病、太阴病;因情志失调而生,或兼有肝胆病者,可归属于少阳病、厥阴病;病在心肾,可归属于少阴病。

就目前而言,有关糖尿病的中医辨证治疗,多拘于"三消之说",但从临床实践来看,主白虎加人参汤之"阴虚燥热说",主葛根黄芩黄连汤之"湿热说",主桃核承气汤之"瘀热说",主茯苓四逆汤之"阳虚说",主四逆散之"肝郁说"等不同学术流派的观点更切合临床实际。各学说虽各执一端,却往往离不开《伤寒杂病论》的六经辨证体系,想以中医治疗糖尿病并获得良好疗效,遵经典为旨,立六经为纲,以经方为底,不失为一种合理的诊疗思路。

## ▶▶ 五、中风病探议

春节前几天,亲戚家的于老爷子传来一个不太好的消息:老爷子90多岁,老医务工作者退休后,身体一直硬朗得很,但这天早晨起床,老爷子发现自己的一侧手脚不利落了,穿不上衣,走不了路,"莫不是要瘫了?"最终头颅CT证实了家人的猜测——"脑梗死"。按常理而言,这种情况入院输液活血化瘀、疏通血管、抗凝降脂属于常规操作，但执拗的老爷子是一般人犟不过的，治疗可以，住院输液不行。这可难坏了家人，勉为其难，笔者试着去给老爷子看了下。

自治瘀达人王清任的"瘀血论"逐渐为世人所认可，对于"活血化瘀"这种治疗手段，中医、西医罕见地达成了一致，尤其在心脑血管科，活血化瘀类中成药成了治疗心脑血管类疾病必选，于老爷子住院，肯定也少不了这方面的治疗。但是老爷子真的是瘀血堵了血管吗？一番望闻问切之后，笔者做出了自己的判断：老爷子的血管被堵不假，但堵的主要是"痰热"。

老爷子素来身体硬朗，无基础病史，近期大查体各项指标基本正常，追问病史，发病前几天因老友去世甚是伤感，而且值得一提的是，老爷子口味很重，顿顿离不了鱼肉。

查体提示：患者右侧肢体肌力3级，肌张力减弱，舌红苔黄厚腻，脉弦滑。结合舌脉综合分析，老爷子因嗜食肥甘厚腻，脾失健运，聚湿生痰，痰郁化热；又逢情志变化，肝郁化火，诱动肝风，肝风挟痰热上袭阳位，蒙阻清窍而发病。"豁痰开窍"当为其治疗大法，嘱清淡饮食，并予以大活络丸每次一丸，每日两次口服。

老爷子的老伴年轻时做过针灸医生，自告奋勇予以针灸配合治疗，选穴：四关、丰隆、曲池、外关、三阴交、悬钟等，隔日1次。老爷子惧针，针灸3～4次后便不再接受，单纯口服大活络丸治疗。仅仅1周左右，老爷子便能扶杖行走了；不到1月，病情便告痊愈，老爷子又能高兴地上街遛弯了。

分享这个病例的目的，并不是想显示自己的诊疗水平有多高，也不是为大活络丸打广告，只是想提醒大家，"瘀血"固然重要，但治中风也不要忘了痰湿、肝风等其他因素。

曾经接诊过一位半年内患了两次脑梗死的鞠大爷，患者出院后除了反应迟钝、肢体功能障碍外，见人就憨憨地傻笑，吃第一次药的时候，同行的鞠大妈就自信这药"对上路"了，为什么呢？因为老头子再也不憨憨傻笑了。鞠大爷堵的也是"痰浊"，痰堵了清窍，也蒙了心窍，"涤痰汤"加减，方证对应，效果也就出来了。我们再来看祖国医学对中风是如何理解的。

按：在中医的认知范畴内，中风分外风和内风，外风因感受外邪（风邪）所致，在《伤寒论》中名曰中风（亦称桂枝汤证）；内风属内伤病症，又称脑卒中、卒中等。我们现在所称的中风，多指内伤病症的类中风，以猝然昏仆、不省人事、舌謇语涩、口舌㖞斜、半身不遂、偏身麻木等为主要表现的疾病，并具有起病急、变化快，如风邪善行数变的发病特点。

中风病病因较多，从临床看，以内因引发者居多。中风的发生，归纳起来不外虚（阴虚、气虚）、火（肝火、心火）、风（肝风、外风）、痰（风痰、湿痰）、气（气逆）、血（血瘀）六端。

在《素问·至真要大论》中云："诸风掉眩，皆属于肝。"《素问·阴阳应象大论》中亦云："风胜则动。"掉，就是说肢体、头部振摇颤抖；眩，是指眼前发黑，头晕目眩。肝脉上循于巅顶，肝经实热、肝火上炎，或者肝阴不足，阴虚不足以制阳，都可使肝阳亢于上，而出现头晕目眩；肝主筋，筋脉失养则振摇不止，不管是肢体、头部振动等肉眼可见的身体摇动，还是因为头晕目眩而自觉摇动，皆属"内风"之象。这里，古人总结的重点是8个字："肝阳上亢、肝风内动"，这也是中风病最常见的内因之一。

再看《金匮要略·中风历节病脉证并治第五》中所描述的条文："夫风之为病，当半身不遂，或但臂不遂者，此为痹。脉微而数，中风使然。""寸口脉浮而紧，紧则为寒，浮则为虚，寒虚相搏，邪在皮肤。浮者血虚，络脉空虚，贼邪不泻，或左或右，邪气反缓，正气即急，正气引邪，㖞僻不遂。""邪在于络，肌肤不仁；邪在于经，即重不胜；邪入于府，即不识人；邪入于藏，舌即难言，口吐涎。"

总结而言，根据《金匮要略》的分类方法，结合病情轻重和病位的深浅，中风最主要分为两种类型：中经络和中脏腑。一般无神志改变，表现为不经昏仆而突然发生口眼㖞斜、语言不利、半身不遂等症，属中风中经络；出现突然昏仆，不省人事，半身不遂，口眼㖞斜，舌强言謇或不语，偏身麻木，神识恍惚或迷蒙为主症，并常遗留后遗症，多为中脏腑。

无论是中经络还是中脏腑，治风、化痰、补虚、清热都是最常用的治疗手段，而并非只是简单的"活血化瘀"。瘀血阻络只是六大病因之一，即便是治瘀达人王清任的治瘀名方补阳还五汤，也仅仅是作为治疗中风后遗症的选择方剂之一。

在清之前，中医治中风有小续命汤一方，相比后世盛行的活血逐瘀方剂，小续命汤更看重的是治风，孙思邈、李可两位中医大家都有用此方治疗中风的病案描述。我们来看一下小续命汤主治五脏偏枯，贼风入脑的文献治疗记录。

小续命汤出自唐孙思邈的《备急千金要方》，方药组成：麻黄、防己、人参、黄芩、桂枝、甘草、芍药、川芎、杏仁各50g，附子一枚，防风75g，生姜250g。为粗末，先以水煮麻黄去上沫，再入诸药同煮，分3次服。主治：中风，口眼㖞斜，筋脉拘急，半身不遂，舌强不能语，或神情闷乱。

明代医家吴昆在《医方考》中对本方做出了精彩的评析：麻黄、杏仁，麻黄汤也，仲景以之治太阳证之伤寒；桂枝、芍药，桂枝汤也，仲景以之治太阳证之中风。如此言之，则中风而有头疼、身热、脊强者，皆在所必用也。人参、甘草，四君子之二也，《局方》用之以补气；芍药、川芎，四物汤之二也，《局方》用之以养血。如此言之，则中风而有气虚、血虚者，皆在所必用也。风淫末疾，故佐以防风；湿淫腹疾，故佐以防己；阴淫寒疾，故佐以附子；阳淫热疾，故佐以黄芩。盖病不单来，杂揉而至，故其用药，亦兼该也。热者，去附子，用白附子；筋急、语迟、脉弦者，倍人参，加薏苡、当归，去黄芩、芍药，以避中寒；烦躁、不大便，去附、桂，倍加芍药、竹沥；日久大便不行，胸中不快，加枳壳、大黄；语言謇涩，手足颤抖，加石菖蒲、竹沥；口渴，加麦门冬、栝楼、天花粉；身痛发搐，加羌活；烦渴、多惊，加犀角、羚羊角；汗多，去麻黄；舌燥，加石膏，去附、桂。

小续命汤，以麻桂为基，以治风为要，在中风病的治疗中取得极其神奇的效果。

## 六、高血压病探议

高血压，中医并没有这个名词，高血压甚至没有一个专属的中医称谓，那中医怎么治疗高血压呢？还是要回到中医经常说的那句话，中医治的是"证"，而不是"病"，"高血压病"所表现出来的各种"证"，如头晕、头痛、肢体麻木及视力模糊等，从患者的整体情况出发，从"证"入手，针对高血压病因病机和病症表现，标本兼顾，综合治疗，从而达到调控血压的目的，这也正是中医学中"整体观念""辨证论治"这一核心思想的具体体现。

高血压病所表现出来的一系列"证"，在中医经典中多有论述。《素问·至真要大论》中云："诸风掉眩，皆属于肝。"《素问·阴阳应象大论》中亦云："风胜则动。""掉"就是说肢体、头部振摇颤抖，"眩"是指眼前发黑，头晕目眩。肝脉上循于巅顶，肝经实热、肝火上炎，或者肝阴不足，阴虚不足以制阳，都可使肝阳亢于上，而出现头晕目眩；肝主筋，筋脉失养则振摇不止，不管是肢体、头部振动等肉眼可见的身体摇动，还是因为头晕目眩而自觉摇动，皆属内风之象，这里，古人总结的重点是8个字："肝阳上亢、肝风内动"，当然，细分要分为实证、虚证还是虚实夹杂证。

再看医圣张仲景是如何描述高血压病相关症状的。《伤寒论》中云："太阳病，发汗，汗出不解，其人仍发热，心下悸，头眩，身瞤动，振振欲擗地者，真武汤主之。""伤寒若吐若下后，心下逆满，气上冲胸，起则头眩，脉沉紧，发汗则动经，身为振振摇者，茯苓桂枝白术甘草汤主之。"《金匮要略·痰饮咳嗽病脉证》说："病痰饮者，当温药和之……心下有支饮，其人苦冒眩，泽泻汤主之。"以上这些条文，反复提到眩晕，并且直指病因——痰饮水湿，而眩晕是高血压病的主症之一。

高血压病在不同阶段也会出现一些其他兼症，临床表现各异，轻重不一，如头痛、胸闷、心悸、气短、下肢水肿、意识障碍、心律失常及头颅影像改变等，这些证候的治疗在《伤寒杂病论》中，也是有所体现的，只是分散在各条文中，比如桃核承气汤证、炙甘草汤证、小半夏加茯苓汤证、桂枝芍药知母汤证、五苓散证及栝楼瞿麦丸证等。

通过上面的一系列总结，我们不难看出，高血压病在中医眼中，有虚有实，有轻有重，有急有缓；有"肝阳上亢、肝风内动"，有"痰浊上犯"，有"阴阳两虚"，有"瘀血阻络"等。到了近代，各医家将高血压病总结为很多类型，比较认可的有肝火上炎型、阴虚阳亢型、阴阳两虚型、痰浊内扰型、气虚血瘀型等，对应的方子包括龙胆泻肝汤、天麻钩藤饮、镇肝熄风汤、大生地汤、大定风珠、半夏白术天麻汤及补阳还五汤等，而在临床上，这些类型也可以交叉存在，比如"阳亢""痰浊""血瘀"常常同时并存。

"有是证，用是方"，我们临床中根据不同的证，选用不同的方剂，经方可用，时方亦可用。"方无定方，法无定法"，我们也必须根据临床中的不同表现予以加减，严格意义上说，高血压病没有两个患者的方子是完全一样的。结合个人的临床经历，我们来继续探讨。

笔者曾经同时接诊了一男一女两名老年患者，相同的是，两位患者血压最高能达到250～260/160～180mmHg，口服三联降压药依然不能把收缩压控制在200mmHg以内；所不同的是，那位男性患者是个锅炉工，人高马大，满面红光，且嗜烟酒，舌红苔黄腻，脉滑数；另一位女性患者则是多病缠身，兼有多种心脑血管疾病，反复的脑梗死发作，出院记录上的出院诊断接近10项，口服药品七八种，头昏头晕、胸闷憋气、行走不便，舌淡暗苔薄白，脉弦细弱。

《伤寒论》中云："观其脉证，知犯何逆，随证治之。"那两位老人的"证"是什么呢？前者为肝经实热，肝阳上亢，病机属实；后者为阴虚阳亢，兼有气虚血瘀，虚实夹杂，以虚为本。病机不同，治疗自然就不尽相同，老爷子以天麻钩藤饮合龙胆泻肝汤加减，硝苯地平缓释片早晚各1片；老太太以镇肝熄风汤为底方，酌加潜阳熄风、滋阴益气之品，替米沙坦胶囊早1粒。经过治疗，两位老人的血压都降到160～180/100～105mmHg，虽然没有完全达到西医所认可的标准，但结合患者的实际情况，降到所谓的"正常值"，未必真正适合患者自身的状况，"以人为本"，才是中医的治疗理念。

在中医治疗高血压病的手段中，不仅仅包括药，还包括各种针具的运用（图1-3），督脉十三针逆刺、风池、降压点、人迎、四关、曲池、外关、内关、心俞、肝俞、神门、太溪、丰隆等穴位配伍针灸治疗、埋线和针刀治疗等，临床效果同样斐然。其治疗以清泻督脉、少阳、阳明经热为要，辅以安神定志、化痰熄风为主要准则。

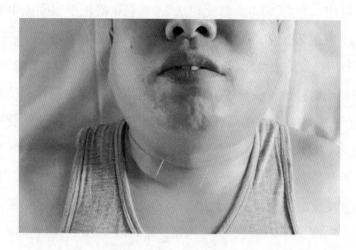

图1-3　人迎穴的针刺治疗

曾经有一位相熟的农村老年患者，高压能够达到170/130mmHg，但拒绝服药治疗：一来嫌麻烦，二来忌惮药物的毒副作用。他每年都会找笔者进行针刺治疗控制血压，笔者采取大椎、双侧血压点、肝俞及心俞点刺后留罐，继行耳尖刺络放血，治疗结束后，血压基本达到正常标准，该效果大约能持续1年，血压升高就再次针刺治疗，这种方法他已经坚持了好多年。

在临床治疗中，针药结合往往会收到更好的治疗效果，曾经接诊一位高血压女性患者，血压160/100mmHg，持续头昏、头晕、头痛，头上像顶了一个大帽子，头颅CT等相关检查无明显异常，西医常规治疗效果不显，求中医治疗。初诊时结合舌脉，诊为痰浊上蒙，予以半夏白术天麻汤治疗，寸功未现；复诊时调整方剂，予以泽泻汤加虫剂活血通经之品，并行针灸治疗，选穴：风池、四关及丰隆，因为患者来诊不便，只针灸治疗1次，7d后复诊，诸症皆失，血压降至120/80mmHg。

再举几例就诊病例：

病例一，张某芬，女，55岁，因"反复头晕2月余来诊"。患者自诉素无高血压病史，无其他基础病病史，但首诊发现，患者血压187/109mmHg，舌淡苔白腻，脉弦滑。西医诊断：原发性高血压，中医诊断：眩晕（风痰上扰）。未予西药治疗，予以中药煎剂口服、针刺加刺血治疗。

中药方剂如下：姜半夏12g，白术15g，茯苓30g，盐泽泻30g，天麻15g，龙骨30g（先煎），牡蛎30g（先煎），石菖蒲15g，川牛膝15g，炒白芍15g，罗布麻叶15g，盐杜仲15g，菊花15g，钩藤15g（后下），7剂，日1剂，水煎服，早晚分服。

针刺选穴如下：太冲（双），合谷（双），丰隆（双），神门（双），风池（双），内关（双），曲池（双），百会，素髎，印堂与神庭中点。"四关穴"行左升右降针法，素髎、印堂与神庭中点针尖向上，百会针尖向后，诸穴除神门穴，皆以泻法为主，每日1次，每次20～30min。

刺血拔罐选穴如下：耳尖（双），血压点（双），心俞（双），肝俞（双），大椎。

行上述治疗次日，患者血压降至170/105mmHg，第3日血压降至164/103mmHg，1周后血压稳定于145/90mmHg左右。

病例二，刘某，女，51岁，因"突发性耳聋半月余"入针灸科治疗。患者自述素无高血压病病史，但来诊后多次监测血压均在160/100mmHg以上，从患者提供的病历发现，患者辅助检查存在"左肾萎缩"，行刺血拔罐治疗，选穴：耳尖（双）、血压点（双）、膈俞（双）、肝俞（双）、大椎。刺血治疗后数日，血压保持在140/90mmHg左右，择日继续巩固治疗。

病例三，高某，男，14岁，因"反复血压突然升高3月余"来诊。患儿来诊时，身高达到184cm，两年前，患者身高只有140cm左右，是同班男生中最矮的一位，之后患儿逐渐出现食欲大增，身高暴长，大碗的牛肉面一顿可吃5碗以上，虽然患儿家长积极控制其饮食，每餐饭量也在2碗以上，约3个月前，患者出现头痛，经当地卫生院测血压，收缩压超过200mmHg，舒张压不超过80mmHg，未行特殊处理，血压逐渐自行回落到140/70mmHg以内，头痛症状消失，此后无明显诱因反复出现血压升高，一般在150～180/60～80mmHg，辗转北京、上海等各大医院，行多种检查均无明显异常，后接受专家建议，接受中医治疗。

刻下症见：多食善饥，口臭，烦躁，偶有头痛、心悸，睡眠可，小便黄，大便黏，日1次，舌红苔黄腻，脉弦滑。查体：血压153/80mmHg，颈椎呈右侧弯，胸椎轻度后凸。颈椎X片示：颈椎右突，双侧寰枢关节间隙欠对称，左侧较对侧宽约2mm，各椎体骨质未见异常，椎间隙未见变窄。

来诊后，中医治疗以清泻阳明少阳经热为主，针刺取穴：内庭、行间、曲池、合谷、神门、素髎、印堂与神庭中点、百会、大椎，针行泻法，日1次，每次30min。刺血：降压点、耳尖、心俞、肝俞，每周2次。中药方剂如下：升麻15g，石膏15g，赤芍12g，丹皮12g，藿香15g，泽兰15g，佩兰15g，薏米30g，虎杖15g，夏枯草12g，菊花15g，桑叶15g，日1剂，水煎服，早晚分服。并配合美式整脊手法，调整脊柱，减轻对交感神经链的刺激。目前治疗10余天，患儿食欲减退，饭量已减至每餐1碗饭，并不觉饥饿，血压基本稳定在130/70mmHg以内，继续治疗中。

高血压病的针刺治疗，贵在泻实，针对病症，以平肝潜阳、豁痰息风为主要法则。督脉为阳脉之海，百会位居巅顶，为三阳经之会，并与肝脉相通，大椎为诸阳之会，伍素髎、印堂与神庭中点，逆经取穴，针之泻诸阳之气，可平降肝火，清泻阳经之热；曲池、合谷位属阳明多气多血之经，分属合穴、原穴，可清泻阳明之热；风池属足少阳胆经，足少阳、阳维之会，可清少阳之热；太冲为足厥阴肝经输穴、原穴，可疏肝理气、平降肝阳、养阴柔肝；丰隆有健脾燥湿化痰之效；内关、神门有宁心安神，豁痰开窍之功；心主血，肝藏血，膈俞为血会，诸背俞穴刺血，可凉血散血，清血中之热；耳尖放血具有祛风清热，清脑明目之功效；血压点位于颈6/7棘突间旁开1寸许，相当于交感神经链中星状神经节之后，与星状神经节以交通支相联，具有双向调节血压特别是降压作用较理想。诸穴相合，可调气血，豁风痰，平肝阳之亢盛，镇邪火之上逆，使气血和，血压平。

是不是每位高血压病患者，中医治疗都能收到很好的效果呢？当然也不是。如嗜铬细胞瘤引起的高血压病，严重动脉硬化，血管壁斑块形成，血管弹性差者，中医治疗效果也会打折扣。高血压病早期患者，血压忽高忽低的，不愿意接受西药治疗或西药治疗效果不理想的，都可以尝试中医治疗或中西医结合治疗。

## 七、遗溺病探议（上）

不久前，找笔者看病的王老师，又聊起了她80多岁的老父亲曾经因尿失禁带来的一系列烦恼。离治愈老爷子的尿失禁已有5年之久，连同笔者还能忆起的几个相关病例，一并回顾汇总一下，其中难免有疏漏之处，但或许能给同行带来一些启示和帮助。

病例一，王某，80多岁，5年前接诊，患者因"急性胃穿孔"经乳山市人民医院行"胃穿孔修补术"，从术前插上了尿管，到术后拔出尿管之后的3个月，老爷子的"水龙头"就一直关不住，天天不停地洗内裤，要不就是尿不湿陪伴。住院期间没有解决，出院后各种"补肾"的方法尝试过，依然没有效果，又适逢暑热天，让干净了一辈子的老爷子苦不堪言。提起尿失禁，不管是中医师还是患者，脑海里飘过的第一想法就是"肾虚"，那老爷子的尿失禁为什么补肾没有用呢？其实在中医的认知范畴内，与排尿有关的除了肾与膀胱，肺与脾也与其关系密切。再看这位老年患者，先是接受了胃部手术，从中医的角度来看，这是伤了后天之本——脾胃。脾胃为后天之本，气血生化之源，脾胃伤了，气血也就统摄无力；另外，肾为先天之本，主固摄二便，先天之本也需要依赖后天之本的濡养，后天不足，先天也会失养。故该患者当以补益中气、培补中焦为本，兼以补肾固涩，口服中药以补中益气汤为底方加减，老爷子的病情很快就痊愈了。

病例二，王某同村邻居，男，年近八旬，这位老年患者8年之内得了3次脑梗死，虽然恢复得还算满意，但由于肢体协调能力差，运动迟缓，欲解小便时走不到厕所，就已经尿湿了裤子，听闻王老爷子的尿失禁治好后，就匆匆找到笔者。相对于上一位患者，这位患者的病程更长，基础病更复杂，怎么治呢？笔者除了中药内服以补中益气汤、桂附地黄汤、缩泉丸为底加减，治以脾肾同补、升提固涩外，另伍以"老十针法"为底的针刺之法。针药并用，也是张仲景、孙思邈等中医大贤的常用之法，效之并施于临床，每每收到良效。经过一段时间的治疗，用患者老伴的话说："我再也不用天天洗内裤啦！"

病例三，年近八旬的男性退休干部，78岁之前，除了服药可控的帕金森病，身体状况一直不错，但一次"腰椎间盘手术"改变了一切。78岁那年，患者出现了腰腿痛症状，经自家做骨科主任的堂弟诊断为"腰椎间盘突出症"，并进行了手术治疗，手术之后，老爷子的腰腿痛症状是彻底消失了，但新的问题又来了：患者走不了路了，而且小便也失禁了。经过半年多的治疗，尿失禁没有改善，而且只能勉强扶拐在屋内行走，虽然安装有电梯，但到楼底晒个太阳也成了奢望。与第一位患者手术后发病不同的是，这位老年患者还真是伤了肾元。从中医角度来论，对于伤了先天之本的肾元，治疗难度更大，但不对患者轻言放弃，是每一位医者的底线。通过针药并用，这位老年患者同样也收到很好的效果，具体方药虽有所不同，但其理一也。本案患者治疗以补肾固涩为主，兼以培补后天，中药内服以右归丸合缩泉丸、补中益气汤为底，针灸之法以"督脉十三针"和"老十针法"为底。经过3个多月治疗，老爷子从撤掉尿不湿，到走出屋子，再到扔掉拐杖，最后陪老伴到小区遛弯，步行一两千米都不成问题。如今老爷子84岁了，不久前见到时，依旧精神矍铄。

病例四，梁某，男，75岁，既往有脑梗死病史10余年，因"尿频、尿急、排尿不畅、尿失禁10余天"来诊。查体发现，患者下腹部高度膨隆，胀大的膀胱如同婴儿脑袋，上限接近肚脐水平，彩超同时提示：患者双侧肾积水。患者几十分钟小便1次，既排不畅，也排不净，又关不住，整个裆部全是湿的，无奈的老汉只能手中拿个瓶子，随时准备接尿，令人尴尬不已。以中医为主的中西医结合综合治疗，最终收到很好的治疗效果。首先是间歇性导尿，其次是结合舌脉，辨证分析患者属"脾肾两虚证"，予补中益气汤合桂附地黄汤加减，治以健脾益气，温运肾阳，同时配合针灸治疗，针刺以"十全大补针法""曲骨三针"为底，艾灸以督灸与脐灸并用，最终患者临床症状消失，自主排尿功能完全恢复正常。

病例五，本案的老妇本不是来让笔者治疗尿失禁的，而是因周身疼痛的严重骨质疏松症来诊的。老妇年过七旬，脊柱椎体可见多处自发性骨折，脊柱扭曲，双膝关节畸形，虽然每天洗澡，但是身上还是一股很重的臊气。家属告知笔者，老太太尿失禁已经有3年时间了，各种治疗都已尝试，都没有什么效果。治疗骨质疏松症以补肾为主，那再加上点补肾固涩的方法又何妨？除了与上述病例思路相仿的中药方剂，笔者又加上了埋线疗法，选穴基本同针刺选穴，治疗的最终结果是：本来想治疗的严重骨质疏松症，只能靠药物止住痛，而尿失禁痊愈了。大约3年后，患者又开始出现尿失禁的迹象，同方施治，到目前为止，又过去了三四年，病情没有再反复。

病例六，这是一位笔者没有治好的病例。患者是位初中生，十几岁的大男孩有一个难言之隐，就是从小时候开始，几乎没有一个晚上是不尿床的，即便是睡前刻意控制饮水，睡前排净尿，夜半再起床排一次小便，依旧尿床。追问其家族史，孩子父母都是一直尿床，到成人后才逐渐好转的，明显的遗传因素。虽然家属有充分的信任，但各种治疗手段尝试过后，依旧治疗效果不佳。最终经山东省立医院检查证实：孩子的膀胱容量只有正常人的1/3左右。这种先天因素导致的遗尿，笔者到目前为止，还是无法应对，嘱其加强盆底肌自主训练，期待男孩随着年龄的增长，症状能够有所改善。

尿失禁病案，临床中很常见，尤其是老年患者，那中医和西医对尿失禁是如何理解的呢？我们进一步归纳总结如下。

尿失禁即膀胱内的尿液不能控制而自行流出，可发生于各年龄组的患者，但老年患者更为常见。由于老年人尿失禁较多见，致使人们误以为尿失禁是衰老过程中不可避免的自然结果。事实上，老年人尿失禁的原因很多，尽可能采取合理的治疗方法，仍有很多患者是可以收到很好的治疗效果。

从西医角度来看，尿失禁的病因如下。

（1）中枢神经系统疾患：如脑血管意外、脑萎缩、脑脊髓肿瘤及侧索硬化等引起的神经源性膀胱，例如病例二和四。

（2）手术：如前列腺切除术、膀胱颈部手术、直肠癌根治术、宫颈癌根治术、腹主动脉瘤手术及腰椎手术等，损伤了支配膀胱及括约肌的运动或感觉神经，例如病例三。

（3）不稳定性膀胱：如膀胱肿瘤、结石、炎症及异物等引起不稳定性膀胱。

（4）妇女绝经期后：雌激素缺乏引起尿道壁和盆底肌肉张力减退，例如病例五。

（5）分娩损伤：子宫脱垂，膀胱膨出等引起的括约肌功能减弱。

尿失禁按临床表现可分类如下。

（1）急迫性尿失禁：这种类型的尿失禁包括膀胱不稳定、逼尿肌反射亢进、膀胱痉挛和神经源性膀胱（未抑制膀胱）等，尿失禁与逼尿肌收缩未被控制有关。

（2）压力性尿失禁：如咳嗽、打喷嚏、颠簸或推举重物时，腹内压急剧升高后发生不随意的尿液流出，无逼尿肌收缩时，膀胱内压升高超过尿道阻力时即发生尿失禁，压力性尿失禁的缺陷在膀胱流出道（括约肌功能不全），致使尿道阻力不足以致尿液漏出。

（3）充溢性尿失禁：当长期充盈的膀胱压力超过尿道阻力时即出现充溢性尿失禁，其原因可以是无张力（不能收缩）膀胱或膀胱流出道功能性或机械性梗阻，无张力膀胱常由脊髓创伤或糖尿病引起，老年患者膀胱流出道梗阻常由粪便嵌顿引起，便秘的患者约50％有尿失禁，流出道梗阻的其他原因有前列腺增生，前列腺癌及膀胱括约肌失调，个别病例属精神性尿潴留。

（4）功能性尿失禁：患者能感觉到膀胱充盈，只是由于身体运动、精神状态及环境等方面的原因，忍不住或有意地排尿。

西医在治疗上的主要原则是尽可能减少不必要的卧床并积极纠正诱因。炎症引起的尿失禁，西医使用抗生素治疗，效果普遍不错。但对于其他原因引起的尿失禁，尤其是老年性尿失禁，虽然病因相对明确，但具体治疗方法着实不多。西医在解剖病理生理及诊断等方面，确实做得非常出色；但在治疗上，"精于气化，略于形质"的中医们，却往往能够做得较为优秀，中医对尿失禁是如何认识和治疗的呢？我们下篇继续。

# ▶▶ 八、遗溺病探议(下)

尿失禁在中医范畴中，又称遗溺、失溲、小便不禁。该病症最早在《黄帝内经》中就有详尽的阐述。《素问·宣明五气篇》中云："膀胱不利为癃，不约为遗溺。"《素问·骨空论》中云："督脉生疾……女子为不孕、癃痔、遗溺。"《素问·痹论》中云："淫气遗溺，痹聚在肾。"《素问·咳论篇》中云："肾咳不已，则膀胱受之，膀胱咳状，咳而遗溺。"《素问·脉要精微论》中云："仓廪不藏者，是门户不要也。水泉不止者，是膀胱不藏也。"《灵枢·本输篇》中云："三焦者，足少阳太阴之所将，太阳之别也……并太阳之正，入络膀胱，约下焦，实则闭癃，虚则遗溺，遗溺则补之，闭癃则泻之。"《灵枢·五癃津液别篇》中云："寒则腠理闭，气湿不行，水下留于膀胱，则为溺与气。"《灵枢·经脉篇》中云："肝足厥阴之脉……是主肝所生病者……遗溺、闭癃。"

从《黄帝内经》的论述中我们可以看到，古人认为"遗溺"多为虚证寒证，虚在哪里呢？一为肾，二为督脉，三为膀胱。虚寒之证对应的就是温补之法，这也就成了后人治疗该类疾病的重要指导思想。

明代大贤张景岳在《景岳全书·杂证谟·遗溺篇》对"遗溺"一证有着进一步的分析详解，书中云："遗溺一证，有自遗者，以睡中而遗失也。有不禁者，以气门不固而频数不能禁也。又有气脱于上则下焦不约而遗失不觉者，此虚极之候也。……若梦中自遗者，惟幼稚多有之，俟其气壮而固，或少加调理可愈，无足疑也。惟是水泉不止，膀胱不藏者，必以气虚而然。盖气为水母，水不能蓄，以气不能固也。……有热客肾部而遗尿者……"

可见，张景岳也认为"虚"是"遗溺"的主要病机，不过，除了"肾虚"，还要关注"气虚"，这里的"气虚"不仅仅包括"肾气虚""膀胱气虚"，还包括"肺气虚"与"脾气虚"，同时张景岳也补充了"热客于肾"的病因病机，在《黄帝内经》的基础上更加完善详尽。

究其病机，尿失禁可以总结为以下几个方面。

（1）肾气虚寒：以其素体阳虚，或者久病伤阳，命门火衰，气化无权制约失职，则为小便不禁。临床可见小便不禁，溲频而清长，面色㿠白，倦怠乏力，腰脊酸楚，四肢不温，或见遗精早泄，阳事不举，舌淡胖有齿痕，苔薄白，脉沉细无力。

（2）肺脾气虚：由于久咳伤肺，治节失常；或脾虚气陷，膀胱气化失常，而为尿失禁。临床可见小便失禁，且见频数，咳喘气怯，神疲乏力，纳减便溏，饭后腹胀，舌淡苔薄白，脉虚弱。

（3）肝肾阴虚：多因病久肾亏，或者素体阴虚，虚热内生，久则膀胱失约而为尿失禁。临床可见小便失禁，短涩而色黄，常伴有头晕耳鸣，两颧潮红，胁肋隐痛，腰酸腿软，骨蒸盗汗，五心烦热，大便不爽，舌红少，脉弦细数。

（4）膀胱蓄热：由湿热下注而造成膀胱约束不利，而为尿失禁。临床可见小便失禁，尿短尿黄，滴沥而出，尿道灼热刺痛，小腹重坠不适，口苦口干，舌红苔黄，脉弦数。

中医治病，结合整体，先辨寒、热、虚、实。根据临床实践，尿失禁以虚证及寒证为多，热证及实证较少见。结合上述分型，当以前两型为多见，相合为病者更多，临床之中也不乏寒热错杂、虚中夹实之证，如何明晰，只能靠反复的临床实践加业务学习，别无捷径可言。

中医在治疗尿失禁中，都有哪些治疗方法呢？一药，二针，三灸，我们逐一来分解，先看古人怎么说。

明代中医大贤张景岳在其《景岳全书·杂证谟·遗溺篇》中明确提出："凡治小便不禁者，古方多用固涩，此固宜然；然固涩之剂，不过固其门户，此亦治标之意，而非塞源之道也。"什么意思呢？就是说，治疗小便失禁，单纯靠堵是解决不了根本问题的，只有解决源头问题，才是治本之法。那什么是治本之法呢？

《景岳全书·杂证谟·遗溺篇》中继续说道："盖小水虽利于肾，而肾上连肺。若肺气无权，则肾水终不能摄，故治水者必须治气，治肾者必须治肺，宜以参、芪、归、术、桂、附、干姜之属为之主，然后相机加以固涩之剂为之佐，庶得治本之道，而源流如度。……脾肺气虚……宜补中益气汤、理中汤、温胃饮、归脾汤，或四味回阳饮之类，加固涩等剂主之……肝肾阳气亏败……宜右归饮、大补元煎、六味回阳饮，甚者，以四维散之类主之。或加固涩为佐亦可，或用《集要》四神丸，或八味地黄丸去泽泻亦可用……凡睡中遗溺者……宜大菟丝子丸、家韭子丸、五子丸、缩泉丸之类主之……凡因恐惧辄遗者……宜大补元煎、归脾汤、五君子煎之类主之……有热客肾部而遗尿者……午前小剂补中益气加黑山栀；午后大剂生料六味丸加五味子……夏月暑病遗尿者，白虎加人参汤……有先因病淋，服利药太多，致溺不禁者，补中益气稍佐熟附子。……咳而遗溺，属膀胱，茯苓甘草汤；不应，五苓散。小儿胎中受冷遗尿，一味补骨脂，炒研，临卧红酒调服，即不遗。"

张景岳认为，人以阳为生，阳难得而易失，既失而难复，所以在其《景岳全书》一书中，多主张以温补为主的治疗方法，这种治疗方法也体现在"遗溺"的治疗原则之中，不过张景岳的补益范围更加广泛，除了肾与膀胱，还包括了肺与脾，尤其补中益气汤等方剂的运用，为后世指引了更广阔的空间。

清代医家林佩琴也支持并延续了张景岳的治遗溺之法，在其《类证治裁·闭癃遗溺论治篇》中写道："大抵遗溺失禁，由肺肾膀胱气虚。肺虚，补中益气汤加五味、牡蛎。肾虚，菟丝子散。膀胱虚，固脬丸。夹寒，家韭子丸。夹热，白薇散。滑脱，秘元丹、牡蛎丸。命火衰，右归饮、巩堤丸。……心气不足，下及肝肾而然，宜归脾汤或五君子煎。下元亏损，固精丸。睡中自遗，多属下元虚冷，宜螵蛸丸。"

综合古人们的治遗经验，简而言之，当以温补为主，固涩为辅，夹热者，兼以清热；伤神者，兼补心气。温补之法中，又以补益肺脾肾为重，补肺脾者，补中益气汤多用；补肾者，八味肾气丸、右归饮之类；固涩之法之中，缩泉丸、金樱子、桑螵蛸、菟丝子、五味子之类最为常用。补中益气汤、八味肾气丸、缩泉丸是笔者治疗该病的最常用中药方剂，我们继续来讲解。

补中益气汤一方，出自李东垣的《脾胃论》，具有补中益气，升阳举陷之功效。本方由人参、黄芪、白术、陈皮、升麻、柴胡、甘草、当归八味药组成，笔者查阅了现行教材，其主治范围包括：内脏下垂、久泻、久痢、脱肛、重症肌无力、乳糜尿、慢性肝炎等；妇科之子宫脱垂、妊娠及产后癃闭、胎动不安、月经过多；眼科之眼睑下垂、麻痹性斜视等属脾胃气虚或中气下陷者，独独未提及尿失禁的治疗。但从临床实践来看，该方与补肾方剂合用，效果非常理想，这也与张景岳等大贤的治疗思路相合。

补中益气汤主治中气下陷之证，月经过多属中气下陷，子宫脱垂属中气下陷，大便失禁属中气下陷，小便失禁，又何尝不是呢？最近，笔者还曾以补中益气汤为底加大剂量仙鹤草，治疗晚期膀胱癌尿血不止案例1则，仅仅4剂，尿血症状完全消失。值得注意的是，本方之中，参芪量宜大，柴麻量宜轻，这是最基本的原则。

从《黄帝内经》时代开始，"肾气虚寒，膀胱失约"就一直被认为是"遗溺"的基本病机，温补是根本大法，八味肾气丸是笔者最常用的温补肾阳方剂。八味肾气丸又名肾气丸，出自张仲景的《伤寒杂病论》，肾气丸既能治疗小便不利，也能治疗小便过多，因为二者皆可因肾阳不足引起。《金匮要略·消渴小便不利淋病脉证并治第十三》中云："男子消渴，小便反多，以饮一斗，小便一斗，肾气丸主之。"肾气丸由干地黄、山茱萸、山药、泽泻、茯苓、牡丹皮、桂枝、附子组成，当治疗小便不利时，原方应用即可，但如果是治疗小便过多或尿失禁时，就需要把淡渗的药物（泽泻、茯苓）去掉，并且桂枝、附子的量不宜过大。为什么要这样做呢？大家试想一下，能够引起尿失禁，肾阳已经不仅仅是不足，而算得上是亏损了，先天之本肾元的亏损，要想快速修复绝非易事，阴中求阳是一法，小剂量的辛热缓图是另外一法。《素问·阴阳应象大论》中云："少火生气，壮火食气……"大家可以联想一下，我们生火做饭，需要火炬引火吗？一根火柴足以。在北京跟诊刘宁老师学习时，刘宁老师的温阳方剂中川附子甚至只用1g，效果同样斐然。

如果说补中益气汤、八味肾气丸是固本，那缩泉丸、金樱子、桑螵蛸、菟丝子、五味子之类的固涩之剂就算得上是治标了，与前者相合，就是标准的标本同治之法了。缩泉丸出自宋代医家陈自明的《妇人良方大全》，主要功效为温肾祛寒，缩尿止遗。虽然缩泉丸归类于固涩剂，但不全是单纯的治标之剂，甚至可以说是补剂。方中益智仁具有固精缩尿的功效，与山药为伍，也可温补脾肾，除此之外，辅以乌药调气散寒，又可除膀胱与肾间冷气，三药相合，药性皆温，可治膀胱虚寒所致的小便频数，小儿遗尿，小便自遗或不禁等症，明显的一个温补之剂。

中医治病，不仅有药，还有针和灸。《素问·骨空论》中云："督脉生疾……女子为不孕、癃痔、遗溺。"《灵枢·本输篇》中云："三焦者，足少阳太阴之所将，太阳之别也……并太阳之正，入络膀胱，约下焦，实则闭癃，虚则遗溺。"从《黄帝内经》中可以看出，督脉及足太阳膀胱经有疾，则容易产生"遗溺"。针对"遗溺"的治疗，针刺治疗常以"金针王乐亭"的"督脉十三针""老十针"以及"俞募配穴"等为切入点，督脉十三穴：百会、风府、大椎、陶道、身柱、神道、至阳、筋缩、脊中、悬枢、命门、腰阳关及长强；募穴：中脘、天枢、关元、中极及章门等；背俞穴：脾俞、肾俞及膀胱俞等，这些都是临床常选择的穴位，几组穴位交替运用，间断行毫火针点刺，并加温电针留针刺激，对于尿失禁具有较好的治疗效果。

"阳虚"要"温补"，艾灸很重要，艾灸哪里呢？《黄帝内经》中云："人身之阴阳者，背为阳，腹为阴……"循行于人体背部的是人体两条阳气最充盛的经脉，督脉与足太阳膀胱经，《素问·骨空论篇第六十》中云："督脉者，……至少阴与巨阳中络者合……"明确提出督脉与肾经和膀胱经是相合的，肾为元阳之根，太阳为巨阳，除了与这"两大巨头""联姻"外，督脉还与人体诸阳经均有交会，如手、足三阳经与督脉相会于大椎穴；阳维脉与督脉交会于风府、哑门穴，所以督脉又称为"阳脉之海"，总督人体一身之阳气。温补阳气，就要从督脉入手——以督脉为基的督灸，再加上作用于"神阙穴"之上的"脐灸"，对于尿失禁的治疗，效果极佳。

尿失禁常可因肺、脾、肾、三焦及膀胱等不同脏腑的虚损所致，亦有虚、实、寒、热之别，属临床难治之症。中医治病，要想取得良好的治疗效果，除了准确的辨证施治外，充分运用各种治疗手段"联合作战"，也不失为一种有效策略。尿失禁如此，其他诸症亦如此。

## ▶▶ 九、癌症探议（上）

不久前，80多岁的刘老太到门诊复诊："大夫，你再给把把脉，开个方子调调，最近肚子开始有点痛了，身上没有力气，腿也开始有些肿了。"说起刘老太，也算得上是"抗癌明星"了，老太太心态乐观，20世纪80年代就患过肺癌，经手术切除后，一直安然无恙；直到3年前，刘老太感觉上腹疼痛不适，经当地医院行腹部CT检查发现：位于上腹部胰头、肝脏、腹主动脉之间的位置又出现了一个恶性肿瘤。多家医院的外科专家意见基本一致：这个位置手术风险极大，而且预后也不会太好，甚至还给出了老太太一个存活时间预测：不会超过3个月。

患过一次癌症的老太太可不这么认为："我一个快80岁的老太太，有什么好怕的，西医治不了，不是还有中医吗？"结合患者的症状、舌脉，笔者开具的中药处方以枳术汤为底加味，培补中焦为主，兼以祛邪散结，几十剂的中药之后，老太太的腹痛基本消失。之后的两年多，间断口服中药治疗，患者依旧健康地活着。到去年年底，老太太复查了一个腹部CT，肿瘤较3年前基本没有什么变化。

1个月前，老太太再次复诊，症状如开篇所述。查体发现肿物较前明显增大，扪之像一块坚硬且凹凸不平的石头，嘱其再次复查CT——上腹部的肿瘤确实增长了不少，但其他脏器还没有转移的迹象。继续以扶正祛邪、健脾利湿为旨，老太太的病情又逐渐好转了，不过随着年龄的增长，老太太的病情将越来越难以控制了。

倪某，老家乡邻，当他儿子只有5岁的时候，被确诊晚期鼻咽癌，"我不能死，我不能让儿子没有爸爸，至少我得把他养大。"这是当时他最直接的想法。手术不能做了，就放化疗加中药，放化疗结束后出现严重的副作用，吃几副中药就会改善。时间长了，老倪就自己总结了一份适合自己的中药处方——方子总体就是以十全大补汤为主，并没有什么抗癌的药物。就这样，老倪送走了一批批同他一起就诊的癌症患者，也生生地把最初接诊他的小医生熬成了老主任。当他去世的时候，儿子已经长大成人了。

某女性患者，50多岁，因患乳腺癌行手术治疗，术后不到3个月，肺转移并严重胸腔积液。患者喘憋严重，只能坐不能平卧，胸腔积液抽了，很快又会复现，西医给出的生命预期只有一两个月。时值阳历9月，患者女儿带患者找到笔者，只有一个要求：让母亲再过个春节。当时笔者也是年轻医生，硬着头皮开了个中医方子，以葶苈大枣泻肺汤为底，加上扶正祛邪泻水的药物。随着患者尿量逐渐增加，最后竟然能够平卧入眠，此后随证加减调治，最终患者在来年5月左右去世。

某女性患者，82岁，因胃癌经当地医院行手术治疗，术中发现已无手术价值，未做特殊处理。患者女儿至孝，带患者到笔者家中诊治，老太太极度虚弱，已不能进食，嘴里如同螃蟹样吐着泡沫。笔者开具了以参苓白术散为底的一张方子，并不抱多大希望，但是，几副中药间断服完，老太太逐渐不吐泡泡了，也能进少量流质饮食了；调整方子续服，最终老太太饮食恢复，能够独立生活并回老家居住；4年后，老太太因同儿媳吵架，吐血去世。据其女儿介绍，老太太去世前的4年时间内，病情一直很稳定。

王某，男，72岁，近期就诊患者，首诊时不咳，不喘，不憋气，不咯血；但周身水肿，乏力，饮食减少，精神状态极差。完善检查，最终确诊为肺癌晚期，于当地医院化疗后出现咽喉部溃疡，患者吃饭都变得困难，精神也更加恍惚。"笔者根据患者的情况，开具的方子包括西洋参、炙黄芪、红景天、灵芝、百合、茯苓、当归及熟地等益气养阴之品，也包括阿胶、鹿角胶等血肉有情之品，也有连翘、地骨皮、大贝及玄参等清热散结的药物。经过治疗的王老伯，像换了一个人，精神焕发，咽喉部的溃疡也愈合了；又顺利接受了两个疗程的化疗，不仅没有再出现那些不良反应，肿瘤也缩小了很多。

早在3 000多年前的殷商时代，甲骨文上就已记载"瘤"的病名。先秦时期的《周礼》早已记载了治疗肿瘤的方法："以五毒攻之，以五气养之，以五药疗之，以五味节之。"《灵枢·百病始生》中云："内伤于忧怒，则气上逆，气上逆则六输不通，温气不行，凝血蕴里而不散，津液涩渗，著而不去，而积皆成也。"指的就是情志不畅，则易患肿瘤。《黄帝内经》也提出了治疗原则，如"坚者削之""结者散之"。

继《黄帝内经》之后，《难经·五十六难》在对积聚病的病位、病性和具体症状有这样的记载："积者，阴也，故沉而伏，五脏所生，其始发有常处，其痛不离积部，肿块上下有所始终，左右有所穷处，死不治。聚者，阳气也，阳伏而动，六腑所生，其始发无根本，其痛无常处，可移动，虽困可治。"对良、恶性肿瘤的鉴别与预后提出了大致的区别和描述，以指导后世防治肿瘤。以此为指导思想，东汉张仲景所著《伤寒杂病论》中的许多方剂如鳖甲煎丸、大黄蛰虫丸等，至今仍为临床治疗肿瘤所常用。

此外，历代中医对恶性肿瘤多有描述："茧唇"即如今的唇癌；"噎膈"包括食管癌及贲门癌；"胃反"包括胃癌在内；"积聚"是指包括各种内脏肿瘤在内的胸腹部肿块；"癥瘕"多指下腹部及盆腔肿块；对"崩漏带下"的描述则与宫体、宫颈癌症状有相似之处；"石疽、失荣"则与恶性淋巴瘤及颈部转移癌症状相似。此外还有"肾岩""肠覃""癖结""昔瘤"及"脏毒"等类似肿瘤的描述。

就连"癌"字也与中医有着千丝万缕的联系。癌原作"岩"，古代中医将表面凹凸不平、质地坚硬如石的肿物称为"岩"，例如"乳岩"（乳腺癌）。古时"岩"字与象形字"嵒"（山上的石块）相通，山上的石块"嵒"加上病字头"疒"，就成为"癌"字了。这也说明癌就是一种难治的恶病。

中医学认为，癌症的发生，是人体整体功能失常的表现，局部的肿瘤只是标，整体正气的亏虚才是本，所以治疗的基本原则就是扶正祛邪，攻补兼施；

再结合病史、病程、四诊合参及辅助检查等临床资料，综合分析，辨证施治，采用不同的治疗方法，做到"治实当顾虚，补虚勿忘实"。那如何做到"扶正祛邪、治癌留人"呢？"保胃气、存津液、温元阳、养精血、理气机、通瘀堵、化痰凝、利水湿、清瘤毒、散癥结"，这是笔者治疗癌性疾病的十大准则。

在历史的长河中，中医历经4次大的发展与变革：一是商周秦汉时代，《黄帝内经》《难经》及《伤寒杂病论》等经典是中医精华的第一次大总结；二是金元时代，金元四大家等一批中医大贤极大地丰富升华了中医的学术思想；三是明清时代，温病学派的兴起，将中医理论体系进一步弥补完善；四是民国之后的中西医结合时代，西医的诊断治疗思维对中医的发展是冲击，还是推动，尚未有定数。我们正处于这个中西医结合的时代，"向左转"还是"向右转"也是我们不得不面对的现实。

中医是中国传统文化的一部分，中国传统文化的精髓之一就是包容性，那中医为什么不能把必要的西医解剖病理生理、诊断治疗融入我们的体系之中呢？笔者一直是这样做的。

西医的辅助检查不就是望诊的延伸吗？CT发现了我们肉眼看不到的肿瘤，不好吗？"以毒攻毒、坚者削之、结者散之"，是中医治疗肿瘤最直接应对方法，西医的手术、放化疗不就是采用更直接的方法，做着祖先想做而又没法做到的事情吗？但西医又有太多做不到的事情和不可弥补的缺陷，那就是"整体观念、因人施治"，这些不正好是中医的优势吗？

对抗不是解决中西医矛盾的方法，融汇贯通才是发展之路，在治癌这条路上也是这样。

## 十、癌症探议（下）

上篇说到，在历史的长河中，中医历经了4次大的发展与变革，而我们恰恰处在第4次，在这个十字路口上，"向左转"还是"向右转"是我们不得不面对的选择，癌症治疗的选择也只不过是其中的一个缩影罢了。不代表所有人的观点，笔者的选择是在"守正"基础上的中西医结合。"保胃气、存津液、温元阳、养精血、理气机、通瘀堵、化痰凝、利水湿、清瘤毒、散癥结"，这是笔者治疗癌性疾病的十大中医准则。结合笔者的肤浅见解，逐一分解。

## （一）保胃气、存津液

医圣张仲景在《伤寒杂病论》全篇中，始终贯穿着"保胃气、存津液"的不二法则，"有胃气则生，无胃气则死，留得一分津液，便有一分生机"，这对我们临证实践，尤其是对晚期恶性肿瘤患者的治疗具有现实的指导意义。

曾经有一位肿瘤科的主任说过："要判断晚期癌症患者还能撑多久，就看他还能不能吃进饭，能吃进饭，就能活着，吃不进饭，就离归期不远了。"话糙理不糙，能吃就是说明还有胃气，不能吃就说明胃气将绝，胃气绝，阴阳离绝也就不远了。

脾胃为后天之本，人体的一切生命活动能量都来自于后天，"保胃气、存津液"就是从后天入手，以益气血生化之源。黄芪建中汤、补中益气汤、生脉饮及沙参麦冬汤等是笔者常用的方剂；党参、黄芪、灵芝、红景天、白术、茯苓及甘草等是笔者常用的补气药物；沙参、麦冬、生地、玄参、花粉及知母等是笔者常用的滋阴之品。

但是，扶正之法还是要根据正虚侧重的不同而选用。对于瘤体存在，正邪交争的中早期癌症患者，单纯大补肯定是不合理的。肿瘤就是体内气滞、痰结、寒凝、湿滞、血瘀及毒聚等病理因素相互纠结，日久积滞而成为有形之肿块，当人体某一局部有严重的瘀堵，单用补法，气血会在局部更加瘀堵，如同抱薪投火、火上浇油。

那哪些情况下可以使用补法呢？肿瘤已被切除后，放化疗将癌症病情控制或产生严重毒副作用者；毒性中药强力攻伐之后，身体虚弱、病情严重不耐手术、放化疗、毒性药物者，在这些情况下，全身气血津液大伤，不仅仅不能祛邪外出，自保都尚且堪忧，伍以补益之法，是再合适不过的事情，不过不是单纯的补益，而是必须配伍疏导之品，正气恢复后，根据病情，再酌加攻伐之品。

## （二）温元阳、养精血

元阳即元气，一身阳气之根本；精血即阴精，一身阴液之根本。《黄帝内经·阴阳应象大论》中云："阴阳者，天地之道也，万物之纲纪，变化之父母，生杀之本始，神明之府也，治病必求于本。"这里的"本"是什么？就是阴阳。癌症的根本病机是什么？本虚标实。固本，也就是顾护阴阳，这也是治疗癌症的根本所在。"用药如用兵"，当仓廪充实，城墙高厚，武器精良，士兵强壮时，尽可能开展攻伐；但如果府库空虚，城池损坏，武器落后，将士羸弱，偏要攻伐，多半会兵败身伤。治病亦然。攻伐之时，身强则攻强补弱；身弱则缓攻徐图，或攻补兼施；攻伐之后，必补益气血，如用兵之后补充粮草，"兵马未动，粮草先行"，治癌亦当如此。

当患者经历肿瘤切除大手术几个疗程的放化疗，毛发脱落，饮食难进，面色苍白，精神萎靡，白细胞减少，严重贫血的时候，还要等什么？除了"保胃气、存津液"，就是"温元阳、养精血"，及时为身体补充粮草才是最急迫的。少量的桂附剂，四君、四物、八珍及十全大补之类，阿胶、鹿角胶等血肉有情之品，皆可酌加选用。

笔者曾经接诊一位盆腔恶性肿瘤后有肝、肺、脑全身多处肿瘤转移的患者，在大部分人眼中已无治疗价值，但是患者家人不舍，只求续命。笔者以"保胃气、存津液、温元阳、养精血"为要开方加减，只求补益，不用攻伐，患者生生撑了7个月之久。

## （三）理气机、通瘀堵

肿瘤是瘀堵性疾病，恶性肿瘤就是恶性瘀堵。当人体反复情志不畅，肝气就会郁结，气机郁结，血行不畅就会随之而来。肝郁易化火生内热，灼伤阴血，血燥津伤，而致瘀热互结。另外，很多人有癌性遗传基因，这就是潜在的"癌毒"，气滞、血瘀、内热与癌毒一起纠结，久之也会耗伤气血，损伤五脏六腑，使正常的气血转化为"恶气""恶血"，正常的组织发生西医所说的基因突变，最终导致"癌瘤"的出现。情绪低落、烦躁易怒的人容易患癌，心情舒畅、性情豁达的人不容易患癌，也是中西医共同认可的事实。这种气机郁滞、瘀热互结所致的肿瘤，极易出现在乳腺、肝脏、胰腺、卵巢及子宫等部位，大小柴胡汤等柴胡剂加减方是笔者临床常用的方剂。

活血化瘀类中药是否适合在癌症的治疗中运用，有部分人对此存有异议，认为活血化瘀会加重癌症扩散，其实不然，在辨证明确的情况下，不管是单味的活血化瘀药还是中药成方都是可以运用的。治疗肿瘤的经方，如抵挡丸、大黄䗪虫丸、桂枝茯苓丸及鳖甲煎丸等其中都有活血药的存在。《黄帝内经》所提出的肿瘤治疗原则："坚者削之""结者散之"，怎么削？怎么散？除了以毒攻毒、软坚散结，活血化瘀也是其中重要的治疗手段。赤芍、丹皮、郁金、大黄及石见穿等药物的凉血活血；水蛭、全虫、蜈蚣、甲珠、䗪虫、斑蝥及土元等虫剂的通络破血；当归、鸡血藤等药物的养血活血，都是活血类中药临床运用的实例。但是，活血类药物确实应当谨慎使用，辨证准确，正气充实时，可助攻伐之力；正气亏损，阴血不足者，当减少种类剂量，只求缓图，不求速效。

### （四）化痰凝、利水湿

痰凝湿聚是肿瘤形成的另一重要病机。元代医家朱丹溪在《丹溪心法·积聚痞块》中指出："气不能作块成聚，块乃有形之物也，痰与食积、死血而成也。"明代医家陈实功在《外科正宗·瘿瘤论第二十三》中云："夫人生瘿瘤之症，非阴阳正气结肿，乃五脏瘀血、浊气、痰滞而成。"

痰是怎么形成的呢？朱丹溪在《丹溪治法心要·卷二·痰第十九》云："痰之为物，在人身随气升降，无处不到，无所不至。"中医亦有"气壅则痰聚，气顺则痰消"之说。痰凝的产生与气机郁结有着直接的关系，气机郁结，首责于肝；另外，脾虚生内湿，湿聚亦可生痰。痰凝除了与肝郁脾虚有关，也常与瘀血相伴行。痰湿、瘀血、癌毒相互纠结，就容易形成坚积，也就是肿瘤。化痰软坚、活血散结作为中医治癌的一个重要法则，皆源于此。

就癌症治疗而言，受现代医学影响，人们习惯通过药理研究来筛选出具有抗癌活性成分的药物，筛选出来的药物当中，以清热解毒药为多，但仅仅把这些所谓的抗癌药累加，就成了治癌药方了吗？这显然有悖于中医的理论体系。《金匮要略》中云："病痰饮者，当以温药和之。"以苓桂术夏等温药和之，才是化痰饮的主基调。在癌症的治疗中，不应囿于"毒"而乱用具有苦寒之性的清热解毒药，而是应该辨证应用。

笔者前文分享的病例中那位八旬癌痛老太，用的是枳术汤为底。为什么用这个看似与治癌不相干的方子呢？先看《金匮要略·水气病脉证并治》篇中原文："心下坚，大如盘，边如旋盘，水饮所作，枳术汤主之。"是不是与该患者的上腹部肿瘤的症状很像呢？老太太的癌痛就是按照水饮痰湿阻滞来辨证论治的。去因脾虚而生的水饮用白术，加上理气的枳实，气行而痰消，就是这个道理。当然，老太太的方子里不仅仅只有这两味药。

化痰药有药性之不同，软坚散结也要根据病因病症而选药。湿痰当选用燥湿化痰药，如半夏、天南星等；热痰当选用清热化痰药，如栝楼、贝母、海浮石等；寒痰当选用温化寒痰药物，如白芥子、皂荚等。

癌症是热证多还是寒证多，一直存在很大的争议。其实这两种病症在临床中都不少见，还有很多患者就是寒热错杂的表现，如肿瘤局部组织是热的，而周身是畏寒怕冷的。张仲景在《伤寒杂病论》中多有"脏结"为难治之症的描述。"脏结"在很多情况下当属于癌症的范畴之中，而"脏结"的病机就是虚寒证。有医家总结了这样一条诊断路线：虚则寒→寒则湿→湿则凝→凝则瘀→瘀则堵→堵则瘤→瘤则癌。麻黄附子细辛汤在肺癌中的运用，阳和汤在乳腺癌中的运用，也是这个道理。

## （五）清瘤毒、散癥结

何为瘤毒，当包括热毒、寒毒、湿毒及痰毒等，毒性不同，治疗准则也不同。热毒当用山慈菇、石见穿、半枝莲、半边莲、猫爪草及白花蛇舌草之类；寒毒当用麻桂附辛姜等温热之品；湿毒、痰毒则用夏星苓术之类。清瘤毒时，以毒攻毒也是中医常用之法，如蜈蚣、乌蛇、全虫、斑蝥、蟾酥、乌头、半夏、南星及轻粉等毒性药物。

病例一，60多岁的宋大叔，几周前与亲家打乒乓球后出现了右肩关节后侧疼痛。宋大叔没有在意："这不就是个肩周肌肉拉伤吗？养几天就好了。"但几周过后，宋大叔的肩关节疼痛没有丝毫缓解，于是前来就诊。查体发现：患者右侧肩胛冈下外侧约鸡蛋大小区域，指按质韧，压痛明显。冈下肌损伤？但大部分的冈下肌损伤部位是在肩胛骨冈下窝的脊柱缘附着点附近或肱骨止点附近，而不是上述部位，而且患者压痛处的指下触诊感觉也明显不同。诊断有疑问，就要进行些必要的辅助检查。在预约等待磁共振成像检查的几天时间里，笔者予以了针灸等治疗，未见任何效果。而检查结果也印证了笔者的猜疑：报告提示，右侧肩胛骨及周围肌腱软组织占位，考虑肿瘤，转移瘤可能性大。继续追问患者病史，患者近段时间明显消瘦，但是没有咳嗽、喘憋、咯血及胸腹痛等临床症状。离肩胛骨最近的脏器就是肺脏了，进一步的PET-CT检查明确了诊断："肺癌晚期"。

病例二，在年前的出院患者中，有这样一位老年女性患者。本来老阿姨来诊，是为了治疗她的颈椎病，除了颈项部不适及上肢的麻木外，患者并无其他不适。但是在常规检查中，我们发现患者的血小板计数有点低，于是我们暂停了原计划的小针刀治疗；仔细查找患者的原发病因，在排除了血液系统疾病后，肝病成了我们重要的怀疑对象。事实证明我们是对的，老阿姨查出患有慢性肝病，右侧肝叶存在占位，在进一步的CT检查和肿瘤标志物检查中，患者的病因更加明确。请肿瘤外科会诊，基本可以确诊为"早期肝癌"。一个颈椎病来诊，最终确诊了肝癌，让患者及家属大吃一惊，但我们的严谨给患者换来一线生机，也赢得了患者家属的由衷感谢和尊重。

病例三，六旬老汉，因"胁肋部疼痛数月"来诊。从老汉的诊疗经历来看，多数医生考虑的都是肋间神经痛、带状疱疹后遗神经痛之类的疾病，但是针对性的治疗效果不佳。老汉的一个细节描述引起了笔者的注意，老汉自述其胁肋部呈烧灼样疼痛，直接席地而卧，平躺在水泥地面上，就会感到舒服很多，所以来诊前的整个夏天，老汉总是喜欢在地面上直接睡觉休息。进一步详细指下查体发现，其胸段椎体压痛、叩击痛明显，行相关检查，病因明确：恶性肿瘤胸椎骨转移。

病例四，七旬老汉，因"双手十指末节红肿疼痛"来诊。来诊前经相关医院行辅助检查排除了类风湿性关节炎等疾病，后行中医治疗，其临床症状也得到明显改善，但是，其十指红肿疼痛无法做出一个合理的解释（图1-4）。会不会是"副癌综合征"？一个担心的念头从笔者的脑海冒出，但老汉不喘，不咳，不咯血，不憋气，没有一丝的肺部症状。经过跟家属的沟通交流后，为患者做了肺部的进一步检查——不幸被笔者言中，患者肺部有一个很大的恶性肿瘤，"原发性肺癌""副癌综合征"的诊断彻底坐实。

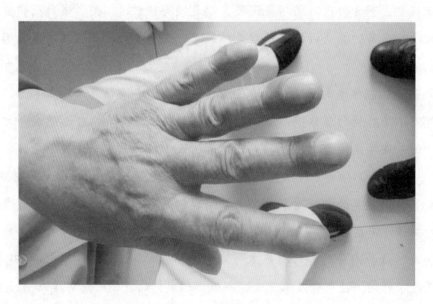

图1-4　肺癌杵状指

病例五，七旬老汉，本来是准备做骨折钢板取出术的，但是由于心脏原因，不得不中断了手术治疗——起床后，脖子不敢动了。这不就是一个简单的落枕吗？但事实并不是这样的，在当地医院行常规性的中医治疗，没有任何效果。笔者经过详细的指下查体后发现，老汉枕后及上颈段广泛性压痛、叩击痛，建议其行颈椎CT检查，结果提示恶性肿瘤枢椎骨转移（图1-5）。确诊后不到1个月，老汉因实在不能忍受病痛的折磨，选择绝食这种极端的方式结束了生命。

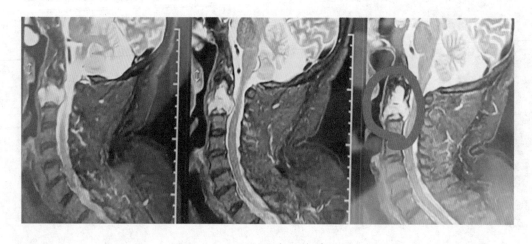

图1-5　恶性肿瘤枢椎骨转移

病例六，即将退休的体育老师，人高马大，来诊前半个月，患者感到双臀部外侧疼痛，后来又陆续出现腰骶部、双腹股沟处及双大腿前侧疼痛。接诊时查体，除了"4"字试验稍微有些阳性体征外，疼痛区域并没有明显的压痛等阳性体征。但是老哥自己描述："疼痛深在，服用止痛药有时也没有效果。"不能做出合理解释的症状绝不能大意，该检查时一定要检查，这是笔者的一贯做法，最终的检查结果让人揪心：肺癌骨转移。

病例七，二十几岁男性青年，带父亲到笔者这边治疗腰痛。接诊其父亲时，发现小伙子有明显的消瘦贫血貌，顺便为其诊脉并追问病史，后建议其立即行胃镜检查，胃镜提示胃溃疡恶变。经手术、化疗及中药治疗，小伙子撑了3年半，最终还是没有挡住病情的恶化去世。

病例八，六旬男性患者，因"胸痛数月"来诊。患者之前曾行心电图、胸部CT等多种检查，均未查出明显病因，对症治疗效果不明显。患者与笔者较为熟悉——其多年前曾因上消化道出血住院治疗后痊愈，那这次的胸痛症状会不会与胃有关呢？胃镜检查结果不出所料："早期胃癌"。不过由于早发现，早治疗，患者目前已经基本痊愈了。

病例九，在泊于镇卫生院出诊时，遇到一位因"肩关节疼痛伴活动功能障碍半年"，以"肩周炎"来诊的患者。从患者的症状、体征而言，似乎"肩周炎"的诊断已经十分明确了，但是患者肩部的一些细节问题引起了笔者的怀疑：如果肩部活动功能障碍，肩周肌肉往往会出现不同程度的废用性萎缩，但是这个患者不同，他的患侧肩部是饱满的，按之柔韧，轻度压痛。虽然农村患者普遍不愿意花钱检查，但是在笔者劝导下，最终接受了肩关节磁共振成像检查，诊断结果提示：左肩米粒样滑膜炎，不排除滑膜软骨瘤。最终患者在文登整骨医院接受了手术治疗。

医生不是圣人，他们没有火眼金睛，也没有哪个医生不会犯错。只有不断充实自己的学识，严谨认真地对待每一位患者，才能最大程度地减少失治、误治。治病救人是中西医的共同使命，中西医治疗方法完全可以做到互相弥补，癌症治疗如此，其他病亦然。

# ▶▶ 十一、小儿发热探议

每到流感季节，儿科门诊外的走廊上，总是坐满了满脸通红的患儿和焦急的爸爸妈妈、爷爷奶奶——孩子感冒发烧，家长着急上火，恨不得体温马上降下来，咳嗽立马就止住。针对这种情况，医生一般会给患儿做个常规检查，比如"血常规、胸片"等，很常见的检查结果就是：白细胞、中性粒细胞指数增高，双肺支气管纹理变粗、模糊不清等。从西医角度讲，这不就是感染吗？辅助检查也明确支持啊。面对患儿家长急切的催促，抗感染、快速退热等"三素一汤"系列治疗手段就运用上去了。很快，孩子热退了，病好了，看似一个皆大欢喜的结果，但实际上，在这种"三素一汤"（三素：抗生素、激素、维生素，一汤：吊瓶）治疗体系下，隐藏着一系列的问题。

大家回想下，我们身边的很多孩子，看起来很壮实，但实际上"虚"的很，经常出汗，稍微运动就气喘吁吁，手足冰凉却夜间盖不住被子，三天两头感冒，一感冒就发热，还常伴有慢性鼻炎、鼻窦炎、扁桃体炎、腺样体肿大及喘息性支气管炎等病症，使用各类抗生素、抗过敏药及清热解毒药物，时或有效，时或无效，甚至需要长期服药，有些还需要手术治疗。造成这一切的原因是什么呢？西医一般归结为免疫力低下，又是什么原因导致的免疫力低下呢？

从西医角度来讲，大部分感冒都是由病毒感染引起的，细菌感染只是极少一部分而已。普通病毒性感冒主要表现为发热、头痛、流涕、咽痛、轻微咳嗽及少量咳痰等，症状较轻微，血常规检查没有明显的白细胞升高或中性粒细胞升高；而细菌性感染，多伴有高热、咳黄痰、咽部红肿化脓或喘息，听诊双肺呼吸音粗糙或有啰音等体征，血常规检查可以发现白细胞、中性粒细胞指数升高等指征。

在临床上，西医往往会把白细胞、中性粒细胞指数升高作为区分是病毒性感染还是细菌性感染，从而作为使用抗生素的一种依据，治疗原则就是"对抗"——抗病毒、抗感染、退热、对症处理。使用这些药物，往往会在治病的同时，降低人体自身的免疫力。抗生素的使用真的有必要吗？血象升高就一定存在细菌感染吗？这些都是需要我们深思的问题。先来举3个例子。

有一位教师朋友的孩子，12岁，体质差，容易感冒，我朋友这样来描述："这孩子一年就感冒两次，一次6个月，一感冒就发热，一发热就要打吊针，不输液不打针，烧就退不下来。"但是有一次，孩子又发热了，血常规中白细胞计数超过$25 \times 10^9$/L，按西医标准，绝对符合感染的诊断——那就输液吧。头孢类抗生素抗感染，利巴韦林抗病毒，鱼腥草注射液清热解毒……结果半个月过去了，血象依旧，孩子还是持续低热、咳嗽，这可愁坏了孩子父母，实在没有办法，于是想到了中医。

我们先用中医思维来分析下这位患儿的病情。为什么血象高？这只不过是人体调动自身的免疫力跟病邪做斗争。白细胞是什么？一群人体的卫士。为什么发热？是人体想通过发散的方法，把体内的邪气发出去而已。既然是这种情况，那我们就帮它们一把。"顺其势""逆其性"，这是中医治病大的原则之一，予以银翘散加减，辛凉解表，发散表邪，邪从汗而解，孩子发热很快就退了，血象也逐渐稳定下来。值得一提的是，在服中药的同时，抗生素类西药，我们已经停用了。病情稳定后，再用补益正气、发散伏邪的方法进行调治，孩子的体质逐渐改善，感冒越来越少了。

第2个病例是一名个体老板的女儿，10岁，外感后持续发热、腹痛，白细胞指数达到$27 \times 10^9$/L，西医诊断为"肠系膜淋巴结炎"，输液半个月，热没退下来，腹痛没止住，血象依旧维持在较高水平。诊断没问题，治疗没问题，那病情怎么就改善不了呢？其实这孩子从中医角度来讲，表热已经循经入里了，予白虎汤合银翘散加减，各类症状逐渐烟消云散，白细胞指数一路下降，$27 \times 10^9$/L……$23 \times 10^9$/L……$18 \times 10^9$/L……$15 \times 10^9$/L……，直至正常。"战争"停止了，我们的这些"卫兵"也就该撤了。

第3个病例，超市老板的"宝贝男"，各类呵护，却感冒不断，一味地依赖抗生素治疗，症状常常"卷土重来"。一次老板娘找到笔者，进行了一顿中医说教加"呵斥"后，终于改弦更张，尽量以中医的方法来治疗。经中药、点刺、手法等等，以往的持续发热、反复感冒等情况逐渐改善，前段时间看到那个孩子，已经长成一个健硕的大小伙子了。

医圣张仲景在《伤寒杂病论》中认为，太阳为一身之藩篱，风寒邪气外袭，侵犯的首先是太阳；叶天士在《温病条辨》中用了8个字来描述温热邪气的感染途径，"温邪上受，首先犯肺"，提示温热邪气侵犯人体，多从口鼻而入，直接侵犯人体的肺系。那《伤寒杂病论》中说的从太阳外表皮毛腠理侵袭和《温病条辨》中提到的从口鼻直入犯肺不是有所矛盾吗？其实这并不是矛盾，而恰恰是中医不断完善丰富自己理论体系的一种表现。

《伤寒杂病论》所在的东汉"小冰川"时代，天气寒冷，风寒外感是最常见的病因；而到了明末清初时代，大环境已经有所改变，温热邪气甚至瘟疫疠气渐盛，《温热论》中所提及的温热邪气从口鼻而入，也就是这个时代外感病的一个特点。一个偏风寒，一个偏风热，其实是有所不同的；到了今天，新冠病毒的流行，又出现了风、寒、湿、热、毒夹杂为病的特点。这说明，不同的时代，即便是外感病，致病特点也在发生改变，但不管怎么改变，既然是外感病，大的治疗原则不会改变。中医的治病特点是"顺其势、逆其性"，感冒对于中医来说，不管是风寒、风热还是邪毒，都是外感病，或从口鼻而入，或从皮毛外受。既然是外感病，就应该向外宣散，偏风寒的就用辛温解表，比如麻桂系列方加减；偏风热的，就辛凉解表，比如桑菊、银翘系列方加减；侵入肺的，我们就宣肺；夹湿的就化湿；化热的就清热……病邪从哪来，就从哪里出去，对于兼夹之证，观其脉证，随证治之，寒证用热药，热证用凉药，以人为本，千人千方。

再举一个病例，曾经有一位老人家的宝贝孙女，睡觉老是打呼噜，医院检查，是反复感冒引起的腺样体肿大，给出的建议是手术，不然有可能会影响孩子的智力发育。这可把老人家吓坏了，但又舍不得孩子做手术，这可怎么办呢？还好小朋友挺配合，喝汤药跟喝饮料一样，软坚散结，向外发散，给邪以出路。1个多月的时间，孩子呼噜不打了，手术成功避免了。所谓的腺样体肿大、扁桃体肿大及慢性鼻炎等，也不过是邪气在局部集聚，我们往外宣透就是；但是，如果邪气坐实了，也就是形成了器质性病变，宣透也是很难的了。

在治疗上，除了麻黄桂枝系列方、柴胡系列方、白虎系列方及银翘散等中医方剂，效果非常可靠外，对于发热的患儿，少商、商阳等井穴及耳尖的刺血，督脉的刮痧，"推三关""退六腑""独推天柱骨"等推拿手法，效果也是非常理想的。

完全可以做到减少或避免抗生素等药品的应用，中医药的优势还是应该引起世人的重视的。

# ❯❯ 十二、中医救急探议

谈起急危重症患者的救治，很少有人会想起中医，更多的人认为，急危重症救治，只能由西医主宰，中医根本就无用武之地，其实不然。中医在数千年的医疗实践过程中，不仅在治疗多种慢性病中取得了满意的疗效，对急危重症的诊治也积累了丰富的经验，中医不仅仅只是"慢郎中"，也可以充当"急先锋"。

在《史记·扁鹊仓公列传》中，记载了扁鹊使虢太子"起死回生"的故事；东晋葛洪撰写了中医第一本急救手册《肘后备急方》，书中汇集了各种治疗急危重症的单方、验方；明清时代，瘟疫横行，温病学派的医学大家，针对温热病过程中常见的高热、昏迷、抽搐、出血及厥脱等急症形成了一套完整的治疗法则，同时也出现了像安宫牛黄丸这类被公认为可救急解危的有效良方，并且沿用至今；在近代，名医李可运用破格救心汤成功地救治了千余例心衰重症，并使百余例西医院已发病危通知的垂死患者起死回生，名震华夏；当代名中医刘渡舟教授在其著作中，记录了使用大陷胸汤成功救治急性腹膜炎的病例；笔者在北京学习期间，也曾听过北京中日友好医院贾海忠教授关于使用大陷胸汤成功救治老年上消化道穿孔的案例。

但是，现实地说，中医急救方面的成功案例，多半都是中医先贤们的杰作，更多只是"故事里的事"。在现在的临床实践中，还有多少人在坚持使用中医技术进行急危重症的救治呢？笔者回忆性地记录一下自己经历过的急危重症病例，请同仁们批评指正。

在笔者的记忆中，救治的第一位急危重症患者是在20多年前。当时笔者刚毕业不久，农村老家的一位八旬老太太，突然意识不清送到了医院，经过头颅CT等相关检查后，医院认为救治意义不大，家属就接回了家中。虽说接回家里，但是也不能眼睁睁地看着老人不管，心有不甘的家人们，想到了我这个刚毕业不久的"嫩"中医。作为一名刚毕业的毛头小子，抱着一颗誓要救死扶伤的雄心，根本没有考虑医疗风险等其他问题，就来到患者家中救治——如果放在现在，恐怕笔者是没有胆量接下这个任务的。因为时间久远，已经记不得当时具体的诊断是什么了，能记得的就是刺井穴、开四关，针刺百会、人中及风池等相关穴位，又让家属买来中成药注射剂灯盏花素注射液静脉滴注，奇迹般的，老太太就这样被救了回来，甚至没有留下什么后遗症，一直活到九十几岁才去世。

通过这件事情，我对中医急救有了更多的信心。有信心就要用于临床，在之后临床中接诊的脑血管意外、心肌梗死等急症患者中，除了常规的诊疗方案，我一般都会把针刺技术用于其中，比如意识障碍刺人中、四关；脑卒中刺井穴、内关及四关；心肌梗死刺内关、阴郄；严重高血压取耳尖刺血、降压点及大椎等穴位刺血拔罐；高热患者，取大椎、商阳、少商及耳尖等部位刺血……

笔者甚至还把针刺急救应用于麻醉工作当中。早年笔者在基层医院曾兼职手术室麻醉工作，经常以注射针头代替针灸针进行针刺操作。硬膜外麻醉，当局麻药注入硬膜外腔时，常常会出现患者的血压下降，麻醉医生一般会推注麻黄碱或者多巴胺等药物提升血压；当患者血压出现下降倾向，笔者经常会在患者内关穴、百会穴扎上针，据观察，患者血压下降的幅度都会有不同程度的减轻。曾经有一次，笔者在麻醉过程中经历过一场惊心动魄的抢救：一位正在进行胆石手术的患者，突然出现心搏骤停、血压测不到的危急情况，笔者当即拿起手边的注射针针刺人中、内关、百会，一边提醒手术医生进行胸外按压，一边进行急救药物注射，患者心跳、血压很快恢复了正常，手术顺利完成。至于针刺治疗在整个救治过程中起到多大作用，无从考究，但笔者坚信，针刺治疗在这次救治行动中，一定起到了很大作用。

笔者也经历过单纯用针灸针急救的案例。笔者曾经为一名胃痛患者进行针刺治疗，可能患者由于过于紧张，当第一针扎下后，患者突然出现意识丧失、牙关紧闭、目睛上视等症状，这不是癫痫发作吗？笔者急忙以针刺人中、四关、内关及百会，等护士把抢救药物准备好时，患者已经恢复了正常。

笔者在北京东直门医院进修的时候，跟带教老师会诊了一名多脏器功能衰竭的患者，患者除了接受西医治疗，每天也会配合针灸治疗，在综合治疗下，患者的临床症状逐渐改善，但是心率一直保持在130次/min以上，各种方法效果均不明显，适逢老师出差，扎针的任务就交到笔者的手里。如何把患者的心率给降下来呢？笔者考虑了很久，在老师配穴的基础上加了一个穴位——阴郄。5 d后老师的出差任务结束了，患者的心率已经降到100次/min以内了。又经过一段时间的治疗，患者最终康复，出院时，心率一直稳定在70～80次/min。笔者为什么会加阴郄穴呢？这是因为阴郄穴是手少阴心经的郄穴，郄穴是人体自带的急救药，"急症重症取郄穴"，也是中医人很常用的一种取穴方法。除了心脏病急救，急性腹痛取地机，哮喘急性发作取孔最等，也是相同的道理。再举一个例子。

曾经在一次值夜班时，接诊了一位泌尿系结石的患者，患者痛得冷汗直冒，直不起腰来，在为患者办理入院手续的时候，笔者便给他扎了4针：双侧膀胱经郄穴金门、足少阴肾经郄穴水泉，当患者家属把住院手续办好时，患者的疼痛基本已经缓解了。

在基层工作的那些年，也经常会遇到无法救治需要转诊的患者，比如脑血管意外、心肌梗死等，在转诊之前，对脑血管意外患者，笔者会第一时间井穴刺血；心肌梗死患者，则常常会先把内关、神门等穴位扎上。

## ▶▶ 十三、阳虚探议

《素问·阴阳应象大论》中有这样一段文字："阴阳者，天地之道也，万物之纲纪，变化之父母，生杀之本始，神明之府也，治病必求于本。故积阳为天，积阴为地，阴静阳躁……阳化气，阴成形……清阳出上窍，浊阴出下窍；清阳发腠理，浊阴走五脏；清阳实四支，浊阴归六腑……"

中医视阴阳为天地、人体之根本，治病说到底就是在调阴阳、纠偏，哪虚了，就补一补，哪实了，就泻一泻，靠什么？靠针、靠药、靠灸、靠一切可以纠正人体功能的方法，从而尽可能地达到我们所期待的人体状态——阴平阳秘。但这只是一个动态的理想的结果，在各种因素的影响下，很难做到绝对的、持久的阴阳平和，临床上经常出现阴虚、阴盛、阳虚、阳盛、阴阳俱虚、阴盛阳虚、阴虚阳亢等病理状态。这种动态关系的失衡，可能会表现在整体，也可能会表现为某个脏腑器官的功能失调。

中医讲求天人合一，人与自然是息息相通的，天地自然中的风寒暑湿燥火（热）六淫邪气，各有阴阳属性，当这些邪气侵袭人体，或者是在人体已经出现阴阳功能失调的情况下作祟，那么，人体的这种阴阳失调状态就会更加突出，我们今天只谈"阳虚"。

什么是"阳虚"呢？"阳"更多的代表的是气，是功能，我们称"阳"为"清阳"，就已经非常形象地描述了阳气的特性：善于走外、走上。阳虚了，通俗地说是指机体阳气虚衰，机体功能减退或衰弱，代谢活动减退，机体反应性低下，阳热不足的病理现象。阳虚的一般证候表现为畏寒怕冷，四肢不温，完谷不化，精神不振，舌淡而胖，或有齿痕，脉象沉细等，但又因具体的脏腑器官功能失调而表现出更复杂的症状、体征，我们从藏象学说的角度分别来看五脏阳虚的临床表现。

心为君主之官，心阳虚则胸阳不振，胸阳温煦无力，则阴寒痰浊容易内生，凝阻经脉，气血推动无力或运行不畅，临床常表现为胸闷、胸痛、心悸、气短、乏力、精神萎靡、畏寒怕冷及下肢水肿等症状，《伤寒杂病论》中的桂枝甘草汤、栝楼薤白桂枝汤等系列方往往有很好的治疗效果。

肺为相傅之官，主一身之气，临床中很少论述肺阳虚，肺阳虚说白了就是肺气虚。"肺朝百脉"，水精四布要靠肺气的推动，所以肺气虚了，除了肺功能的降低，也会呈现出周身功能的失调，临床常表现为咳喘无力，气短，动则益甚，声音低怯，神疲体倦，面色㿠白，畏风自汗，舌淡苔白，脉虚等，保元汤、补肺汤、玉屏风散都是很好的方子。

脾胃为仓廪之官，"五味出焉"，脾胃不分家，共为人体后天之本，人体摄入的五谷先入脾胃，脾主运化，胃主和降，脾胃阳虚常表现为食少、腹胀腹痛、畏寒喜暖及便溏等，《伤寒论》多把这些症状归结为太阴虚寒或中焦虚寒证候群，临床对应的方子有理中汤、大小建中汤、四君子汤及补中益气汤等。

肾为"作强之官"，什么意思呢？"强"就是特别有力，也就是肾气足的表现。肾为先天之本，往大了说，肾气是元气之根，先天之肾气是人体力量的根本来源。肾阳虚了，则一身阳气俱虚，表现为周身畏寒怕冷，手脚冰凉，神疲乏力，精神不振，易疲劳，腰酸背痛，阳痿早泄，月经不调及不孕不育等症状，桂附地黄丸、右归饮、右归丸及三肾丸等都是我们常用的方剂。

肝为将军之官，历代文献中论述肝阳虚者少之又少，这是为什么呢？这是因为肝为刚脏，体阴而用阳；肝阴（血）易损易虚，肝阳（气）易动易亢，故肝的虚证仅有肝阴（血）虚一面，而很少出现肝阳虚的表现，治疗就更无从说起了。

从中医治疗的角度来说，"阳虚"，我们就要"温阳""壮阳""回阳"，单从这几个词汇，我们也能够体会到，在"阳虚"的不同程度上，用药也是有选择的。"温阳"的桂枝系列方；"壮阳"的桂附系列方、右归系列方及真武汤等；"回阳"的四逆系列方等，就是针对不同程度的"阳虚"所设立的方剂。

"阳虚"除了表现为五脏的功能失调，还可以表现为很多方面，如阳虚水泛，上凌心肺的苓桂术甘汤证；脾肾两虚，水气内停的真武汤证；久泻久痢，洞泻不止的真人养脏汤证；冲任虚寒，宫寒瘀堵的温经汤证；关节冷痛，畏寒怕冷的附子汤证；恶风畏寒，漏汗不止的桂枝加附子汤证；五更泄泻，完谷不化的四神丸证；手足厥寒，脉沉细弱的当归四逆汤证等。

在临床治疗中，"阳虚"病例举不胜举，曾有一位阳虚老年患者描述说，在中医治疗前，他的小便是尿不远的，经常会滴到脚背上，滴落的小便就像冰水，冰凉刺骨的那种；治疗后，小便通畅了，也尿得远了，更重要的是尿热了，这就是"温阳"的效果。

是不是所有的畏寒怕冷、手足冰凉都是"阳虚"呢？当然不是，临床中最容易让医生和患者中了"迷魂阵"的就是"阳郁厥逆证"了。《伤寒论》中云："凡厥者，阴阳气不相顺接，便为厥。厥者，手足逆冷者是也。"什么意思呢？著名医家成无己给出了解释：手之三阴三阳，相接于手十指，足之三阴三阳，相接于足十趾，阳气内陷，阳不与阴相顺接，故手足为之厥冷也。治疗"阳郁厥逆证"最著名的方子就是"四逆散"了，四逆散这个方子很简单，由"只敢胡说"四味（炙甘草、枳实、柴胡、芍药各等分）组成，但效果是不一般的。伤寒大家刘渡舟曾经治疗过一个病例：一位年轻牧羊人，身强力壮，满面红光，却十分畏寒怕冷，手足冰凉，酷暑季节，也要身披羊皮袄保暖，前医投各种温阳之品，未见寸功，刘渡舟改投大柴胡汤通达阳气，数剂而愈。刘渡舟所治疗的这名患者，就是典型的"阳郁厥逆证"。有人要问了，刘渡舟用的是大柴胡汤不是四逆散啊，不急，看看大柴胡汤的组成就明白了。大柴胡汤组成：柴胡、黄芩、大黄、枳实、半夏、白芍、大枣、生姜，四逆散就在其中。"方无定方，法无定法，随证加减"，这也就是刘渡舟的高明之处了。

"阳虚"是个大话题，在治疗上除了方药，还有艾灸、火针、温针等其他中医特色疗法。暂以"金针王乐亭"的"老十针""督脉十三针"为切入点，分享下针灸在"阳虚"证治疗中，个人的一点肤浅认识。

谈针灸，先论经脉。"阳虚"要"温补"，补哪里呢？《黄帝内经》中云："背为阳，腹为阴……"循行于人体背部的是阳气最充盛的两条经脉：督脉与足太阳膀胱经。《素问·骨空论篇第六十》中云："督脉者，起于少腹以下骨中央，女子入系廷孔，其孔，溺孔之端也。其络循阴器合篡间，绕篡后，别绕臀，至少阴与巨阳中络者合，少阴上股内后廉，贯脊属肾，与太阳起于目内眦，上额交巅，上入络脑，还出别下项，循肩髆内。侠脊抵腰中，入循膂络肾……"明确提出督脉与肾经和膀胱经是相合的，肾为元阳之根，太阳为巨阳，如果把太阳、阳明、少阳评分的话，太阳为三，阳明为二，少阳为一，除了与这"两大巨头""联姻"外，督脉与人体诸阳经也有交会，如手、足三阳经与督脉相会于大椎穴；带脉亦从督脉而出；阳维脉与督脉交会于风府、哑门穴，所以督脉绝对称得上是"阳气界"的大"BOSS"，古人给封了个优雅的名号——"阳脉之海"，总督人体一身之阳气。补阳气，就要从督脉入手。

再看背部的经脉循行，督脉居中，两侧旁开0.5寸是经外奇穴——17对夹脊穴，我们可视其为督脉之分野；旁开1.5寸为足太阳膀胱经的第一侧线，人体的背俞穴星罗棋布于其上，药有药性，穴有穴性，背俞穴的穴性大部分都是偏补的；再往外旁开3寸，就是膀胱经的第二侧线，分布的穴位名字有点怪，魄户、神堂、魂门、意舍、志室等，仔细回味你就会发现古人的智慧，他们都是以"五志"命名的，所以膀胱经第二侧线是以调神志为主的。

回头再看督脉，督脉28穴，在《十四经脉分寸歌》中，指出了详细定位："督脉二八行脊梁，尾闾骨端是长强，二十一椎腰俞当，十六阳关十四命，十三悬枢脊中央，十一椎下寻脊中，十椎中枢穴下藏，九椎之下筋缩取，七椎之下乃至阳，六灵五神三身柱，陶道一椎之下乡，一椎之上大椎穴，上至发际哑门行，风府一寸宛中取，脑户二五枕上方，发上四寸强间位，五寸五分后顶强，七寸百会顶中取，耳尖之上发中央，前庭前行八寸半，前行一尺囟会量，一尺一寸上星会，入发五分神庭当，鼻尖准头素髎穴，两眉中间穿印堂，水沟鼻下人中藏，兑端唇间端上取，龈交齿上龈缝间。"洋洋洒洒28穴中，是不是临床都会用到呢？也未必，针灸大家"金针王乐亭"总结了13个重要穴位，临床已足够应用，这就是著名的"督脉十三穴"：百会、风府、大椎、陶道、身柱、神道、至阳、筋缩、脊中、悬枢、命门、腰阳关、长强。

围绕着背部这个"温补阳气"的主战场，诸位医家提出了众多治疗方法，如督灸、督脉贯通、盘龙刺、温针及火针等，这里面，最出名的就是"督灸"了。

督灸的治疗方法是：令患者裸背俯卧于床上，取督脉大椎至腰俞的脊柱部位，两侧可旁开2寸左右尽量将膀胱经第一侧线覆盖，在治疗部位涂抹生姜汁，再在脊柱正中撒上温阳的中药粉，之后在其上覆盖桑皮纸，然后在桑皮纸上铺生姜泥如槽状，中间凹，两侧高，最后在姜泥上面依次放置艾绒团，然后点燃，连续灸治3次后把姜泥和艾灰去除，姜墩的厚度以2.5cm左右、艾绒的厚度以2cm左右为宜。灸疗后局部皮肤红润，有的可能出现水疱，不用紧张，第2天放掉水疱中的液体即可，灸痂一般3~5d会自然脱落。需要注意的是，"督灸"之前，一定要大量喝水，并且严重的糖尿病、高血压、心脏病及高热等患者，出血性疾病患者不宜进行督灸疗法。

火针是温补激发阳气的另一重要治疗手段。火针是用火烧红的针尖迅速刺入穴内，以治疗疾病的一种方法。它可以直接激发经气，鼓舞气血运行，温通阳气，起到温经散寒，祛风化湿，活血通络，扶正祛邪的治疗目的。早在《灵枢·官针》中就记有："淬刺者，刺燔针则取痹也。"《伤寒论》《千金翼方》《针灸大成》中也论述了火针的适应证和治疗方法。近代火针做得最好的就是北京的贺普仁和山西的师怀堂老前辈了，"快如闪电，退若触火"的火针快速点刺，并没有想象的那样疼痛；刘恩明老师在此基础上改良的毫火针，疼痛更轻微，结合上述的督脉十三针，火针在温补阳气方面，效果斐然。在临床中，我们用其治疗最多的就是强直性脊柱炎，尤其是结合火针、督灸、中药、针刀及手法的综合治疗，取得了非常好的效果。

温针是在毫针柄上或针体部用艾绒燃烧，使热通过针体传入体内，达到治病的目的，有点麻烦，我们现在一般都用温针电针治疗仪代替，效果同样不错。

督脉在背部是从下往上走的，顺经为补，所以温补阳气的针刺方向是从下往上，从上往下那就是泻热了，这点不可不知。刺法上，我们可以扎督脉十三针；也可不分穴位，每个棘突下毫针向上浅刺，有人给起了个靓丽的名字——"盘龙刺"；还可以以长毫针从骶尾部顺经依次向上刺，针针顺接，直达项后，我们称之为"全督脉贯通"。督脉上入络脑，通督脉除了通达阳气，还可以在神志病方面有很大的施展空间。

温补阳气，除了关注督脉和足太阳膀胱经，我们还需要关注的就是任脉和足阳明胃经了，王乐亭总结的"老十针"，即上中下脘、气海、天枢、内关、足三里，就有很好的调补中焦，温阳益气的作用。这其中选用的穴位大多出自任脉和足阳明胃经，上脘为足阳明、手太阳、任脉之会，能开胃腑受纳之门，饮食水谷得以入胃；下脘为足太阳、任脉之会，能温通胃肠，益气降逆；中脘为手太阳、少阳、足阳明、任脉之会，又为六腑之会，胃之募穴，所谓"会"是指精气汇聚之处，所谓"募"是脏腑经气汇聚于胸腹的腧穴，而中脘是上述四经精气交会之处，因而可以通达四经，调运中州；气海又名丹田，顾名思义为气之海，可生发元气，蒸动气化，又能通调任脉，温固下元；天枢属足阳明胃经，为大肠之"募"穴，腹气之街，能协同振奋下焦之阳气；足三里为足阳明胃经之"合"穴，"合"者，是经气最后如百川汇合入海之义，足阳明经为多气多血之经，补足三里有健脾和胃、益气升清之功，由于脾胃为后天之本，故王乐亭有"百病莫忘足三里"之说；内关为心包络穴，别走少阳三焦，调理三焦气机，宁神和胃，宽胸理气。配中脘、足三里，有助其升清降浊，调理气机之功。

谈到腹部的温补，就不能忘记"神阙穴"之上的"脐灸"，神阙穴就是我们的肚脐眼，神阙穴连通肠胃，是人体很重要的一个穴位，用艾灸进行温灸，能够使得肠胃得到温补，也能够调补人体中的气血，因此"脐灸"也是一个很好的补益阳气的方法。

## ▶▶ 十四、拔罐探议

拔火罐，又名火罐气、吸筒疗法。以罐为器，利用燃烧的热力排去其中的空气以产生负压，使之吸着于皮肤，造成被拔部位的皮肤呈现瘀血现象，从而达到治疗疾病的目的。经过数千年的发展，罐的质地、形式也是多种多样。临床使用最多的就是玻璃罐、抽气罐和竹罐。最常用的拔罐方法有闪罐法、留罐法、走罐法、药罐、穴位拔罐、留针拔罐及刺络拔罐法等。

## （一）罐体材质

玻璃罐是用玻璃加工而成，其形如球状，罐口平滑，分多种型号。其优点是质地透明，使用时可直接观察局部皮肤的变化，便于掌握时间，其缺点是容易破碎。玻璃罐的操作一般采用闪火法，具体方法如下：罐口朝下，用卵圆钳或巾钳夹持蘸有95％乙醇的棉球，用酒精灯或打火机点燃，将带有火焰的乙醇棉球端，往罐底一闪，迅速撤出，马上将火罐扣在应拔的部位上，此时罐内已成负压即可吸住。闪火法的优点是：当闪动乙醇棒时火焰已离开火罐，罐内无火，可避免烫伤，优于投火法、滴酒法、贴棉法。

抽气罐，是利用抽气成真空负压状态的无火拔罐器具，较之传统意义上的火罐，使用安全，无烫伤之忧，操作简便，不易破碎，但不能行闪罐治疗，缺少传统火罐的温煦力量，尤其是反复闪罐后的坐罐，要比抽气罐效果更理想些。

竹罐，是用直径3～5cm坚固无损的竹子，截成6～8cm或8～10cm长的竹管，一端留节作底，另一端作罐口，用刀刮去青皮及内膜，制成形如腰鼓的圆筒，用砂纸磨光，使罐口光滑平整。竹罐的优点是取材容易，经济易制，轻巧，不易摔碎。缺点是容易燥裂漏气，吸附力不大。但是竹罐可以用来做药罐使用，我们在临床中可以根据患者的不同病情，将不同方剂的中药与竹罐一同煎煮，再把竹罐捞出来使用。笔者在北京东直门医院东院进修学习时，以竹罐做药罐在临床应用已成常态化。药罐一般做法为：先在抽气罐内盛贮一定的药液（一般为罐子的1/2左右），药物常用生姜、辣椒液、两面针酊或风湿酒等，或根据需要配制，然后按抽气罐作法抽去空气，使罐吸附在皮肤上。

## （二）拔罐方法

闪罐法，适应于肌肉比较松弛，吸拔不紧或留罐有困难处，以及局部皮肤麻木或功能减退的虚证患者，也可以于坐罐法之前施术操作。操作方法是：采用闪火法将罐拔住后，又立即起下，再迅速拔住，如此反复多次地拔上起下，起下再拔，直至皮肤潮红为度。

留罐法，又称坐罐法，是指罐具吸拔在应拔部位后留置一段时间的拔罐法。留罐的时间一般为5～15min，可用于治疗大部分病症，是最常用的拔罐法。在采用此法时应注意以下几点：罐大吸拔力强的应适当减少留罐时间；夏季及皮肤薄弱处留罐时间不宜过长；如需拔瘀血罐，时间可稍延长，但不能拔破皮肤。

走罐法，亦称推罐法，一般用于面积较大、肌肉较厚的部位，如腰背部、大腿部等。可选用口径较大的玻璃火罐，罐口要平滑。在拔罐前，先在所拔部位的皮肤或罐口上，涂上一层凡士林、板油等润滑油作为介质，再以闪火法将罐吸拔于所选部位的皮肤上；然后，医者以右手握住罐子，以左手扶住并拉紧皮肤，向上、下或左、右，或循经脉走行，往返推动，至所拔部位的皮肤红润、充血，甚至瘀血时，将罐起下。走罐术是中医传统拔罐疗法中的一种操作方法，它是延伸单纯拔罐"吸力"为动态"滑动摩擦力"，即将单罐的负压吸力与走罐时的摩擦力，共为合力，作用于人体体表皮层。通过掌握走罐的速度、频率、面积，控制合力的大小、方向、作用点，达到选择性和增强吸拔的刺激量，调节人体脏腑、经络气血功能，起到防治疾病的作用。

闪罐法、留罐法、走罐法，三者是可以结合使用的，以颈背腰部疼痛为例，我们可以选取督脉及足太阳膀胱经第一、二侧线为操作部位，先行闪罐，再行走罐，最后留罐，效果还是非常理想的。

留针拔罐是将针刺和拔罐相结合应用的一种方法。即先针刺待得气后留针，再以针为中心点将火罐拔上，留置10～15min，然后起罐拔针。

刺血拔罐，又称刺络拔罐。即在应拔部位的皮肤消毒后，用三棱针点刺出血或用皮肤针叩打后再行拔罐，使之出血，以加强刺血治疗的作用。一般针后拔罐留置10～15min。比如在急性腰扭伤的治疗中，在委中穴迂曲静脉点刺后留罐，往往会收到比较理想的效果。

穴位拔罐是根据病情辨证选穴，在穴位上进行拔罐治疗的一种方法，如面瘫的治疗。

## （三）临床运用

说完火罐的常见类型及运用方法，我们再来了解下拔罐疗法在临床中的运用。

拔罐疗法最常用于颈肩腰腿痛等软组织疾病，通过吸拔，可致局部组织充血或瘀血，促使经络通畅，具有活血行气、止痛消肿、散寒除湿等作用。从西医角度来讲，拔罐产生的真空负压有一种较强的吸拔之力，可造成所吸拔部分的浅层组织发生被动性充血、瘀血，有助于将人体深层软组织中的致痛性酸性代谢产物吸附到浅层，有利于新鲜血液的重新灌注，从而改善机体组织间的营养状况，调整了血液循环，也促进了新陈代谢。

拔火罐既能疏通经络，也能刺激穴位，辨证取穴后的穴位拔罐，是不同于西方单纯杯吸式的拔罐方式。比如，颈椎病取穴天柱、颈夹脊、大椎、大抒、肩井及肩外俞等；头痛选穴太阳、阳白、印堂、天柱及三阳络等；肩痛选穴肩五穴、中平穴及条口等；腰痛选穴肝俞、肾俞、大肠俞、命门、腰阳关、夹脊、志室、腰眼、秩边及委中等；坐骨神经痛选穴肾俞、大肠俞、命门、腰阳关、夹脊、秩边、环跳、髀关、殷门、委中、阳陵泉、承山及飞扬等；面瘫选穴阳白、下关、颧髎、牵正、翳风、颊车及地仓等；咳喘病选穴天突、膻中、中府、大椎、定喘、风门、肺俞及肾俞等；胃痛选穴上中下三脘、梁门、足三里、脾俞、胃俞及阴陵泉等；痛经选穴关元、归来、子宫穴、次髎、血海及三阴交等。

很多人都存在湿气重的问题，体内湿气过重，会让身体沉重，容易产生疲乏感，也会引发肥胖等问题，带给身体的不良影响较多。想要排出体内湿气，也不妨尝试拔火罐。火罐可以加快血液循环，也能疏通经络，会让身体变温暖，慢慢地湿气就会排出来。

拔罐也可以运用于高血压病的治疗，笔者的常规做法就是大椎穴、降压点的刺血拔罐，耳尖、百会、太阳的刺血，配合中药内服。治疗结束后，喝上一杯白开水，静卧半小时，血压一般都会有不同程度的下降。

拔罐也可以配合其他器具使用，如在针刀术后的应用，可加快排出瘀血和积液，在痛风、关节积液及滑囊炎等疾病的治疗中都有较好的疗效。

除了上述疾病，拔罐疗法还可以运用于外科脓肿的排脓；同样道理，我们也可以把拔罐疗法运用于痤疮的治疗。对于痤疮的治疗，主要分两部分，一部分是大椎、风门及肺俞等穴位的刺血拔罐，清除上焦风热；一部分就是局部脓头的火针点刺后，小气罐拔罐，将脓性分泌物排出，同时配合中药的内服。此处值得注意的是，脓头比较多、舌苔厚腻的患者，不要忘了祛湿，单纯清热解毒有可能冰伏邪毒，导致疾病缠绵难愈。总之不管是针、药、手法还是拔罐，都离不开辨证论治的总体纲领。

不是所有人都是适合拔罐的，拔罐有拔罐的注意事项：

（1）拔罐时要选择适当的体位和肌肉丰满的部位。若体位不当或有所移动，以及骨骼凹凸不平、毛发较多的部位，均不可用。

（2）拔罐时要根据所拔部位的面积大小而选择大小适宜的罐。操作时必须迅速，才能使罐拔紧，吸附有力。

（3）用火罐时应注意勿灼伤或烫伤皮肤。若烫伤或留罐时间太长而皮肤起水疱时，小的无须处理，仅敷以消毒纱布，防止擦破即可。水疱较大时，用消毒针将水疱刺破放出水液，涂以龙胆紫药水，或用消毒纱布包敷，以防感染。

（4）皮肤有过敏、溃疡、水肿者，以及大血管分布部位，不宜拔罐。高热抽搐者，以及孕妇的腹部、腰骶部，亦不宜拔罐。

火罐作为一种治病养生保健的治疗方法，有着很好的效果，但是拔罐不是万能的，任何一种疗法都是其他疗法的一种补充，拔罐也不例外。对于拔罐疗法，不贬低、不浮夸，我们应该更理性地来看待，在医生指导下使用。

## ▶▶ 十五、筋惕肉瞤中医诊疗思路探议

病例一，宋某仙，女，74岁，因"周身肌肉不自主跳动3月余"于2016年9月9日来诊。患者既往有混合型颈椎病病史20余年，于发病前3个月无明显诱因出现周身肌肉不自主跳动，如寒战状，持续约数秒钟自行缓解，反复发作，甚至夜间睡眠中也常因病情发作而惊醒，并感周身畏寒乏力，无汗出，无头痛头晕，无胸闷气短，无肢体功能障碍；因经济原因，患者未行检查及治疗，病情逐渐加重，发作日渐频繁。来诊时饮食、二便无异常。查见舌淡苔薄白，脉沉细弱。结合患者症状、舌脉，符合《伤寒论》中所述"筋惕肉瞤"证，予以桂枝加龙骨牡蛎汤加味，开药5剂，患者自述服药3剂后症状即消失，坚持将药服完，回访数年均未有反复。

方药如下：桂枝15g，白芍15g，甘草10g，生姜10g，大枣10g，龙骨（先煎）30g，牡蛎（先煎）30g，葛根30g，柴胡15g，远志15g，五味子15g。

5剂，水煎服，日1剂，早晚分服。

病例二，邵某华，女，62岁，2020年11月4日来诊。患者来诊前2个月行

相关检查诊断为"宫颈癌晚期"，手术已无意义，接受化疗至第二疗程时，患者出现包括头面、四肢、胸背及腰腹等周身肌肉持续不自主跳动，坐不能超过5 min，卧不能超过20 min，双手颤抖不能持碗筷，口周跳动影响进食，并感口干、乏力、汗出，畏寒肢冷，烦躁失眠，饮食明显减少，二便尚可。来诊时见舌淡红少苔，脉细数弱。结合患者症状、舌脉，当属阴阳两虚，阳气欲脱之象，按"筋惕肉瞤"证论治，予以桂枝加龙骨牡蛎汤合生脉饮加味，首诊方药如下：桂枝15 g，白芍15 g，炙甘草10 g，生姜12 g，大枣15 g，龙骨（先煎）30 g，牡蛎（先煎）30 g，人参12 g，炙黄芪30 g，灵芝15 g，红景天15 g，麦冬15 g，五味子15 g，茯神30 g，枣仁30 g，柴胡15 g。

7剂，水煎服，日1剂，早晚分服。

2020年11月11日，患者复诊，周身不自主跳动及口干、乏力、汗出，畏寒肢冷等诸症较前均有所减轻，坐卧时间较前延长，食量增加，睡眠略有改善，舌淡红少苔，脉细数弱。效不更方，继服7剂。

2020年11月18日，患者三诊，周身不自主跳动进一步减轻，能坐半小时以上，夜间能够平卧入眠，口干、乏力、汗出较前改善，但仍感畏寒肢冷，食量增加，睡眠略有改善，舌淡红苔薄白，脉细数弱。前方柴胡减为6 g，并加肉桂3 g，黑顺片3 g，升麻6 g，以培补肾元，升举阳气，继服7剂。

2020年11月24日，患者四诊，口周、胸腹、腰背、下肢不自主跳动基本消失，双手臂时有轻微跳动，坐起行走如常，口干、乏力、汗出进一步改善，畏寒肢冷减轻，饮食睡眠基本正常，二便调，舌淡红苔薄白，脉细弱。调整方药脾肾双补，养阴益气，方药如下：人参6 g，炙黄芪30 g，桂枝15 g，白芍30 g，炙甘草10 g，生姜12 g，大枣15 g，灵芝15 g，红景天15 g，麦冬15 g，五味子10 g，山药15 g，山萸肉15 g，柴胡6 g，升麻6 g，当归15 g，熟地15 g，砂仁6 g（后下），继服7剂。

2020年12月3日，患者五诊，患者周身不自主跳动消失，坐起行走、饮食睡眠如常，无明显口干、乏力、汗出，畏寒肢冷进一步改善，二便调，舌淡红苔薄白，脉细弱。前方继服。

之后，患者以上方为底加减服用，再次接受并顺利完成两个疗程化疗，上述症状未再出现。春节后再见患者，面色红润，气息平和，几如常人。

"筋惕肉瞤"，这个中医诊断名词可能很多人都很陌生，那它跟中医的"颤证"、西医的"帕金森病"是不是一回事呢？我们接着来分析。

颤证属于中医诊断名词，是指以头部或肢体摇动颤抖，不能自制为主要临床表现的一种病症。轻者表现为头摇动或手足微颤，重者可见头部振摇，肢体颤动不止，甚则肢节拘急，失去生活自理能力。多因年老体虚、情志过极、饮食不节、劳逸失当所致。基本病机为肝风内动，筋脉失养。

帕金森病属于西医诊断名词，首发症状通常是一侧肢体的震颤或活动笨拙，进而累及对侧肢体。临床上主要表现为静止性震颤、运动迟缓、肌强直和姿势步态障碍。除此之外，还可出现情绪低落、焦虑、睡眠障碍、认知障碍及疲劳感等非运动症状，以此即可作出临床诊断。

再看中医经典是如何描述"筋惕肉瞤"的，"筋惕肉瞤"指的是体表筋肉不自主地惕然瘛动，病名首出自于《伤寒论·太阳病脉证并治》篇。原文中曰："太阳中风，脉浮紧，发热恶寒，身疼痛，不汗出而烦躁者，大青龙汤主之。若脉微弱，汗出恶风者，不可服之，服之则厥逆，筋惕肉瞤，此为逆也。"《伤寒论》第82条亦云："太阳病发汗，汗出不解，其人仍发热，心下悸，头眩，身瞤动，振振欲擗地者，真武汤主之。"此处指的也是"筋惕肉瞤"。

"筋惕肉瞤"，惕、怵惕也，打哆嗦，就是筋一抽一抽的，肉一哆嗦一哆嗦的。其主要原因有二：一是过汗伤阳，阴液枯槁，津血耗损，阳气消亡散越，筋肉失去滋养而抖动；二是阳气虚损，失却温煦，水液不循常道而泛滥肌肤，水渍筋肉为祸而致筋肉抖动。总而言之，"筋惕肉瞤"就是一种阴阳俱伤或阳虚水泛的状态，前者属于纯虚证，后者属于本虚标实之证。而"颤证"的基本病机是肝风内动，筋脉失养，二者显然不是一回事。结合"帕金森病"的临床症状，后者更符合"颤证"的诊断范畴。如此说来，"筋惕肉瞤"就是一种独立的震颤类疾病，那又该如何治疗呢？

伤寒大家成无己认为：此证"必待发汗过多亡阳，则有之矣。……发汗过多，津液枯少，阳气太虚，筋肉失养，故惕惕然而跳，瞤瞤然而动也"（见《伤寒明理论》卷三）。过汗阳虚者，用真武汤；因于血虚者，以四物汤加减。

火神派鼻祖郑钦安在所著的《伤寒恒论》中云："若脉微弱，汗出恶风者，虽内有烦躁之证，亦不可用大青龙汤之峻剂，若误服之，必亡阳，而使阴阳之气，不相顺接，而先现厥逆，以致筋惕肉瞤。筋惕者，筋战栗而如恐惧之象，肉瞤者，肉跳动而有不安之形，欲救其误，非真武汤不可。"

两位大家对"筋惕肉瞤"的治疗原则是一致的，那就是姜附扶阳。但是真武汤的真正用意是温阳利水以应阳虚水泛之证，茯苓、白术皆为利水之剂，有伤阴之弊，姜附大辛大热亦可劫掠阴津；而大青龙汤发汗太过所致"筋惕肉瞤"之证，除了有阳伤，也同时伴有阴伤，属阴阳两伤之证，与真武汤证相比，虽同有筋肉瞤动之象，实则机制不尽相同。此类"筋惕肉瞤"证，切不可以急于求成而用大辛大热之品，也不宜骤进大补之药补之，而应慢慢调理，以桂枝加龙骨牡蛎汤、生脉饮以及温病方剂加减复脉汤等，作为平和的阴阳双补之剂，更适合该病症的治疗。笔者所分享的两个病例就是这种情况，不过一个轻症，一个重症罢了。

桂枝加龙骨牡蛎汤出自《金匮要略·血痹虚劳病脉证并治第六》："夫失精家，少腹弦急，阴头寒，目眩，发落，脉极虚芤迟，为清谷、亡血、失精。脉得诸芤动微紧，男子失精，女子梦交。桂枝加龙骨牡蛎汤主之。"该方的主要功用就是调和阴阳，潜镇摄纳，作为阴阳虚损平补之剂运用于临床，方中桂枝汤调和营卫，阴阳双补，加龙骨、牡蛎潜镇摄纳，使阳能固摄，阴能内守，相合生脉饮气阴双补，而达阴平阳秘之功。笔者分享的第2例"宫颈癌晚期"化疗后出现的"筋惕肉瞤"重症，能够顺利收功，就是这个道理。

中医之学，博大而精深，辨证审因，随因而治，病虽症同而机制未必尽同，唯有明确病机，方能有的放矢，吾等后辈，当继勉之。


## 十六、耳鸣耳聋中医诊疗思路探议

30多岁的邹某昨天出院了，相对于十几天前入院时愁眉苦脸的表情，喜笑颜开的样子才更应该是年轻女性应有的状态。同大多数年轻人一样，邹某也喜欢熬夜，1个多月前，有些情绪变化的邹某早晨起来发现，左耳出现了持续性的嗡鸣声，声音虽然不大，但听力也出现了下降。邹某赶紧到市立医院进行了一系列的检查，"神经性耳鸣"，耳鼻喉科专家给出的诊断十分明确，接下来就是一系列的综合治疗（服药、高压氧等），但20多天过去了，邹某的症状没有得到丝毫缓解。"我还年轻，不会就此聋了吧？"邹某有些后怕，"西医没办法，中医能不能改善我的症状呢？"忐忑不安的邹某抱着试试看的态度来到笔者治未病中心。

什么是"神经性耳鸣"呢？神经性耳鸣又称感音神经性耳鸣，其强调的是患者的主观感受，是指人们在没有任何外界刺激条件下所产生的异常声音感觉。患者常感觉到耳内有蝉鸣声、嗡嗡声、嘶嘶声等单调或混杂的响声，如果是持续性耳鸣，常常会伴有耳聋、眩晕、头痛等其他症状。从病因学的角度来看，可分为感音性（源于耳蜗）、周围神经性（源于听神经）及中枢神经性耳鸣。耳鸣、耳聋都是听觉异常的症状，临床上耳鸣、耳聋既可单独出现，也可先后发生或同时并见，故一并论述。

感音性耳鸣为最常见的神经性耳鸣，常见病因为老年性聋、耳毒性药物性听力损失、噪声性听力损失、梅尼埃病及迟发性膜迷路积水等，此外还可见于外淋巴瘘、内耳感染及耳硬化症等疾病。

周围神经性耳鸣病因未明，可能与神经纤维的变性引起纤维间交互传递或神经纤维传递变慢有关。听神经纤维排放时静止状态的失真，特殊神经纤维的传递变慢，可引起大脑的神经纤维异常点火模式，即可出现耳鸣。

中枢神经性耳鸣常发生于原有或潜在的周围性听功能障碍之耳，如迷路或听神经手术后出现耳鸣。也可由于紧张状态作为促发或加剧的因素而致耳鸣出现。肿瘤、血管性异常、局部炎症及多发性硬化等侵及听径路者皆可发生耳鸣。

再来看治疗，西医方面的治疗方法主要有四大类。

（1）药物治疗：扩血管营养神经类药物、抗焦虑药、抗抑郁药、卡马西平类抗惊厥类药物、利多卡因及安定类药物等。

（2）掩蔽治疗：掩蔽治疗是利用掩蔽器产生一种与患者耳鸣声音频率相近的掩蔽信号，以掩蔽和抑制耳鸣，当掩蔽声撤除后，耳鸣减轻或消失，称"后效抑制"。长期坚持治疗可使耳鸣发作间歇期逐渐延长，发作持续时间缩短，甚至不再发作。

（3）高压氧治疗：高压氧是治疗耳鸣的新疗法。其原理是提高血氧含量，改善听觉感受器的缺氧损害，促使耳蜗与听神经的功能恢复。咽鼓管不通畅者不宜高压氧治疗。

（4）心理学治疗：减轻焦虑，心情放松，注意休息，均对耳鸣有一定的改善。

再来看中医对耳鸣耳聋的看法。中医关于耳聋的最早定义见于《左传·僖公二十四年》："耳不听五声之和谓之聋。"中医对耳鸣耳聋的认识，多以虚实为纲，从脏腑、经络角度作解。早在秦汉时期，中医经典对耳鸣耳聋就有着详细记载。

《素问·脉解》中云："所谓耳鸣者，阳气万物盛上而跃，故耳鸣也。"《素问玄机原病式·六气主病·火类》中云："水虚火实，而热气上甚，客其经络，冲于耳中，则鼓其听户，随其脉气微甚而作诸音声也。"《灵枢·口问》中云："耳者，宗脉之所聚也，故胃中空则宗脉虚，虚则下溜，脉有所竭，故耳鸣。"《灵枢·邪气脏腑病形》中云："心脉……微涩为血溢，维厥，耳鸣。"《伤寒论》第75条中云："未持脉时，病患手叉自冒心。师因教试令咳，而不咳者，此必两耳聋无闻也。所以然者，以重发汗，虚故如此。"《医林绳墨·耳》卷七亦云："气虚耳聋，火聚耳鸣……火者，少阳三焦有余之火也……火当宜泻。"

五脏藏于内，五窍络于外，欲知其内，观乎其外，耳属孔窍，为轻清之府，外邪叩扰则不宁，受热则鸣不止，风热上受，客邪蒙窍；内有痰热，蒸动浊气上壅耳窍；肝火上逆，少阳经气闭阻，耳窍经脉不利，皆可致耳窍壅阻；肾开窍于耳，久病肝肾亏虚，精气不能上达于耳，可致耳鸣不休或充耳不闻；若脾胃气弱，清阳不升，精微不能上奉清窍，亦可致耳鸣耳聋。

明代大贤张景岳在《景岳全书》中做出了进一步的总结："凡暴鸣而声大者多实，渐鸣而声细者多虚，少壮热盛者多实，中衰无火者多虚，饮酒味厚，素多痰火者多实，质清脉细，素多劳倦者多虚。"耳鸣辨虚实，主要依据耳鸣的症状、起病、全身状况等因素综合分析。一般而言，耳鸣暴发者多实，渐发者多虚；新鸣者多实，久鸣者多虚；耳鸣音调高亢者多虚，低沉者多实；鸣声响度大甚者多实，响度小者多虚；鸣声持续不歇多实，鸣声日轻夜重多虚；以手按耳屏鸣声愈响者多实，手按之鸣声减小者多虚；年轻、体质壮实者耳鸣多实，老年、体质虚弱者耳鸣多虚。但临床中很多病例并非纯虚纯实，虚中夹实、实中夹虚、虚实夹杂证临床并非少见。

耳鸣耳聋的辨证施治，当以六经辨证结合脏腑辨证为立法前提，兼顾气血、阴阳、六淫邪气等辨证之法，简析如下。

（1）肾开窍于耳，耳鸣耳聋勿忘肾。耳者，肾之窍，足少阴经之所，肾生髓通脑，"髓海不足，则脑转耳鸣"。肾阴亏虚可见耳鸣夜甚，腰膝酸软，头晕眼花，五心烦热，脉细数，可从滋阴补肾，降火止鸣立法，药用耳聋左慈丸加减；肾阳亏虚可见耳鸣夜甚，腰膝酸软，肢凉溺清，夜尿频，脉沉迟弱，可从温肾壮阳，引火归原立法，药用右归丸加减；阴阳两虚可见腰膝酸软，性欲减退，齿摇发脱，耳鸣夜甚，五心烦热，畏冷肢凉，脉沉弱无力，可从滋阴壮阳，补肾通窍立法，药用肾气丸加川牛膝、磁石、五味子及丹参之类。

（2）心亦寄窍于耳，滋阴不忘通阳。清·张璐在《张氏医通》中云："心亦寄窍于耳……盖肾治内之阴，心治外之阳。合天地之道，精气无不变通，故清净精明之气上走空窍，耳受之而听聪矣。"由此可见，耳虽由肾所主，也需要心阳的温煦。以《伤寒论》经方桂枝甘草龙骨牡蛎汤温通镇摄，甚为合拍；若耳鸣耳聋兼见心慌喜按、汗多、肢冷神疲等表现，投以桂枝甘草龙骨牡蛎汤加减，每每应手取效。

（3）耳为肾窍，亦为肝濡，开窍应先养血。肝肾同源，肝血司濡养之职，如肝血亏损，供养不足，亦可致耳脉失养，耳窍失聪。正如《疡科选粹》所言："厥阴肝经，血虚风热，或肝经燥火风热，皆能致耳疮，必内热痒痛，耳鸣耳聋，当归川芎散、柴胡疏肝散、栀子清肝汤及逍遥散选用。"其中当归、川芎、芍药养血柔肝，血充则耳鸣耳聋自止；柴胡疏肝，使肝气畅达，肝血得养，气血调和。

（4）中焦虚弱，勿忘补中益气，升阳开窍。宗脉汇聚于耳，胃中空则宗脉虚，宗脉虚则气弱不充，耳窍失聪，伤寒及大病之后多有此症，以补中益气汤治之。补中益气汤中人参、黄芪、甘草补益中气，当归养血活血，白术、陈皮俱入脾胃二经，健运中焦，升麻、柴胡升举清气，使茅塞顿开。

（5）胆经循行于耳，清热不忘和解少阳。足少阳经脉起于目锐眦，上头角，下耳后，入耳中……《伤寒论》264条中明确提出："少阳中风，两耳无所闻……"少阳病为半表半里之阳证，半表半里之证多伴有热象，火性炎上，热上扰清窍，可出现清窍之症，如口苦、咽干、目眩。口、咽、目皆为人体上部孔窍之症，耳亦为孔窍，因此从经方医学体系来看，耳鸣者，多属半表半里证的少阳病。临证治疗少阳耳鸣者可以小柴胡汤、柴胡加龙骨牡蛎汤等加减以和解少阳。

（6）治疗耳鸣耳聋，勿忘祛风。耳鸣何以当祛风，以耳鸣之声如风之象，或为外风相乘，与气相击则鸣。《肘后备急方·治耳聋诸病方》卷六有"卒得风，觉耳中悦悦者"之说；《诸病源候论》卷二十九有"劳动经血，而血气不足，宗脉则虚，风邪乘虚，随脉入耳，与气相击，故为耳鸣"之论；《小儿卫生总微论方》卷十八亦有"风邪入耳，与正气相干，搏于血气者，即为鸣"之议；《杂病源流犀烛》卷二十三有"火风侵窍而耳鸣者，宜驱风清火汤"之治；《杂病总诀·杂症·耳病章》卷下有"风温上郁耳鸣"，从"火风侵窍，用轻可去实法，轻清泄降，薄荷、马勃、桔梗、苦丁茶、银花、绿豆皮、菊叶、连翘、杏仁、通草、川贝、荷梗、益元散、羚羊角、连翘、元参、黄芩、滑石、蔓荆子、石膏、大力子、荷叶汁、山栀、夏枯草、淡竹叶"等用药之法。耳属清窍，"高巅之上，唯风可至"，耳鸣耳聋属外风相乘所致，取其辛通走窜之力以祛风止鸣，药用轻清泄降，疏风通窍之品已如上述。若久病耳鸣者，乃风之象，非属外风，则宜虫类药物以搜风止鸣，常用全蝎、蜈蚣；或从平肝熄风，如天麻、钩藤、蝉蜕、地龙及白蒺藜之类。

（7）治疗耳鸣耳聋，重点在于"通"。石菖蒲：为通耳窍的不二选择，可通过不同的配伍以达到补泻的不同目的。天麻："眼黑头眩，风虚内作，非天麻不能除"（《本草纲目》）。钩藤："手足厥阴药也。足厥阴主风，手厥阴主火。惊痫眩晕，皆肝风相火之病，钩藤通心包于肝木，风静火熄，则诸症自除"（《本草纲目》）；泽泻："治五劳七伤，主头旋，耳虚鸣"（《日华子本草》），均可配伍加减应用。

中医治病，不仅有药，还有针，针灸治疗耳鸣有一定的优势，通过近取与远取，对症与对因的配穴选穴，常可取得较好的疗效。

根据证型不同，针灸经典主穴常包括耳门、听宫、听会、翳风、中渚、侠溪、风池、天柱、颈部夹脊穴等；风热外袭可加外关、曲池、合谷；肝胆火盛可加行间、丘墟、足临泣；痰火郁结可加丰隆、内庭；肾精亏虚可加肾俞、太溪、三阴交；脾胃虚弱可加腹四门、足三里、脾俞。

此外，董氏奇穴在耳鸣耳聋的治疗中，往往也可收到意想不到的效果，常用穴位如下。驷马中穴：直立，两手下垂，中指尖所至之处向前横开3寸。驷马下穴：驷马中穴直下2寸。驷马上穴：驷马中穴直上2寸。

三穴位于足阳明胃经循行线上，肺经起于中焦，下络大肠，还循胃口，三穴位于胃经肌肉最丰富部位，用之有健脾胃、补肺气之功，耳鸣耳聋之肾气亏虚证，取用之理是补金生水。

回头再看邹某的治疗方案。综合脉证，邹某证属肝胆湿热兼有阴伤，治以清利肝胆、泻火通窍。给予针刺配合中药治疗。

取穴如下：听宫（左），听会（左），耳门（左），百会，太溪（双），照海（双），三阴交（双），外关（双），丰隆（双），三叉三（双），内庭（双），合谷（双），行间（双），侠溪（双），穴分两组，隔日交替。

中药方剂如下：龙胆草12g，盐车前子15g，夏枯草12g，栀子15g，地黄20g，当归15g，盐泽泻15g，柴胡15g，通草10g，黄芩12g，路路通15g，菊花15g，煅龙骨30g，煅牡蛎30g，煅磁石30g，共4服，水煎服，早晚分服。

治疗次日，邹某就惊奇地发现，嗡嗡的耳鸣声已明显减轻，不到一周的时间，耳鸣完全消失，又巩固了几日，邹某高高兴兴地出院了。

虽然我们不是耳鼻喉专科，但类似的良效病例并不少见，再举1例。

李某，67岁，因"左侧耳鸣2月余"于2022年4月18日来诊。患者就诊前2个月无明显诱因出现耳鸣，隆隆声与蝉鸣音交替出现，遇声音刺激及情绪激动时尤甚；近1个月来如上症状加重，耳部沉闷感，听觉明显减退，伴头痛、头晕，曾于当地卫生机构行中药内服及针灸治疗效果不显，来诊。查见：舌淡暗，苔薄白，脉弦细。综合脉证，诊断为"耳鸣"，阴虚阳亢、本虚标实、虚实夹杂证。

取穴治疗：太溪、三阴交、肝俞、肾俞、足临泣、太冲、腹四关、足三里、膈俞、三叉三、耳三针、后溪，均取双侧，穴分两组，隔日交替。

中药方剂如下：煅龙骨30g，煅牡蛎30g，地黄30g，山萸肉30g，天麻15g，钩藤15g，山药30g，菊花15g，茯苓12g，川芎10g，牡丹皮15g，夏枯草10g，枸杞子15g，葛根15g，石菖蒲12g，煅磁石30g，路路通15g，麦冬15g，白芍30g，水煎服，日1剂，早晚分服。

经9d治疗，患者头痛、头晕及隆隆样耳鸣消失，蝉鸣样耳鸣音较前明显改善，因老家有事，患者中断治疗出院。

除了上述针灸、中药结合的治疗方法外，笔者也经常运用小针刀配合整脊疗法，从松解椎枕肌及椎周肌群、纠正颈椎椎体错位、改善中枢供血入手，治疗耳鸣、脑鸣及眩晕等相关病例，取得一定效果，具体治疗方法及机制，日后单篇论述。

## ▶▶ 十七、糖尿病阳痿中医诊疗思路探议

糖尿病与阳痿密切相关，从大量的临床案例和统计数据来看，这是不争的事实。什么原因呢？从西医角度来看，糖尿病会破坏神经末梢和平滑肌之间的接头，同时患糖尿病时间久了，也会破坏小血管的内膜，两种原因叠加，就会造成阴茎海绵体的勃起功能障碍或不持久，也就是阳痿。糖尿病导致的阳痿应该怎么办呢？

从中医角度论，肾主二阴，阳具不举，肾为第一要因，造成这种情况的除了很多人张口就来的"肾虚"外，往往忽视了另外一个问题，那就是"肾困"。

从中医角度如何来补"肾虚"、除"肾困"呢？我们来继续分析下什么是"肾虚"，什么原因造成的"肾困"。

"肾虚"分"肾阴虚""肾阳虚"和"阴阳两虚"，其实临床上单纯的"肾阴虚""肾阳虚"并不多见，更多的是"偏肾阴虚"或"偏肾阳虚"的"阴阳两虚"。

肾阴虚和肾阳虚是如何区分的呢？肾阴虚和肾阳虚有些症状是共同的，比如说腰膝酸软、四肢乏力等，但是两者的区别也是比较明显的，肾阳虚是在腰膝酸软的基础上，还有一些怕冷、关节疼痛、阳痿、易感冒、痛经、舌淡苔白及脉沉细弱等特点。肾阴虚，往往包括口干、五心烦热、盗汗、舌红苔薄黄及脉细数等特点。更专业一点的分型把这两型称之为"命门火衰"和"肾阴亏损"。"命门火衰"以温补命门、补肾壮阳为主，治宜右归丸、右归饮、桂附地黄丸或三肾丸加减；"肾阴亏损"就以滋阴补肾为主，治宜六味地黄丸、左归丸或左归饮加减。这里请大家注意，是"为主"，不是"唯一"，真正的中医补肾，即便

是阳痿，也没有纯用辛热壮阳之品纯补肾阳，更多的是阴阳双补，只是有所偏颇，"阴中求阳""阳中求阴"是很多中医所看重的。在中国传统文化中，"左为阳""右为阴"，而上文中提到的"左归丸"是"补阴"的，"右归丸"是"补阳"的，就是取其"阴中求阳""阳中求阴"的意思。

再说"肾困"，把肾困缚的最主要因素就是"肝郁"和"湿热"了，"肝郁"就要疏肝解郁，可以小柴胡汤、逍遥散等加减；"湿热"就要清利湿热，可以四妙散、龙胆泻肝汤等加减。不管"肝郁"还是"湿热"，通常会兼有"血瘀"，适当配伍活血通络之品是有必要的，还可加些虫类药，比如蜈蚣性善走窜，通经络兴阳道，效果还是不错的。

## ▶▶ 十八、头颈汗出中医诊疗思路探议

现在有很多年轻人，看似身强力壮，满面红光，但动一动就满头大汗——年纪轻轻的，这就开始"虚"了？

《素问·阴阳别论》有这样一句话："阳加于阴谓之汗。"这话什么意思呢？一方面体现的是汗的生成，阴就是阴精，在这里更多的指的是津液，津液是濡养五脏六腑、四肢百骸、筋骨皮肉的重要物质基础，清者为津，稠者为液，同时也是汗液的基本物质；阳就是阳气，汗液的形成要靠阳气的气化功能，没有阳气的生化，津液就是津液，不会转化成汗液。

另一方面，阳守阴藏，阳气维系着人体正常的津液乃至汗液的贮存及其生理功能，阳为阴之使，当人体活动剧烈或天气炎热时，阳气就会加于津液排出体外，在正常汗出的同时，也把人体过多的热量排出体外。其实一场汗出，排出的不仅仅是阴液，还有加之的阳气，我们感冒之后，过多发汗之后周身无力，也是阴阳两伤的一种表现，只不过那是暂时的，人体可以自我调整过来。

回转话题，稍微一动就头上汗出，如果天生就这样，那调整过来的可能性不大，这种先天禀赋是很难改变的；如果是后天出现的，还可以根据情况辨证施治，效果也是蛮好的。

头为诸阳之会，动则汗出，很多都是由于阳气虚，不能固摄汗液所致。这

种情况，轻症我们需要做的就是益气固表，玉屏风散、牡蛎散加减即可；重症出现漏汗的，可以考虑桂枝加附子汤加减。

《伤寒论》第134条阳明湿热发黄证中所云："若不结胸，但头汗出，余处无汗，剂颈而还，小便不利，身必发黄。"这段文字提示了，人体内如果出现湿热互结，热想随着汗液向外发越，但因湿邪牵制而不得汗，则身上没有汗；"但头汗出"是因为头为诸阳之会，手足三阳经都汇聚于头面，头部阳气旺盛，湿邪牵制不住阳热，阳热上蒸，造成头部出汗。治疗这种湿热引起的头汗出，一方面要泄热，一方面要除湿，可以考虑予以茵陈蒿汤、栀子豉汤等加减。

# 第二章 效方切用

## ▶ 一、芍药甘草汤治疗小腿抽筋案例解析

可能没有人没经历过小腿抽筋的困扰，但小腿抽筋，抽的哪里的筋呢？今天我们来谈一个小话题，小腿抽筋怎么办？

从西医角度来讲，小腿抽筋是小腿三头肌出现了痉挛，小腿三头肌位于小腿后群，顾名思义，它有3个头，主要由腓肠肌及比目鱼肌构成，其中的两个头位于浅层，称腓肠肌；另一个头位置较深，称比目鱼肌。3个头向下汇集成跟腱，附着在跟骨结节上，与之相连续的是足底筋膜，所以小腿三头肌痉挛，除了感觉小腿肚子的痉挛性疼痛，也往往会牵涉足底部。

小腿抽筋的原因有哪些呢？西医学认为缺钙、缺糖、寒冷刺激、肌肉连续收缩过快、出汗过多及疲劳过度是常见原因。对应的治疗方法就是补钙、适当的休息等。

而中医学认为，小腿抽筋与阴血不足、阳虚寒凝等因素有关，对应的方子有芍药甘草汤或芍药甘草加附子汤等。《伤寒论》第29条中云："伤寒，脉浮，自汗出，小便数，心烦，微恶寒，脚挛急，反与桂枝欲攻其表，此误也。得之便厥，咽中干，烦躁吐逆者，作甘草干姜汤与之，以复其阳；若厥愈足温者，更作芍药甘草汤与之，其脚即伸。"《伤寒论》第30条中云："问曰，证象阳旦，按法治之而增剧，厥逆，咽中干，两胫拘急而谵语。……夜半阳气还，两足当热，胫尚微拘急，重与芍药甘草汤，尔乃胫伸。"张仲景在这两段原文中都有对小腿抽筋的详细诊疗描述，也奠定了芍药甘草汤在该病治疗中的重要地位。

芍药甘草汤方中，芍药味酸，可敛阴养血和肝，逐痹畅血通脉；甘草味甘，可补中益气、缓急止痛。二者相合，酸甘化阴，对于阴血不足的腿脚挛急疼痛，效果甚佳，古人用"覆杯即愈"来形容该方的效果。值得注意的是，这里的芍药要用生芍药，量要大，笔者的常规用法就是60 g以上，白芍和甘草的比例一般为6∶1或3∶1，药量太小起不到太大的作用。

在临床中，芍药甘草汤可随证加减，加当归养血补血；加黑顺片温阳散寒；

加木瓜、伸筋草祛风除湿；加川牛膝引血下行；合独活寄生汤补益肝肾；合当归四逆汤散寒通经……正所谓："方无定方，法无定法。""观其脉证，随证治之。"

除了服药，我们也可用一些小技巧迅速缓解小腿肌肉的痉挛，当出现小腿肌肉痉挛的时候，我们可以伸直患肢，用手握住患侧的大脚趾，用力向上牵拉或转动大脚趾，一般即可迅速缓解。但是反复发作的小腿抽筋，针药结合的治疗效果会更理想、更持久，针灸选穴常包括承山、飞扬、阳陵泉、昆仑及太冲等。

## 》二、甘草干姜汤治疗咳吐涎沫案例解析

很多人睡觉的时候流口水，早上起床的时候口里有浓浓的唾液，这种情况正常吗？我们试着从中医的角度来说道说道。

从中医学角度来看，唾液不仅仅是腺体分泌的一种单纯参与消化的液体，更是人体津液的一种，又被称之为"金津玉液"，在中医养生保健及太极站桩等功法中都有"咽津"一法。津液为人之精气所化生，清者为津，浊者为液，可以濡润孔窍，健脾和胃，滋养五脏，滑利关节，补益脑髓，比如胃液、脑脊液及关节液都属于津液的一种，而上面所说的唾液过多，已经不是正常的津液了，而是一种水液代谢障碍的表现，大多属于中医"痰饮水湿"的病理范畴，从藏象角度来看，多是肺、脾胃出现了问题。

《金匮要略·肺痿肺痈咳嗽上气病脉证治第七》中云："肺痿吐涎沫而不咳者，其人不渴，必遗尿，小便数，所以然者，以上虚不能制下故也。此为肺中冷，必眩，多涎唾，甘草干姜汤以温之。"从这段话中我们可以看出，张仲景认为，"咳吐浊唾涎沫"，多因为"肺中冷"，也就是肺中虚寒，阳气不能温化运行水液，停滞于体内而生。

《素问·咳论》中云："此皆聚于胃，关于肺，使人多涕唾而面浮肿气逆也。"在五脏六腑中，肺胃两脏关系最为密切，肺脉起于中焦，下络大肠，还循胃口，上归于肺……肺系的痰饮水湿病变，除了肺脏自身病理因素外，往往与脾胃虚寒也有着密切关系。脾胃属土，五脏六腑之源，脾胃本身可以出现虚寒

性病变，五脏六腑之寒邪也可聚集于胃而为病，继而造成痰饮水湿内生，循经上注入肺，而成咳吐浊唾涎沫之疾。在舌脉上，往往也会表现出舌体淡大、边有齿痕、苔白腻水滑、脉沉滑等一系列水湿内停的征象。

不要小瞧"甘草干姜汤"这个方子，虽然只有两味药，但其"辛甘化阳，温养肺胃"的作用并不弱，曾经跟诊过刘宁老师，治疗过一个反复咳吐浊唾涎沫的患者，前医用尽各种方法，未见寸功，刘宁老师数剂不起眼的甘草干姜汤收到了极好的效果。在临床中，我们也可以结合具体情况，以此为底方，化裁运用。

# 三、苏子降气汤加减治疗干咳案例解析

高某，女，68岁，威海市乳山市人，因"干咳两月余"于2021年11月20日来诊。高某素不喜咸食，饮食稍微过咸就会诱发干咳不止，诸药无效，只能期待病情慢慢自行缓解。约两个月前，患者因食用少量生洋葱后干咳不止，夜间尤甚，常因咳嗽及口干而惊醒，醒后需大量饮水，偶尔能够咳出少量黄白色黏性痰，不喘，伴有声音嘶哑、胸闷憋气，饮食、二便尚可；经当地医院行胸部CT检查，提示双下肺坠积性改变，经口服抗生素、止咳药及抗过敏药等治疗，病情未见好转。观其舌脉，舌淡苔黄略腻，双寸口脉浮滑而尺中弱。

《难经》中云："望而知之者，望见其五色，以知其病。闻而知之者，闻其五音，以别其病。问而知之者，问其所欲五味，以知其病所起所在也。切脉而知之者，诊其寸口，视其虚实，以知其病，病在何脏腑也……"《难经》亦云："望而知之谓之神；闻而知之谓之圣；问而知之谓之工；切而知之谓之巧。"中医治病不同于西医的辨病论治，讲求四诊合参，辨证论治，神圣工巧，此即谓中医的望闻问切。

笔者尚不能单凭望神察色、闻声切脉就能审证断病，但是，在现代医疗手段的介入下，很多事情就简单了很多，比如说CT、核磁共振、彩超、血尿常规及胃肠镜检查等，这不就是中医望诊的延伸吗？就上面这位患者而言，胸部CT提示的"双下肺坠积性改变"，就对笔者的诊断提供了很大帮助。

什么是"下肺坠积性改变"呢？"下肺坠积性改变"的含义是在胸片CT上，看到与重力相关的双肺底有肺泡聚集，导致密度增高影。由于重力相关因素，导致肺泡表面张力增加，肺泡坠积、萎陷，因此在X线上，可以显示为重力相关的肺泡萎陷导致的坠积性改变。"双下肺坠积性改变"最常见于长期平卧，肺底部的分泌物无法排出，以至于局部的痰液蓄积，加上重力相关的表面张力增加，肺泡萎陷，导致双下肺坠积性的改变。

上面这位患者虽然没有长期卧床等因素存在，但"双下肺坠积性改变"也为笔者解答了3种疑惑，其一，患者虽为干咳，但其实是有痰的，只是痰性分泌物坠积在下肺部咳不出来罢了；其二，肺主宣发肃降，患者有痰却咳不出来，与肺失宣肃，气机升降不利有关；其三，痰性分泌物积蓄日久，必生内热，热耗阴液，阴液耗伤，则会产生或加重口干、口渴等症状，也会让痰液黏滞，更不易排出。

总结患者病史、症状、体征、影像学结果，再结合舌脉，四诊合参，患者病机当为肺肾两虚，气机升降失司，痰涎内壅，化热耗阴之咳嗽。笔者给出的中药方剂是苏子降气汤加减，具体方药如下：

苏子15g，肉桂3g，党参30g，麻黄6g，白前15g，前胡15g，杏仁12g，紫苑15g，川朴10g，当归15g，沙参15g，知母15g，五味子15g，炙甘草10g；7剂，水煎服，日1剂，早晚分服。

1周后，患者微信告知，其咳嗽症状基本消失。

回头再看苏子降气汤这张方子，该方出自《太平惠民和剂局方》，由苏子、半夏、当归、甘草、前胡、厚朴、肉桂、生姜、大枣等药物组成。方中苏子降气平喘，祛痰止咳，为君。半夏燥湿化痰降逆，厚朴下气宽胸除满，前胡下气祛痰止咳，三药助苏子降气祛痰平喘之功，共为臣药，君臣相配，以治上实。肉桂温补下元，纳气平喘，以治下虚；当归既治咳逆上气，又养血补肝润燥，同肉桂以增温补下虚之效；略加生姜、苏叶以散寒宣肺，共为佐药。甘草、大枣和中调药，是为使药。诸药合用，功可降气平喘，祛痰止咳，主治上实下虚之喘咳证，原书所载主治范围包括男女虚阳上攻，气不升降，上盛下虚，膈壅痰多，咽喉不利，咳嗽，虚烦引饮，头目昏眩，腰痛脚弱，肢体倦怠，腹肚疠刺，冷热气泻，大便风秘，涩滞不通，肢体浮肿，有妨饮食。

笔者以此方为底，酌作加减，去半夏以防辛燥伤阴，加麻黄、杏仁开宣肺气，白前、紫苑清肺止咳，沙参、知母滋阴清热，党参补益肺气，五味子纳肾敛肺、滋阴止咳。

中医治病，讲求方证对应，当方子与证候能够对应上时，则疗效自然可期。本证患者以干咳来诊，若误诊为阴伤燥咳，施以滋阴润肺之法，则与本病病机相悖，是断不可能收到效果的，而西医胸部CT检查结果，也为我们提示了该病症的正确病机。医不分中西，作为中医望诊的延伸，凡是对我们诊断有帮助的辅助检查，都可以纳入中医诊疗体系之中。

## ▶▶ 四、桂枝加厚朴杏子汤加减治疗感冒后咳嗽案例解析

6岁的斌斌最近有点小烦恼，半个多月前的感冒发热，经过各种药物治疗，貌似已经好得差不多了，但时不时还会一阵干咳，夜间尤为严重，常常咳得觉也睡不好，到医院验血、拍片检查个遍，没有任何异常，各种止咳药、感冒药、抗过敏药及消炎药吃了10多天，除了孟鲁司特钠咀嚼片多少有点效果外，症状并没有多少实质性改善，这可愁坏了妈妈，小小的一个咳嗽，让医生、家长束手无策，这是怎么一回事呢？

其实这种咳嗽在临床中非常常见，西方医学在很长一段时间里，都把这种症状归在上呼吸道感染一类，既然是感染，很多人就想当然的把抗生素作为首要治疗药物。在2018年公布的呼吸病学名词中，这种症状终于有了自己的正式诊断名词——感冒后咳嗽，给出的症状描述是：感冒经过治疗之后，其他症状基本消失，但咳嗽顽固性地持续存在的一种现象，并明确指出，这种疾病的治疗，不需要应用抗菌药物，但是，除此之外，并没有给出实质性的治疗方法。还有一部分患者病情更加严重，尤其是儿童，咳嗽持续不愈，甚至出现呼气性呼吸困难，呼吸时能听到孩子喉部发出"咝咝"的声音，这往往就是咳嗽变异性哮喘发作的典型临床表现了。

从西医的角度理解，咳嗽变异性哮喘的主要发病诱因就是呼吸道病毒或细菌感染，病毒和细菌作为诱发哮喘发作的强烈过敏原，当然就是治疗的主要目

标，抗炎和激素等药物的对症治疗，也就理所当然地成了主要治疗手段。但实际上，这些治疗手段只能起到暂时性作用，导致此类人群一感冒或呼吸道感染，就会哮喘发作，尤其是在换季时节，这种咳嗽变异性哮喘更容易发作。西医没有好办法，中医就有好办法吗？还别说，中医早在2 000多年前的《伤寒杂病论》中，对咳嗽、哮喘等疾病就已经有了系统的治疗手段，而且效果非常理想，不过这个话题太大，今天只探讨一部分，就是开头的那个病例——感冒后咳嗽。

开篇提到的这位患儿，我是用《伤寒杂病论》中一个不起眼的方子——桂枝加厚朴杏子汤打底。具体方药如下：桂枝6g，白芍6g，生姜4g，大枣4g，甘草4g，厚朴3g，杏仁6g，黄芪10g，荆芥6g，防风6g，白前6g，前胡6g，4剂，水煎服，日1剂，早晚分服，并停服所有西药，服药当天，孩子的咳嗽就缓解了很多，中药服完，咳嗽症状也就逐渐消失了。为什么桂枝加厚朴杏子汤这个不起眼的方子会对该类咳嗽有这么神奇的效果呢？我们从中医的角度继续分析。

桂枝加厚朴杏子汤出自张仲景的《伤寒杂病论》，书中只有寥寥数语，但细品则寓意深刻。《伤寒杂病论》第18条中云："喘家作，桂枝汤加厚朴、杏子佳。"第43条中云："太阳病，下之微喘者，表未解故也，桂枝加厚朴杏子汤主之。"

根据条文，桂枝加厚朴杏子汤证从病机中可以表达出3个意思：其一，反复咳喘的表虚患者，是桂枝加厚朴杏子汤的主要适应证；其二，太阳表证治疗后，尚有咳喘等表证未除者，可以桂枝加厚朴杏子汤治之；其三，桂枝加厚朴杏子汤所治的咳喘与麻黄汤、麻杏石甘汤、小青龙汤、射干麻黄汤等方子治疗的咳喘证是不同的，前者以治表虚为主，后者以治表实为主。

在临床实践中，根据脉证可知，很多情况下的感冒后咳嗽，都是一种表虚邪恋的表现，咳嗽如此，咳嗽变异性哮喘发作亦如此。所以以桂枝加厚朴杏子汤治疗此类病症，正是方症对应的一种体现。本方既可调和营卫，辛温以发在表之余邪，又能止咳定喘，宽胸以降肺之气机，即使并无表证，对于阳气虚弱或肺脾失调的咳喘患者，或有过用寒凉，经常使用抗生素、激素的患者，桂枝加厚朴杏子汤也可以参考应用。本方为底，可随症加减，如上述患儿方中，就酌加黄芪益气固表；荆芥、防风祛风散邪；白前、前胡宣肺止咳等。

# 五、桂枝加龙骨牡蛎汤治疗小儿多动症案例解析

5岁的小女孩杉杉，聪明漂亮，活泼可爱，可是最近一段时间，杉杉出现了一种坏毛病，不自主地频繁眨眼睛，越是提醒，眨地越频繁，这让爷爷、奶奶、爸爸、妈妈紧张不已。到当地三甲医院做了各种检查，却未发现任何异常，儿科专家给出的诊断是——儿童抽动症，目前西医没有特殊的治疗方法，无奈之下，寻求中医治疗。

从西医角度来看，儿童抽动症，又称抽动障碍，是一种起病于儿童或青少年时期，以抽动为主要表现的神经精神障碍性疾病。抽动有运动性抽动和/或发声性抽动。运动性抽动为不自主的肌肉抽动，发声性抽动为异常的发音，该病现已成为儿科常见疾病。

中医虽无抽动症的病名，但根据其临床表现，属于"慢惊风""瘛疭""肝风""筋惕肉瞤"等范畴。中医的古籍中有大量类似本病主要症状以及病因病机、辨证治疗方药的记载。就杉杉的病症而言，中医儿科的鼻祖——宋代钱乙《小儿药证直诀》中记载的"目连劄（zhá）"（频繁眨眼），作为其中医诊断更为符合。钱乙认为本病的病机为"皆引动肝风，风动而止于头目"，"息风"是本病重要的治疗原则。

《素问·生气通天论》中云："阴平阳秘，精神乃治。"人体正常的生命活动和情志状态是阴阳和谐协调的结果；反之，阴阳失调则可导致机体神志、行为的异常。阳主动、阴主静，二者相辅相成。小儿体属纯阳，阳动有余，其精、血、津液等物质基础相对不足，阴静不足。或因先天禀赋不足，或因后天调护失宜，或他病所伤，或因情志波动，常致阴津耗伤，阳升无制而神无所守，稍加感触，则精神兴奋不宁，肢体难以自控。

因此，除了肝风内动，阴阳失调也是本病的主要病机之一。结合杉杉的舌脉：淡红舌，薄黄苔，双寸口脉寸浮关脉略弦，笔者治以调和营卫，息风止动，予以桂枝加龙骨牡蛎汤加减。具体方药如下：桂枝3g、白芍3g、生姜3g、大枣3g、甘草3g、龙骨6g、牡蛎6g、天麻3g、赤芍3g、丹皮3g，6剂，水煎服，日1剂，早晚分服。今日复诊，患者频繁眨眼症状明显减轻，继服巩固治疗。

肝为风木之脏，主一身之筋膜，肝开窍于目，肝风内动，上行于头目，眼睑随风而动，则眨眼不止。方中桂枝汤调和阴阳；配龙骨、牡蛎潜镇安神；佐天麻息风止动；"治风先治血，血行风自灭"，伍赤芍、丹皮凉血活血。诸药合用，方症对应，瞤目自止。

桂枝加龙骨牡蛎汤原方出自《金匮要略·血痹虚劳病脉证并治第六》，由桂枝、芍药、生姜、甘草、大枣、龙骨、牡蛎组成，具有调补阴阳、潜镇固摄的功效。原方主治条文为："夫失精家，少腹弦急，阴头寒，目眩，发落，脉极虚芤迟，为清谷亡血，失精。脉得诸芤动微紧，男子失精，女子梦交，桂枝加龙骨牡蛎汤主之。"方中桂枝汤能调补阴阳，正如尤怡《金匮心典》中引徐彬氏之说："桂枝汤，外证得之，为解肌和营卫，内证得之，为化气和阴阳。"加龙骨、牡蛎以潜阳入阴镇心神，收敛固涩保肾精。本方临床应用不限于失精梦交之症，在现代临床中可广泛应用于以阴阳失调为主要病机的各科疾病治疗中。就儿科病症而言，除了儿童抽动症外，遗尿、汗证、夜惊、不寐、病毒性心肌炎、佝偻病、支气管哮喘等儿科疾病的治疗，均有较好的效果，充分体现了《伤寒论》"观其脉证，知犯何逆，随证治之"的治疗原则。

儿童抽动症的治疗，除了药物，预防调护也是尤其重要的。

首先，父母要稳定自己的情绪，给孩子创造一个温馨和谐的家庭氛围，避免过度的溺爱保护或实行体罚棍棒式教育，多鼓励、多表扬孩子，学会倾听、共情、理解、关心体贴孩子，家长应降低期望，从而让孩子放松心情。

除正常学习需要外，尽量远离手机、电脑、电视等电子产品，以免长时间使用电子产品导致眼干、眼涩，诱发眨眼等抽动症状；同时激烈、刺激的画面或玩紧张的电子游戏，会加重孩子的紧张情绪，从而诱发抽动症状。

合理安排患儿生活，避免过度兴奋、紧张、劳累，规律作息。还要积极锻炼身体，增强体质，可预防反复呼吸道感染等抽动诱发因素。

饮食要有规律，按时进餐，避免偏食过饱，宜多吃蔬菜、鱼、牛奶、粗粮、核桃、新鲜水果。少吃或不吃含过多防腐剂、添加剂、调味剂的食品、含咖啡因的食物，以及煎炸、烧烤、油腻、过甜食品，不喝碳酸饮料或含咖啡因的饮品，培养患儿良好的饮食习惯。过敏体质的患儿应避免摄入已知致敏食物。

儿童抽动症一般病程较长，且症状时有反复，中医治疗还有针刺疗法、耳穴压豆等治疗方法，通过整体调节，不但可以控制抽动障碍的症状，还可改善患儿体质、调整睡眠及饮食，使患儿早日摆脱疾病的痛苦，拥有美好的生活。

# ▶▶ 六、旋覆代赭石汤加减治疗呃逆案例解析

刘老爷子，年过七旬，糖尿病病史30余年，长期注射胰岛素治疗，血糖控制不稳定；中风病史10余年，现瘫痪在床，吃喝拉撒都得老伴和女儿照顾，老爷子不仅是肢体不能活动，精神意识也出了问题，除了偶尔能认出女儿和老伴，简单叫出名字外，连基本的沟通能力都已经丧失。求诊前1周，患者出现连续性的呃逆，除了睡眠时间外，其他时候一刻也停不下来，服药及针灸治疗，未见寸功，无奈之余，请笔者上门看看。

观其神：神志淡漠，面色㿠白，表情呆滞，无法沟通；察其症：嗝声连连，低沉无力，口干厌食，大便不畅，数日一行；望其舌：舌淡红光滑无苔；按其脉：双寸口脉沉迟细弱。呈现一派阴阳两虚，气阴耗伤，胃虚气逆之象。予以旋覆代赭石汤加减，嘱患者家属自抓自煎，共4剂，每日1剂，少量频服，汤药未服完，患者呃逆症状就已完全消失。

具体方药如下：旋覆花15g，代赭石5g，党参30g，生姜12g，大枣15g，甘草10g，麦冬15g，沙参15g，花粉15g，竹茹10g，降香12g，丁香10g，陈皮10g，当归15g。

在中医范畴内，严格意义上，"打嗝"也有"呃逆"和"噫气"之分。"呃逆"又可称为"哕"，是由于胃气上逆动膈，以气逆上冲，喉间呃呃连声，声短而频，令人不能自止为主要临床表现的病症。"噫气"是胃中之浊气上逆，经食道出咽喉所发出的声响，其声长而缓，又可称为"嗳气"。《灵枢·口问篇》中曰："寒气客于胃，逆从下上散，复出于胃，故谓噫。"二者之间的主要区别就是前者"动膈"，后者"不动膈"。

"呃逆"有因寒致呃、因热致呃、因虚致呃之分。"噫气"也可以分为3种类型，一是食滞停胃型，二是肝气犯胃型，三是脾胃虚弱型。实际上，二者病名

虽有不同，但根本病机基本一致，那就是"胃气上逆"。中医治的是"证"，而不是"病"，所以"异病同治"是中医常见的治疗手段。该名老年患者，笔者诊断为以胃气虚损，阴液耗伤为基本病机的"虚性呃逆"，但笔者是用治疗"噫气不除"的对应方"旋覆代赭石汤"为底方进行加减的。

《伤寒论》中第161条中曰："伤寒发汗，若吐若下，解后，心下痞硬，噫气不除者，旋覆代赭石汤主之。"

分解条文及旋覆代赭石汤方药组成（旋覆花、人参、生姜、代赭石、甘草、半夏、大枣），以方测证，"胃虚、痰阻、气逆"是旋覆代赭石汤的三大主证，本例患者无痰阻，但兼有阴伤，故去辛燥化痰之半夏，加麦冬、沙参、花粉滋阴增液；竹茹、降香、丁香降逆止呃；陈皮健脾理气；当归养血润肠。诸药合用，共奏益气养阴和胃，理气降逆止呃之功，使逆气得平，中虚得复，则呃逆可止。

"呃逆"一证，临床极为常见，一般情况下，通过憋气、惊吓、深呼吸等简单办法即可止住，但是呃逆频繁或持续24h以上的难治性呃逆，则是需要考验医生水平的。北京求学时，曾见过一例反复呃逆10余年的患者，遍求全国名医，未收明显效果，后来患者到东直门医院求诊笔者的带教老师刘宁教授，经过中药、针灸、针刀、整脊等综合治疗，一个多月下来，直到笔者进修结束，也没有任何效果。但患者没有放弃，继续调方治疗，半年后跟老师通电话，问及这个患者，已经收到了很好的效果，问其使用方剂，老师给了三个字："补心气"。

在中医范畴内，"呃逆"一证，虚实皆有，中医治"呃逆"，亦非独有中药一法，针灸治疗，尤其是实证新发病患者，效果极佳，常用选穴包括内关、攒竹、中脘、膈俞及公孙等，笔者在临床中还摸索出一种独特治疗"呃逆"的方法，就是微针刀刺膈俞，效果极佳，基本是针入即止，针出即愈，分享给大家。

方法如下：患者俯卧于治疗床上，定点双侧"膈俞"穴，选0.6号微针刀，刀口线与人体纵轴平行，快速破皮，缓慢刺入，当患者有明显酸胀感时，纵向摆动针柄行纵行疏通法（不要横向摆动），患者常会感到局部酸麻胀重，或有向腹侧的放射感。一般患者，针入"呃逆"症状就会消失；顽固性呃逆患者，可留针10～20min。

# ▶▶ 七、甘露消毒丹加减治疗口腔溃疡案例解析

退休了的乔老师最近有点烦，持续半个多月的口腔溃疡、嗓子痛让他寝食难安，虽然从发病开始时，乔老师就没有忽视治疗，经当地社区医院诊断为："急性咽喉炎、口腔溃疡"，并予以连续性的抗生素输液、内服中成药等一系列治疗，口腔溃疡虽有所改善，但嗓子痛却没有收到多大效果，同时乔老师又逐渐出现了胸闷憋气、肢体酸痛、乏力、口干、汗出不畅、背部畏寒怕冷等症状，为了进一步治疗，乔老师遂寻求中医诊治。

查其体：咽喉悬雍垂红肿充血；观其舌：舌质暗红，舌根苔黄厚腻；诊其脉：双寸口脉滑而略数。结合患者的症状、体征、舌脉，笔者开具了一个临床并不经常使用的方子——甘露消毒丹加减。为什么不用银翘散、清咽利膈汤等清热解毒、宣肺利咽的方子，而选用治疗湿温疫毒的方子呢？跟诊的学生们一头雾水。

先来看甘露消毒丹的出处，据析甘露消毒丹为温病大贤叶天士所创，首见于《医效秘传》一书，书中云："时毒疠气……邪从口鼻皮毛而入，病从湿化者，发热目黄，胸满，丹疹，泄泻，其舌或淡白，或舌心干焦，湿邪犹在气分者，用甘露消毒丹治之。"后又被另一温病大师王孟英收录于其温病经典《温热经纬》一书中，并作出进一步的阐述："此治湿温时疫之主方也……温湿蒸腾，更加烈日之暑，烁石流金，人在气交之中，口鼻吸受其气，留而不去，乃成湿温疫疠之病，而为发热倦怠，胸闷腹胀，肢酸咽肿，斑疹身黄，颐肿口渴，溺赤便闭，吐泻疟痢，淋浊疮疡等证。但看病人舌苔淡白，或厚腻，或干黄者，是暑湿热疫之邪尚在气分，悉以此丹治之立效，并主水土不服诸病。"

再看方药组成，甘露消毒丹由滑石、黄芩、茵陈、石菖蒲、川贝母、木通、藿香、连翘、白蔻仁、薄荷、射干11味药物组成，方中重用滑石、茵陈、黄芩，其中滑石善清热解暑、利水渗湿；茵陈善清利湿热而退黄；黄芩善清热燥湿，泻火解毒，三药相合，正合湿热并蕴之病机，共为君药。湿热留滞，阻滞气机，故臣以石菖蒲、藿香、白豆蔻行气化湿，悦脾和中，令气畅湿行；木通清热利湿通淋，导湿热从小便而去，以益其清热利湿之力；热毒上攻，颐肿咽痛，故

佐以连翘、射干、贝母、薄荷清热解毒，散结消肿而利咽止痛。

治温病之法，不外乎"宣上、畅中、渗下"之六字大法，纵观甘露消毒丹全方，以黄芩为君，伍以连翘、川贝母、薄荷、射干为一队，靶位上焦，治以清热解毒、清透湿热，此为宣上；茵陈为君，伍以石菖蒲、藿香、白蔻仁为一队，靶位中焦，治以芳香化湿、醒脾和中，此为畅中；滑石为君，伍以木通为一队，靶位下焦，治以清热利湿，此为渗下；全方可谓是利湿清热两相并重，上中下三焦兼顾，内外上下分消，可令蕴蒸弥漫表里之湿热俱去，诸症自除。

温病诸方中还有一个更为出名的清热利湿方剂，就是三仁汤，那为什么乔老师的病症不用三仁汤治疗呢？这是因为，三仁汤方中配伍杏仁、滑石、通草、白蔻仁、竹叶、厚朴、薏苡仁、半夏，三焦分消，重在祛湿，宣畅气机，更适宜湿多热少，气机阻滞之湿温初起或暑温夹湿证；而甘露消毒丹方中，不乏滑石、黄芩、连翘、射干、薄荷等清热解毒之品，清热利湿并重，兼可化浊解毒，故更适宜湿热并重，疫毒上攻之证。

湿热之疾，最为缠绵，湿中有热，热中有湿，有人以"如油入面"来加以形容，欲化其湿，化湿之药，性多温燥，不利于热；欲清其热，清热之药，性多寒凉，湿邪更易冰伏，故湿温为相对难治之证。唯有辛宣肺气、苦泄里热，芳淡化湿一法，可策两全。

最后我们再来汇总分析乔老师的症状、体征，初起症状为口腔溃疡，咽喉痛，此为湿热邪毒外受，循口咽而入，热伤津液而致口干；胸闷憋气，此为湿热壅阻上焦气机，肺气不得宣发；肢体酸痛乏力，此为湿热蕴蒸体表，而致经气不利，气血被遏；汗出不畅、背部畏寒怕冷，此为湿邪黏滞，困厄阳气，阳气不得宣达之故；舌质暗红舌根苔黄厚腻，双寸口脉滑而略数，此皆为湿热蕴蒸表里之象，但总而言之，乔老师的湿热蕴结之证更偏于上焦为著。经过仅仅3剂药的内服，乔老师的症状就缓解了大半。

## ▶▶ 八、补中益气汤加味治疗膀胱癌血尿案例解析

不久前，儿时的一位同学打来电话，咨询老父亲的病情及治疗方法。同学的老父亲70多岁，3年前曾行直肠癌手术，术后恢复良好。约半年前，老人出现

尿中带血，因无疼痛感及其他不适，未在意，未行特殊处理，此后尿血日渐加重。3个月前经当地市人民医院行相关检查，诊断为"膀胱癌晚期"，但已错过最佳手术时期，患者对自己的病情完全知晓，拒绝进一步治疗，回家静养。约1个月前，患者病情明显加重，尿中可见大量新鲜血液排出，并兼夹少量血块，经当地市人民医院住院输液，对症止血治疗数日，未收到任何效果，患者再次出院回家。同学不忍心看着老父亲如此煎熬，便打电话问笔者还有没有什么治疗方法。

病至绝处问中医，或为柳暗花明时，治无他法，试试中医又何妨？跟同学和她的老父亲约了个时间，查见证舌脉汇总如下：患者贫血貌，精神差，小便时可见大量新鲜血液，兼夹少量血块，感腰酸、乏力，无尿急、尿频、尿痛，食可眠差，大便正常，舌淡苔薄白，脉沉细弱。

无痛性肉眼血尿为膀胱癌的典型症状，血尿轻者可出现贫血、泌尿系感染，重者可能出现急性大出血危及生命，影响患者的生活质量和生存时间。西医常用治疗手段包括血管活性物质治疗、髂内动脉化疗栓塞治疗、外科手术等。然血管活性物质对于膀胱癌血尿的治疗往往效果不佳；外科手术有其严格的适应证，且存在创伤大、术后愈合缓慢等弊端；髂内动脉栓塞术治疗也存在术后栓塞综合征、神经损害及膀胱坏死等并发症，整体疗效并不乐观。

中医学中并无"膀胱癌"这一病名，根据其症状，可将其归属于"尿血""溺血"及"血淋"等范畴。《素问·气厥论》中云："胞移热于膀胱，则癃溺血。"提示膀胱有热可导致血尿。《金匮要略》中云："热在下焦者，则尿血。"认为血尿的病位在下焦，病机主要因于热。《医学衷中参西录》中云："中气虚弱，不能摄血，又兼命门相火衰弱，乏吸摄之力，以致肾脏不能封固，血随小便而流出也。"指出脾虚失摄，肾虚失于封藏可导致血尿。

结合上述经典条文，综合分析本案病例，病因病机当有三：①癌毒蕴结膀胱，虚火内炽，灼伤脉络，迫血而出；②脾肾虚衰，摄血无力，血失封固，而致血溢脉外；③血能载气，血出而气损，终致气血两伤。治疗上当以益气摄血、凉血止血以治标，补脾益肾、填精养血以固本，予补中益气汤为底加减，具体方药如下：

仙鹤草60g，人参12g，黄芪30g，白术15g，茯苓15g，陈皮15g，当归

15g，炙甘草10g，菟丝子30g，山萸肉30g，山药30g，熟地30g，旱莲草30g，棕榈炭15g，大蓟15g，小蓟15g，茜草15g；7剂，水煎服，日1剂，早晚分服。

7d后患者复诊，自述其服药后第4天，小便已转清，此后未再出现肉眼血尿，并要求按原方再服7剂巩固疗效。患者自称对病情康复没有信心，能把尿血止住就已心满意足，故在继服7剂后未再来诊。

笔者在"遗溺病篇"中对补中益气汤多有探讨，不再赘述，此处单论本案处方中之君药——仙鹤草。仙鹤草又名"脱力草"，作用广泛，有补虚强壮的作用，可用治脱力劳伤之症，又能止血，可用于身体各部分出血病症，且无论寒、热、虚、实者均可应用。可单独服用，也可配合其他止血药同用，常与旱莲草相须为用。如属于血热妄行，可配合凉血止血药，如生地、赤芍、丹皮、侧柏叶、大蓟、小蓟及藕节等品；如用于气虚不摄性出血，可配伍益气补气药，如党参、黄芪、白术及茯苓等品；如用于虚寒性出血，可配伍温阳止血药，如炮姜、灶心土及艾叶等品。本案患者既有虚损之本，又有尿血之标，以仙鹤草为君，是再合适不过的了。

## ▶ 九、平胃散合清胃散加减治疗口臭案例解析

7旬老汉，因"口臭10月余"来诊。老汉自述约10个月前，无明显诱因散发出令人恶心的口气，并逐渐加重，即使隔着很远也能闻到，这让老汉跟别人交流时十分尴尬，更让老汉尴尬的是，老伴也不愿意跟他说话、同桌吃饭，甚至搬到别的屋子睡觉，闹起了"分居"。为了治疗"口臭"，老爷子看了牙医，也吃了不少的药，但没有收到任何效果，经他人介绍来诊。

想要去口臭，先要找病因。引起口臭的原因有很多，一般要先从口腔、鼻、咽喉部等部位寻找病因，由于吸烟、饮酒或食用刺激性食物，如葱、蒜等引起的，一般不需要服用药物，改善不良生活习惯即可缓解；由口腔溃疡、牙龈发炎、牙出血等口腔疾病引起的，就需要通过清洁口腔和对症治疗来缓解；还有些口臭病因并不在口咽，而是来自消化系统疾病，或者情绪等因素，也包括中医范畴内认为的湿热、胃火、食积等病因，病例中的七旬老汉，治疗机制

就在于此。

中医经典之中，并无口臭的明确分型，按照临床经验，口臭一般可分为以下几种类型：胃火炽盛、肺胃郁热、脾胃湿热、胃肠食积、肝胆湿热等几种，根据其病机、舌脉，结合其症状表现，调治方法也不尽相同，清胃散、小陷胸汤、苇茎汤、保和丸及龙胆泻肝汤等方子常可随证加减运用。本文所述病例，刻下症见：口气恶臭，口中黏腻，食欲一般，腹微胀满，大便黏，时有便秘，舌红苔黄厚腻，脉弦滑，诊为脾胃湿热型口臭，予以平胃散合清胃散加减，具体方剂如下：苍术15g，川朴10g，陈皮15g，清半夏12g，茯苓15g，升麻15g，黄连6g，石膏10g，薏米30g，泽兰15g，佩兰15g，赤芍12g，丹皮12g，藿香15g，5剂，水煎服，日1剂，早晚分服。今日复诊，患者口臭尽消，舌上黄厚腻苔皆去除。

再来解读下平胃散和清胃散这两个一字之差的方子。

出自《太平惠民和剂局方》的平胃散，由6味中药组成，该方的功效为燥湿运脾、行气和胃，是治疗湿滞脾胃的基础方。方中以苍术为君药，以其辛香苦温，入中焦能燥湿健脾，使湿去则脾运有权，脾健则湿邪得化；臣以厚朴，芳化苦燥，行气除满，且可化湿，与苍术相伍，行气以除湿，燥湿以运脾，使滞气得行，湿浊得去；陈皮为佐，理气和胃，燥湿醒脾，以助苍术、厚朴之力；使以甘草，调和诸药，且能益气健脾和中；煎加姜、枣，煎至7分时去姜、枣，以生姜温散水湿且能和胃降逆，大枣补脾益气以襄助甘草培土制水之功，姜、枣相合尚能调和脾胃。综合全方，燥湿与行气并用，而以燥湿为主。燥湿以健脾，行气以祛湿，使湿去脾健，气机调畅，脾胃自和。

清胃散出自《脾胃论》，由生地黄、当归、黄连、牡丹皮、升麻五味药组成，本方主治胃有积热，热循阳明经脉上攻所致的各类齿痛、腮肿、牙宣出血等疾病。方用苦寒之黄连为君，直泻胃府之火；升麻为臣清热解毒，升而能散，可宣达郁遏之伏火，与黄连配伍，则泻火而无凉遏之弊，升麻得黄连，则散火而无升焰之虞；胃热则阴血亦可受损，故以生地凉血滋阴；丹皮凉血清热，皆为臣药；当归养血和血，为佐药；升麻兼以引经为使；诸药合用，共奏清胃凉血之效。

本文老汉，湿热蕴结中焦，蕴育化火，冲逆而上而发病，其证热重于湿，而未见阴血耗伤，故两方相合，去生地、当归，加石膏以助升麻、黄连清泻胃火；加薏米、藿香、泽兰、佩兰、茯苓辅苍术、厚朴以祛湿；加赤芍配丹皮以凉血活血；诸药相合，则湿去热消，口臭尽除。

# 十、经方加减治疗发热案例解析

病例一，患者肖某，女，54岁，因反复周身水肿1年，经各级医院确诊为"慢性肾脏病5期"，并于2023年6月接受血液透析治疗至今。患者于血液透析治疗后次日出现发热，体温波动在37.2～37.5℃，口服布洛芬片，虽短时间内体温可降至正常，但效果不持久，后口服"阿莫西林0.5g，每天两次"抗炎治疗，症状仍无明显改善。

2023年7月13日查房，刻下症：体温37.5℃，无汗，微恶风寒，口渴，心烦，乏力，头晕沉，面颊微红，纳差、眠差，无尿，大便调。舌质淡红，苔薄微腻，脉微浮。四诊合参，辨证为表寒里热证，给予桂枝二越婢一汤加减，方药如下：桂枝15g，白芍15g，麻黄5g，生石膏20g，炙甘草10g，生姜12g，大枣12g。1剂，水煎服，先服半剂。

患者于当日傍晚饭后服用中药，家属叙述，患者夜间全身反复汗出，湿透衣衫，次日晨患者体温为36.6℃，已无明显汗出，不恶风寒，自诉口渴、心烦、头晕、乏力明显改善，额头扪之不润，略干燥，睡眠及食欲均较前改善，唯大便略难。此后，患者又经过两次血液透析，均未再出现发热症状，体温维持在36.6℃左右。

《伤寒论》第27条中云："太阳病，发热恶寒，热多寒少。脉微弱者，此无阳也，不可更汗。宜桂枝二越婢一汤。"

桂枝一两六铢，芍药一两，甘草（炙）一两三铢，石膏二十四铢，麻黄十六铢，大枣（擘）五枚，生姜（切）一两六铢，右七味，以水五升，煮麻黄一二沸，去上沫，纳诸药，煮取二升，去滓，温服一升，日再服。

《医宗金鉴》中对桂枝二越婢一汤是这样理解的：桂枝二越婢一汤，即大青龙以杏仁易芍药也。名虽越婢辅桂枝，实则大青龙之变制也。去杏仁恶其从阳而辛散，用芍药以其走阴而酸收，以此易彼，裁而用之，则主治不同也。以桂枝二主之，则不发汗，可知越婢一者，乃麻黄、石膏二物，不过取其辛凉之性，佐桂枝二中和表而清热，则是寓微汗于不发之中亦可识也。非若大青龙以石膏佐麻黄，而为发汗驱热之重剂也。桂枝二越婢一汤，治发热恶寒，热多寒少，而用石膏者，以其表邪寒少，肌里热多，故用石膏之凉，佐麻桂以和营卫，非发营卫也。今人一见麻桂，不问轻重，亦不问温覆不温覆，取汗不取汗，总不敢用。皆因未究仲景之旨。麻桂只是营卫之药。若重剂温覆取汗，则为发营卫之药；轻剂不温覆取汗，则为和营卫之药也。

从原文药物剂量及煎服法来看，桂枝二越婢一汤虽与大青龙汤药味相似，实则天壤之别，桂枝二越婢一汤药量轻微，不需温覆，属小汗之法，治疗脉微弱、阳气极度虚衰的表寒里热之证，与本案尿毒症患者状态极为相似。本案虽取效，但患者"夜间全身反复汗出，湿透衣衫"，似有过汗之虞，如若进一步减少药量，分次服用，周身微微汗出，中病即止，似乎更加妥当。

病例二，姜某，女，53岁，因"潮热汗出4年，加重2月余"于2023年8月1日来诊。患者于4年前因"子宫腺肌病"导致子宫出血不止，并出现严重贫血，经威海市妇幼保健院注射GnRH（醋酸亮丙瑞林微球）4针后停经，此后患者反复出现潮热、烦躁、大汗淋漓，时有心慌、胸闷，肌肤对寒热感知迟钝，经多家医院诊治并口服中药煎剂、"知柏地黄丸""谷维素片"等治疗，病情无明显好转，近两个月上述症状加重，汗出不止，伴口干、乏力、体倦、腰部沉重，腹压增加（咳嗽、喷嚏、大笑、跑跳）时漏尿，无尿频、尿急、尿痛，无头晕、头痛，无恶心、呕吐，无阴道异常流血、排液，舌红苔薄黄，脉弦细。

回顾患者的既往诊治经历，4年时间内，患者一直在不停地治疗，中医治疗多以疏肝益肾、滋阴清热等为基本治疗原则，效果不明显，用患者自己的语言来描述："我一直在不停地出汗，时不时的潮热，寒热温凉对于我来说，基本没什么感觉，别人觉得冷，我不觉得冷，风吹到我身上，都没有什么感觉，就觉得体内燥热，吃什么药都觉得用处不大。"

"观其脉证，知犯何逆，随证治之"，早在2 000多年前的《伤寒论》中，就明确提出了"治病求本、辨证论治"的治疗理念，那姜某的病机之本是什么呢？患者先前崩漏不止，多责之虚、瘀或热，注射西药，月经骤闭，必有干血留滞胞宫，热与瘀结，蓄于下焦，循太阳经脉蒸于表，而致潮热，汗出不止，日久气阴两伤，而现口干、乏力、体倦、腰部沉重、漏尿等症。"下焦蓄血证"，这是笔者给出的诊断。

诊断明确了，再谈治疗。《伤寒论》第124条中云："太阳病六七日，表证仍在，脉微而沉，反不结胸。其人发狂者，以热在下焦，少腹当硬满，小便自利者，下血乃愈。所以然者，以太阳随经，瘀热在里故也。抵当汤主之。"《金匮要略》第22篇第14条中云："妇人经水不利下，抵当汤主之。"结合患者脉证，抵挡汤作为本病清瘀热的主方可谓是当仁不让。

基本方药如下：水蛭4g（冲），虻虫2g，桃仁15g，大黄6g，红花15g，郁金15g，赤芍15g，丹皮15g，柴胡15g，黄芩10g，黄连6g，青蒿15g，地骨皮15g，天花粉15g，知母15g，水煎服，日1剂。配合针灸治疗，选穴如下：曲池、外关、合谷、复溜、血海、膈俞、肝俞。

上方为主随症加减，治疗月余，患者诸症大减，偶有汗出、潮热，但较前明显减轻，汤剂改为丸剂，继服巩固治疗。

柯韵伯言："蛭，昆虫之饮血者也，而利于水。虻，飞虫之吮血者也，而利于陆。以水陆之善取血者，用以攻膀胱蓄血，使出于前阴，佐桃仁之苦甘而推陈致新，大黄之苦寒而荡涤邪热，名之曰抵当者，直抵其当攻之处也。"本案患者以抵挡汤领大队活血之剂通经活血祛瘀，伍柴胡、芩连、青蒿、地骨皮清解瘀热，配知母、天花粉滋阴凉血，诸药相合，则瘀消热退汗止，但患者月经已闭，瘀血不能下排只能缓消，故汤药改丸剂以缓图之。

病例三，刘某，女，70岁，因"持续低热1月余"于2023年8月31日来诊。患者既往有高血压病病史30余年，血压最高达180/100mmHg，口服缬沙坦胶囊160mg，血压控制尚可；冠状动脉粥样硬化性心脏病病史5年余，口服单硝酸异山梨酯缓释片20mg，病情尚稳定。患者约1个月前，因受凉后出现发热，自测体温37.2℃左右，并感周身畏寒，后背尤甚，肢体酸痛、震颤，汗出，乏力，咳嗽，咯白黏痰，微喘，经当地医院口服药物治疗，病情逐渐好转，约半个月前经威海市立医院行甲状腺癌切除术，术后口服左甲状腺素钠片2片、碳酸钙$D_3$片2片"。刻下症见：持续低热，自测体温波动在36.9~37.3℃，夜间为重，并感周身畏寒，后背尤甚，肢体酸痛、震颤，汗出，乏力，口干微苦，时有腹痛腹泻，无咳喘，无心慌胸痛，纳可，眠差，小便调，舌淡苔薄白，脉沉细。

综合舌脉证，诊为太阳少阳并病，证属阴阳两伤，治以调补阴阳，和解祛邪。行针药并用综合治疗，中药以桂枝加龙骨牡蛎汤合小柴胡汤加减，方药组成如下：黄芪60g，桂枝15g，白芍15g，生姜12g，甘草12g，大枣12g，煅牡蛎（先煎）30g，煅龙骨（先煎）30g，柴胡20g，黄芩8g，天花粉15g，青蒿15g，地骨皮15g，黑顺片6g，细辛3g，山萸肉15g，每日1剂，每日2次，煎服。针灸配穴如下：督脉十三针，风池透风府，风门透肺俞、脾俞、肾俞，施以补法，留针30min。

经上述治疗周余，患者体温逐渐恢复正常，保持在36.8℃左右，肢体酸痛、震颤、口干微苦、腹痛腹泻等症状消失，畏寒、汗出、乏力等症状也较前明显减轻，继续巩固治疗中。

桂枝加龙骨牡蛎汤出自《金匮要略》，文中云："夫失精家，少腹弦急，阴头寒，目眩发落，脉极虚芤迟，为清谷、亡血、失精。脉得诸芤动微紧，男子失精，女子梦交，桂枝加龙骨牡蛎汤主之。"本方为经典的虚劳调补方剂，具有调和营卫、固精敛阳之功，结合本案患者，组方解析如下。

方中大剂量黄芪补益元气、固表敛汗；桂枝通阳解肌；芍药补阴敛营，两者相配，调和营卫；大枣甘平，益气和中；生姜辛温，助桂枝解肌；枣、姜相合，可升腾脾胃生发之气而调和营卫；甘草合桂枝辛甘化阳，合芍药酸甘化阴；牡蛎、龙骨固表敛汗，安神固摄；柴胡、黄芩和解少阳；天花粉、青蒿、地骨皮清退虚热；黑顺片、细辛温通经脉；山萸肉补益肝肾，纳火归元。配合针灸治疗，以督脉十三针与背俞穴为主，重在温阳补益，兼以和解祛邪，针药并用，使营卫和，阴阳调，阳能固摄，阴能内守，而诸症得消。

"观其脉证，知犯何逆，随证治之。"面对临床中的复杂病情，在中医"整体观念、辨证论治"思维体系指导下，察舌按脉，灵活地运用经方加减，往往会收到意想不到的治疗效果。

中医不仅有药，还有针，还有手法，"针药并用、手法辅助、内外相扶、相得益彰"，也不失为一种完备的治疗选择。

## 十一、从"温阳"入手治疗胸痹案例解析

最近医院护理部组织护士美眉们加强中医业务学习，同为护士的媳妇天天捧着中医资料背来背去，一天早晨，睡眼惺忪的媳妇突然问我："你说肺跟肾有什么关系？"这点小问题自然难不倒我，正好跟她卖弄一番：肺属金，肾属水，金生水，肺肾是金水相生的关系，又叫肺肾相生；肺为水上之源，主肃降，通调水道，使水液下归于肾，再排出体外；肾为主水之脏，水液经肾阳的蒸化，使其中的浊者通过膀胱排出体外，清者依靠脾阳的运化，上归于肺，再次参与水液代谢的功能，这就是肺与肾在水液代谢方面的关系体现。另外，肺司呼吸，肾主纳气，人体的呼吸运动，虽然由肺所主，但需要肾的纳气作用来协助，肾气充盛，吸入之气才能经过肺之肃降，而下纳于肾，肺肾相互配合，共同完成呼吸的生理活动，所以古人云："肺为气之主，肾为气之根"。"肾主纳气，为气之根，怎么听着那么虚头巴脑啊，能举个例子吗？"媳妇的这一提醒，还真让我想起了一个病例，一位3个月内"漏"了5次气的八旬老太太。

大约5年前，接诊过一位86岁的农村老太太，老太太平素身体硬朗，基本没有什么大病，耳清目明，还能经常跟邻居打打扑克、搓搓麻将。一天，老太太突然出现胸痛、胸闷，喘不上气来，到医院一检查：自发性气胸，气胸算不上什么大病，住几天院，排排气，消消炎，老太太就顺利出院了，可出院没几天，没有外伤、没有过度活动，老太太的肺又"漏气"了，没办法，只能再次住院……3个月内，肺"漏"了5次，可把老太太折腾坏了。第5次出院后，老太太直接来找我，看看中医有没有办法帮她解决下问题。

先从西医角度来讲，"自发性气胸"是指因肺部基础疾病使肺组织和脏层胸膜破裂，或靠近肺表面的肺大疱、细微气肿疱自行破裂，使肺和支气管内空气逸入胸膜腔而形成的气胸，常表现为呼吸困难、胸痛、胸闷、刺激性咳嗽等症状，重症患者甚至出现休克呼吸衰竭的表现。自发性气胸常难以愈合，再发气胸、局限性气胸比较多见，老太太就属于这种情况，虽然，老太太没有那些基础病。

再谈中医对"自发性气胸"的见解，中医本无"自发性气胸"的诊断名称，该病从中医学的角度来看，多属本虚标实，虚实夹杂之证，治疗可借鉴喘证、咳嗽等病证的治疗经验。本病例老太太气胸症状已缓解，"标实"已解，需要

做的是"固本"，以防止病情复发，那老太太的"本虚"在哪呢？我的意见是在"肾"，肾的纳气功能虚弱，气无根浮于上，才导致老太太"气胸"的反复发作，那根据是什么呢？"肺为气之主，肾为气之根"。"本虚"无外乎肺肾两脏，老太太年近九旬，肾气渐虚为既定事实，但从病史及入院检查来看，既往身体很好，没有什么慢性肺病史，来诊时除了轻微的胸痛、胸闷，也没有什么不适的感觉；再从脉象来看，寸浮而尺弱，寸主心肺，尺主肾，寸浮为气浮于上，尺弱为肾虚不纳之象。综合分析，老太太的"虚"更偏于肾，反复气胸发作是由于肾不纳气，气浮于上所造成的，治疗上当以补肾纳气为主，兼以宽胸益肺，所以我就给开了个以大剂量山萸肉为君的桂附地黄汤加减方；一周以后，患者复诊，出院时的残余症状完全消失，身体也感觉恢复到之前的那种状态；效不更方，继服七剂，巩固疗效，患者未再复诊。两年后，老太太因他病来诊，自述"自发性气胸"未再发作。

给媳妇的病例讲完了，还有些意犹未尽，借题发挥一下，再讲一个肺肾之间关于气机和水液代谢关系的故事。温病大师赵绍琴曾经讲述过这样两个病例。一个是在上世纪60年代末，赵老被关进了牛棚，剥夺了诊脉开方的权利。一天，有患者偷偷找到他，说患尿闭多日，经多方治疗未效，依赖导尿管导尿，十分痛苦，请赵老救他一命。赵老私下为他口授一方：苏叶、杏仁、枇杷叶各10克，水煎服，嘱其院外购药，以免节外生枝。事后患者专程前来告知，药后小便即通，花费不过两角钱。另一个病例是在1990年初秋，一个在美国的朋友打来长途电话，说他夫人产后尿潴留，住院治疗10余日，花费美金已逾万元，仍不见效，不得已而求助于祖国的中医药。赵绍琴在电话中告诉他，可购一味苏叶，每日煎汤代茶频饮。两日后朋友来电话说，患者服药后小便即利，痊愈出院了。赵老的两个病例治法就是中医著名的"提壶揭盖"法。

"提壶揭盖"法是朱丹溪所创，有"以升为降"之意，常用于气虚升降失司，小便不通之证。肺主宣发为水之上源，能通调水道，肺与肾协同分司水液代谢，维持水道的通调。肺气闭阻，肃降失职，水液代谢失常，也可出现小便不利、浮肿等症。"提壶揭盖"法，是用宣肺或升提的方法通利小便的一种借喻而已。

故事讲完了，媳妇似懂非懂，若有所思……

# 第三章 针灸集锦

## ▶▶ 一、针灸治疗便秘案例解析

2021年11月10日，笔者到脾胃科会诊了一位多日大便不通的患者徐阿姨，听完患者的描述，笔者也有些吃惊：年过六旬的徐阿姨，素有糖尿病病史10余年，口服药物，血糖控制尚稳定；约4年前，徐阿姨出现了较为严重的便秘症状，大便三四日不解是很常见的事情，并且逐渐加重；大约半年前，徐阿姨出现了一次长达22d的大便不解，经市立二院治疗未果，转至市立医院进一步治疗，经反复灌肠、口服泻药等各种治疗手段综合治疗，终于使大便得通，这次痛苦经历让徐阿姨心有余悸。但是，在此次会诊前14d，徐阿姨新一轮的噩梦又开始了：腹胀、腹痛、恶心、口干、饮食减少，频频排气，但就是不见大便排出，尝试了各种口服药物，也没有收到理想效果。想到此前在西医院的办法也不是太多，徐阿姨此次来到中医院，想看看有没有更好的治疗方法。

结合徐阿姨的症状、舌脉（舌红苔黄干、脉弦滑细），考虑患者属气耗阴伤，肠道失润，腑气不通之阳明病，以滋阴增液、通腑调气为主要治疗原则，针灸治疗选穴如下。

主穴：支沟、天枢、大横、上巨虚；配穴：三脘、梁门、足三里、阴陵泉、三阴交、照海、合谷、太冲。每日治疗1次，主穴捻转提插强刺激，并留针20～30min。

次日（2021年11月11日）复诊：徐阿姨的腹胀、腹痛等症状已明显减轻，但仍不见大便排出，继以前法。

2021年11月12日再诊：患者自述大便已顺利解出，量多，排便通畅，无艰涩感。

2021年11月13日—14日，患者每日均有大量粪便排出，排量之多，患者自己都感到惊讶，用患者自己的话说："我简直不敢相信我肚子里竟然存了这么多脏东西，排出之后，身体轻松了很多。"

针灸治疗便秘，为什么会有这么好的效果呢？我们从方义的角度来进一步做出解释。正所谓："药有药性，穴有穴性。"笔者经常会对学生们说："我们开出的每一味药，扎下的每一根针都不应该是多余的，都必须要做出合理的解释。"以上方为例，方义如下。

支沟为三焦经之经穴，可宣通三焦气机，三焦得通，津液下达，胃气因和，腑气自调；天枢为大肠之募穴，配以大肠下合穴上巨虚，可疏通大肠腑气，腑气通，则传导功能自复；大横属足太阴脾经穴，可理气止痛、通腑导滞；合谷为手阳明大肠经之原穴，以泻其热；足三里、阴陵泉为足阳明胃经、足太阴脾经之合穴，可补益脾胃，扶助中气，脾胃气旺，自能生津润肠；太冲疏肝理气，以助疏泄；三脘、梁门调畅胃腑气机；三阴交、照海滋阴增液，润肠通便；诸穴合用，则胃气得助，阴液得生，腑气得通，腑热得泄，大便得下。

针灸能治疗哪些病呢？很多人的认识主要局限在痛证及瘫证上，其实针灸在胃肠病的治疗效果同样优秀；此外，在神志病、妇科病、呼吸系统疾病、皮肤病等方面，针灸也同样具有神奇的效果。一根银针，在很多医者的手中就是神针，曾经跟诊恩师逯俭时，见过太多神奇之事。跟诊的学生感冒了，一把鼻涕一把泪，喷嚏连连，足太阳膀胱经上几针下去，鼻涕不见了，喷嚏消失了；急性荨麻疹患者，行针留针期间，眼见着遍身的斑丘疹逐渐消退；崴了脚的患者瘸着进来，手腕一针，活动自如地离开；脖子不敢转了，腰痛得爬不起来，几针下去，诸症皆失；失眠的患者，扎着针鼾声如雷……类似的例子，举不胜举。中医之所以能够流传数千年，长盛不衰，疗效就是其顽强生命力的保障。

## 二、针灸治疗妊娠头痛案例解析

几天前，门诊来了位特殊患者，女性，怀孕3个月，妊娠反应剧烈，吃得不多，吐个不停，腹中胎儿见长，自己体重却掉了7.5kg，好不容易呕吐缓解了些，又出现了头痛症状，一侧持续偏头痛，让患者夜不能寐，痛苦不堪，因为是怀孕早期，检查做不得，药物不敢吃。被头痛折磨了1周多的患者，来到诊室时，颇有些走投无路的感觉，一旁的丈夫，除了心疼，也只剩下了无奈。怎么办？有没有什么好办法，让头痛快些缓解呢？已成了夫妻俩最大的期待。

妊娠头痛，以反复发生的偏侧或双侧头痛为特征，作为妊娠妇女最常见的神经科病症之一，也是让西医很头痛的问题。

在妊娠期，大约有15%的偏头痛是首次发作且多发生于妊娠前3个月，究其病因，除了孕期激素的改变之外，偏头痛的病因学说还有以下两种。

1.血管源学说

（1）在发作先兆期，局部脑血流量明显减少。符合颅内血管收缩，由于缺血引起视觉改变或感觉异常等症状。

（2）头痛发作时，脑血流量显著增加。这是继发于血管收缩后脑组织长时间缺血缺氧，局部乳酸堆积致使血管扩张。

2.神经源学说

（1）5-羟色胺水平的波动对血管的收缩与舒张产生影响。

（2）5-羟色胺与细胞外液中的缓激肽组胺及血管弛缓激肽等神经肽类作用导致动脉无菌性炎症，二者联合作用引起发作前的先兆症状及偏头痛的发作。

西医学虽然对病因研究的比较透彻，但治疗没有太好的办法。急性发作期，建议口服止痛药对症治疗；症状严重不缓解的，建议应用镇静剂地西泮或氯丙嗪肌注，或止痛剂可待因口服，或肌注哌替啶加异丙嗪治疗。偏头痛持续状态，有口服泼尼松（激素）、苯噻啶（5-羟色胺拮抗剂）、阿米替林（三环类抗抑郁药）等治疗方案。

回顾分析下患者的症状，从病位而论，其头痛发作以左侧前额、颞侧及后枕为著，前额属阳明、颞侧属少阳、后枕属太阳，此患者属三阳经合病。从病机而论，患者频繁呕吐，其后头痛发作，兼见舌苔白厚腻，脉弦滑，此为痰湿内蕴，随肝风上蒙清窍，阻滞脉络而作痛。病机病位清楚了，接下来的就是治疗了，急则治其标，快速缓解头痛是当务之急，我选用的治疗方法就是针刺治疗。治疗原则以息风化痰、通络止痛为主，选穴：三阳络、风池、天柱、完骨、头维、阳白、角孙、百会、内关、丰隆。同时，查体发现，患者颈椎2/3关节突关节存在明显错位，辅以手法单关节轻柔整复。治疗当日，患者头痛症状缓解了很多，恶心、呕吐症状也缓解了很多。

在头痛的治疗中，中医有着丰富的治疗经验，除了针刺，还有中药、手法等，"杂合以治"的综合治疗方法让很多头痛患者走出了梦魇。除此以外，近年来，上颈段及后枕部软组织病变及关节错位诱发的头痛病因学逐渐被人们所认识，这也就是"颈源性头痛"，针刀作为一种新型的中医微创治疗器具，在"颈源性头痛"的治疗中发挥着重要作用，择日将单篇论述。

## ▶▶ 三、针灸治疗外伤后疼痛案例解析

76岁的史老太最近摊上个大事儿，过斑马线时，被飞驰的汽车撞倒，医院的相关检查显示：除了肩关节脱位、脑震荡、周身多处软组织损伤外，还出现了髋臼前柱、耻骨上下支、骶骨、肋骨等多处骨折，从入院那时起，史老太能做的就只有绝对卧床，同时还要忍受周身疼痛的困扰。随着病情逐渐稳定，身上他处的疼痛逐渐缓解，但是双下肢尤其是大腿前侧的疼痛并没有明显改善，这让史老太饭吃不香，觉也睡不好，除了止痛等对症处理，骨科也没有太好的办法，于是请针灸科会诊，看看中医有没有好的治疗方法。

通过详细的指下查体及问诊，笔者与骨科同仁们的观点基本一致，骨盆骨折造成的软组织损伤及局部血肿对相关穿行神经的刺激，是造成患者下肢痛的主要原因。查体中发现，缝匠肌及股四头肌肌腹及起止点的压痛尤其明显，由于绝对卧床，老太太同时还出现了腹胀、排便困难等其他症状。如何治疗呢？

结合患者的病情及查体情况，笔者给出的针刺配穴方案如下：腹四门、大横、支沟、关元、髀关、伏兔、梁丘、血海、风市、阳陵泉、足三里、上巨虚、阿是穴。从方义角度来看，腹四门是指"老十针"中经常配用的中脘、气海、天枢四穴，加配关元、足三里，可培补后天、补益中气；支沟畅通三焦气机，大横为治便秘之验穴，上巨虚为大肠之下合穴，三穴相配，可通腑调气、导滞通便；髀关、伏兔、梁丘、血海、风市、阳陵泉从中医角度来看属循经取穴，但从解剖学的角度来认识，你就会发现，髀关位于的是缝匠肌与股四头肌之间，伏兔位于股四头肌的肌腹之中央，梁丘、血海分别是股四头肌外侧头、内侧头的所在部位，风市则位于与股四头肌相延续的髂胫束中央，阳陵泉为筋会，也是腓总神经绕过腓骨颈的部位。这套结合中医知识和西医解剖的配穴方案收效之迅速，也是笔者没有想到的，当天晚上，老太太就能平静入睡了，次日腹胀就得到了缓解，大便也能每日排出了。

中医治病有四大法宝——针、灸、药、手法，但在以西医为主导的临床中，出于各种因素，中医的很多技术是难以施展的，但实际上，即便是急危重症的治疗，如果中医能够得到足够的参与机会，往往会收到意想不到的效果。

笔者在北京东直门医院进修的时候，和笔者的老师会诊了一个多脏器功能衰竭的患者，患者除了接受西医治疗，每天也会配合针灸治疗，在综合治疗下，患者的临床症状逐渐改善，但是心率却一直维持在130次/min以上，各种方法均效果不明显。适逢老师出差，扎针的任务就交到笔者的手里。如何把患者的心率给降下来呢？笔者考虑了很久，在老师配穴的基础上加了一个穴——阴郄。经过一段时间的治疗，患者病情最终得到彻底缓解，出院时，心率一直稳定在70～80次/min。

当年在基层医院值班时，也经常会接诊到一些急症，一次夜班中，笔者接诊了一位泌尿系结石的患者，患者痛的冷汗直冒，直不起腰来，在为患者办理入院手续的时候，笔者便给他扎了4针：双侧水泉、金门。当患者家属把住院手续办好时，患者的疼痛基本已经缓解了。这两组穴位临床并不常用，科普一下：金门穴，位于人体的足外侧部，当外踝前缘直下，为膀胱经郄穴；水泉穴位于足内侧，内踝后下方，太溪穴直下1寸，跟骨结节内侧前上部凹陷处，为足少阴肾经郄穴。

## ▶▶ 四、针灸治疗急性肩痛案例解析

肩痛有千种，诊断不同，治疗方法也不同，分享1例接受针灸治疗的肩痛特殊病例。

患者邓某，男，54岁，因"左肩痛10余小时"来诊。患者于10余小时前无明显诱因出现左肩部疼痛，不活动时不痛，外展或旋转肩关节时会出现左肩外侧深在性针刺样疼痛发作，勉强活动，肩关节活动范围无影响，无畏寒，无颈臂麻木。查体：肩关节活动可，左肩峰外下方深压痛，余（－）。从疼痛部位判断，患者左冈上肌止点病变可能性大，但基层卫生院无进一步确诊手段，该患者无明显外伤劳损史，发病不过10余小时，不做局部处理，暂行远端取穴针灸

治疗。取穴：对侧肩痛穴、条口穴透刺承山穴，长针直刺，行提插捻转手法，患者感局部酸麻胀重，针感向下传导至足底，同时嘱患者活动患侧肩关节，以动作慢，幅度大为宜。针刺行针时，患者活动肩部已无明显疼痛感觉，继续留针10min，患者肩痛基本消失，嘱患者注意观察病情变化，随诊。在这个肩痛病例中，笔者使用的治疗方法是肩痛穴与条口透承山的联合应用，我们来共同探讨下。

肩痛穴，又称中平穴，位于小腿腓侧，腓骨小头与外踝尖连线之中上1/3处，相当于足三里下2寸、偏外1寸左右位置。

中医选穴常用揣穴之法，是指在针前用手指在穴位处行揣、按、循、摸，找出具有指感的精确穴位，又称定穴或摸穴。肩痛穴定位选择必须准确，也需要揣穴，上面描述的肩痛穴位置只是一个大体区域，我们需要通过揣、按、循、摸，找到局部酸胀压痛最明显的阳性点，作为施针部位，再行针法，才能收到良好效果。

肩痛穴针刺一般选用3寸毫针，行直刺法，进针约2.5寸，可行上下提插捻转手法，待出现针感即可出针，针感要求以局部酸、麻、胀，并向足部放射为宜，个别患者可传导至肩部，传至肩部者疗效最佳。病情较重、病程较长的患者可留针以增强针效，留针期间可适当配合肩部运动。

肩痛穴的取穴原则为交叉取穴，即右侧肩痛取左侧穴位，左侧肩痛取右侧穴位。肩痛穴针刺治肩痛，即时效应极佳，据有关文献统计，针刺当时见效率达90%以上，很多中医同行经常以针出即愈来标榜中医的神奇，客观地说，这种即时效应未必等同于效果持久，对于慢性顽固性肩痛患者，单靠一次针刺，就想获得痊愈，可能性不大，已经达到冻结肩程度的肩痛患者，想要通过一次针灸就彻底解决，无异于痴人说梦，但对于大多数没有太过严重的器质性病变肩痛患者，针灸仍不失为一种很好的治疗方法。

肩痛穴是一种选择，我们也可以选择别的穴位，比如条口透承山。条口透承山治肩痛这一方法，笔者最早是从《于书庄针灸医集》一书中学习到的。这一治疗经验并不是源于古代文献，而是来源于20世纪50—60年代民间的治腰痛经验方，当时为这一特殊的透穴法起了一个专门的穴名——条山穴，其最初的主治病症很明确——腰痛，后来逐渐将主治症变成了"腰痛、肩臂痛"。在最初的医疗实践中，治疗肩痛的是从小腿部足三里下3寸左右的压痛点透刺承山穴，用毫针在条口穴附近压痛点向承山穴方向捻转进针2～4寸，留针5min，如果找不到压痛点，即取条口透承山穴，但据相关考据，条山穴不如压痛点效果好。笔者把肩痛穴与条口透承山合用治疗肩痛，也算是借他山之石以攻玉吧。

## ▶ 五、针灸治疗喉返神经损伤案例解析

据近年的文献报道，甲状腺手术喉返神经损伤总发生率为1%～14%。喉返神经损伤发生率除与手术医生的训练和经验密切相关外，也与喉返神经在颈部的位置不恒定、常有变异有很大的关系。喉返神经损伤主要表现为以下方面：①声音嘶哑；②失声；③饮水呛咳；④呼吸困难或窒息；⑤其他。在治疗方面，西医除了严重的喉返神经损伤可行再次手术治疗及营养神经等对症治疗外，并无特殊的治疗方法。

既然是损伤，在中医眼中，多半就有"血瘀""筋脉损伤"等情况的存在，而咽喉部的损伤，也同样有对应的方子存在，只是这个方子在临床上往往被人所忽视，那就是王清任的八大逐瘀汤之一——会厌逐瘀汤，这也是笔者跟同仁重点推荐的方子之一。

王清任在《医林改错》中的逐瘀之法，不同于张仲景《伤寒杂病论》中的按病性及六经辨证而施方，更多的是结合具体病位，据其病位以相应的逐瘀汤治之，会厌逐瘀汤就是对应咽喉部位的瘀血类疾病，而施以的是逐瘀利咽开音之法。

本方由四逆散合桔梗汤、桃红四物汤加减而成，方药组成包括：桃仁、红花、甘草、桔梗、生地、当归、玄参、柴胡、枳壳、赤芍。方中桃仁、红花、赤芍、当归活血逐瘀；生地、玄参养阴清热，润燥生津；柴胡、枳壳一升一降，舒畅气机；桔梗、甘草为伍，宣肺祛痰，泻火利咽。甲状腺类疾病多与肝郁痰凝有关，而手术损伤则属于瘀血的范畴，此方涵盖了桃红四物汤活血通痹、四逆散疏肝理气解结、桔梗汤开肺门户之意，如此可肺气得宣，肝气得疏，瘀血得消，而音自扬。

除了中药，中医还有针灸之法，适逢甲乳外科有一位甲状腺术后出现声音嘶哑考虑喉返神经损伤的患者，笔者便在会诊时，予以了针灸治疗，针灸处方如下：廉泉、鱼际、血海、照海、四关。

廉泉，属任脉，在"在颌下，结喉上，舌本下"，主治舌强不语，舌下肿，哑，暴瘖等症；鱼际为手太阴肺经荥穴，有疏经通络、清宣肺气之功，可治咽干、咽喉肿痛、失声等症；血海是足太阴脾经的穴位之一，可用于瘀血闭阻、阴血不足等各种血证；照海穴为足少阴肾经穴位，亦为八脉交会穴，通阴跷，配廉泉可治咽喉干燥类病症；四关穴，出自《针灸大成》，由手阳明大肠经合谷穴和足厥阴肝经太冲穴组成，均为原穴，能调整脏腑气血，通达三焦气机，有理气活血之功。

初诊之时，患者声音嘶哑几乎发不出声音；治疗次日，患者的发音就明显得到改善；第3日，患者的发音就比较清晰了，随后便出院回家静养。

## 六、针灸治疗痰饮案例解析

患者常某，女，65岁，因"慢性胃炎、结肠息肉、中度贫血、结肠部分切除术后"入住脾胃科，欲行胃肠镜检查治疗。刻下症：感上腹畏寒，恶心，反酸，烧心，腹胀，无法进任何饮食，腹中肠鸣沥沥有声，有排气，但大便不下，舌淡暗体大边有齿痕，苔白腻，脉沉弦滑，常规治疗，效果不显，因为患者无法进食，胃肠无法清理，胃肠镜检查就无法执行，故请中医科会诊协助治疗。

结合症、舌脉及病史，综合判断患者属于中阳虚损，内生寒湿，兼夹饮食积滞，停滞胃肠而发为"痰饮"病，总属阳虚阴盛，本虚标实之证。患者不能进饮食，施以针刺之法，先刺脾俞、胃俞、不留针，再刺三脘、足三里、阴陵泉、天枢，施以补法，再刺丰隆、梁门、大横、支沟、公孙，行补泻之法，留针30min。次日复诊，患者自述，针后泻下大便4～5次，内杂大量白色黏冻样物及未消化饮食残渣，诸症悉减，已能进饮食配合胃肠清洁，为胃肠镜检查做准备了。

大便不下，以实热、气滞、阴伤等病因居多，寒湿阻滞病因并不常见，且寒湿蕴结中焦，多致腹泻，而非大便不解，那本案患者的大便不下该如何理解呢？

寒湿内蕴，损伤的多为脾阳，脾阳受损，运化失权，清浊夹杂而下，则为腹泻，正如《素问·阴阳应象大论》所云："清气在下，则生飧泄；浊气在上，则生䐜胀。"而本案患者不同的是，除有中阳虚损所致寒湿内生外，还兼夹饮食积滞，病位在胃肠。水、湿、痰、饮，实为一物而名异，内生之痰饮为寒湿所化，其既具有湿浊黏滞特性，又可与积食相杂，阻滞气机，停滞胃肠而不下，而见食阻、腹胀、肠鸣、便停等症。舌淡暗体大边有齿痕，苔白腻，脉沉弦滑，为痰饮积食互结之象，针后所排大便内，夹杂大量白色黏冻样物及未消化饮食残渣，亦为痰饮积食俱下之佐证。

痰、饮、水、湿同出一源，俱为津液不归正化，停积而成，依据其停留部位不同，分为痰饮、悬饮、溢饮、支饮。饮停胃肠为痰饮；饮流胁下为悬饮；溢于肢体为溢饮；支撑胸肺为支饮。本案患者就属于饮停胃肠的痰饮证。痰饮证多为本虚标实之证，针药治疗皆宜扶正祛邪。脾俞、胃俞、三脘、足三里、阴陵泉、天枢为补穴，先刺以扶正，再刺丰隆、梁门、大横、支沟、公孙，为泻穴，后刺以逐痰利水、消食导滞、通利腑气，诸穴合用，则痰食俱下，诸症悉减。

## ▶ 七、全督脉贯通针灸治疗案例解析

早晨晨练的时候，经常会用手机收听些中医经典讲座，近期收听的是北京东直门医院刘宁老师的《伤寒杂病论》十六杂方讲座。

刘宁老师在讲座中提到一个案例，一位年轻女性，在部队受到欺负退役，患上了严重的抑郁症，体重暴增，不与人交流，各种西药治疗，效果不明显，被家人强行带到医院看病，刘宁老师采用了十六杂方之一的百合地黄汤合逍遥散加减，并配合全督脉贯通埋线疗法，两周后患者复诊，体重明显减轻，情绪明显改善，也开始愿意与人交流，甚至主动要求来诊，家里人非常高兴。今天我们的话题就是这个不为人熟知的全督脉贯通埋线疗法。

什么是全督脉贯通埋线疗法呢？就是从长强穴开始（也可以从腰奇穴），首尾相接，依次埋线，直达百会（也可以到达脑户穴），笔者采用的就是以长针平刺之法来实现督脉贯通，以达到加强激发阳气的效果，也可以配合双侧膀胱经的贯通和夹脊穴的毫火针点刺。

分享近日以督脉贯通为主进行针灸治疗的病例两则。

病例1，张某玉，女，28岁，医院护士，因"产后受凉出现周身畏寒、怕风6月余"来诊。患者7个月前顺产双胞胎，产后1个月因参加考试，考场环境寒冷及座椅冰凉，后出现周身畏寒、怕风，尤以颈项腰背为重，出行必周身衣物包裹严实，只留口鼻眼，曾经北京两家医院数位中医专家诊治，并口服中药2月余，效果不显著，后来笔者这里就诊。来诊时症见：周身畏寒、怕风，乏力，无汗，颈项部板硬酸痛，并时感头晕、头痛，胸闷，纳少，眠差，二便调。舌淡苔薄白，脉沉细弱。诊断为太阳少阴并病，予以针药并用，治以温经散寒、祛风通络。

（1）针灸处方如下：督脉（腰阳关至大椎）、膀胱经双侧第1侧线（大抒至大肠俞）顺经平刺，颈夹脊穴，天柱（双），风池（双），昆仑（双）。施以补法得气后，留针20min，每日1次。

（2）中药方剂以桂枝人参新加汤加味，具体方药如下：桂枝15g，炒白芍15g，人参9g，生姜12g，大枣12g，炙甘草12g，黑顺片20g（先煎），细辛6g，黄芪30g，白术20g，防风10g，当归15g，葛根15g，柴胡6g，升麻6g，石菖蒲12g。日1剂，水煎服，早晚分服。

经上述方法治疗8d，患者诸症大减，因科室繁忙返岗，已能胜任工作，未再继续治疗。

病例2，张某莉，女，58岁，因"阵发性恐惧、焦虑20年余，加重半个月"来诊。患者诉20年前因"煤气中毒"（具体情况不详）后，出现阵发性焦虑、恐惧、烦躁、畏寒、怕冷、头痛、头晕、心慌、胸闷、上腹及两胁肋部胀痛，前胸后背多汗，睡眠较差，睡后易醒，醒后难以入睡，大便排出困难，纳差，病情反复发作，时轻时重。曾就诊于多家医院行各种治疗方法，效果不显。后经他人介绍，来笔者这里就诊。结合舌脉：舌淡苔薄白，脉沉弦细。中医诊断：郁病（少阳证）；西医诊断：广泛性焦虑障碍。拟以柴胡加龙骨牡蛎汤加减配合针刺治疗，患者拒服中药，单行针刺治疗。针灸选穴如下：督脉（腰阳关至大椎）顺经平刺，四关、神门、内关、心俞、肝俞、脾俞、三阴交。平补平泻得气后，留针30 min，每日1次。

现已治疗半月余，患者症状明显改善，继续治疗中。

# 第四章 针药并用

## ▶ 一、针药并用治疗奔豚气案例解析

今天跟大家分享1例西医很难查出病因的怪病——奔豚气。

张某，男，65岁，威海市乳山市人，因"腰腹部反复出现怪气冲抵头面半年余"于2017年7月9日来诊。患者来诊前7年曾于乳山市人民医院行"胃癌根治术"，术后化疗6次，病情恢复尚可。约半年前，患者出现左侧髂腰部胀闷不适，其感觉难以用语言描述，不痛不胀，转侧起卧如常，并感尿急、尿频、尿不净、尿无力、尿不多，常因如厕不及而尿湿内裤，未在意，未做任何处理。约1个月后，患者时感从左髂腰部不适处发出一股"怪气"，向前入下腹，冲上腹，经胸膺，抵头面；发作时，先感腹部如江水翻腾，继而出现心悸，四肢麻木，头部昏蒙，视物不清，虽意识清醒，但不能自持，不管身居何处，必仆倒于地，平卧数分钟至十数分钟后，上述症状方能逐渐缓解；无胸闷憋气，无恶心呕吐，无腹胀腹痛，无肢体功能活动障碍，起身后必如厕，小便清冷无力，滴落脚背寒凉如冰。经多家医院行多种检查，未见明显异常，服药输液治疗（具体名、剂不详），未见任何效果，病情日渐加重；近1月余，发作尤为频繁，几乎每日必犯。发病以来，患者自感轻微畏寒怕冷，纳可眠安，大便微溏，体重如常。观其色，闻其声：面色晦暗，表情淡漠，语言低沉无力；查其体：心肺、颈、胸、腰骶、腹均无明显异常；观其舌：体略大，色淡暗，苔白腻；诊其脉：左右俱沉滑，关尺尤甚。

这就是笔者所说的那位怪病患者刚接诊时候的情况，笔者诊断为：脾肾阳虚，水气上泛之奔豚气。治以温补脾肾，平冲降逆，以真武汤合苓桂术甘汤加减，并配以针灸，终收良效。

奔豚气病名，首见《金匮要略·奔豚气病脉证治》，原文中载论二首，方三首，如下。

"师曰：病有奔豚，有吐脓，有惊怖，有火邪，此四部病，皆从惊发得之。师曰：奔豚病，从少腹起，上冲咽喉，发作欲死，复还止，皆从惊恐得之。奔

豚气上冲胸，腹痛，往来寒热，奔豚汤主之。"

"发汗后，烧针令其汗，针处被寒，核起而赤者，必发奔豚，气从少腹上至心，灸其核上各一壮，与桂枝加桂汤主之。"

"发汗后，脐下悸者，欲作奔豚，茯苓桂枝甘草大枣汤主之。"

总结一下，"奔豚"之意，就是奔跑的小猪，"奔豚气"呢，就是气如奔跑的小猪，从少腹部一直奔跑到咽喉，奔跑的时候还会制造出一种"脐下悸，发作欲死"的恐怖气氛。大家看看是不是与上面这位患者的症状很像呢？

再来看下"小猪"奔跑的路线——从少腹起，上至心，冲胸，抵咽喉，与中医对冲脉的描述十分相似。《针灸甲乙经》中云："冲脉任脉者，皆起于胞中，上循脊里，为经络之海。其浮而外者，循腹上行，会于咽喉，别而络口唇。"《素问·骨空论》中云："冲脉为病，逆气里急。"《难经·二十九难》中云："冲之为病，逆气而里急。"《灵枢·逆顺肥瘦》中云："夫冲脉者，五脏六腑之海也，五脏六腑皆禀焉。其上者，出于颃颡，渗诸阳，灌诸精。"上面这个病例，"小猪"奔跑的路线与冲脉的循行路线是不是也很像呢？

从《金匮要略》的总结中，我们可以看出，"奔豚气"的主要病机有两条：一为七情内伤，结甚之气冲逆而上；二为过汗伤阳，阳虚无以震慑，少阴阴寒之水气乘虚上逆。

再来看《伤寒论》中另外两段条文。第67条原文："伤寒若吐、若下后，心下逆满，气上冲胸，起则头眩，脉沉紧，发汗则动经，身为振振摇者，茯苓桂枝白术甘草汤主之。"第82条原文："太阳病，发汗，汗出不解，其人仍发热，心下悸，头眩，身瞤动，振振欲擗地者，真武汤主之。"

"若吐、若下、若发汗"，太过就会造成一个严重后果，那就是伤阳。脾主运化水液，损伤脾阳，脾运化失司，积蓄在身体血脉、经络、肌肉的水液过多，就开始要动起来，于是出现了"气上冲胸，起则头眩……动经，身为振振摇"的症状，对应方剂苓桂术甘汤；水液代谢也需要肾阳的温煦，少阴虚寒，阳虚不能制水、化水、温水，寒水上泛，就会出现"心下悸，头眩，身瞤动，振振欲擗地"的症状，对应方剂真武汤。

再回头来看这位患者的症状，除了气从少腹冲胸抵头面的典型"奔豚气"症状外，还与苓桂术甘汤证中的"气上冲胸，起则头眩……动经，身为振振摇"

以及真武汤证中的"心下悸，头眩，身瞤动，振振欲擗地"极为相似。除此之外，患者还有胃癌手术及化疗病史及"小便寒冷如冰"等症状。"奔豚气"有气、寒、水之别，上面这位患者的主要病机就是脾肾阳虚，内生寒水，阳虚水泛，循冲上逆。

病机清楚了，治疗也就有了方向。本证发病，由下循冲上逆，温补脾肾，平冲降逆为治疗本证的主要法则《伤寒论》中最精彩的12个字就是："观其脉证，知犯何逆，随证治之"，笔者的治疗方剂不是《金匮要略》中的奔豚三方，而是真武汤合苓桂术甘汤，方中更加山药、山萸肉补益肾元，龙骨、牡蛎重镇固摄。同时效仲景、孙真人针药并用之法，伍以针刺，以求培元固本，引邪外出，具体方药及针刺取穴如下。

方药：茯苓30g，白术30g，桂枝15g，生姜20g，川附子15g，白芍15g，炙甘草10g，山药30g，山萸肉20g，龙骨30g，牡蛎30g，7剂，水煎服，日1剂，早晚分服。

针灸选穴：腹四门、中极、足三里（双）、公孙（双）、代秩边（双），温针留针30min，代秩边针向会阴，不留针。

腹四门、足三里补益脾胃，以培后天之本；中极为膀胱之募穴，引水邪外出；公孙通冲脉，以平冲降逆，引水下行；代秩边为经外奇穴，针向前阴，可治便溺之疾。

2017年7月18日，患者复诊，自述服药后全身微微汗出，周身轻松，上述症状虽时有发作，但发作频率及程度均有所减轻，左髂腰部不适感明显缓解，排尿较前有力通畅，尿量增多，冰凉感减轻，纳可眠安，大便正常；查见舌淡大质暗苔白根腻，脉沉滑。此乃肾元得固，阳气复盛，制水有权，水泛得制之像。温阳固其本，散邪治其标，给水邪以出路，路径有三：一为汗解，二为二便，三为涌吐，微微汗出，乃为外泛之水邪随汗从腠理自解，尿量增多，为水邪从下而出也。效不更方，前方酌加淫羊藿15g、石菖蒲15g以助温补肾阳，辟秽泻浊，继服7剂，针刺方案同前。

2017年7月29日，患者再诊，自述因家中琐事，治疗有所间断，但病情较前进一步改善，"怪气冲抵头面，发作倒地不能自持"等情况未再出现，未再有周身汗出，左髂腰部无不适感，无畏寒怕冷，小便冰凉感基本消失，自述其尿液滴到脚背上有了温热感。观其证候舌脉：舌淡大苔白略腻，脉沉弱。患者脾肾之阳得以温固，寒水之泛得以震慑，故停针刺，继续加减汤剂，以温补脾肾为要，犹如高筑堤坝以制水，以固其功，原方去煅龙骨、煅牡蛎、石菖蒲，并减方中诸药用量，酌加党参18g、炙黄芪18g、陈皮15g、当归15g以健脾益气养血，具体方药如下。

茯苓18g，生白术18g，桂枝12g，生姜12g，黑顺片10g，炒白芍15g，炙甘草10g，炒山药18g，山萸肉15g，淫羊藿15g，党参18g，炙黄芪18g，陈皮15g，当归15g。共7剂，慢火煎煮至200ml，每日1剂，早晚分服。

2017年8月11日，患者四诊，自述左髂腰部不适及"怪气"冲抵头面等症状未再发作，小便清冷冰凉感消失，排尿通畅，偶有尿不净，无畏寒怕冷，无心悸肢麻，舌淡大苔薄白，脉沉弱。至此，患者脾肾阳虚，寒水上泛之奔豚气一证，基本得以控制。停服汤药，继服桂附地黄丸以善其后。

观本案之症，除"气从少腹冲胸抵头面、腹中如江水翻腾"之症外，还有"倒地不能自持、小便寒冷如冰、心悸、头眩、肢麻"等症，故本案虽为"奔豚气"，亦有"脾肾两虚，阳虚水泛"之"水气病"之象。正所谓"方无定方，法无定法"，治病当以切中病机为要，相比《金匮要略》中的奔豚三方，真武汤合苓桂术甘汤更切合本案病机，温元阳而却寒水，散水邪而平冲逆，为治疗本案的不二法则。

《伤寒论》中至妙十二字真言："观其脉证，知犯何逆，随证治之。"治病必求本，知常而达变，方不失为临证之要。亦如伤寒大师胡悉恕所言，"六经八纲、方证对应"才是中医临证取效的关键所在。

## ▶▶ 二、针药并用治疗银屑病案例解析

患有银屑病性关节炎的韩大姐今天出院了，经过20多天的治疗，韩大姐除双侧肘、腕、掌指关节的疼痛及功能障碍得到了极大的改善之外，其周身的皮损也消退了大半。

能够收到理想的治疗效果，除了辨证论治思维指导下的针灸和中药治疗，

针刀治疗也是重要一环，借本案例，简单总结一下。

银屑病是一种临床常见的与遗传及免疫相关的慢性系统性皮肤病。其典型症状主要以鳞屑性红斑或斑块为主，病程迁延不愈，易反复发作。银屑病性关节炎是与银屑病相关的慢性、进行性、毁损性关节炎，具有银屑病皮损，同时伴发关节及周围软组织疼痛、肿胀、僵硬和运动障碍，部分患者可有骶髂关节炎和（或）脊柱炎，晚期可发展为关节强直，导致残疾，致使患者生活质量下降，病死率增高。银屑病性关节炎的发病率国外报道约为6.8%。

银屑病，中医称为"白疕"，自古以来，中医对该病病因病机有着的丰富的认识。诸如隋代巢元方《诸病源候论》中记载："干癣……皆是风湿邪气……与血气相搏所生。"此处干癣由风湿邪气搏结于人体气血而致，病性多为风寒湿邪气。明代王肯堂在《证治准绳》中云："又有白癣……此由腠理虚而受风，风与气并，血涩而不能荣肌肉故也。"可见表虚受风是白癣发病的重要病因病机。明代陈实功在《外科正宗》提出风癣、湿癣、顽癣、牛皮癣等"总皆血燥风毒客于脾肺二经"，认为银屑病发病是在"血燥"为内因的基础上，感受风、热、湿、虫等外因所致。而近代医家在中医古籍记载和历代医家经验的基础上，结合自身临证经验，提出银屑病的基本病机为阴血亏虚（血虚）、血热内蕴（血热）、日久化燥化风（血燥）、瘀血阻滞（血瘀），对临床具有很高的指导意义，后世医家多遵用此法。此外，部分医家或基于玄府理论提出玄府郁闭、热毒蕴结的病机，或认为毒邪贯穿银屑病传变始末。

银屑病的治疗，主张早期"以消为贵"，治以祛邪为大法，具体包括解表、清热、温通、祛痰、理湿、行气、和营、凉血、活血等法。

银屑病的病因病机错综复杂，在六淫之中，风、寒、湿、燥、火邪与本病的关系更为密切，而风邪为银屑病致病的关键因素，银屑病患者多伴有瘙痒症状，痒自风来，风盛则痒，故银屑病发病首先应责之于"风"，银屑病发无定处，起病突然，与风性轻扬走窜、无隙不入，风性善行而数变等无不相关。另有部分医家提出"肺络不通、玄府郁闭"是产生银屑病的重要原因，治以解表扩络，以化浊行血，开通郁闭玄府，宣畅气机，调和气血。针对银屑病早期，皮疹泛发全身各处，同时伴有剧烈瘙痒者，可在治血基础上，酌加麻黄、桂枝、荆芥、防风等辛温发散的解表药，往往可收到奇效。

血热为银屑病发病的重要因素，贯穿于银屑病整个病程，其初起病情多发展迅速，新生皮疹不断出现，皮疹鲜红，或融合成斑块状，且多伴有头痛、咽痛、口干等燥热表现，多相当于银屑病进行期，应治以清热凉血解毒为法。详加辨证，银屑病尚可辨为湿热证和热毒证，临证时多以生石膏、知母、甘草、黄连、栀子、黄芩等治疗气分热盛，炽热灼肤；以土茯苓、茵陈、苍术等治疗湿热蕴肤；水牛角、生地黄、玄参、牡丹皮、赤芍等治疗营分证；水牛角、羚羊角、生地黄等治疗邪热入血。银翘散、白虎汤、清营汤、犀角地黄汤常可作为银屑病血热证的基础方，并根据患者的皮损表现和症状，辨别卫分、气分、营分、血分的差异性而随证加减。

临床中部分银屑病患者初期，局部皮损鲜红、瘙痒剧烈，但存在畏寒肢冷、小便清长、大便稀薄、舌淡苔白脉沉等里虚寒症状；或出现手足厥冷、畏寒喜暖、舌暗苔白脉沉等阳虚症状。此类情况，其病机主要以阳虚为本，血得温则行，故治疗须以扶阳为要，以温阳为法，治以温阳化瘀复脉、除湿解毒通络，以四逆汤、乌头汤、麻黄附子细辛汤等为基本方，随证加减，疗效可靠。

银屑病是慢性系统性皮肤病，疾病后期多合并代谢综合征（肥胖、高血压、高血糖、高血脂等），多因脾肾不足所致。刘红霞教授认为脾肾两虚是祖国西北地区银屑病发生、发展的病机所在，提出"补益脾肾"的学术观点，并自拟健脾益肾汤（茯苓、党参、炒白术、白扁豆、山药、淫羊藿、炙黄芪、土茯苓、白花蛇舌草等），临证灵活加减用之，取得满意疗效。闵仲生教授强调治当以健脾扶正为主，兼以渗湿祛邪，扶正以祛邪，以达到"中焦固而百病去"的目的。其自拟健脾祛湿汤（藿香、厚朴、佩兰各6 g，大腹皮、炒白术、苦参、黄芩、炒苍术、六一散各10 g，茯苓、车前草、黄蜀葵花、土茯苓各15 g，炒薏苡仁、生槐花各30 g），全方健脾与除湿共施，辅以清热解毒止痒，配伍得当，收到良好疗效。因此，在临证过程中，银屑病患者后期可见皮疹为暗红斑片，层层厚鳞屑，皮肤肥厚干燥，且病程迁延不愈，此期多见于血瘀证，但往往单从血论治效果并不理想，因病久入肾，也应考虑脾肾脏腑论治的可能，或重在健脾，或重在补肾，或脾肾并补，兼以其他治法，方能取得满意疗效。

本案患者，除辨证论治下的中药加减治疗外，尚配合针灸和小针刀治疗，针灸配穴如下：曲池、外关、合谷、风市、血海、三阴交、风门、肺俞、肝俞、膈俞。针刀治疗以病变关节局部阳性点、脊柱颈胸段夹脊穴为主，椎周小针刀治疗点分节段松解，术后配合手法治疗。

有学者认为，交感神经支配皮肤内的竖毛肌、汗腺和血管平滑肌，当其兴奋时，导致竖毛肌痉挛牵拉挤压真皮组织使之张力增大，影响其营养，同时导致皮肤内血管平滑肌的持续性痉挛，加剧了皮肤的营养失衡，银屑病的主要致病机制就是交感神经持续兴奋下的皮肤营养失衡。该学术见解与上文提到的中医病机"肺络不通、玄府郁闭"其实有异曲同工之妙。

解除交感神经兴奋因素，改善皮肤营养是治疗银屑病的重要手段。以小针刀为治疗工具，通过治疗病损肌群，改善中枢供血，解除交感神经纤维兴奋，使皮肤内竖毛肌和皮肤内血管平滑肌痉挛得以解除，松解皮肤下病变肌群，解除穿支动脉的挤压，使得真皮层得到充足的营养，最终达到皮损消失的目的。

除了上述治疗方法，自血疗法也是一种良好的治疗方法，曾收治一全身泛发皮损的严重银屑病患者，患者为孤寡老汉，经济窘迫，以自血疗法为主，效果颇佳。

## ➤ 三、针药并用治疗郁病案例解析

不久前，笔者到脾胃科会诊了一位庄姓七旬老太太，老太太的病确实有点复杂，用老太太的话说："全世界的病都长到我身上了。"那老太太都有哪些症状呢？笔者从头到脚系统梳理下，包括头昏、失眠、目痛、口干、口苦、胸闷、憋气、厌食、腹胀、大便不通、周身疼痛、乏力、嗜卧、畏寒及烦躁等，病史超过10年，此前多家医院行相关检查，未见明显器质性病变，未予明确诊断，治疗效果不佳，直到半年前，经多家精神专科诊断为"躯体化障碍"，行抗抑郁治疗，病情仍不见明显好转。对于该病的治疗，患者及家属几乎失去了信心，此次请笔者会诊的目的并不是想治疗"躯体化障碍"，只想看看能否通过针灸，缓解下患者的腹胀及数日不下的大便罢了。

《灵枢·九针十二原》中有这样一句话："疾虽久，犹可毕也。言不可治者，未得其术也。"那治疗老太太这种久治不愈的顽疾，"其术"又在哪里呢？

诊断是治疗的基础，先入手的只能是诊断。望其色：面色晦暗无光泽；闻其声：语音低沉无力；察其形：双目微闭，周身肌肉酸痛拒按，腹胀如鼓，站立不稳，行走无力；观其舌：体大淡暗苔薄黄略腻；诊其脉：弦细弱。结合症状，患者给出的中医诊断为"肝郁脾虚"之"郁病"，从六经辨证的角度来看，病位在少阳、太阴、阳明。会诊时笔者随身带的只有针灸针，先行针灸治疗，施以"老十针""开四关"，再加梁门、支沟、大横、神门，留针30min。次日，患者女儿兴奋地告知笔者，当晚老太太的大便就排出了很多，腹胀明显减轻，身上也有了力气，下床溜达时，不再是东倒西歪的样子，本来对治疗失去信心的她们，坚决要到笔者这里系统治疗一段时间。

那什么是"躯体化障碍"呢？先来看看西医怎么说。躯体化障碍是躯体形式障碍中的一种疾病，以持久的担心或相信各种躯体症状的优势观念为特征的一组神经症。可涉及身体的任何部位或器官，各种医学检查不能证实有任何器质性病变足以解释其躯体症状，最常见的症状包括多种、反复出现、经常变化的躯体不适和疼痛，如头痛、腹部不适、胃肠道症状、其他部位疼痛、头晕、心悸、其他焦虑症状、便秘或腹泻（肠激惹综合征）、抑郁或焦虑等。治疗以心理疏导及抗抑郁治疗为主，临床治疗效果并不理想。

庄老太入院以后，仍以中医治疗为主，针药相合，治以疏肝解郁、健脾养血、益气温阳、通腑理气，首先完善针灸治疗方案，针灸选穴两组，一组以患者仰卧位，取穴老十针、四关、梁门、支沟、大横、神门、太溪及光明；另一组以患者俯卧位，取穴督脉十三针、肝俞、心俞、脾俞及大肠俞，两组穴位交替刺。再伍中药内服，施方以柴胡桂枝干姜汤合趁痛散、调胃承气汤加减，今日患者入院已10d，诸症明显好转，目痛及周身疼痛明显减轻，纳可眠安，大便通畅，精神矍铄，行走有力，对于未来的治疗，老太太和家人更加有了信心。

## 四、针药并用治疗贫血案例解析

以"颈源性头痛"入院的朱女士近日出院了，让她感到高兴的不仅仅是头痛症状的消失，更开心的是通过针灸加中药的治疗，20多年的慢性贫血得到了极大的改善。

朱女士今年45岁，入院时的血常规检查提示：血红蛋白68g/L（正常范围115～150g/L），白细胞$2.91 \times 10^9$/L（正常范围$3.50 \times 10^9$～$9.50 \times 10^9$/L），通俗点说，朱女士的血红蛋白只有正常人的一半，而且还伴有白细胞的减少，这么严重的贫血，难道患者自己一点也不担心吗？"担心有什么用，我小时候就觉得自己没劲儿，20多岁生孩子时查出来贫血，当时血色素只有不到8g，之后做过骨髓穿刺等检查，确诊为缺铁性贫血，各种补血药如叶酸、硫酸亚铁、维生素及阿胶等吃了个遍，也注射过铁剂，但怎么都补不上，血色素最多也就8g多，慢慢的我也就习惯了。"朱女士的话里满是无奈。"你没试过中医的方法吗？""贫血贫了20多年了，西医没办法，中医能有什么好办法？来都来了，要不头痛好些，就治治试试？"朱女士将信将疑。

急则治其标，缓则治其本，朱女士入院为的是治疗头痛，用了1周多的时间，患者的头痛症状基本缓解，接下来就是针对贫血的治疗，治疗前先来看西医对贫血的认识。

按照现代医学定义，贫血是指人体外周血红细胞容量减少，低于正常范围下限的一种常见的临床症状。1972年WHO制定的诊断标准认为，在海平面地区，血红蛋白低于下述水平诊断为贫血：6个月至6岁儿童110g/L，6～14岁儿童120g/L，成年男性130g/L，成年女性120g/L，孕妇110g/L。

现代医学对疾病的病因学研究非常透彻，贫血按进展速度分急、慢性贫血；按红细胞形态分大细胞性贫血、正常细胞性贫血和小细胞低色素性贫血；按血红蛋白浓度分轻度、中度、重度和极重度贫血；按骨髓红系增生情况分增生性贫血（如溶血性贫血、缺铁性贫血、巨幼细胞贫血等）和增生低下性贫血（如再生障碍性贫血）。

在通常情况下，贫血确定了病因，就能进行有效治疗。急性大量失血患者应积极止血，同时迅速恢复血容量并输红细胞纠正贫血；营养性贫血，可以通过补充缺乏的营养物质进行治疗，如缺铁性贫血补铁及治疗导致缺铁的原发病；巨幼细胞贫血补充叶酸或维生素$B_{12}$；自身免疫性溶血性贫血采用糖皮质激素等免疫抑制剂治疗为主；慢性再生障碍性贫血则以环孢素联合雄激素为主等。

但是，朱女士贫血的病因非常明确，就是缺铁性贫血，那为什么针对性的治疗却收不到效果呢？笔者是中医，试着从中医的角度来分析。

中医学中并没有贫血的诊断名词，但从患者临床所呈现的证候，如面色苍白、身倦乏力、心悸、气短、眩晕、精神不振及脉细等，则一般可将贫血划入"血虚"或"虚劳亡血"的范畴。再来看中医经典怎么说。

《素问·五脏生成》中云："诸血皆属于心。"《灵枢·决气》亦云："中焦受气取汁，变化而赤是谓血。"《景岳全书》中云："生血之源，源在胃也。"《病机沙篆》中云："血之源头在乎肾。"由此可见，血的生成来源于水谷精气，水谷经胃之腐熟吸纳，脾之升清运化，心火宣降之助，转化为营血；肾中先天之精得后天化生之营血精气，籍命火之蒸腾，转化为髓，髓得命火之宣蒸，亦可转化为血，输之于机体，以为生理之用。血的生成和调节与心、脾胃、肝肾等脏腑关系密切，是故中医有"心主血、肝藏血、脾统血、精血互生"之谓，因此，这些脏腑功能衰弱，均可导致血虚。

气为血之帅，气行则血行，血为气之母，血至气亦至，血为有形之物，气属无形之用，血由气而生，气以血为附，气能生血行血，血能生气载气，二者互相依赖，又互相促进，保持相对平衡，才能发挥其生化、运动的作用。《素问·调经论》中云："是故气之所并为血虚，血之所并为气虚。"因此，血虚患者一般均有气虚，活血需理气，血虚需补气。

机制清楚了，再来谈治疗。按照临床常见症状病机，贫血病大体可以分为脾胃虚弱、心脾血虚、脾肾阳虚、肝肾阴虚及气血两虚等证型，治疗上，六君子汤、归脾汤、十全大补汤、补中益气汤、四物汤、当归补血汤、杞菊地黄丸及桂附地黄丸等中医方剂，常可随证加减运用。

贫血宜补，但切忌蛮补，脾胃为气血生化之源，益血生血当以补益脾胃为先，补益气血，当以气机流畅为第一要务，若一味投以填精养血滋腻厚甘之品，徒增阻碍气机流畅之害，气机不畅，脾胃运化失司，气血则无以生化，蛮补之害，不可不知。

回头总结下朱女士的证候特点：面色萎黄，头晕乏力，心悸胸闷，月经量多，食可眠差，二便正常，舌淡体大，苔薄白，脉弦细，诊为脾胃虚弱之血虚证。治以健脾益肾、益气养血，以补中益气汤为底加减，具体方药如下：炙黄芪30g，人参9g，柴胡6g，升麻6g，白术15g，茯苓15g，当归15g，生地15g，熟地15g, 陈皮15g, 仙鹤草30g, 枸杞15g, 甘草10g, 山药20g, 葛根15g, 石菖蒲15g, 阿胶6g（烊化）, 水煎服, 日1剂, 前后共服14剂, 配合针灸老十针为底, 加太溪、阴陵泉、神门、百会, 每日1次, 每次30min, 硫酸亚铁片例服。

补中益气汤出自李东垣《脾胃论·内外伤辨惑论》, 其方用药普通, 但组方立法缜密, 方中黄芪为君, 参、白术、甘草为臣, 可大补元气、补脾益胃、燥湿利水; 当归、陈皮为佐, 当归补血活血, 陈皮理气健脾, 气行血畅, 使各种补益药物补而不滞; 柴胡、升麻俱为佐使, 用量较少, 意在升清阳之气。结合患者具体证型, 加茯苓健脾益气、二地、阿胶滋阴养血、仙鹤草养血止血, 枸杞、山药滋补肝肾, 葛根、石菖蒲升清降浊。诸药合用, 共奏益气养血, 健脾益肾之功。

针灸所用"老十针"之法出自王乐亭老前辈经验总结, 即上中下脘、气海、天枢、内关、足三里, 有很好的调补中焦, 温阳益气的作用。这其中选用的穴位大多出自任脉和足阳明胃经, 上脘为足阳明、手太阳、任脉之会, 能开胃腑受纳之门, 饮食水谷得以入胃; 下脘为足太阳、任脉之会, 能温通胃肠, 益气降逆; 中脘为手太阳、少阳、足阳明、任脉之会, 又为六腑之会, 胃之募穴, 所谓"会"是指精气聚会之处, 所谓"募"是脏腑经气汇聚于胸腹的腧穴, 而中脘是上述四经精气交会之处, 因而可以通达四经, 调运中州; 气海又名丹田, 顾名思义为气之海, 可生发元气, 蒸动气化, 又能通调任脉, 温固下元; 天枢属足阳明胃经, 为大肠之募穴, 腹气之街, 能协同振奋下焦之阳气; 内关为心包络穴, 别走少阳三焦, 调理三焦气机, 宁神和胃, 宽胸理气; 足三里为足阳明胃经之合穴, "合"者, 是经气最后如百川汇合入海之义。足阳明经为多气多血之经, 补足三里有健脾和胃、益气升清之功, 由于脾胃为后天之本, 故王乐亭有"百病莫忘足三里"之说。本例患者更加心经原穴神门、脾经合穴阴陵泉、肾经原穴太溪、诸阳之会百会, 以求心脾肾同补。

经过以上针药结合两周的治疗, 复查血常规结果如下: 血红蛋白98g/L, 白细胞$5.56 \times 10^9$/L, 贫血基本纠正, 白细胞计数恢复正常, 效果理想。

中药处方中都是花花草草、种子或树皮之类, 可没有西医所说的什么"维生素$B_{12}$""铁"及"叶酸"等造血原料, 却依然能够将贫血改善, 这也是西医同道们最疑惑的地方。

其实，其中道理并不难理解，患者的饮食没有问题，造血原料是有保障的，但是患者缺乏的是将这些食物中的造血原料转化为血液的能力，这就是患者即便补充了大量造血必需物质，却依然不能纠正贫血的原因所在。补中益气汤配合"老十针"针法，补益中焦脾胃之气，兼以补益心肾，大大提升人体对造血物质的摄入转化能力，也就造就了堪比输血效果的造血奇迹。

## ▶▶ 五、针药并用治疗头风病案例解析

77岁的徐大爷就要出院了，困扰他几十年的怪病终于跟他说"拜拜"了，这让老爷子激动不已。徐大爷年轻时是乡镇干部，46年前的一次下乡支农，忙活出一身大汗后，仗着年轻气盛，直接用井里的冷水洗头，当时就觉得头痛欲裂，吃了点止痛药，发了场汗，持续了几天的头痛慢慢缓解了。此后，老爷子的头就慢慢见不得风了，遇风就会头痛发作，只好戴上了帽子，随着年龄增长，症状越来越重，在家里也要戴着帽子，甚至洗澡睡觉时也不敢摘下来，看过好多地方，做过各种检查，没查到明显异常，症状也没有得到丝毫缓解。常年的病痛也让老爷子越来越焦虑，经常会彻夜不眠，只能靠安眠药才能睡着，大量镇静类药物又让徐大爷反应越来越迟钝，精神越来越萎靡，抱着试试看的心态，来到笔者这里就诊。

结合病史、证候、舌脉（舌淡体大苔白略腻，脉沉弦滑），笔者给出的中医诊断是：头风病，证属阳虚寒凝，病位在厥阴，方药以吴茱萸汤合苓桂术甘汤为底加减化裁，并配合针刺加百会悬灸，方药及针灸处方如下。

方药组成：吴茱萸6g，人参9g，生姜12g，桂枝12g，茯苓15g，白术15g，黑顺片6g，白芍15g，炙黄芪30g，柴胡6g，升麻6g，荆芥12g，细辛3g，龙骨30g，牡蛎30g，石菖蒲15g，首乌藤18g；5剂，水煎服，日1剂，早晚分服。

针灸处方：百会、四神聪、风池透风府、天柱、头维、腹四门、足三里、神门、照海、太冲。诸穴平补平泻，留针30min，每日1次。

经过20多天的治疗，徐大爷的帽子终于可以摘掉了，精神和睡眠也得到了

极大改善，安眠药也在逐渐减量中。

病历简单汇报完，接着是病机分析。

老爷子早年劳作后，大汗淋漓，毛孔张开，冒然以冷水洗头，寒饮之邪乘机入里，盘踞厥阴之位，凝滞经脉而作痛，卫阳受损而畏风。病情迁延而不愈，且年事已高，脾肾皆虚，脾气虚，则清阳不升，肾精不能上荣于脑，故失眠，反应迟钝，精神萎靡。

《伤寒论·辨厥阴病脉证并治》中云："干呕，吐涎沫，头痛者，吴茱萸汤主之。"明确提出了厥阴头痛可以吴茱萸汤为底，温中补虚，降逆化饮。故以吴茱萸汤为底加减，患者脾气已虚，寒饮停于上，故以参、芪佐小剂量柴胡、升麻健脾益气以升清阳；以苓桂剂加石菖蒲温化寒饮以降逆；黑顺片、荆芥、细辛祛风散寒止痛；龙骨、牡蛎、首乌藤镇静安神。针灸选穴，与方药配伍，相得益彰，百会悬灸，升阳散寒；腹四门、足三里健脾益气；神门、照海、四神聪养心益肾，补脑安神；风池透风府、天柱、头维祛风通络止痛；太冲平冲降逆。针灸药合用，则清阳升，浊阴降，卫阳得固，经脉得通，神志得安，诸症悉减。

# 六、针药并用治疗幻听案例解析

近日接诊"幻听"病例1例，简单整理分析，与亲们分享。

患者邹某丽，女，62岁，因"幻听半月余，加重4天"来诊。患者素有抑郁症病史5年，平素情绪低落，睡眠较差，入睡易醒，多梦，甚至彻夜难眠，间断口服谷维素片、盐酸帕罗西汀及安神补脑液（具体名剂不详）等治疗，病情时好时坏。自诉约半月前无明显诱因出现幻听症状，醒后即可听到有人耳边说话，持续约5~6分钟后消失，伴口苦口干、烦躁不安，未进行系统治疗，4天前上述情况明显加重，为求中医系统治疗，遂来我科门诊就诊。舌脉诊查：舌质紫暗，苔薄黄，脉弦滑。中医诊断：耳妄闻（痰火上扰）；西医诊断：幻听。予以针刺配合中药治疗。

针灸配穴：百会，四神聪，四关，双神门，双大陵、双厉兑。诸穴平补平泻，留针20分钟，隔日1次，共针3次。

中药煎剂以黄连温胆汤加味，具体方药如下：黄连10g，枳实15g，陈皮15g，清半夏15g，茯神30g，柴胡20g，黄芩10g，远志15g，龙骨30g（先煎），牡蛎30g（先煎），郁金12g，莲子心15g，白芍15g，青蒿15g；5剂，水煎服，日1剂，早晚分服。

针刺治疗当日，患者即感幻听明显减轻，治疗结束，幻听症状完全消失，其他症状亦明显好转，未再继续治疗。

幻听是多种精神疾病（如精神分裂症、器质性精神障碍和酒精中毒性精神障碍等）的一个独立症状，在精神分裂症中尤为常见。现代医学认为，幻听的神经基础和发生机制可能与颞叶异常和/或相关皮层、皮下层神经网络功能异常密切有关。目前，现代医学主张在用抗精神病药物治疗精神分裂症的过程中，逐渐控制或消除幻听症状，尚无单一针对该症状的有效治疗方法，临床总体疗效欠佳。

中医学中虽无幻听的症状名称，但确有类似于幻听的文献记载，如在《灵枢·癫狂》有"耳妄闻"、《灵枢·经脉》有"心惕惕如人将捕之"等描述，均隶属于"癫狂"范畴。《灵枢·大惑论》认为："五脏六腑之精气……上属于脑"；《素问·脉要精微论》亦云："头者，精明之府"；《素问·生气通天论》中曰："阴不胜其阳则脉流薄疾，并乃狂"；刘完素所著之《素问玄机原病式》中曰："多喜为癫，多怒为狂。"

总结而言，"癫狂"病因病机多与七情所伤有关，或以思虑不遂，或以悲喜交加，或以恼怒惊恐，损伤心、脾、肝、胆，导致脏腑功能失调，而产生气滞、痰结、火郁、血瘀等，蒙闭心窍而神志失常，或致心气衰而神明无主。

参照《针灸甲乙经·校释》治疗"耳妄闻"相关内容并结合临床实际，可重点取手少阴、手厥阴、足阳明、足厥阴及督脉诸经腧穴，临床常用主穴有大陵、神门、太冲、厉兑、听宫、翳风及百会等。大陵穴是手厥阴心包经的输穴、原穴，为统治"癫狂"的"十三鬼穴"之一，可安神定志，清心包而降心火；神门穴系手少阴心经输穴、原穴，善治心性痴呆，为治疗心血管及神经系统病症的常用穴位；太冲穴是足厥阴经的输穴、原穴，临床以调畅情志、清泄肝胆之火见长；厉兑属足阳明胃经的井穴，可开窍醒神、清热和胃、通经活络，擅治癫狂、噩梦之疾；手太阳经、少阳经和足少阳经之交会穴听宫穴和手、足少阳经之交会穴翳风穴，二穴均擅长通关开窍，疏导少阳、太阳之经气；百会穴是督脉和手足三阳经之交会穴，具有清热熄风，镇静安神之功；诸穴加减配伍，可共奏镇心涤痰、泻肝清火、安神定志之功。本案患者配穴机理基本与上述相同。

本案患者的中药治疗底方为黄连温胆汤，该方出自清·陆廷珍《六因条辨》，由温胆汤加黄连而成。本案方中黄连清胃经之热；柴胡、黄芩、郁金、青蒿清肝胆之热；莲子心清心经之热；半夏、陈皮燥湿化痰；枳实理气化痰；茯神、远志、龙骨、牡蛎镇静安神；白芍养血柔肝。诸药相合，共治痰火内扰引起的幻听、失眠、烦躁等症。

# 七、神经源性上睑下垂案例解析

患者，女，50岁，因"右侧头顶部疼痛2年"经上级医院诊断为"颅内肿瘤"，并于2020年11月行手术治疗。术后患者头痛症状消失，却出现了右眼睑无力、下垂、不能睁开的情况，并伴有一定的视力障碍，诊断为"神经源性上睑下垂"，常规治疗无效，转中医治疗。

在诊断上，西医凭借深厚的解剖病生理基础，往往有很精细的认识。提眼睑的肌肉包括由交感神经支配的上睑板肌和由动眼神经支配的提上睑提肌，而上面提到的患者单侧上睑下垂病因，结合其颅内肿瘤病史及手术史，基本可以确定，出现问题的神经为右侧动眼神经。但让西医同行们略显尴尬的是，诊断虽然很明确，治疗上除了甲钴胺等营养神经药和必要的手术治疗，并没有太多的好办法；相反，中医在这方面的效果却是比较显著的。

祖国医学称"眼睑下垂"为"上胞下垂""睑废""睢目"等。中医学认为，人体孔窍是由宗筋约束的，当宗筋迟缓，眼睑就会失去正常的开闭功能，患者就会出现眼睑下垂或者睁眼无力的症状。眼睛是气血灌注的地方，也是人体精气最为旺盛的组织之一，肌肉、宗筋的正常约束功能来自精气，故精气不足是眼睑下垂的原因之一。脾主运化，产生水谷精微物质来濡养周身，补充脏腑之精；脾主升清，将水谷精微物质和脏腑的精微物质输送到眼睛以及全身各处；脾主肌肉，故眼睑提上睑肌、上睑板肌的功能与脾密切相关。《素问·玉机真脏论》

中记载："脾之不及则令人九窍不通。"充分表明眼睑下垂与脾的虚损密切相关。国医大师邓铁涛教授也曾倡导从"脾胃虚损，大气下陷"来论治重症肌无力眼睑下垂。

就该患者而言，患者术后出现上睑下垂，查见舌淡暗、脉沉弦，故考虑亦与瘀血阻滞经络有关，辨证为气虚血瘀证，治以益气活血通络，结合上述分析，笔者给出的方子是补阳还五汤、补中益气汤、通窍活血汤三方相合化裁。

补阳还五汤和通窍活血汤是王清任的八大逐瘀汤中重要的两个方剂，王清任认为，瘀血的产生，很多是由于正气虚，无力推动血液运行造成的，也就血瘀证中的虚中夹实证，即王清任所谓的"因虚致瘀"，并由此而创立补阳还五汤，方中重用生黄芪，补益元气，意在气旺则血行，瘀去络通；当归尾养血活血，通络而不伤血；地龙、赤芍、川芎、桃仁、红花协同当归尾以活血祛瘀。

通窍活血汤中因有麝香、黄酒的善行通达，善走头面四肢皮肤，为逐瘀开窍之法，主治头面部的瘀血性疾病。方中赤芍、川芎行血祛瘀；桃仁、红花破瘀行血；老葱、鲜姜通阳宣发；麝香通窍醒神，散瘀止痛；黄酒温通脉络；大枣养血和营。虽说"通窍全凭好麝香"，因麝香求取困难，可以不予，但葱和酒是不能或缺的。

补中益气汤，具有补中益气，升阳举陷之功效。方中黄芪、当归与前方相合，再取少量升麻、柴胡以升阳举陷、载药上行，三方相合，共奏益气活血通络之功。

从经络循行来看，与眼睑最为密切的是足阳明胃经和足太阳膀胱经。此二经乃多气多血之经，气血不足，经络不畅，精气不能上充眼周宗筋，故睑肌无力，而出现眼睑下垂的症状。辨证取穴：攒竹、阳白及丝竹空三穴透鱼腰，光明、足三里、肝俞、脾俞、膈俞及阳陵泉。其中攒竹、阳白、丝竹空及鱼腰为局部取穴，通经活络；光明为眼疾之要穴；足三里、肝俞及脾俞疏肝健脾养血；血会膈俞、筋会阳陵泉，二穴相配，可行活血舒筋之功。

经过短短10余天的治疗，患者的眼睑已能睁开大半，治疗月余，患者右眼启闭基本恢复正常。

# ▶▶ 八、先其时而治治疗胆绞痛案例解析

70多岁的姜老太，最近被胆绞痛折磨得痛苦不堪，每天下午的频频发作，让老太太自杀的心思都有了。到医院检查，彩超提示胆囊内的多发结石，但血象不高，不符合住院输液的条件，口服药物效果又不明显，这可愁坏了老两口和子女们，一番商议，最后决定寻求中医治疗。

刻下症：每日下午2-3时疼痛准时发作，呈持续性绞痛，可自行缓解，伴心腹部持续性如火炭样的烧灼感，胸闷憋气，口干口苦，纳呆眠差，小便黄赤，大便可；查体：右上腹胆囊区压痛明显，无反跳痛；舌脉：舌质暗红，苔略黄腻干，脉弦滑。综合分析，西医诊断为胆囊结石诱发的胆绞痛是没有错的；从中医角度考虑，姜老太病在少阳，证属肝胆蕴热之胁痛。诊断清楚了，接下来的就是治疗。择双侧胆囊穴为主穴，得气后施以强刺激手法，配穴：日月、期门、四关、外关、丘墟、侠溪、膻中、中脘；并配合中药内服，以小柴胡加石膏汤为底加减，具体方药如下：柴胡25g，黄芩10g，石膏30g（先煎），炒川楝子15g，醋延胡索15g，栝楼30g，厚朴12g，醋香附15g，生地黄15g，当归15g，乌梅30g，金钱草30g，盐知母15g，海金沙15g（包煎），盐车前子15g（包煎），夏枯草12g，片姜黄15g，郁金15g，4剂，水煎服，日1剂，早晚分服。

因为是代煎，姜老太当天并没有吃上中药，但针刺后，老太太的疼痛虽然依旧发作，程度已经缓解了很多，针药并用4d，患者疼痛进一步减轻，但每日下午2-3时，疼痛发作依旧。再诊的时候，姜老太问我，能不能把方子给调整一下。思量再三，患者证型清楚，用药亦无明显差错，而且患者已经收到了效果；效不更方，笔者便只做了一个小小的变动——就是这个小小的变动，让姜老太的疼痛完全缓解了。

方药没有变动，针刺选穴及手法没有变动，笔者变动的是治疗时间。《伤寒论》第54条中云："病人脏无他病，时发热，自汗出而不愈者，此卫气不和也。先其时发汗则愈，宜桂枝汤。"这段话什么意思呢？患者脏腑并无其他疾病，但就是会时不时的发热、自汗出，反复治疗却不能痊愈，这是卫气不和的原因，在治法上必须在发作之前，用桂枝汤微发其汗，以和其卫气，卫气和，则病愈。

而姜老太的胆绞痛发作时间基本固定，就是下午2-3时，那么我们在下午1-2时就把中药服上，针灸扎上，不正是"先其时而治"吗？"用药如用兵"，在敌军欲动而未动之时，迁一军伏于敌军必经之道，闻其声鼓噪而出——诸葛孔明的御兵之道，不也可以用于治病救人吗？

1周的治疗，姜老太的胆绞痛发作得到了有效控制，因为同时还患有较为严重的冠脉狭窄，医院一直催促其早日行支架放置治疗，胆绞痛的发作让手术时间一拖再拖，疼痛终于缓解了，姜老太也将择日行心脏手术的治疗。

在该病症的治疗过程中，笔者的思路改变主要还是受到仲景先师的学术思想影响。医圣张仲景在1 800多年前的《伤寒杂病论》一书中，就反复地提出了"未病先防，既病防变"的"治未病"思想，也创新性地提出了"先其时而治"的预防性治疗措施。在《难经·七十七难》篇中，有这样的论述："夫治未病者，见肝之病，知肝传脾，当先实脾。"借此来说明五脏之间互相联系，互相影响，一脏有病，可以影响他脏，肝木有疾，可以乘克脾土，但如脾强，就不易被肝所乘，故临床上见肝病时，就应想到脾会受牵连，此时不管见到或未见到脾病表现，治疗都要考虑实脾，使脾气充实已助防病抗病，此义在《伤寒论》第100条中也体现得淋漓尽致。原文中云："伤寒，阳脉涩，阴脉弦，法当腹中急痛，先与小建中汤，不差者，小柴胡汤主之。"大凡弦脉为肝病主脉，涩脉主虚，此条乃少阳病兼夹里虚之证，腹中急痛，可因肝胆病所致，亦可因里虚所致。但仲景施治"先与小建中汤"，就是其"见肝之病，知肝传脾，当先实脾"的"治未病"思想体现。待脾气充实，因虚所致之病当迎刃而解，如若仍"不差者"，则知病在少阳肝胆，再与小柴胡汤治之。

再回过头来看上述的《伤寒论》第54条："病人脏无他病，时发热，自汗出而不愈者，此卫气不和也。先其时发汗则愈，宜桂枝汤。"先其时者，乃未发热之先也，在未热未汗之时，预用桂枝汤解肌发汗，迎而夺之，以遏其势，则热退汗敛，而病自愈，仲景之圣名，果不虚焉。

# 第五章　颈项面首

## 一、三叉神经痛诊治思路探议（上）

每天都会接诊到形形色色的痛症患者，但是要评选"疼痛之王"，可能真的非"三叉神经痛"莫属了，来如暴风骤雨，痛似刀割火烧，"天下第一痛"可不是浪得虚名的。

什么是三叉神经痛呢？三叉神经痛是三叉神经分布区一支或多支的发作性剧烈疼痛，疼痛常从面颊或上颌等部位开始，而后迅速扩散，犹如电击、烧灼、针刺、刀割或撕裂样，其疼痛剧烈难以忍受，疼痛程度可自由发挥想象。

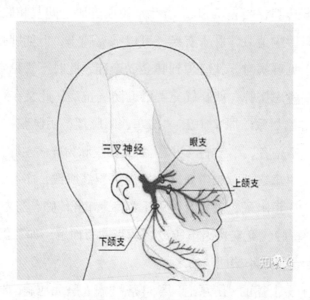

图5-1　三叉神经分布区域

三叉神经痛发病长期固定在某一分支，尤以上颌支、下颌支多见，亦可两支同时受累。疼痛时可引起反射性面肌抽搐，口角牵向患侧，并伴有面红、流泪或流涎等症状，称痛性抽搐。疼痛以面颊、上下颌或舌最明显；口角、鼻翼、颊部和舌等处最为敏感，轻触即可诱发，故有"触发点"或"扳机点"之称。严重者，说话、吃饭、洗脸、剃须、刷牙以及吹风等均可诱发疼痛，以致患者精神萎靡不振，行动谨小慎微，不但不敢洗脸、刷牙及进食，甚至连说话也要小心翼翼，惟恐引起发作。疼痛发作一般有规律，每次发作时间仅数秒至2分钟，突发突止，间歇期完全正常，初期疼痛次数较少，以后多逐渐增加并加重。病程可呈周期性，每次发作期可数天、数周或数月不等，缓解期亦可数天至数年不等。令人安慰的是，三叉神经痛一般单侧发病，疼痛范围不超越面部中线，亦不超过三叉神经分布区域，极少出现双侧发病。

三叉神经痛可分为原发性三叉神经痛和继发性三叉神经痛两大类，其中原发性三叉神经痛较常见。原发性三叉神经痛多在40岁以上发病，表现为三叉神经分布区内短暂的反复发作性剧痛，轻触扳机点可诱发，相关检查无明显器质性病变；继发性三叉神经痛多在40岁以下发病，疼痛程度较轻，疼痛发作的持续时间较长，或者呈持续性痛，阵发性加重，通常没有扳机点，诱发因素不明显，脑部CT、MRI、鼻咽部活组织检查等相关检查还可发现肿瘤、炎症或血管畸形等器质性疾病。三叉神经痛整体发病率女多男少，比例约为3∶2。

三叉神经痛常误诊为牙痛，往往在拔除了相关部位的牙齿，甚至拔除全部牙齿仍无效后，方引起注意。单侧青光眼急性发作也常可误诊为三叉神经第一支痛，但青光眼多为持续性痛，无放射样，可有呕吐，或伴有球结合膜充血、前房变浅及眼压增高等体征。

在治疗上，西医方面首选的是药物治疗，最常选用的药物卡马西平，约70%的患者止痛效果好，但是，大约1/3的患者不能耐受其嗜睡、眩晕或消化道不适等副作用。保守治疗无效的患者也可以采用手术治疗。

现行的西医三叉神经痛常见诊疗程序线图如下：确诊三叉神经痛的患者——口服药物（无效或不可耐受者）——三叉神经及半月神经节封闭术（无效或效果不佳者）——半月神经节经皮射频热凝术或球囊扩张压迫术（无效者）——伽马刀（无效者）——开放手术（三叉神经根微血管减压术）。笔者在山东省千佛山医院进修学习的时候，疼痛科刘垒主任就经常采用半月神经节经皮射频热凝术进行治疗，效果还是比较理想的，但是术后可能会遗留患侧面部麻木或感觉迟钝等后遗症。

笔者在早年的诊疗工作中，对三叉神经痛的治疗畏之如虎，没有底气，往往在口服药物效果不理想时，就直接作转诊处理。但随着临床经验的积累，笔者发现通过针药结合的方式综合治疗三叉神经痛，往往会取得意想不到的效果。

病程较短的患者常可以达到临床治愈，病程较长的患者也往往可以迅速缓解疼痛。但是，在大部分西医人眼中，中医是治不了三叉神经痛的。事实的确如此吗？在分享病例前，我们先看看中医是怎么理解三叉神经痛的。

中医学虽无"三叉神经痛"病名，但早在《黄帝内经》中就有类似本病的记载，如《灵枢·经脉》篇提到颔痛、颊痛及目外眦痛；《素问·缪刺论》有"齿唇寒痛"之症等。参照普通高等教育"十一五"国家规划教材《针灸学》"面痛"证候分型包括：

1.风寒外袭型：多有感受风寒史，畏寒怕冷，多遇寒病情骤发，面颊剧痛难忍，得热则减，面颊常怕风，伴有鼻塞流涕，苔薄白，脉浮紧。治法：疏风散寒，温经止痛。推荐方药：葛根汤加减。

2.风热上犯型：常遇风得热引发，面部痛如火灼，遇热加重，得凉稍减，口干喜冷，大便干，小便黄，舌边尖红，苔薄黄，脉浮数。治法：疏风清热，通络止痛。推荐方药：升麻葛根汤加减。

3.胃火上冲型：患者素有蕴热，胃热熏蒸，风火上升而致，症状为面颊部阵发性灼热样剧痛，面红目赤，牙龈肿痛，口臭便秘，舌红苔黄，脉滑数或洪数。治法：清胃泻火，祛风通络止痛。推荐方药：清胃散加减。

4.气血瘀滞型：久病入络或有外伤史者，头面部刺痛或如刀割样，部位固定不移，夜间痛甚，舌边或舌尖多有瘀斑或瘀点，苔薄白，脉沉涩。治法：行气活血，祛瘀止痛。推荐方药：血府逐瘀汤加减。

以上是教材上的分型，但从笔者的临床诊疗案例总结中看，这种分型还是有所欠缺的。其一，气血瘀滞证选择治疗头面部瘀血证的通窍活血汤，似乎比治疗心胸瘀血的血府逐瘀汤更合理些；其二，根据发病部位及经络辨证，面痛属于手足三阳经病变，病症等多以热证为多，热自何来，除了上述分型中提及的上焦风热及胃火外，我们也不能忽视了肝胆之火及痰热，以及因邪热稽留导致的阴伤。所以结合其他医家的观点，笔者建议增至七种临床分型，具体如下：

5.肝胆火旺型：常性灼热痛或电击样闪痛，伴面因忧思愤怒等情志刺激而诱发，症见患侧面部突作阵发红目赤，烦躁易怒，夜寐不宁，胁肋胀痛，口苦咽干，溲赤便秘，舌质红，苔黄脉弦数。治法：清泄肝胆，凉血止痛。推荐方药：龙胆泻肝汤或小柴胡汤加味，或用《中医症状鉴别诊断学》中的面痛三号方。该方组成包括：柴胡、郁金、山栀、青黛、丹参、地龙、当归、赤芍、川芎、陈皮、丹皮、甘草。

6.痰火上攻型：多见于体丰形胖的患者，症见患侧头面呈胀闷剧痛，局部喜冷，口干不欲饮，头昏头重，胸脘痞闷，口吐痰涎，舌苔黄厚而腻，脉弦滑。治法：化痰泄热，活络止痛。推荐方药：黄连温胆汤加减。

7.阴虚阳亢型：常因睡眠不佳、熬夜或劳倦诱发，症见患侧头面抽掣样剧痛，伴两颧红赤，五心烦热，或失眠健忘，头晕耳鸣，腰疲乏力，舌红少苔，脉弦细数。治法：育阴潜阳，镇静止痛。推荐方药：镇肝熄风汤加减。

以上是笔者总结的治疗三叉神经痛的中药方面。中医不仅有药，还有针，在针的方面除了传统意义上的毫针，火针以及针刀对于治疗三叉神经痛也有着非常出色的疗效。

喻嘉言在《医门法律》中云："凡治病不明脏腑经络,开口动手便错"。中医讲究辨证论治，辨证中明确病变脏腑经脉，一则有助于明确病变属性定位，二则有利于辨经施针及引经药的选择。三叉神经痛发生于面部，与循行于颜面的三阳经脉关系密切，其中与手足阳明经脉关系尤为紧密。

如《灵枢·邪气藏府病形第四》中云："……腠理开而中于邪。中于面，则下阳明。中于项，则下太阳。中于颊，则下少阳……"《灵枢·经脉》中云："胃足阳明之脉，起于鼻之交頞中，旁纳太阳之脉，下循鼻外，入上齿中，还出挟口环唇，下交承浆，却循颐后下廉，出大迎，循颊车，上耳前，过客主人，循发际，至额颅……"；"大肠手阳明之脉……，其支者，从缺盆上颈，贯颊，入下齿中；还出挟口，交人中，左之右，右之左，上挟鼻孔。"

三叉神经痛的第一支（眼支）发病，从病位来看，除了与"循发际，至额颅"的足阳明胃经有关，与少阳经脉也密切相关。除此之外，三叉神经痛与手足太阳经和足厥阴肝经也有一定联系。《灵枢·经脉》中云："小肠手太阳之脉……，其支者，从缺盆循颈上颊，至目锐眦，却入耳中；其支者，别颊，上䪼，抵鼻，至目内眦（斜络于颧）"；"膀胱足太阳之脉，起于目内眦，上额，交巅"；"肝足厥阴之脉……，其支者，从目系下颊里，环唇内。"

三叉神经痛病位以阳明居多，阳明之证，热证居多，热证在经，则面赤，多汗，口干；热证在腑，则口臭齿痛，腹胀便秘。白虎汤清阳明经热，调胃承气汤、清胃散等清阳明腑热，此为三叉神经痛药下之法；手三里穴为手阳明大肠经经穴，故三叉神经痛以阳明证为主证者，用此穴取清下阳明之法，面痛多可立解，此为针下之法。

《黄帝内经》还提出了一些三叉神经痛的治疗方法，如《素问·缪刺论》中云："缪传引上齿，齿唇寒痛，视其手背脉血者去之，足阳明中指爪甲上一痏，手大指次指爪甲上各一痏，立已，左取右，右取左。"这里所指的针刺出血部位，后世医家多数认为是足阳明经的厉兑穴和手阳明经的商阳穴，采用的是缪刺之法，即左病则刺右边，右病则刺左边。

再如《灵枢·杂病》中云："颊痛，刺足阳明曲周动脉，见血立已。不已，按人迎于经，立已。"该文中的"足阳明曲周动脉"为足阳明经"颊车"穴附近充盈血脉，治疗可刺之出血，多能立即止痛；若仍不止痛，再按揉足阳明经的人迎穴，也会迅速止痛。

根据"经脉所过，主治所及"的治疗原则，汇总三叉神经痛针灸常用取穴如下：

主穴：

第一支（眼支）：太阳、攒竹、阳白、鱼腰、丝竹空及外关；

第二支（上颌支）：四白、颧髎、下关、迎香及内庭；

第三支（下颌支）：颊车、夹承浆穴、大迎、翳风及合谷；

配穴：

风寒外袭，加风池透风府；风热上犯，加风池、曲池；胃热上攻，加内庭、手三里；气血瘀滞，加膈俞、内关；肝胆火旺加行间、侠溪；痰火上攻加丰隆；阴虚阳亢加太冲、太溪。可根据受累分支，在面部所选腧穴附近加刺阿是穴。

治疗方法：

毫针刺法：急性发作时面部腧穴行毫针浅刺轻刺激，远道腧穴行强刺激，可配合电针或经皮穴位电刺激。发作缓解期，毫针针刺可选择透刺法，眼支疼痛取攒竹透鱼腰，丝竹空透头维，阳白透鱼腰；上颌支痛取四白透颧髎，下关、迎香直刺；下颌支痛取颊车透大迎，大迎透承浆，下关直刺、深刺。

埋线治疗：据患者症状辨证取穴，用一次性穴位埋线针进行常规操作，每两周一次，第二次埋线要避开第一次埋线的部位，埋线材料宜选择利于吸收的植物蛋白线。

火针治疗：选取阿是穴，用细火针进行速刺法，点刺不留针，以疏通局部气血，隔日一次或每周两次，嘱患者每次治疗后24小时勿使火针治疗处接触到水，以防止感染。山西师怀堂老师的新九针一派运用火针治疗较多，笔者曾跟派中闫泳兵师兄交好，见过其治疗三叉神经痛时运用中粗火针速刺下关穴并留针，效果甚佳。但笔者从解剖学角度考虑，担心损伤局部动静脉及感染问题，故一直未采用。

针灸作为中医王冠上的璀璨明珠，单纯靠照猫画虎及呆板插秧式的扎针，未必能够收到良好的效果，辨证辨经取穴，合理的手法操作与针具选择，才是临床取效的根本。

## ▶ 二、三叉神经痛诊治思路探议（下）

《孙子兵法》中云："知己知彼，百战不殆"，历代兵家无不奉为至诚。医家治病，施针用药如御兵打仗，同样也要讲求策略，攻伐守备，皆有不同。所谓"用药如用兵"，意即医家治病须通晓医理，有如兵家用兵，攻守择机而定，用兵得当，则旗开得胜，用兵不当，则损兵折将。兵家失误，折损兵将；医家失误，轻则贻误病机，耗气伤血，重则累及脏腑，误了身家性命。

历代兵家常胜者，必善用兵；历代医家有名者，必善用针药。清代医家徐大椿在其所著的《医学源流论·用药如用兵论》中，就阐述了这样的观点：医家应该汲取兵家的理性和智慧，用兵法的哲理和思维方式去指导医家施治，以减少患者的痛苦，让患者早日痊愈。其中云："是故兵之设也以除暴，不得已而后兴；药之设也以攻疾，亦不得已而后用，其道同也……孙武子十三篇，治病之法尽之矣。"用药当如此，用针亦当如此。

从认识三叉神经痛开始，人们就通过各种治疗手段与其"搏杀"，这一战就是两千多年。直至现在，针对疼痛之王，医者在发现敌情（确诊三叉神经痛）后布置了六道防线：步兵出战（口服中西药物）——无效或不可耐受者，骑兵出战（针灸、火针及埋线等）——无效或不可耐受者，水军出战（各类注射疗法，如三叉神经及半月神经节封闭术）——无效或不可耐受者，火箭军出战（半月神经节经皮射频热凝术或球囊扩张压迫术）——无效或不可耐受者，装甲部队出战（伽马刀）——无效或不可耐受者，空军出战（开放手术，如三叉神经根微血管减压术）。

六大兵种轮番出战，战果如何呢？令人遗憾的是，到目前为止，并没有哪一种疗法可以稳操胜券。联合作战，稳固后防，靶向出击，是笔者比较倾向的治疗方案，在此分享几个病例，同时介绍下针法"特种兵"——针刀及手法在三叉神经痛中的治疗。

去年疫情期间，科里接诊了一位转诊过来的男性患者，该患者因带状疱疹诱发三叉神经痛，在当地医院行三叉神经射频消融治疗后疼痛没有明显减轻，即便是口服加静脉输注镇痛药物仍不能完全缓解，每天晚上必须注射吗啡10mg才能够入睡，笔者周末值班时，患者已经连续肌注了10次吗啡，晚上又要跟笔者索要吗啡肌注射，怎么办？

"兵者，诡道也！"《孙子兵法》亦云，"兵无常势，水无常形。能因敌变化而取胜者，谓之神。"常规治疗无效，只能另辟蹊径。经过跟患者一番沟通并解释了吗啡可能造成的不良反应，最终共同决定改弦易辙，不治疗局部，而从颈椎入手，施以针刀松解加手法治疗，患者当晚治疗后疼痛便明显减轻至可耐受，最终顺利出院。

去年疫情期间另外一个病例，孙某，男，63岁，右侧"三叉神经痛"病史10余年，曾于当地医院做过两次等离子射频消融术，两次治疗术后疼痛均有所缓解，但半年后病情反复，甚至较前更加严重。患者轻微擦脸、刷牙、喝水及吃饭都可能诱发疼痛，剧烈难忍，并伴有面赤、流泪、口干、口苦、烦躁及眠差等，舌红苔黄略腻，脉弦滑。患者除了手术，还尝试过中西药物口服及针灸等治疗方法，均效果不显。查体见：患者颈椎生理曲度变直，右侧枕后小肌群附着点及颈2-4棘突右侧压痛明显。患者当时来诊的主要目的，是希望我能帮助联系千佛山医院找专家继续手术治疗，由于疫情及个人原因未能成行，无奈先请笔者先暂时治疗。笔者从颈椎论治，予以针刀松解加手法整复，并配以中药内服，患者疼痛逐渐缓解，做洗脸、刷牙、喝水及吃饭等动作时不再诱发疼痛，也彻底打消了手术的念头。首诊具体方药如下：

柴胡25g，黄芩10g，花粉15g，石膏30g（先煎），知母15g，赤芍15g，丹皮15g，白芍30g，当归15g，郁金15g，姜黄15g，白芷15g，生地30g，木瓜15g，地龙15g，僵蚕15g，全虫3g（冲），蜈蚣1条（冲），水煎服，日1剂，早晚分服。

针刀加手法治疗三叉神经痛，不管是对医生还是患者，都是很新鲜的事情，甚至连教材都很少提及。但从临床中诊治的病例，以及相关学者提供的诊疗资料来看，临床疗效普遍比较理想。我们先来了解一下针刀医学对三叉神经痛的病因病理是怎么理解的。

现代医学研究证明，三叉神经痛及面神经痉挛等，往往是因三叉神经或面神经的责任血管（支配该神经的血管）受到压迫，致神经脱髓鞘病变，使传入与传出神经纤维之间的冲动短路，从而导致上述脑神经疾病的发生。基于血管压迫学说的脑神经疾病，包括特发性偏侧面肌痉挛、原发性三叉神经痛及原发性舌咽神经痛等，现代医学常应用显微血管减压术进行治疗。

疼痛就是神经缺血的呐喊，部分学者认为，三叉神经作为一支较大的混合神经，在完成其功能活动的过程中，所耗费的能量需要靠充足的血液循环来供应，血液循环出现障碍，就会造成三叉神经的功能异常。

颈椎椎体的错位，椎周及枕后肌群的痉挛、瘢痕或挛缩，既会直接刺激椎基底动脉，也会牵拉椎体前缘的交感神经链。同时上述肌群的病理改变，可以诱导无菌性炎症，刺激交感神经。交感神经的兴奋性增高，会使其支配的血管（其中包括支配三叉神经的血管）痉挛或收缩，从而出现血液循环障碍。三叉神经长期的缺血缺氧，会使局部代谢产物堆积，产生致痛物质；同时三叉神经自身也可出现脱髓鞘病变，使神经敏化，疼痛阈值明显下降，从而引起三叉神经痛。

除此之外，眼轮匝肌及口轮匝肌等颜面部肌肉的痉挛、瘢痕及粘连等，也可对从此经过的三叉神经的分支产生卡压或牵拉等，使其缺血缺氧导致疼痛。

基于上述病因病理基础，针刀治疗主要分为两部分：

第一部分，松解枕后及椎周病变肌群的痉挛、瘢痕及粘连等，术后手法整理复位颈椎小关节，松弛颈动脉及椎基底动脉等血管的痉挛，使交感神经的兴奋性降至正常，从而恢复正常的血液循环。

第二部分，松解颜面相关部位的痉挛、瘢痕及粘连等。颜面部轻微的损害性病变，或正常的咀嚼运动，通常不会诱发疼痛，而当神经过敏时，则可导致疼痛。扳机点往往是小的瘢痕或粘连点，可以通过针刀松解，以解除局部的神经卡压。必要时，也可用针刀切割部分挛缩的眼轮匝肌、口轮匝肌等，从而解除病变软组织对三叉神经分支的卡压。

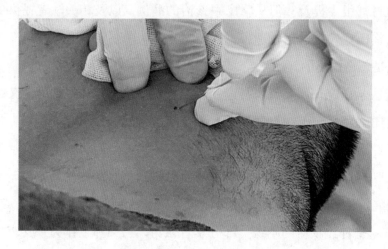

图5-2  小针刀治疗图片

以小针刀松解颈椎周围及扳机点处病变软组织为主的治疗方法，其针刀治疗部位均在三叉神经的分支上或附近，这样做能够有效改善三叉神经的供血，阻断疼痛的传导。作为针法之中的"特种兵"，这一治疗方法的效果还是比较显著的。最后以一首医文诗结束今天的探讨。

中医不单有中药，针具发展有空间，
中医微创前途广，针药并用翱九天，
中医西医莫争吵，整合医学当为先，
开放手术变微创，微创没有无创简，
论到最后论基础，万招还得诊断全，
打好基础建高瓴，比萨斜塔根基坚，
微创发展需正名，针刀推广要正典，
终有一朝花做果，中西合并共言欢。

## 三、周围性面神经麻痹诊治思路探议（上）

白杆红管银披风，碾冰踏雪砥砺行，不惧瘟君施狂虐，还得滨城海晏清。

伴随今冬第一场雪，新冠疫情再次在威海这座海滨小城肆虐，科里的年轻人们主动去了抗疫一线，日间病房的患者大多居家休息，但其中几位"周围性面神经麻痹"的患者还需要坚持来院治疗。在这个秋冬转换的季节，"周围性面神经麻痹"的发病率还是比较高的，这也是我们今天探讨的主题。

"周围性面神经麻痹"又称"周围面瘫"，面瘫大体分两种，一是"中枢性面瘫"，二是"周围性面瘫"。二者都会引起患者面部肌肉的运动出现障碍，但病变部位、发病原因及症状是有区别的。中枢性面瘫是脑内病变引起的，如皮层或脑干的病变，最常见的是脑血管病，主要表现为病变对侧睑裂以下的面部肌肉瘫痪，伸舌偏向瘫痪侧，无舌体的味觉改变，患者可以正常的做闭眼、扬眉、皱眉等面部表情。周围性面瘫是面神经核或者面神经受损引起的，常见的病因有感冒、着凉、受风病毒感染及肿瘤等，表现为病变同侧的面部肌肉出现瘫痪，患者不能进行皱眉、闭眼睛、露齿或鼓腮等动作，伸舌居中，可以有舌前2/3的味觉改变。围绕主题，我们只讨论"周围性面瘫"。

在临床中，此类患者来诊时，差不多都会提出同样的问题："大夫，我该怎么治疗？我什么时候能好？我会不会留下后遗症啊？"论治疗，中西医都有明确完备的治疗方案，但论及是否会留下后遗症，大多数大夫都无法给患者以保证。根据中国特发性面神经麻痹神经修复治疗临床指南（2022版）意见，轻中度患者大多经过2周至3月的治疗可以基本痊愈，但有1/3以上的中度和重度患者残留程度不等的后遗症。其中，重度患者尤其是需要关注，重度患者早期就会出现严重面神经水肿，神经鞘膜内高压，面神经缺血、缺氧，水肿进一步加重等恶性循环，导致神经轴突坏死、崩解、脱髓鞘的病理改变。后期则错位再生，引起面部连带运动。

患了"周围性面瘫"能否留下后遗症，其实也是有迹可循的，主要与患者面瘫的分型、感染病毒、面神经损伤节段、机体机能状况、是否合并基础疾病及治疗手段是否合理完备等因素有直接关系。

从西医学的角度来看，"周围性面瘫"主要包括"贝尔氏面瘫"和"亨特氏面瘫"两大类型。"贝尔氏面瘫"最为常见，常因感冒、着凉、受风等原因而诱发，临床以病侧面部表情肌瘫痪为主，表现为眼睑闭合不全，皱额、蹙眉均不能或不全；泪液及唾液分泌异常；鼻唇沟平坦，口角下垂或张口时被牵向健侧；病侧角膜反射消失；示齿、鼓腮、噘嘴、吹哨任意一项不能或不全；可有舌前2／3味觉障碍，听觉过敏或听觉障碍等。

"亨特氏面瘫"发病率相对较低，多因水痘–带状疱疹病毒感染而引起，其前驱症状以耳后疼痛为多见，常以"三联征"（耳痛、面瘫及疱疹）、听觉及舌前2／3味觉障碍为临床表现，且伴有泪腺以及涎腺的分泌功能障碍，乳突、耳甲等部位常出现压痛，严重者可出现共济失调、眩晕、三叉神经痛等一系列表现。

相对而言，"贝尔氏面瘫"因病理损害轻，恢复较快，疗程相对较短，疗效较好，大部分病人经过正规治疗，遗留后遗症的几率并不高，甚至70–80%的患者不用经过任何治疗，也能得到较好的恢复；但亨特氏面瘫不然，由于病理损害重，病情恢复较慢，疗程相对较长，即便经过系统治疗，也极易遗留后遗症。"周围性面瘫"是否会留下后遗症，第一时间作出明确的诊断分型，再作出针对性的治疗，是极为重要的。

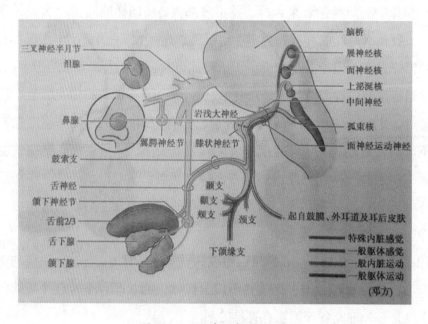

图5–3　面神经解剖图谱

面神经，属于第Ⅶ对脑神经，是由运动纤维、感觉纤维和副交感纤维组成的混合神经，其神经纤维由三个神经核发出：（1）运动核：发出躯体运动纤维，支配面部诸感情肌；（2）涎上核：发出内脏运动纤维，传导副交感神经冲动，司泪腺、颌下腺及舌下腺分泌；（3）孤束核：由面神经膝状节发出内脏感觉纤维和少量躯体感觉纤维，终于孤束核，传导面肌深部、外耳、鼓膜、鼓室内感觉及舌前2/3味觉。

三组纤维混合后出桥脑，入内耳道，穿面神经骨管，抵鼓室内壁前膨大形成膝状节，穿鼓室后壁骨管，出茎乳孔，向前上过腮腺，分为颞支、颧支、颊支、下颌缘支及颈支共5支，呈扇形分布于同侧面部各肌群。其中，颞支分布于额肌、眼轮匝肌、皱眉肌、耳廓外侧固有肌、耳前肌和耳上肌；颧支分布于眼轮匝肌和颧肌；颊支分布于颧肌、笑肌、上唇方肌、下唇方肌、口轮匝肌、三角肌及鼻肌等；下颌缘支分布于下唇诸肌及颏肌；颈支分布于颈阔肌深面。

当单侧"周围性面瘫"发生时，同侧面部肌肉均可麻痹，并可出现耳痛、腺体分泌障碍、听觉过敏及味觉障碍等症状，结合患者的症状、体征，我们就可以判断出患者的面神经损伤节段及病理损害严重程度，为治疗及预后判断提供依据。一般情况下，面神经受损的节段位置较低，预后较好，面神经受损的节段位置较高，预后较差。

判断面瘫患者预后的好坏，还有一项重要却又被很多大夫忽视的就是针感的判断。针灸作为治疗面瘫的一种常用方法，行针得气是非常重要的。若为面瘫患者行针刺手法操作时容易得气，针下感觉肌肉紧实，则预后一般都是不错的；但如果患侧肌肉松弛，行针后迟迟不能得气，针下如插豆腐样松软，则普遍预后不良。此种验证方法，由恩师逯俭教授经验总结，屡试屡验。

此外，年龄大、机体机能状况低下、合并糖尿病或动脉硬化等基础疾病的患者，普遍治疗难度较大，病程较长，预后较差。

综合以上依据，当面瘫患者来诊时，首诊大夫就能够对其预后做出一个相对准确的判断了。

准确的诊断是治疗的基础，西医的解剖病生理和中医的辨证论治是诊断的重要前提，想要提高"周围性面瘫"的治疗效果，笔者比较倾向中西医结合的综合治疗。"贝尔氏面瘫"的治疗难度相对较低，但"亨特氏面瘫"、经久不愈的顽固性面瘫、合并基础病以及面瘫出现并发症如面肌痉挛的患者，才能真正考验大夫的治疗水平。关于面瘫的中西医结合治疗，我们下篇再议。

# 四、周围性面神经麻痹诊治思路探议（下）

书接上文，主题还是"周围性面神经麻痹"，上文主要谈"周围性面神经麻痹"的诊断、鉴别诊断及预后判断，本文重点谈治疗，医分中西，各有千秋，在此先论西医。

根据中国特发性面神经麻痹神经修复治疗临床指南（2022版）中的意见，目前治疗方法有药物（脱水药、B族维生素、糖皮质激素、抗病毒药物等）、针灸、理疗、面部康复训练等。并明确指出，中西医结合神经修复规范治疗有助于改善预后。

治疗原则：①中西医结合；②急性期：休养生息，减少不良刺激，着重加强神经保护；③恢复期和后遗症期：积极神经修复，适度程序激活冬眠神经，促进神经良好再生；④内外兼治，科学康复训练与治疗，饱和神经修复。

西医治疗主要包括以下几方面：

1.口服药物：①急性期如有带状疱疹等病毒感染的证据时，可给予抗病毒类药物（如阿昔洛韦、伐昔洛韦）口服；神经营养类包括甲钴胺、维生素B1口服；泼尼松片等糖皮质激素类口服。选择泼尼松片口服，30~60 mg/d，连用5 d，之后于5 d内逐步减量至停用。②恢复期建议继续使用神经营养类药物。③后遗症期患者可酌情间断使用神经营养类药物。

肌注与静脉药物：①急性期使用脱水剂可减轻神经水肿，通常选用甘露醇125-250 mL静脉滴注，一日两次；甲钴胺0.5 mg，肌肉注射，每1-2日1次；地塞米松5 mg入壶每日1-2次（或选用七叶皂苷钠、甲强龙等）；法舒地尔等药物改善微循环；鼠神经生长因子30μg肌肉注射，每日1次。银杏叶提取物15 mL，静脉滴注，每日1次，7-10 d为一个疗程。可以重复2-4个疗程。②恢复期和后遗症期患者可间断使用神经营养类药物。

　　除此之外，西医治疗还包括高压氧、星状神经节阻滞、外科手术等，但指南中也明确指出，面瘫的外科治疗价值尚存在争议，例如对重度难治性面瘫急性期经乳突入路面神经管次全程减压、面瘫后高兴奋性后遗症（面部联动等）慢性期经乳突入路面神经管垂直段减压加面神经束膜间梳理术等术式的手术指征、方法、疗效、术后并发症等，在目前还需要高等级循证医学证据支持。

　　再论中医，"周围性面神经麻痹"属于中医学"口僻"、"口眼歪斜"及"吊线风"等范畴。中医学认为，足太阳经筋为"目上冈"，足阳明经筋为"目下冈"，颧颊部主要为手太阳和手足阳明经筋所主，故眼睑不能闭合，口眼歪斜为手足太阳和手足阳明经筋功能失调所致。隋代巢元方在《诸病源候论》中云："风邪入于足阳明、手太阳之经，遇寒则筋急引颊，使口㖞僻，言语不正，而目不能平视。"宋代《圣济总录》中云："论曰足阳明脉循颊车，手太阳脉循颈上颊。二经俱受风寒气，筋急引颊，令人口㖞僻，言语不正，目不能平视。"结合西医病生理特点，风寒邪客太阳、阳明而引发的面瘫更接近于"贝尔氏面瘫"的临床表现。

　　头为诸阳之会，少阳行于耳侧，《灵枢·经脉》中曰："三焦手少阳之脉……上项，系耳后直上，出耳上角，以屈下颊至頗；其支者，从耳后入耳中，出走耳前，过客主人前，交颊，至目锐眦……"；"胆足少阳之脉，起于目锐眦，上抵头角，下耳后，循颈行手少阳之前，至肩上，却交出手少阳之后，入缺盆；其支者，从耳后入耳中，出走耳前，至目锐眦后；其支者，别锐眦，下大迎，合于手少阳……"结合西医解剖学，少阳经脉的走行与面神经的分布何其相似。再看因带状疱疹病毒感染引起的"亨特氏面瘫"，其前驱症状以耳后疼痛为多见，临床常可见耳痛、面瘫、疱疹"三联征"，结合此类病人的舌诊脉像，临床中多属于中医少阳阳明合病的诊断范畴内。伤寒大家胡希恕在讲解《伤寒杂病论》263条时就提出："少阳病就是半表半里的阳性证，就是阳热在半表半里的部位，半表半里就是胸腹腔间，它不能入里，也不能出表。热邪在这个地方，只能顺着孔道往上涌，往上来，所以口苦、咽干，都是孔窍的地方发生热象。"耳亦为孔窍，因耳窍周围带状疱疹病毒诱发的"亨特氏面瘫"，也应属于少阳病的范畴之中。

综上论述，面瘫的发生，主要是由于面部三阳经脉空虚，虚邪贼风乘而袭之，以致经气阻滞，脉络失养，面肌纵缓不收所致。患者在发病前大多有头面部受风受寒病史，外因上以风邪为主，可风寒与风热相合，亦或风邪与痰热互结；内因多为正气亏虚，脉络空虚，腠理不密，卫外不固，以致风邪乘虚侵袭，引动伏邪流窜经络，使气血痹阻致口僻之证。正所谓："正气存内，邪不可干；邪之所凑，其气必虚"。

面瘫的病机责之于风、痰、瘀阻及气血亏虚等，起病之初多为表证，日久可以入里，成为内外合邪之证。面瘫论治，首先着眼于"祛风"，桂枝汤（风寒证）、银翘散（风热证）合祛风之剂酌情加减，便是笔者的常用之选。初期常合蝉蜕、荆芥、白蒺藜、白芷、桑叶或菊花等散风，中后期常合僵蚕、全蝎、地龙或蜈蚣等虫类药熄风。"治风先治血，血行风自灭"，治风勿忘活血，可酌情添加如当归、丹参、川芎、赤芍、丹皮或红花等活血化瘀之品。"亨特氏面瘫"最为难治，因病毒对面神经的损害较为严重，早期即出现耳痛、疱疹等一系列病毒感染症状，可在少阳剂的基础上，灵活配用白花蛇舌草、板蓝根、半边莲、半枝莲、贯众、山栀或夏枯草等以加强清热解毒、消肿止痛之效，使热清瘀散而毒消痛止。在面瘫中后期，因邪气未尽，正气亦伤，用药当注意顾护正气，酌配补中益气养血之品，可选补阳还五汤、补中益气汤或四物汤等加减，以补其内虚之气血，泄其外来之邪毒。

"方无定方，法无定法"，中医治疗是建立在辨证论治基础上的，没有辨证的方药施治是不可取的。谈起面瘫的中药治疗，很多人张口就来："牵正散"，但实际上，"牵正散"由白附子、白僵蚕及全蝎等组成，主治风痰阻于头面经络所致的口眼歪斜或面肌抽动之证，药性偏温，病位在里，而用于风邪外受的面瘫早期是不合适的，至于痰热及热毒相合之证，"牵正散"的使用，就更是南辕北辙、抱薪扑火之举了。

中医不仅仅有药，还有针灸，在面瘫的治疗中，针灸的应用比中药的应用更加广泛。

面瘫的发生，病属三阳经，临证取穴，以循经取穴、局部取穴与远端取穴相结合为要。局部选穴常用穴位包括：阳白、攒竹、下关、太阳、四白、颧髎、迎香、颊车、地仓、牵正、翳风、完骨及风池等；远端取穴主要选取合谷、太冲、腹四门、足三里、丰隆及三阴交等；伴味觉丧失可加廉泉；伴听觉过敏可加听宫。

这里推荐一套面部局部三线取穴法，以供参考。选穴如下：从神庭、印堂、水沟至承浆，这些穴位在人体面部正中线上称为中线；阳白、鱼腰、承泣、四白、巨髎及地仓在面前旁正中一条线上，称为旁线；太阳、下关及颊车在面部侧面的一条线上，称为侧线。始终以三条基本线上的穴位为主穴。针刺0.5-1.5寸，采用平补平泻及间断快速小幅度捻转手法，200转/分，捻针2分钟，间隔留针8分钟，重复3次，留针30分钟。

针刺选穴也可结合西医解剖学知识，根据瘫痪肌肉来灵活配穴，北京301医院针灸科在这方面颇有心得，称之为肌肉选穴。如：口轮匝肌——地仓、承浆及人中；提上唇肌——迎香、巨髎；颧肌——颧髎、巨髎；笑肌——颊车、地仓旁开0.5寸；眼轮匝肌——上下眼睑各两针；皱眉肌——印堂、攒竹；额肌——阳白。

针刺治疗可以与电针和艾灸相配，电针一般选取阳白—太阳、下关—巨髎、颊车—地仓三对穴位，电针输出强度以面部肌肉轻微收缩为度，时间约30分钟。但患者如果出现面肌痉挛征象，电针是必须停掉的，并及时予以火针治疗，选穴以阿是穴及局部穴位为主，面肌痉挛大多可以中止。

对于顽固性面瘫，星状神经节针灸刺激，也可以作为其中一种治疗手段。一般采用50-75mm的长针灸针，双手配合治疗，取面瘫侧胸锁关节上约1寸处，一手食中指稍用力按压将气管与颈动脉分开，另一手持针垂直刺入，直达颈6椎体前侧，轻捻转不提插并留针。

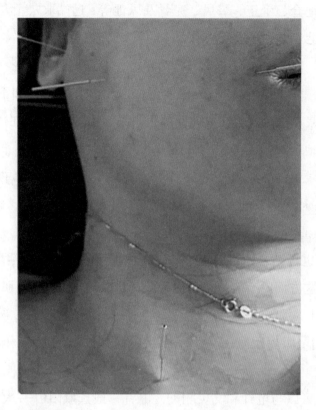

图5-4　顽固性面瘫星状神经节针刺治疗

艾灸治疗可采用温和灸、回旋灸、雀啄灸、温针灸或者热敏灸等方法，每次施灸约20分钟。

拔罐疗法也可以在治疗中配合使用，其主要适应于风寒袭络证各期患者。采用闪火法，选取患侧的阳白、下关、巨髎、地仓及颊车等穴位，每穴将火罐交替吸附及拔下约1秒钟，不断反复，持续5分钟左右，以患侧面部穴位处皮肤潮红为度，每日闪罐1次，每周治疗3-5次，疗程以病情而定。

在面瘫早期，刺血疗法是不可忽视的，笔者常用的刺血方法主要包括：①翳风穴的刺血拔罐。面神经是从茎乳孔穿出并发出分支分布头面部，而翳风穴相当于茎乳孔所在的浅表位置，此处的刺血拔罐，有利于病毒及代谢产物的排出；②内颊车的刺血。内颊车位于在患侧第二磨牙相对的颊黏膜处，以注射针头，划破出血，让患者用力嗽即可，划割不可过深，每周一次，可改善局部血液循环，促进病情恢复。

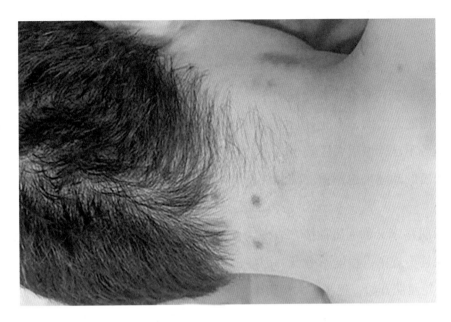

图5-5 "周围性面瘫"枕后小针刀治疗

近年来，有业内学者采用小针刀疗法及整脊疗法治疗面瘫，治疗机理主要是松解枕后及上颈段肌群，纠正椎体错位，改善中枢供血。部分恢复不理想的"周围性面瘫"患者，笔者也采用上述方法进行治疗。最近治疗的一位患者，患"周围性面瘫"经综合治疗40余天，恢复不甚理想，针刀治疗后，患者瞬间感觉患侧面部发热发红，这就是中枢供血改善的表现。

此外，鳝鱼血外涂、穴位贴敷及埋线等疗法在面瘫的治疗中也多有采用，不再一一列举。经过上述疗法的综合应用，大部分"周围性面神经麻痹"患者都能收到理想的治疗效果。

## 五、面肌痉挛诊治思路探议（上）

威海市专家团队义诊下基层行动继续，今天来到的小山村有一个好听的名字——"逍遥村"，名字虽好听，但同其他村落一样，村里没有几个年轻人，只有留守的老头老太太们，听到有城里专家义诊的消息，老头老太太们便提前坐满了村卫生室，人群中一位老太太主动招呼我们："医生，还认识我吗？我的病可好多了。"说实话，眼拙的我还真没认出来，倒是同行的邵主任一眼就认出来了："这不是之前收治的那个严重面肌痉挛的老太太吗？"

时光回到两月前，我刚到泊于医院挂职不久，门诊来了一位右侧面部肌肉不停抽搐的老太太，不能自制的挤眉弄眼，时不时来一段"面部抽筋舞"，让老太太痛苦不已，城里大医院也去了，各类药物也吃了，各种偏方也试过了，可面部抽搐的却越来越严重。听说我们医院能治疗，老太太抱着试试看的态度就来了。

面肌痉挛又称面肌抽搐，表现为面部不自主抽搐，多局限于单侧，抽搐呈阵发性且不规则，程度不等，可因疲倦、精神紧张及自主运动等而加重，起病多从眼轮匝肌开始，逐步扩大到整个面部，本病多在中年后发生，常见于女性。

面肌痉挛可以分为两种，一种是原发性面肌痉挛，由于初期症状为眼睑跳动，民间又有"左眼跳财，右眼跳灾"之称，所以一般不会引起人们的重视，经过一段时间发展成为面肌痉挛，联动到嘴角，严重的连带颈部；一种是继发性面肌痉挛，即面瘫后遗症产生的面肌痉挛。不管是原发性还是继发性面肌痉挛，早期治疗有效率高，若失治误治，病程迁延日久，则缠绵难愈，所以早期的介入尤为重要。

西医在该病的治疗中，除苯妥英钠或卡马西平等药对一些轻型患者可能有效外，一般中枢镇静药、抑制剂和激素等均无显著疗效。手术治疗方案中的面神经干压榨和分支切断术、面神经减压术、面神经垂直段梳理术、微血管减压术及射频消融术等，虽有一定治疗效果，但由于风险大，术后易复发，也常不易被患者接受。我是中医大夫，结合病例，我来说说我们中医的治疗方法。

面肌痉挛，中医学称之为"胞轮振跳"、"眼睑瞤动"、"筋惕肉瞤"或"风动虫行"等。《内经·至真要大论》中云："诸风掉眩，皆属于肝"。心主血，脾生血，肝主筋，肺主皮毛，心脾亏虚，气血生化不足，血不养肝，则筋失所养；肝肾不足，水不涵木，则风阳上扰；肺卫不固，风寒之邪外袭，留恋不去，外风引动内风，两风相合而发颤动抽搐之证。本病可由风寒外感，客于少阳、阳明二经，经络壅滞不通，筋脉收引所致；也可由脾胃虚弱，气血生化不足，筋脉失养所致；或由肾精亏虚，水不涵木，风阳上扰所致；或由表虚不固，风寒入里化热，耗伤肝阴，肝风内动所致。故面肌痉挛当为本虚标实之证。

病因病机清楚了，再来谈治疗。我治疗早期面肌痉挛的经验是苁蓉牛膝汤联合火针及手法。具体怎么治疗的呢？先列举两个病例。

案例一：王某林，男，53岁，农民，于2017年6月23日受风后出现口角向左侧歪斜，右面部咀嚼无力、刷牙漏水及吹口哨漏气，右眼睑闭合不全，右额纹消失，经我院门诊诊断为"周围性面瘫"，予以针灸及中药等治疗，2个月后病情痊愈。

2017年9月6日患者再次来诊，自述4天前无明显诱因出现右侧眼睑周围肌肉不自主阵发性颤动抽搐，伴头昏及右侧面部发紧发凉，饮食睡眠可，二便正常。中医诊察见舌淡苔薄白，脉沉弦。

中医诊断："胞轮振跳"，证属风寒束表，肝风上扰；西医诊断："继发性面肌痉挛"，予以苁蓉牛膝汤配合火针加减治疗。

处方如下：肉苁蓉20g，怀牛膝15g，木瓜15g，白芍40g，熟地黄30g，当归15g，炙甘草10g，生姜10g，大枣10g，天麻15g，钩藤15g（后下），荆芥12g，防风12g，桂枝10g，炙黄芪30g，7剂水煎服，日1剂，水煎分2次服。

火针选穴：阿是穴、阳白、鱼腰、丝竹空、颧髎、太阳、下关、翳风。每次选1~3穴，交替浅速刺，不留针，隔日1次。

2017年9月14日，患者复诊，自述右眼周未再出现颤动抽搐，头昏及右侧面部发紧发凉感明显减轻。效不更方，上法继续治疗1周，患者诸证悉除，随访3月无复发。

案例二：单某君，女，46岁，教师，2017年9月26日来诊。患者自述近3月因教学压力过大，睡眠质量明显下降，夜间多梦易醒，乏力，约20余天前出现左侧眼周及颧部肌肉无规律不自主抽搐，饮食二便正常。中医诊察见舌淡苔薄白，脉弦细；又见寰椎左侧横突尖外移，压痛明显。颈椎张口位X片显示：左侧寰齿间隙过宽。

中医诊断："胞轮振跳"，证属心肝两虚，虚风上扰；西医诊断："原发性面肌痉挛"。

予以中药苁蓉牛膝汤加减治疗，处方如下：肉苁蓉20g，怀牛膝15g，木瓜15g，白芍30g，熟地30g，当归15g，炙甘草10g，生姜10g，大枣10g，天麻15g，远志15g，茯神30g，麦冬15g，荆芥10g，防风10g，龙骨30g（先煎），牡蛎30g（先煎），7剂水煎服，日1剂，2次分服；并予以颈部肌肉拉伸及美式整脊整复手法，纠正寰椎侧方移位。

2017年10月3日，患者复诊，自述右面部抽搐发作次数明显减轻，仅偶有发作，睡眠改善。微调方药，续服14剂，患者病情痊愈，随访3月无复发。

说完病例，再来分解苁蓉牛膝汤。

苁蓉牛膝汤方出《三因极一病证方论·卷五·五运时气民病证治》，由肉苁蓉、牛膝、木瓜、白芍、熟地黄、当归、炙甘草、生姜、乌梅及鹿角屑组成。主治：胸胁并小腹痛，肠鸣，溏泄，或发热，遍体疮疡，咳嗽，肢满，鼻衄。

此方虽未提及面肌痉挛的治疗，但是龙砂医学流派代表性传承人顾植山认为，苁蓉牛膝汤虽为六丁年运气之方，但只要是具备了木运不及的病机特点，即可应用此方。

参考龙砂先贤缪问的阐释，苁蓉牛膝汤的病机特点：肝肾亏虚，肝血不足，燥火扰动。而面肌痉挛的病机为肝失所养，虚风上扰，外风引动内风相合而发病，完全符合此方肝木不及的病机特点。缪问曾云："肾为肝母，徒益其阴，则木无气以升，遂失春生之性；仅补其阳，则木乏水以溉，保无陨落之忧，故必水火双调，庶合虚则补母之义。肉苁蓉咸能润下，温不劫津，坎中之阳所必需；熟地苦以坚肾，湿以滋燥，肾中之阴尤有赖，阴阳平补，不致有偏胜之害矣。再复当归、白芍辛酸化阴，直走厥阴之脏，血燥可以无忧。"

方中苁蓉、熟地阴阳双补，兼以牛膝、鹿角调补肝肾；当归、白芍养血柔肝以熄风止痉；白芍、炙甘草亦为芍药甘草汤，合木瓜以舒筋通络；乌梅滋阴生津调寒热；生姜温经散寒。方中药物药量亦可随证加减，如白芍用量可加至40～60克；乌梅、鹿角可弃之不用；营卫不和者可合桂枝汤；肺卫不固者可合玉屏风散；心脾两虚者可合归脾汤；风寒束表者可合麻黄附子细辛汤等。

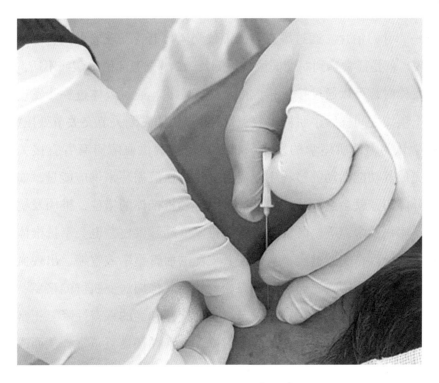

图5-6 小针刀治疗图片

面肌痉挛属于临床疑难病证，病程短易治，病程长难治，尽早治疗是关键。另外，在中医治疗体系中还包括针灸、手法及针刀等，配合应用，往往效果更好且更持久。

## 六、面肌痉挛诊治思路探议（下）

一个多月前，七十多岁的刘老太来到门诊：两年多来"面肌痉挛"频繁发作，且日渐加重，周边的医院都看过，中药及针灸等各种保守治疗方法也分别尝试过，但是效果却并不十分明显；想要接受手术治疗，却又十分担心副作用；进退两难，可愁坏了老太太和孝顺的孩子们。

犯愁的不仅仅是病人，也包括接诊的医生们，就目前而言，面肌痉挛对于大多数医生来说，都算得上是疑难杂症。那老太太的病苦，该如何应对呢？笔者采用的是针药结合的综合治疗方法。

其一，针刀治疗。通过跟患者的细致交流，笔者发现老太太有一种特殊的症状表现，就是经常感到病变同侧枕后侧及颈2/3椎旁部位的酸痛不适，每次面肌痉挛发作时，可以通过按压相应部位减轻症状。通过查体进一步发现，患者右侧上下项线之间枕后小肌群附着点及颈2/3椎体右侧关节突关节处压痛明显。针刀医学认为，面肌痉挛的发作与椎基底动脉的供血障碍有着直接关系。面神经在完成其功能活动的过程中，需要充足的血液循环来供应能量，如果出现血液循环障碍，就会造成相应的功能异常。颈椎椎体的错位，椎周及枕后肌群的痉挛、瘢痕及挛缩等，既会直接影响椎基底动脉供血，也会牵拉椎体前缘的交感神经链，兴奋交感神经，从而使其支配的血管痉挛或收缩，出现血液循环障碍。基于上述原因，先通过小针刀松解枕后及椎周病变肌群的痉挛、瘢痕及粘连等，术后用手法整复颈椎小关节，可使交感神经的兴奋性降至正常，颈动脉及椎基底动脉等血管的痉挛或收缩解除，血液循环恢复正常，从而改善面肌痉挛。

其二，吊针治疗。这里所说的"吊针"，可不是老百姓常说的"打吊瓶"或"输液"，而是指一种特殊的针灸治疗方法。早在十几年前，笔者跟诊山东省中医药大学附属医院张登部教授时，就经常见到张教授使用这种方法治疗面肌痉挛。面肌痉挛最常见的痉挛肌肉是眼轮匝肌、口轮匝肌以及部分表情肌。选择痉挛严重的部位或相近穴位，以两三根短毫针并头浅刺，深度仅达皮下，针体呈吊坠状，故称为"吊针"。在使用吊针治疗的同时，可配合其他穴位的针刺治疗，如：百会、风池、腹四门、足三里、太溪、肝俞及肾俞等，以培补元气、息风止痉。

其三，中药治疗。在刘老太之前的治疗中，也曾经接受过中药治疗，但是效果不甚理想。于是，此次笔者特请老年病科郭刚恒主任会诊。郭主任开具了一张药方：忍冬藤60g，薏苡仁20g，防风10g，白芷15g，陈皮10g，皂角刺10g，浙贝母12g，赤芍15g，天花粉15g，伸筋草20g，珍珠透骨草20g。因笔者没有参透此方，故电话请教郭主任，郭主任给出的解释是，方子是在仙方活命饮的基础上加减而成。仙方活命饮是外科"消法"的代表方剂，被前人称之为"疮疡之圣药，外科之首方"，由金银花、防风、白芷、当归尾、陈皮、生甘草、赤芍、天花粉、贝母、乳香、没药、穿山甲及皂角刺等十三味药组成，第六版《方剂学》认为，本方用于治疗痈疡肿毒初起属阳证者。那郭主任为何会选用此方为底方治疗面肌痉挛呢？笔者试着揣摩分析如下：

《内经·至真要大论》中云："诸风掉眩，皆属于肝"。心主血，脾主肉，肝主筋，肺主皮毛，心脾亏虚，气血生化不足，血不养肝，筋失所养；肝肾不足，水不涵木，风阳上扰；肺卫不固，风寒之邪外袭，留恋不去，外风引动内风，两风相合，以上因素皆可诱发面肌颤动抽搐之症。本案患者为老年女性，平素体弱，气血亏虚，不能荣养经络，风邪入中则上扰经络，客于三阳经脉（太阳、少阳及阳明），风邪郁而化热，正邪交争，经络不利，营卫不和，故面肌痉挛频频发作。取本方疏风清热之意，配合伸筋草、透骨草及薏米等舒筋散结、除湿清郁、和解表里，使风邪得解，筋脉得舒。

经过20多天的综合治疗，刘老太的面肌痉挛得到了极大改善。

## ▶▶ 七、颞颌关节紊乱症诊疗思路探议

门诊就诊的小钟最近有点烦：本来好好的帅哥，一个多月前起逐渐张不开嘴了，吃个樱桃没什么问题，但吃块西瓜竟成了奢望。到当地医院行"颞颌关节CT检查"并未发现明显异常，接诊医生给出了"颞颌关节紊乱症"的诊断，因无特效的治疗方法，故建议回家休养。养了一段时间，病情并没有明显改善，帅哥就来到了笔者门诊。那么，钟帅哥得的是什么病，该如何治疗呢？

笔者给出的诊断和之前医生一样："颞颌关节紊乱症"，也叫"颞下颌关节紊乱综合征"，是多种病因导致颞下颌关节疼痛、弹响及张闭口运动异常的慢性疾病，是口腔颌面部常见的疾病之一，好发于20—40岁人群，临床表现为颞下颌关节区及（或）咀嚼肌疼痛，下颌运动异常或功能障碍以及关节弹响、破碎音和杂音等三类症状。进食及语言常会受到影响，部分患者还存在反复发作和久治不愈情况。

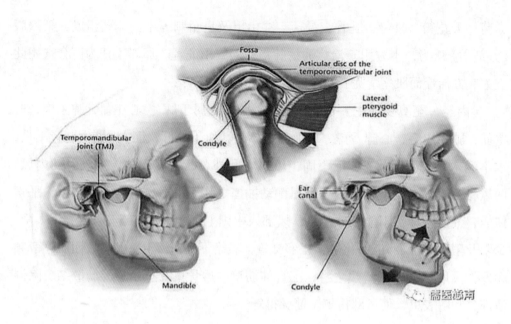

图5-7 颞下颌关节解剖

颞下颌关节是颜面部唯一可以活动的左右联动的关节（铰链状-滑动关节，在关节下腔的运动是铰链式，即旋转运动，在关节上腔的运动是滑动），位于耳廓前、颧弓的下后方，由颞骨的下颌窝和下颌骨的髁状突以及居于二者之间的关节纤维软骨盘所组成，主司张口、闭口和咀嚼。关节的周围有关节囊包绕，关节囊大而富有弹性，关节凹又比髁突大3倍。在颞下颌关节的周围有许多韧带，如颞下颌韧带、颈突下颌韧带和蝶下颌韧带等，它们是悬吊下颌骨和限制下颌于正常运动范围的结构。

引起颞颌关节紊乱症的病因有哪些呢？主要包括以下几方面：

1. 关节的慢性劳损。经常咀嚼硬食、夜间磨牙以及单侧咀嚼习惯等，使关节周围肌群失去力学平衡而诱发本病。

2. 局部创伤史。如外力撞击、突咬硬物或张口过大（如打呵欠）等急性创伤。

3. 咬合关系紊乱。如牙尖过高、牙齿过度磨损、磨牙缺失过多、不良的假牙或颌间距离过低等。咬合关系的紊乱，可破坏关节内部结构间功能的平衡，促使本症发生。

4. 全身及其他因素。神经精神因素多见，如情绪急躁、精神紧张或容易激动等。此外，有的患者有风湿病史，有的患者发病与受寒有关。

其病理特点是：各种因素引起颞颌关节周围韧带与关节囊松弛，周围咀嚼肌群痉挛，关节内软骨盘磨损，关节运动时牵扯相关病变组织，而引起的一系列临床症状。

在治疗方面，目前主要采用药物或理疗来达到消炎及活血止痛的效果，但因起效慢，患者的关节疼痛、紧张及粘连难以得到快速解决而承受很大痛苦。笔者采用的是先在颞下颌关节内及周围软组织内注射少量类固醇类药物，再行小针刀松解治疗的方法，具体操作如下：

患者取侧卧位，患侧朝上。术者手指放在耳前方的颞下颌关节处，令患者做轻微开口、闭口动作，扪清髁状突的前后缘、关节面的最高点以及周围的压痛点、硬结和条索。将刀口线与髁状突的软骨面平行，针体垂直皮肤刺入，达颞骨面后下移至颧弓下缘压痛点，刀口线与下颌头之纵轴方向垂直，轻切几刀，如有硬结或条索，于病变组织上轻切几刀即可。

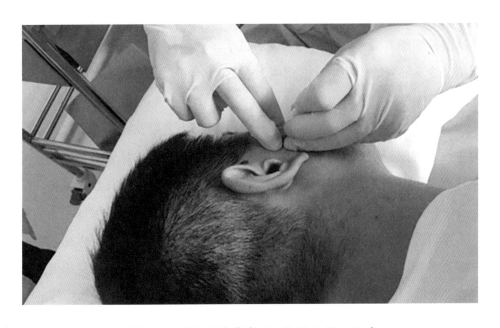

图5-8　"颞颌关节紊乱症"的小针刀治疗

经过上述治疗，钟帅哥的嘴巴能张开超过三横指，对治疗效果十分满意。1

周后患者复诊，已完全康复。

除了针刀治疗，针刺治疗也是不错的选择方法。中医学认为诸阳经筋，皆在于头，三阳之经，并络于颌颊，挟于口。诸阳经为风寒所客，或外伤经筋，或厥气上逆，引起三阳经气不利，经筋拘急，而致张口受限、颞颌关节牵强。取穴常包括：患侧耳门、听宫、听会、下关、颊车、对侧合谷及双侧风池。毫针针刺上述穴位，得气后施以平补平泻，也可配合电针治疗。

在接诊中，总会遇到形形色色的病人，如何明确诊断和正确治疗，是对每一位医者的考验。"路漫漫其修远兮，吾将上下而求索"，医海无边，吾辈仍需努力。

## ▶▶ 八、灼口综合征诊疗思路探议

最近的接诊病人中，60多岁的韩阿姨病情有些特殊。大约3个多月前，韩阿姨因生气上火后出现舌体持续烧灼样疼痛，以舌前半部分为重，伴口干口苦，味觉减退，烦躁多梦，为此，韩阿姨尝试了多种治疗方法，效果不显，后经他人介绍来诊。韩阿姨得的是什么病呢？"灼口综合征"是笔者给出的诊断，这也是今天我们探讨的主题。

"灼口综合征"，又叫做"舌痛症"，是以舌部为主要发病部位，以灼烧样疼痛为主要表现的一组综合征，伴随症状多有口干、持续的味觉改变（如常见的金属样感觉）或味觉减退、头痛和情绪变化（压抑、抑郁、焦虑、紧张、易怒等）。该病主要累及舌体，尤以舌尖和舌前三分之二为常见，也可以累及口腔黏膜，舌及口腔黏膜的颜色、形质及功能常无任何改变，但自己能感觉舌体或口腔粘膜有辣痛、刺痛、灼烧感、轻度持续性局限性的自觉痛，服食味道偏酸的食物如西红柿、橙汁会让灼烧疼痛更严重。那"灼口综合征"是怎么引起的呢？

从西医的角度来看，该病科由多种因素引起，"灼口综合征"可能的诱发因素主要包括局部、系统和精神因素三方面。

1、局部因素：包括不良牙植体、牙齿的残根、残冠等，菌群失调、念珠菌感染，唾液成分改变，都可能诱发灼口综合征。

2、系统因素：包括代谢性疾病如糖尿病、胃肠道疾病、三叉神经痛以及系统性药物使用如降压药和利尿剂等，都是"灼口综合征"的危险因素。

3、精神因素：包括各种压力、精神紊乱、长期的社会问题都是导致"灼口综合征"的原因；神经系统的改变如多巴胺水平波动，也是"灼口综合征"的诱因之一。

谈到"灼口综合征"的治疗，很遗憾，目前西医对该病的治疗缺乏特效方法，应对方法首先是去除可疑病因，如果存在感染因素，就给予抗感染治疗；对于存在精神因素的患者要进行心理咨询和治疗。

中医对"灼口综合征"有着较好的认识和治疗效果。从祖国医学的角度来看，"灼口综合征"的主要病机认为是"脏腑功能失调"。心开窍于舌，舌为心之苗，心火上炎则易出现舌痛、舌灼、口十等"灼口综合征"症状，心火上炎也会耗伤心阴，阴血不足，心神无所附，阳不入阴，则会失眠、心烦易怒；情志不畅，烦恼多思，日久肝郁化火，横逆犯脾，导致肝郁脾虚或湿热困脾之证，口舌为脾胃之门户，肝胆脾胃之热，上扰口舌，而致"灼口综合征"症状出现。基于其病因病机，"灼口综合征"中医常可辨证分型为心火炽热、肝胆湿热、湿热困脾、心脾两虚、肝肾阴虚、气虚血瘀等证型，而心脾炽热型是临床最常见的类型。

回头再看本案患者的临床诊治。本案患者刻下症见：舌体持续烧灼样疼痛，以舌前半部分为重，伴口干口苦，味觉减退，烦躁多梦，饮食二便可，舌质暗红苔黄腻，舌下静脉迂曲扩张，脉弦滑。诊为：心肝火旺型舌痛症，治以清肝泻心、凉血活血，予以针药并用，治疗方案如下：

1、放血疗法 取穴：金津、玉液，每周三次。

2、针灸治疗 取穴：行间（双）、内庭（双）、照海（双）、三阴交（双）、合谷（双）、廉泉。针以泻法，每日1次，每次30分钟。

3、中药煎剂以小柴胡汤加减，方药如下：

柴胡25g，黄芩10g，赤芍15g，牡丹皮15g，清半夏12g，郁金15g，夏枯草15g，莲子心15g，竹茹15g，地黄30g，玄参15g，麦冬15g，天花粉15g。

5剂水煎服，日1剂，早晚分服。

治疗次日，患者舌痛症状明显减轻，治疗5日，患者临床症状基本消失。

中医治病，首要辨证，再在"理法方药术"治疗思路引导下进行系统治疗，做到"方证对应"、"术证对应"，则临床鲜有不效。

## 九、肩胛提肌损伤诊疗思路探议

在上世纪末，疼痛科和疼痛治疗莫说对患者，对医生来说都是一个崭新的话题，没有发达的网络，也没有太多可借鉴的经验和可查阅的书籍。1999年，笔者在书店角落里淘到一本《小针刀疗法》，使自己得到了很大的提升；为了进一步提高技术，2004年笔者来到北京针刀总医院学习，当时的学习班开班主讲的就是针刀发明人朱汉章教授。

早期的针刀学习班学员的水平可谓良莠不齐，有洛杉矶中医药大学的教授，有三甲医院的主任医师，也有乡村赤脚医生，朱汉章教授开课时就给了我们一个下马威。他笑呵呵的问了我们一个问题："谁知道肩胛提肌在哪里啊？"这不是拉低我们的智商吗？大部分人举起了手："肩胛提肌起自颈椎横突，止于肩胛骨内上角"。"不错不错，那谁补充一下是起自于颈椎哪几个横突呢？""起自于上四颈椎横突尖"。"很好很好，那起自于上四颈椎横突尖的哪里呢？"这时，已经没有几个人举手了，但仍有极少数人能接的上来，"起自于上四颈椎横突尖的后结节"。"那我再问，起自于上四颈椎横突后结节的哪里呢？"全场一片哑然，因为这几乎是当时解剖教材能提供的最精细解剖部位了。"我补充下哈，肩胛提肌起自于上四颈椎横突后结节的下1/2，我们针刀只有扎到这里，才能对肩胛提肌起点做到最精确的松解。"朱老已经离开我们15年了，但朱老严谨的治学理念影响了一代又一代的针刀人。很多人抱怨针刀疗效差，风险大，不得其术是次要的，没有掌握好解剖病生理知识才是最主要的原因，凡是针刀做的成功的医生，没有一位不是一本活脱脱的解剖书。

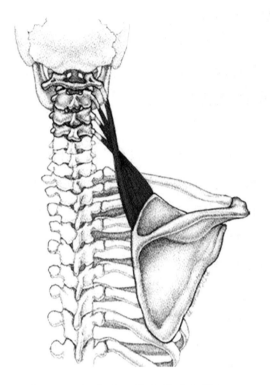

图 5-9　陌生而又熟悉的肩胛提肌

　　言归正传，先学习下肩胛提肌的解剖。肩胛提肌由来自颈3、4、5的肩胛背神经支配，位于颈项两侧，肌肉上部位于胸锁乳突肌深侧，下部位于斜方肌的深面，为一对带状长肌，起自1-4颈椎横突后结节的下1/2，肌纤维螺旋斜向后外下行，止于肩胛骨内上角和肩胛骨脊柱缘的上部。说得再详细一点，来自于上4颈椎横突尖的肩胛提肌纤维，在肩胛骨脊柱上缘到肩胛骨上角的排列顺序是按颈1、2、3、4的次序附着的，颈1最下，颈4最上，为什么要这么精细？是因为我们要精准地治疗。暂且按下不表。

　　肩胛提肌，顾名思义，有上提肩胛骨并使肩胛骨下回旋的作用。其颈椎端固定时，可使肩胛骨上提和下回旋；肩胛骨端固定时，一侧收缩可使头向同侧屈和轻度回旋；两侧收缩可使颈后伸。肩胛提肌是颈椎周围负担很重的一块肌肉，肩胛提肌损伤是引起项背疼痛和颈项僵硬的主要原因之一。

　　当肩胛提肌损伤后，它会将疼痛或酸胀感投射至肩胛骨上内侧缘，甚至投射到肩胛骨前侧或肩背侧。由于肩胛提肌肌束的紧张牵拉，往往会导致脖子僵硬、无法左右旋转，颈肩部疼痛，颈椎转动受限；严重时，双侧肩胛提肌损伤会导致无法转头向后看，单侧损伤时会无法向损伤的一侧转头。肩胛提肌损伤也是引起落枕的主要原因，肩胛提肌损伤与痉挛牵拉，会造成颈椎关节突关节紊乱或错位，也为反复落枕埋下了隐患。此外，劳累、外感受凉等也是导致该病加重的主要诱因。

在体格检查方面可发现：患侧肩胛骨脊柱缘和内上角上端以及第1-4颈椎横突尖处，多可扪及明显压痛和条索，常有患侧抬肩畸形，患侧上肢后伸受限，上肢后伸，肩胛骨上提或内旋会引起疼痛加剧或不能完成此动作。

肩胛提肌背面就覆盖着斜方肌，那如何判断是肩胛提肌还是斜方肌出现损伤了呢？我们可以用抬臂头颈侧屈实验来测试。当抬起手臂，头向健侧侧屈，如果患侧疼痛加重，则说明是肩胛提肌为病变肌肉。因为抬起手臂时，头向健侧侧屈，肩胛骨做上回旋，肩胛骨的上角会向下走，肩胛提肌被拉长，而斜方肌是缩短的。因此，抬肩臂时，肩胛提肌已经被拉长，再做头侧屈时，肩胛提肌更加紧张，而出现疼痛症状。相反，如果没有诱发疼痛，则说明是斜方肌出了问题。

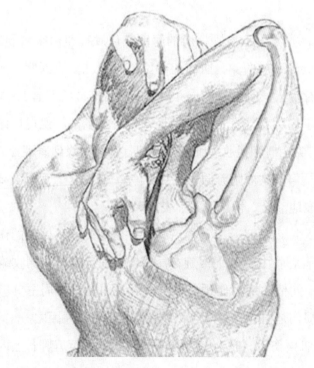

图5-10　诊断是治疗的基础，解剖是治疗的基石

治疗上，首先要建立正确的生活习惯：1.一个高度合适的枕头（两肩宽度的1/3到1/2左右，可用荞麦皮填充，不要填充的太实）；2.面对电脑屏幕时，正身端坐，后背挺直，头不向前伸；3.不长时间低头工作、学习、打电脑、玩游戏、看书或玩手机等；4.不长时间单肩背包；5.不躺在床上看电视、看手机或看书等；6.保持愉悦的心情工作与生活。

同时，要适当休息，减少活动，也可以口服非甾体类消炎镇痛药，中药汤剂可以葛根汤系列方为底，酌加活血通经类药物，具体可参考菱形肌损伤篇，不再赘述。相对保守疗法，笔者更倾向于针刀治疗，针刀操作得当，大多都可以收到理想的治疗效果。

根据针刀医学慢性软组织损伤的理论，通过在肩胛提肌起止点及肌腹部阳性点松解粘连，减张减压，可使颈背部的动态平衡失调得到恢复，收到良好的疗效。针刀操作规范如下：

体位：患者骑跨于治疗椅上，患侧手绕胸前放置于健侧肩峰处，使肩胛骨内上角翘起，静坐低头。

操作：如压痛点在肩胛骨内上角的边缘，将刀口线方向与肩胛提肌纵轴平行，针体与背平面成90°角刺入，上下摆动摸索到达肩胛骨内上角边缘，提插切割纵疏横剥数刀，如针下有韧性感，可多扎几针通透松解，必要时，可调转刀口线90°，横切数刀；如在颈椎横突尖部有压痛点，在颈椎横突部进针刀，刀口线方向和颈椎纵轴平行刺入，达横突尖部后结节时，纵疏横剥数针后出针刀，刀口线始终在横突尖部骨面上活动（没有足够的针刀操作经验，笔者不建议在颈椎横突尖进行针刀操作，尤其是颈1、2横突尖）；如肌腹部有阳性点，将刀口线与肌纤维平行，刺入皮下，通过皮肤及皮下组织，当针下遇有酸胀感时，即为病变肌束层面，行纵疏横剥2-3下即可，切不可进针过深。

肩胛提肌损伤病例临床非常常见，随机分享一例两周前治疗病例。

女患，54岁，长期伏案工作，因左项背部酸痛2年来诊。患者来诊时诉其左肩胛骨内上区域及左侧颈项部持续性酸痛，并感颈项僵硬，颈椎向左转动受限，曾间断推拿治疗，疼痛稍有缓解，近来感症状逐渐加重，来诊。体格检查时发现：患侧左肩胛骨内上角可扪及数个条索状韧性物，压痛（++），颈5-7椎体左侧肩胛提肌肌腹部压痛（++），患者左侧转颈功能受限，过度左转可引起上述区域疼痛加重。行相关部位针刀松解，一周后其家人告知，病情基本痊愈，嘱其三月内严格限制颈背过度劳累，以使病损肌肉得到最大程度的恢复。

## 十、新吾穴治疗过敏性鼻炎案例探议

40多岁的张女士，最近一段时间有点烦：鼻痒，鼻塞，喷嚏打个不停，鼻涕流个不停，冷热交替时症状尤为严重，并伴前额疼痛、咽痒及咳嗽，各种治疗方法效果不显。患者来时诊断基本明确："过敏性鼻炎"。初诊时予以氯雷他定配合中药内服，并予以针灸治疗，选穴：迎香、上迎香、印堂透鼻根、上星、风池、大椎、风门及肺俞，效果仍不明显；再诊时，笔者在上述治疗方案的基础上，针刺穴位稍作调整，只是加了一个穴位，次日，患者的症状就得到了极大缓解。这个神奇的穴位是什么呢？今天我们就来介绍下这个治疗鼻炎有奇效的"新吾穴"。

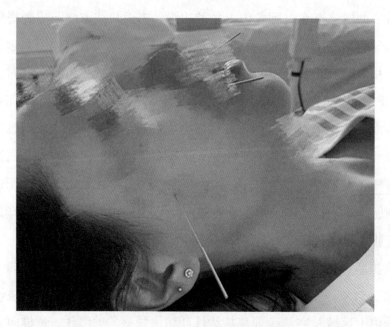

图5-11 "新吾穴"取穴针刺不简单

"新吾穴"也称"蝶腭穴"，它的发现者是北京同仁医院耳鼻喉科李新吾主任医师。他在20世纪60年代，按中西医结合的理论及方法，发现了这个治疗鼻病的独特穴位，因此这个穴位就以他的名字命名为"新吾穴"。他在数十年间对超过13万名患者的临床治疗中发现，针刺此穴对于鼻部疾病患者疗效很好：慢性鼻炎有效率为90%，变应性鼻炎为70.4%，慢性化脓性鼻窦炎为52.4%。此穴位于颧髎穴后约1cm处，虽然同是在面颊部皮面取穴，却有不同于一般穴位的针刺手法：进针方向应对准对侧的额骨颧突，且必须在进针后，刺中头颅深部的蝶腭神经节（即真正的"穴位所在地"），才能算取穴成功。

要扎准这个穴位，并不是一件很容易的事情，蝶腭神经节位于头颅深部的翼腭窝中，需要入针后不偏不倚地通过固定的狭窄骨间轨迹，刺入约55mm深的位置，刺中非常不易，只有患者立有面部麻胀感或放电感时，才能证明刺对了地方。针刺到位取得针感后一般不留针，全部治疗过程一般只需几分钟，通常每周针刺2-3次，每4周为1疗程。

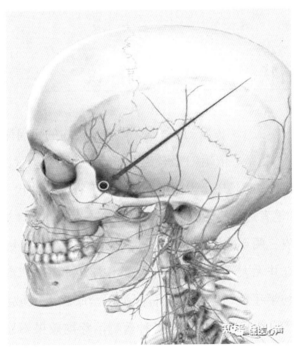

图5-12　蝶腭神经节所在部位

蝶腭神经节内包含交感神经与副交感神经，其节后纤维分布于上、中、下鼻甲及鼻中隔和鼻咽顶等部位。交感神经有促使血管收缩的功能，因而能使鼻黏膜及海绵体内血流量变小，腺体分泌物减少；而副交感神经则有扩张血管的功能，能使海绵体内充血、鼻黏膜膨大及腺体分泌物大量增加。在正常状态下，它们相互制约、相互调节，以达平衡；当某种致病因素导致交感及副交感神经调节紊乱，相关的症状就会表现出来。如鼻部、眼部或咽喉部等处炎症会导致局部血管充血，分泌物增多，即副交感神经过于兴奋而交感神经受到抑制，临床表现类似于中医中的寒证；有些病变也可引发这些部位局部血管缺血，分泌物过少的症状，类似于中医中阳盛阴虚的热证，即交感神经处于强势，而副交感神经处于弱势。

"新吾穴"是中西医结合的典范，是中医治疗工具与西医解剖学的完美结合。在很多情况下，以西医解剖为导引，可以大幅度提高腧穴针刺治疗的准确率和治愈率，比如秩边穴、环跳穴、风池穴、背俞穴及夹脊穴等穴位的针刺，笔者将在日后的博文中逐一分享。

## 》 十一、帽状腱膜挛缩案例探议

曾经拜读过一本关于"头痛"的著作，作者把头痛的病因详细分了180多种，足见头痛的病因有多复杂。依赖CT及核磁共振等现代检查手段，确实能够明确很多头痛的病因，但更多时候还是需要把详细的指下查体和症状、影像结合起来才能诊断清楚，比如笔者近日接诊的这位病因很"肤浅"的"慢性头痛"患者。

林老汉，74岁，两年前拆房子的时候，不慎被坠落的砖头砸伤右侧头顶部，到医院行相关检查并无大碍，甚至连缝合都不需要，简单消毒包扎后，伤口很快就愈合了。大约半年后，老汉出现右侧头顶至眼眶上区域持续性麻木刺痛，并进行性加重，严重影响生活，尝试各种药物治疗均效果不显，又到烟台毓璜顶医院等大医院行核磁共振及CT等检查，也没查出明确病因，病因不明确，治疗也就没有针对性，效果自然不理想。林老汉的姐姐曾因"反复眩晕发作"在笔者处就诊，经针药结合治疗痊愈，于是便带着苦恼不堪的老弟弟找到笔者，看看有没有好的办法。

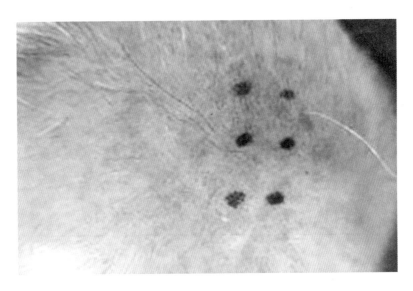

图5-13　头皮上的瘢痕和针刀治疗点

看过林老汉的头皮，又仔细查了体，笔者心里便有了思路：其实患者头痛的原因并不太复杂，就在很"肤浅"的头皮，"帽状腱膜挛缩"导致的枕大神经卡压就是导致患者头痛的真正原因。之前接诊的医生所做的辅助检查不可谓不详尽，但却可能忽视了详细的指下查体。

什么是帽状腱膜呢？额肌与枕肌之间的腱膜，就叫帽状腱膜。帽状腱膜很坚韧，位于颅顶，紧贴骨膜，与颅顶皮肤紧密结合，与颅骨骨膜疏松结合，前连额肌，后连枕肌。头部浅表外伤可累及帽状腱膜，造成损伤，组织修复过程中损伤处的腱膜与周围组织粘连，进而纤维化形成瘢痕并挛缩，使通过其中的血管神经受到牵拉压迫，同时挛缩还可能造成局部血液循环障碍、代谢产物堆积及局部张力增加，刺激局部敏感的神经末梢，引起症状。而这也就是导致林老汉头痛发作的原因。

病因找到了，接下来的就是治疗。针对这类以瘢痕、粘连、挛缩或卡压为主因的疾病，小针刀松解常常是首选的治疗方法。使用刀口线仅仅0.8mm的小针刀，通过对局部瘢痕、粘连、挛缩或卡压的松解，恢复头皮患部正常的力学平衡，解除对神经血管的压迫，再配以王清任"八大逐瘀汤之一"的通窍活血汤善后固本，从而达到治愈该病的目的。

针刀术后，老汉的头痛症状当即完全消失。在之后的10多天里，老汉每天醒来的第一个念头就是："折磨了我两年的头痛还会不会再来？"，但近半个月过去了，曾经的头痛再也没有发作，激动的老汉让外甥专门向笔者表达了谢意。

先进的辅助检查设备为医生诊断疾病提供了很大的支持，必要的辅助检查不但可以提供足够的诊断依据，也可以排除意想不到的器质性病变，但是，是医生看病，而不是机器看病，有的时候，一番详细的查体，完全可以胜过昂贵的辅助检查。

## 十二、寰枕筋膜挛缩综合征案例探议

临床中总是会遇到形形色色的病人，印象深刻的，总想用笔记录下来，今晚记录的是今天复诊的一位特殊患者。

五十多岁的王大姐，近年一直不停地奔波于各大医院之间，只为搞清一件事情——自己到底是得了什么病。从很小年纪开始，王大姐听力就有些问题，因为不影响生活，也就没有在意。但是近十余年来，王大姐听力下降得越来越厉害，听别人说话要看着口型加以猜测，听力不行，语言表达能力随之下降，说话也越来越不清晰了，更让王大姐烦恼的是，近七八年来又出现了脑鸣，尤其是躺下来的时候，脑子里嗡嗡的响声更加严重。王大姐在多家医院进行了各种检查，都没有得到一个明确的诊断，尝试了各种治疗方法也收效甚微。"我到底怎么了？我该怎么办？"沮丧的王大姐来诊时的一句话让笔者有些"压力山大"，"医生，你这里就是我就诊的最后一站了。"

王大姐到底是哪里出了问题呢？经过多次检查，已排除头颅及耳内的明显器质性病变，那最有嫌疑的便是颈椎了。一张颈椎张口位的X片，让王大姐的病因浮出水面。"寰枕筋膜挛缩综合征"——这是笔者给王大姐下出的诊断。什么是寰枕筋膜挛缩综合征呢？先来看看寰枕部的解剖。

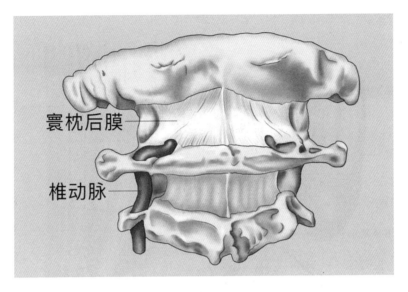

图 5-14　寰枕筋膜解剖

寰枕筋膜包括寰枕前膜和寰枕后膜，寰枕前膜起自寰椎前弓上缘，向上附着于枕骨大孔前缘，较宽阔，因有前纵韧带的移行而稍显增厚；寰枕后膜起自寰椎后弓上缘，向上附着于枕骨大孔后缘。椎动脉自第6至第2颈椎横突上的椎动脉孔上行，在寰椎后外两侧绕过寰椎进入颅底，寰椎弓上面有两条椎动脉沟，寰枕后膜与寰椎后弓的椎动脉沟围成管状，椎动脉经此进入颅底。在正常情况下，枕骨大孔的后侧边缘和寰椎之间寰枕间隙，上下高度约1cm，椎动脉在寰椎椎动脉沟里是很宽松的。当寰枕筋膜变性挛缩时，这个间隙就变窄了，椎动脉就会受到挤压，影响大脑供血而引起顽固性头晕或视物模糊等症状；椎动脉受到压迫，局部狭窄，循行的血液就会产生涡流，从而出现脑鸣；卡压牵拉刺激到枕大及枕小神经，就会引起顽固性的枕后疼痛。

寰枕筋膜并不是孤立存在的，在寰枕筋膜的背侧，还覆盖着斜方肌、头夹肌、头半棘肌、头最长肌、头后大直肌、头后小直肌、头上斜肌、头下斜肌及项韧带等肌肉韧带筋膜组织，这些软组织的挛缩性病变，也可导致或加重寰枕间隙的狭窄。

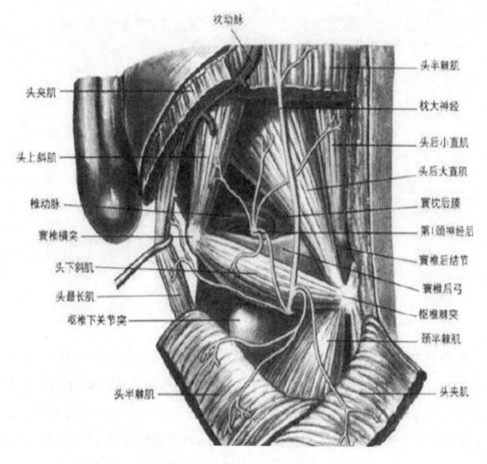

枕动脉
头半棘肌
枕大神经
头夹肌
头后小直肌
头上斜肌
头后大直肌
椎动脉
寰枕后膜
寰椎横突
第1颈神经后
头下斜肌
寰椎后结节
头最长肌
寰椎后弓
枢椎下关节突
枢椎棘突
颈半棘肌
头半棘肌
头夹肌

图5-15　枕后局部解剖

在很长一段时间里，寰枕筋膜挛缩综合征这种疾病都未能被人们认识，因而常被误诊且得不到有效治疗。针刀医学创始人朱汉章教授是最早认识该疾病并进行治疗的医家之一，在朱老先生编撰的《针刀医学原理》一书中，详细阐述了该疾病的病因病生理及针刀治疗方法。但是，朱老先生的针刀直接松解寰枕筋膜的方法很多医学同行并不接受，原因很简单——在生命中枢之上进行针刀操作，风险实在是太大了。笔者恩师易秉瑛教授也参与过《针刀医学原理》一书的编撰，因出身于神经外科，深知其中的风险，坚决反对收录该疾病的针刀治疗方法。但是易老师的意见最终没有被采纳，且关于"该疾病如果真要进行针刀操作，只能在三甲医院进行"的意见也没有收录其中。

既然寰枕筋膜挛缩综合征的病因实实在在地摆在那里，那么我们有没有更安全的方法进行治疗呢？在多年的临床实践中，笔者也一直在探索。从枕后寰枕筋膜背侧各肌肉韧带筋膜等软组织入手，结合手法及药物等的综合治疗是笔者目前最常用的治疗手段。

根据王大姐的病情，笔者采用的治疗方法是先在项韧带起止点、头后大直肌、上下斜肌、头半棘肌及头夹肌起止点进行小针刀松解，再辅以手法和中药。术后第二天，王大姐电话告知，她的听力提高了不少，甚至能够听到微波炉的声音了，说话也流利了很多。术后三天内，王大姐脑鸣基本消失；虽然第四天又有脑鸣出现，但声音小得很多。今日是术后第六天，王大姐便急不可耐地来进行第二次针刀治疗了。

附：经过三次针刀治疗，患者听力及语言表达能力较前有所提高，脑鸣基本消失。

## ▶▶ 十三、颈源性眩晕案例探议（一）

大清早还不到上班时间，刘大姐和他老公便已经等在了门口——5天前的一次针加手法治疗，便让刘大姐持续了两个多月的头晕缓解了八成以上。

第一次接诊刘大姐的时候，一说起头晕的原因，同行的老公便是一脸的嫌弃："50多岁的人了，一天端着手机追剧10多个小时，能不累出病来吗？"刘大姐不敢争辩，怯懦地问我："宋医生你说说，我这头晕两个多月，最初怀疑是脑血管问题，后来又考虑耳石症，做了各种检查都没发现问题，做了各种治疗也都没什么效果，会是哪里出了问题呢？"结合刘大姐带来的资料及详细的指下查体，刘大姐的病因逐渐清晰——病位不在头，而在颈椎，诱因就是她老公说的手机，笔者给出的诊断就是："颈源性眩晕"。

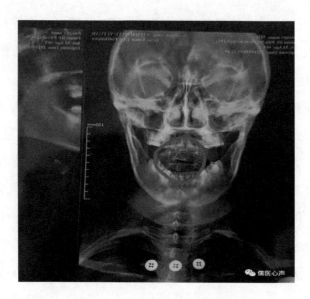

图5-16 错位的第2/3颈椎

说起"眩晕"，这可是个大话题，今天暂且不提传统中医认知范畴，只从西医角度分析。临床上主要将眩晕分为两种：前庭系统性眩晕和非前庭系统性眩晕，引起眩晕的病因包括：神经系统病变、耳部疾病、各种心脑血管病、颈椎因素、贫血、感染、药物中毒、低血糖及感冒等几十种之多。刚才我们所说的"颈源性眩晕"就属于非前庭系统性眩晕。

为什么颈椎病变可以眩晕呢？首先要从颈椎的解剖说起。人体的颈部上至枕，下至胸，包括软组织与硬组织两大类，硬组织主要是指7块形态各异的颈椎骨，软组织是指除了骨性组织之外的其他器官组织，包括各种椎周肌群、筋膜、韧带、血管、神经及椎间盘等。颈椎以颈4为界，分为上位颈椎和下位颈椎，与颈源性眩晕关系最密切的就是上位颈椎部位的病变，包括枕后肌群、椎动脉、交感神经及颈椎骨的病变。这些病变因素从病理变化上看似相互独立，但往往是相互影响，不可截然分开的。

临床研究表明，椎动脉供应头部约30%的血液需求，椎动脉常会在三个部位发生闭塞，即颈5~6椎间孔平面、寰枢关节处及寰枕关节处，其中尤以寰枢关节处最为常见，如果寰枢枕段存在先天性或获得性结构异常，如椎枕肌劳损痉挛、寰枢关节错位或椎动脉沟桥形成等，都可以引起该段的椎动脉受压，而且这个受压过程可能是渐进性的，在很长时间内并不表现出任何功能障碍，而是处于发病的临界状态。寰枢关节在颈椎的轴向运动中，活动幅度最大，且处于旋转动作的第一阶段，在上述病变基础上，颈椎的旋转运动会加重该段椎动脉的受压，从而发病。

在上述病理因素中，椎枕肌因素尤为常见和重要。椎枕肌包括头后大直肌、头后小直肌、头上斜肌和头下斜肌，由第1颈神经后支即枕下神经的分支支配。四组肌肉虽然短小，却发育良好，在防止头部过度前屈以及头部旋转运动中发挥了重要作用。在长期低头或伏案工作的人群中，尤其是中老年人，由于椎枕肌长时间处于紧张状态，容易造成积累性损伤，导致慢性无菌性炎症，进而引起肌肉痉挛、硬化和粘连，甚至牵拉颈椎骨出现错位，这也就是针刀医学所提出的"动态平衡失调"。椎枕肌劳损时，除了有枕项部酸麻胀痛等不适及活动受限等常见表现外，还可以出现眩晕或枕大、枕小神经支配区域的头皮麻木、刺痛等症状。

此外，位于交感神经链上端的颈上神经节与寰枢段关系密切，其交通支与椎动脉丛相连，另其细支发至颈椎上部的韧带和骨骼。颈1~3的窦椎神经为颈1~3脊神经和交感神经节后纤维构成的混合支，分布于寰枢关节的内侧、横韧带及翼状韧带上，当寰枢关节失稳时，会通过刺激椎动脉周围的交感神经纤维而间接引起颈上神经节兴奋，或直接刺激颈上神经节，而引起椎动脉痉挛，产生眩晕症状。

在上述反复的机械性碰撞挤压刺激下，可造成椎动脉内膜损伤、壁内出血或假性动脉瘤，这也可能是引起椎动脉狭窄的重要因素。若局部血液动力学发生改变，将更易在这些损伤的局部形成血栓、斑块，导致椎动脉狭窄栓塞，最终使前庭迷路缺血，产生眩晕。

上文提到的刘大姐，从提供的颈椎X片来看，存在着明显的C2/3椎体旋转错位，再加上每天端着手机追剧10多小时，就可能直接造成或加重椎枕肌的痉挛劳损，各种因素叠加，进而影响椎动脉对大脑中枢的供血，导致眩晕。

像刘大姐这样的病人，临床并不少见，只是没有引起足够的重视罢了，即便是专科医生，往往也会忽略颈源性因素的存在，再举一个例子。

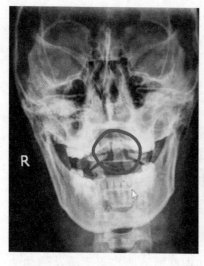 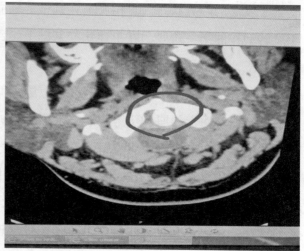

图5-17  X线影像下的寰            图5-18  CT影像下的寰齿间距不等宽
齿间距不等宽。

23岁美女，因持续性眩晕1月余来诊，跟刘大姐一样，各种头颅检查未发现明确病因，治疗效果也不甚理想；再追问病史，美女发病前数日曾发生汽车追尾事故，结合其颈椎影像学检查及指下查体，判断其眩晕症状是由寰枢关节错位引起，是典型的手法复位适应症，随着一声清脆的弹响，美女感觉瞬间症状消失了。

而刘大姐的治疗就稍微复杂些，除了椎枕肌，其上位颈椎左侧的头夹肌、颈夹肌、斜方肌等都存在着不同程度的病变，施以相应部位小针刀松解及相关肌群术后手法拉伸，整复错位的小关节，操作结束后，眩晕症状就已经改善了很多，再以针灸及中药巩固治疗。在针刀操作时，笔者感觉针下艰涩滞钝，如同扎在牛皮上，可见刘大姐的病变不是短期形成的，而是一种长期慢性病变，长时间看手机，只不过是一个诱因罢了。

## ▶▶ 十四、颈源性眩晕案例探议(二)

两个多月前，笔者在今日头条上发表了一篇题为《持续头晕不缓解，想过这里的原因吗？》的科普文章，受到了很多人的关注，浏览量也达到60多万。眩晕真的只是头部疾病的症状表现吗？眩晕只是中老年人群的专属疾病吗？其实都不尽然。笔者在上文中已经明确指出了上颈段软组织因素及骨错位是造成眩晕的重要病因，尤其是在中老年人相关血管壁出现病理性改变时，颈源性因素与其他病理性因素叠加，从而诱发很多中老年患者眩晕发作。

中老年患者的眩晕很多时候病因在颈椎，那年轻人甚至许多孩子也会出现眩晕发作，会不会也有颈源性因素呢？答案是肯定的。根据笔者的从业经验，在眩晕病的发病人群中，青少年的颈源性因素占比甚至比中老年人群的更高。结合近日的一位十四岁小患者的病情，我们来分析一下。

今年刚满十四岁的鞠同学，妥妥的小美女学霸一枚，最近一个月，鞠学霸有点心烦，时不时的就会出现头晕发作，并逐渐加重，同时伴有枕部不适，恶心，视物不清，严重影响学习。比孩子还着急的是父母，除了担心影响初四升高中的考试，更关心的是孩子到底得了什么病，在几家知名医院全面检查并没有查出什么病因，对症治疗一个多月也没有收到什么效果。孩子到底得了什么病？接下来该怎么办？小鞠美女和爸爸妈妈一脸迷茫。

当患者来诊时，笔者根据其症状描述和详细的指下查体（寰椎左侧移位，寰椎左侧横突尖压痛明显，枢椎棘突左偏，颈2/3右侧关节突关节凹凸感明显，压痛明显），已基本明确了病因，最有可能的就是寰枢椎错位，诱发了颈源性眩晕，接下来的颈椎张口位X片也证实了笔者的判断，见下图。

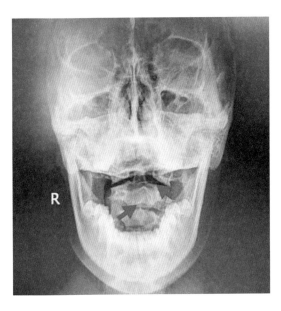

图5-19　双环齿间隙不等宽，枢椎棘突左偏

病因清楚了，接下来的就是治疗。笔者采用的是非针非药的美式整脊手法，在脊柱小关节半脱位的情况下，结合影像学及指下查体进行定点，极大的提高了治疗的安全性及靶向性。在四声弹响后，小美女起身即感眩晕症状悉数消失，这也让旁观的中医学生们大为惊奇。随后笔者为他们详细讲解了四声弹响的来源，学生们心中豁然开朗。

第一声弹响来源于寰椎的复位，发力点位于左侧寰椎横突尖；第二声弹响来源于枢椎椎体的复位，发力点位于颈2/3右侧关节突关节处；第三及第四声弹响准确的说，不是两声弹响，而是两串弹响，来源于颈3至6椎间关节的调整性复位弹响，发力点分别位于两侧的颈4/5关节突关节。经过一系列的手法操作，小美女的颈椎关节得到复位，椎动脉的刺激卡压解除了，颅内供血改善了，眩晕症状消除也就是自然而然的事情了。

那青少年为什么会出现颈源性眩晕发作呢？手机、电脑等电子产品的广泛使用，不合理的坐姿，不适合的枕头等等，都是诱因。看看现在的青少年斜卧在沙发上看手机的样子，跟清末吸鸦片的病夫们不是一样的吗？手机、电脑陪伴了一代人的成长，也将见证一代人颈椎的退废。

再次重复颈源性眩晕的病理病因。椎动脉供应头部大约30％的血液需求，椎动脉常会在三个部位发生循环障碍，即颈5~6椎间孔平面、寰枢关节处及寰枕关节处，其中尤以寰枢关节处最为常见。如果寰枢枕段出现椎枕肌劳损痉挛、寰枢关节错位等，都可以引起该段的椎动脉受压，而出现眩晕症状发生。在上述病变基础上，颈椎的旋转运动会加重该段椎动脉的受压，而出现旋颈时眩晕加重的情况。

此外，位于交感神经链上端的颈上神经节与寰枢段关系密切，其交通支与椎动脉丛相连，另其细支发至颈椎上部的韧带和骨骼。颈1~3的窦椎神经分布于寰枢关节的内侧、横韧带、翼状韧带上，为颈1~3脊神经和交感神经节后纤维构成的混合支，当寰枢关节失稳时，会通过刺激椎动脉周围的交感神经纤维而间接引起颈上神经节兴奋，或直接刺激颈上神经节，而引起椎动脉痉挛，导致眩晕。这也就是小鞠美女眩晕症状发生的真正原因。

# 十五、颈源性头痛诊疗思路探议

44岁的赵女士因"反复头痛3年"来诊，此前，赵女士曾到多家医院就诊，并行头颅核磁共振等检查，均为发现明显异常，诊断为"血管神经性头痛"，并予以西药口服治疗，病情时好时坏，为进一步诊治求诊于我科。

来诊后，结合患者的症状（反复发作性头痛伴头晕，头痛区域以双颞顶部及前额为著）、体征（颈椎生理曲度变直，枕后小肌群枕骨附着点广泛性压痛，颈2、3椎体两侧关节突关节处可触及凹凸感，压痛明显）、颈椎张口位及正侧位X片（双侧环齿间隙不等宽，颈2、3椎体右旋），诊断该患者属于"颈源性头痛"，予以针灸及美式整脊手法治疗，次日，患者头痛头晕等症状基本消失。

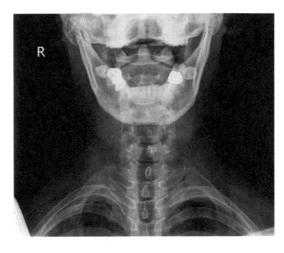

图5-20　环齿间隙不等宽，颈2/3椎体右旋

头痛在临床上是非常常见的症状，通常指局限于头颅上半部，包括眉弓、耳轮上缘和枕外隆突连线以上部位的疼痛。按照国际头痛疾病分类第3版（ICHD-3）中的分类要求，可分为原发性头痛、继发性头痛、痛性脑神经病及其他面痛和其他头痛，而我们今天要探讨的"颈源性头痛"则属于继发性头痛的范畴。

"颈源性头痛"的概念，是在1983年由美国一位医生（sjaastad）首先提出来的。1988国际头痛协会对头痛分类时明确列出了"颈部疾病相关性头痛"类别，在国内，董福慧教授等学者也进行了相关研究，并于1988年首次提出"皮神经卡压综合征"这一病名，至今影响深远。

"颈源性头痛"，即痛在头部，病在颈椎。是指颈椎或颈部的软组织器质性或功能性病损所引起的，以慢性、牵涉性的头部疼痛为主要表现的综合症。按照疼痛区域来进行分类，可以分为额头痛、头顶痛、头后痛、颞头痛四类。表现为反复在头枕部、顶部、颞部、额部或眼眶区或者上述区域同时出现的钝痛或酸痛。疼痛常呈钝性，没有搏动感，以额颞部为主，可以间歇性发作，每次持续的时间可以是几小时到数天不等，后期可持续性地发作。同时，可伴有颈部压痛、僵硬、活动受限，以及颈肩或上肢部的疼痛、恶心、呕吐、畏光、视物模糊、流泪、畏声、眩晕等症状，颈部的不良姿势或活动均可以诱发头痛的发作。

诱发"颈源性头痛"的因素主要包括：（1）椎管外的颈椎小关节紊乱、肌肉痉挛和/或韧带筋膜的炎性刺激或机械性卡压C1－C3神经根分支（主要包括：源自C1神经根后支的枕下神经，源自C2、C3神经根后支的枕大神经，源自C2、C3神经根前支的枕小、耳大神经，源自C3神经根后支的第3枕神经）；（2）椎管内的炎性刺激和/或椎间盘机械性压迫C1－C3神经根。疼痛往往就是"神经缺血的呼叫"，"颈源性头痛"也不例外，其中椎管外病变因素对相关神经及伴行血管的卡压，所造成的神经缺血缺氧及代谢产物在局部的积聚，是"颈源性头痛"发作最为常见的病因。以"颈源性头痛"中最为常见的枕大神经痛及枕小神经痛为例，我们从解剖病理的角度来做进一步分析。

枕大神经起源于C2神经后支的内侧支，出环椎后弓与枢椎椎板间隙后，呈弧形绕过头下斜肌下缘，向上内走行，穿过头半棘肌和最长肌之间，在C2棘突上方约2.2cm，后正中线旁开约2.0cm处穿出肌肉，在斜方肌和胸锁乳突肌腱性止点纤维深面，紧贴项筋膜，于筋膜水平位，斜形走向外上，在上项线距枕外隆突约3.5cm处，穿过斜方肌肌腱膜和颈部固有筋膜，浅出皮下，该处为斜方肌腱性索带与枕骨之间形成的一纤维骨性孔道，与中医穴位"风池穴"基本为同一部位。枕大神经浅出后分布于枕部、耳廓上部、近颞部等区域，皮支末梢可一直分布到颅顶，与眶神经末梢相交通。

枕大神经所引起的疼痛，多以胀痛、跳痛为主，也可有针刺样或者是刀割样、烧灼样的感觉，有时伴有紧箍感，它可以向同侧的枕顶部、颞部放射，也可以放射到额部及同侧的眼眶部。查体常可在风池穴附近，也就是枕大神经穿过斜方肌腱膜处触及明显压痛。当上颈段出现椎体错位或软组织病变刺激卡压到枕大神经，如：寰齿关节或颈2/3关节突关节错位、枕大神经循行路径中椎旁肌、椎枕肌等相关肌肉软组织的腱性交叉纤维卡压等等，常可诱发枕大神经痛发作，产生一系列临床症状。

枕小神经，由C2、C3神经前支通过颈浅丛分出，沿胸锁乳突肌后缘上升，至头部附近，在胸锁乳突肌止点的后部，穿过枕后腱弓，继续上升，到头的侧面，分布于耳廓后面，支配耳廓后上部、乳突及枕部外侧区域的皮肤。枕小神经与枕大神经、耳大神经相交通。它所引起的疼痛主要是以乳突后缘为主，也可以向耳周、头顶、颞部、前额、还有眼眶等部放射。枕小神经易卡压的部位主要为乳突后方的枕后腱弓，相当于中医学中的"完骨穴"位置，运用针刺、推拿、针刀等治疗方法，只要治疗位置准确，大多可以收到良好的治疗效果。

诊断清楚了，接下来谈治疗。中药、针灸、穴位注射、手法、小针刀等是笔者针对"颈源性头痛"常用的治疗手段。在辨证论治的前提下，吴茱萸汤、小柴胡汤、通窍活血汤、川芎茶调散、葛根汤等中药汤剂均有用武之地；针灸治疗需兼顾局部取穴与远端配穴原则，风池、风府、完骨、天柱、天牖、百会、头维、太阳、曲鬓、角孙、孔最、外关、昆仑、四关等穴位可灵活配伍运用；穴位注射多选择相关神经卡压点附近穴位为主，如：枕大神经痛选择天柱、风池，枕小神经痛选择完骨、角孙等，配制药液以少量地塞米松注射液、维生素B12注射液、低浓度盐酸利多卡因注射液为主；手法治疗可采用中医推拿手法松肌、美式整脊手法正骨相结合的治疗方法，以达到"骨正筋柔"的治疗目的；对于慢性"颈源性头痛"患者，小针刀疗法作为重要的治疗手段，常可取得理想治疗效果。

小针刀疗法是通过松解枕部及上颈部病变软组织，包括枕下肌群、胸锁乳突肌、斜方肌上束、头半棘肌、头夹肌、颈夹肌等肌肉及筋膜组织，减轻局部张力，解除其对相关皮神经的卡压刺激，从而消除头痛症状。

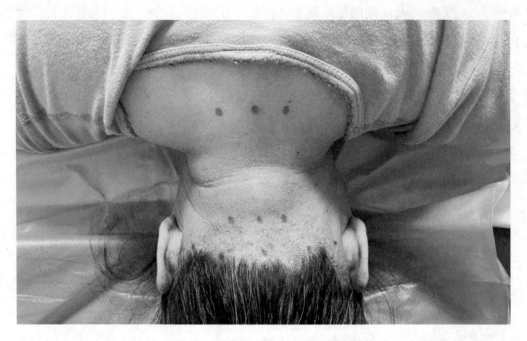

图5-21 "颈源性头痛"常用小针刀治疗点

笔者运用小针刀治疗"颈源性头痛"常用的治疗点包括：项韧带枕骨缘附着点、枕外隆凸与乳突尖连线的中内1/3交界处枕大神经卡压点、乳突后侧枕小神经卡压点、胸锁乳突肌乳突附着点、枢椎棘突尖点、颈2、3棘突旁开约2cm部位、颈7棘突尖点及两侧旁开约2cm部位、肩胛提肌止点等。其中，项韧带枕骨缘附着点、枕大神经卡压点、枕小神经卡压点、胸锁乳突肌乳突附着点、枢椎棘突尖点、颈7棘突尖点、肩胛提肌止点等治疗部位，均需直达骨面进行针刀操作；颈2、3、7棘突两侧旁开治疗点，无需达到骨面，只需进行肌腹及筋膜层面针刀松解即可。术后皆配合拉伸及整骨手法治疗。

从临床诊治经验来看，上颈段至枕后软组织病变及骨错位，不仅仅可以导致"颈源性头痛"的发作，也与眩晕、耳鸣、视物不清、面瘫、三叉神经痛、面肌痉挛、失眠、痤疮、口腔溃疡等临床病证有着千丝万缕的联系，针对该部位的小针刀松解及手法治疗常常会收到意想不到的效果。此类治疗经验，有待于在今后的临床工作中进一步总结。

# 十六、神经根型颈椎病诊疗思路探议

《素问·调经论》中云:"五脏之道,皆出于经隧,以行血气,血气不和,百病乃变化而生,是故守经隧焉"。这段话的意思是说:"五脏功能的正常发挥,需要依赖经隧的通达,气血才能得以运行畅通,气血若因为经隧不通而不和,各种疾病就会随之而产生,所以我们必须要保证经遂的畅通"。

在我们人体当中,也有一个部位号称"百病之源",那就是颈椎。颈椎上擎头颅面首,下连肩背腰腹,如同经隧,七骨相垒,内行神经、血管、脊髓,外束肌肉筋膜。若颈椎椎周软组织病变、椎体错位、骨质增生、间盘损害等病理因素刺激、卡压或损害内行的神经、血管、脊髓等,就会出现一系列的临床症状表现。据统计,包括心脑血管系统、神经系统、呼吸系统、内分泌系统、运动系统、消化系统等近百种疾病,都与上述颈椎病理因素有关。

"百病之源在颈椎"这句话绝无夸大之意,躺在床上玩手机,瘫在沙发看电视,久坐桌前看电脑,这导致近年来越来越多的中青年大军加入了"颈椎病"的队伍。

从解剖学的角度来看,颈椎以第四颈椎为中间,可分为上颈椎和下颈椎,在此前博文中所讨论的颈源性头痛、颈源性眩晕等病证,其根本病因多在上颈椎;而以颈肩背部疼痛、上肢及手指的放射性疼痛、麻木、无力为主要症状表现的神经根型颈椎病,其根本病因多在下颈椎。

根据国内最新版专家共识(2018年)将颈椎病分为颈型、神经根型、脊髓型和其他型。其中其他型涵盖既往分型中的椎动脉型和交感型颈椎病。今天我们只探讨神经根型颈椎病。

神经根型颈椎病发病多为单侧,但亦可为双侧,常发生于C4-C7,好发节段依次是C5/6、C6/7和C4/5。多见于40~60岁人群,起病缓慢,但是也有急性发病者。以长期伏案工作、机动车驾驶员及长时间低头等不良姿势者多发。

症状

颈痛和颈部发僵,常常是最早出现的症状,部分患者还有肩部及肩胛骨内侧缘疼痛,颈部活动时可有弹响感。上肢放射性疼痛或麻木是神经根型颈椎病的典型症状,这种疼痛和麻木沿着受累神经根的走行和支配区放射,具有特征性，因此称为根性疼痛。疼痛或麻木可以呈发作性、也可以呈持续性，有时症状的出现与缓解和患者颈部的位置和姿势有明显关系。颈部活动、咳嗽、喷嚏、用力及深呼吸等，可以造成症状的加重。患侧上肢自觉沉重感、握力减退，有时出现持物坠落。可有血管运动神经的症状，如手部肿胀等。晚期可以出现肌肉萎缩及肌束颤动。

体征

颈部僵直、活动受限，患侧颈部肌肉紧张，棘突、棘突旁、患侧背部的肌肉可有压痛，椎间孔部可有压痛并可使上肢疼痛加重。受累神经根所支配区域感觉改变、肌力减弱、肌肉压痛和腱反射减弱或消失，痛点封闭无明显效果。

臂丛牵拉试验：一手扶持颈部做对抗，另一手将患肢外展，反向牵拉，若有患侧上肢放射痛或麻木者为阳性。

压颈试验/椎间孔挤压试验：患者头略后仰或偏向患侧，用手向下压迫头部，患侧上肢出现放射痛者为阳性。

临床研究发现，侧方突出的椎间盘、钩椎关节和小关节病变、椎旁软组织病变等对臂丛神经根的机械压迫和炎症刺激，是神经根型颈椎病疼痛麻木产生的主要原因。

臂丛是一个相当庞大且复杂的周围神经聚合和分离的丛状网络，也是周围神经系统中最复杂的结构。由C5-T1神经的前支组成，从近至远分"根、干、股、束、支"。

干：C5、C6神经合成上干；C7神经形成中干；C8、T1神经合成下干；

束：上干（C5、C6）参与形成外侧束、后束；中干（C7）参与形成外侧束、后束；下干（C8、T1）参与形成内侧束、后束。

近端神经：肩胛背神经起源于C5神经根，支配肩胛提肌和菱形肌；胸长神经起源于C5、C6、C7神经根，支配前锯肌；肩胛上神经起源于臂丛上干，支配冈上肌和冈下肌。

远端神经：外侧束发出分支形成肌皮神经，支配肱二头肌，并参与形成正中神经，支配旋前圆肌、桡侧腕屈肌、指屈肌、拇短展肌；后束发出分支形成腋神经，支配三角肌和小圆肌，继而成为桡神经，支配肱三头肌、肱桡肌、桡侧腕长伸肌、尺侧腕伸肌、指伸肌；内侧束发出分支参与形成正中神经，继而形成尺神经，支配尺侧腕屈肌、小鱼际肌、骨间肌。

简而言之，臂丛近端神经主要支配肩部结构，远端神经主要支配手臂结构。

在神经根型颈椎病中，同节段椎间盘出现问题，常引起下位神经根的受压。比如：C4/5椎间盘突出多压迫C5神经根；C5/6椎间盘突出多压迫C6神经根；C6/7椎间盘突出多压迫C7神经根。结合臂丛神经解剖支配区域，当C5神经根受损时，其疼痛麻木区域主要为三角肌分布区；C6神经根病变，可沿三角肌部及前臂桡侧向拇指放射；C7神经病变，沿上臂及前臂后方向中指放射；C7和T1神经根病变，沿上臂及前臂内侧向无名指、小指放射。

结合临床病例，我们来作进一步分析。

张某，男，50岁，因"左肩部疼痛半年"来诊。患者约半年前无明显诱因出现左肩部疼痛，呈持续性钝痛，以三角肌后侧为著，夜卧时加重，晨起后稍减轻，肩关节活动无明显功能障碍，略感颈项部僵硬，曾经当地某三甲医院行肩关节核磁共振，示："左肩冈上肌腱局部信号增高、左肩胛下肌隐窝少量积液、左肩锁关节退行性病变"，并以"肩周炎"收治入院，入院后行肩周针刀、神经阻滞、针灸、药物、理疗等综合治疗，病情无明显改善，后来我科就诊。

来诊后查体：颈椎生理曲度变直，C4-6棘突左侧关节突关节处压痛（＋），臂丛牵拉试验及压颈试验/椎间孔挤压试验（－），左小圆肌肌腹处压痛（＋）。颈椎核磁共振：C4/5、C5/6椎间盘突出。

结合患者症状、体征、影像综合分析，患者左肩关节功能活动无明显障碍，疼痛部位于三角肌区域主要为腋神经支配，腋神经发自C5神经根，C4/5椎间盘突出可卡压刺激C5神经根，而诱发三角肌区域的疼痛。小圆肌为腋神经所支配，小圆肌肌腹处压痛也与腋神经刺激导致的肌肉继发性痉挛有着直接关系。核磁共振提示存在C4/5、C5/6椎间盘突出，且C4-6棘突左侧关节突关节处压痛明显，该患者符合"神经根型颈椎病"诊断。入院后予以颈椎相应节段及左侧小圆肌阳性点小针刀松解并配合整脊手法，术后肩痛症状明显减轻，再辅以针灸、理疗等辅助治疗，治疗一周余，患者症状基本消失。

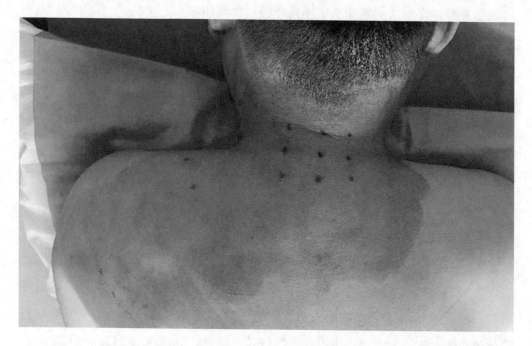

图5-22 神经根型颈椎病针刀治疗点

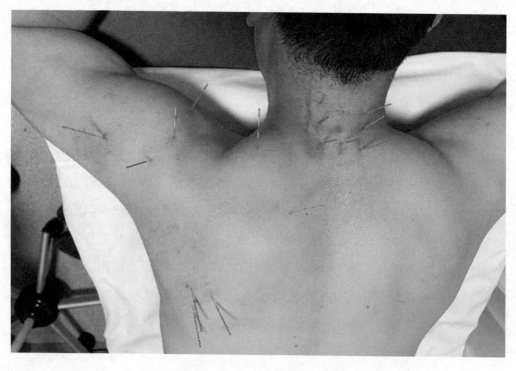

图5-23 神经根型颈椎病针灸治疗

颈椎椎周软组织病变和关节错位，改变了颈椎的生物力学平衡，直接或间接地刺激相关神经根，是神经根型颈椎病发病的重要原因。通过小针刀松解局部病变软组织，手法纠正骨错位，消除肌紧张、肌痉挛，减轻椎管内压力，改善局部微循环，促进致痛物质的消失，使颈段脊柱生物力学平衡得到有效恢复，对神经根的刺激得以解除，才是治疗的真正目的。

颈椎病的病因、病理、临床诊断极其复杂，单一的手术治疗或保守疗法都无法解决所有的颈椎病症状。小针刀疗法的出现，为颈椎病的治疗，开劈了一条新途径。随着临床的深入开展，小针刀治疗颈椎病，从最初的棘间韧带、黄韧带、关节突关节、横突尖等深层相对高风险的松解操作，逐渐向更安全的整体松解、肌腹肌筋膜等浅层松解术式转变，临床疗效进一步提高。

小针刀松解术治疗颈椎病，除了需要娴熟掌握小针刀的手术技巧外，更需要全面、深入、细致地把握颈椎病的解剖、影像、体格检查及鉴别诊断，才能在更安全的基础上，取得更优良的治疗效果。

## 十七、头夹肌损伤致头痛案例探议

28岁的高材生小王近一年来很是烦恼，因为从事专业的特点，需要经常做实验，但持续低头十几分钟就会出现左侧枕后至前额疼痛，休息后就会自行缓解，在医院行相关检查未发现明显异常，服药治疗效果也不明显。那小王的偏头痛病因究竟是什么呢？仔细追问病史及详细查体后，答案逐渐浮出水面。

根据小王的回忆，数年前与其父亲嬉戏打闹，被父亲推了左枕后一把，当时感到颈项部轻微不适，并未在意；一年前由于实验工作做得比较多，才逐渐出现左侧枕后至前额的疼痛反复发作，查体发现：小王左侧头夹肌起止点处压痛明显。综合分析，小王的疼痛发作的原因就在于左头夹肌损伤，从而诱发了神经源性头痛，给予痛点处的小针刀松解治疗，至上周患者复诊，之前的症状已十去八九了。

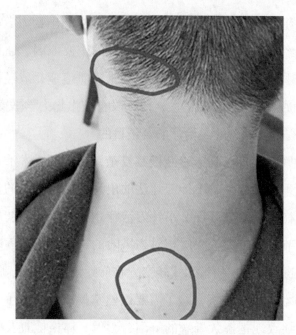

图5-24 头夹肌损伤的针刀治疗点

头夹肌，位于颈后部两侧，是颈部较深层的肌肉，被斜方肌、菱形肌和胸锁乳突肌所覆盖。头夹肌起于项韧带的下部及第7颈椎至第3胸椎棘突；止于颞骨乳突之后，胸锁乳突肌附着点深面，枕骨上项线外三分之一下方的粗糙面上；由C2-C6的脊神经后支所支配。头夹肌双侧收缩使头后仰，单侧收缩使头颈屈向同侧，头同侧转动。头夹肌损伤的原因主要包括急性外力损伤和长时间低头，上面的小王患者就是两种原因皆有。

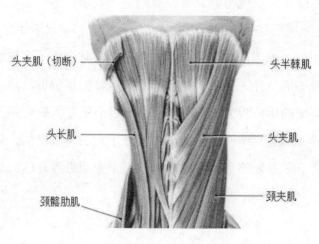

图5-25 头夹肌解剖图片

　　头夹肌损伤在临床中并不少见，其主要症状为枕后颈项区域的僵硬、疼痛及沉重感。除此之外，头夹肌损伤还可伴有眩晕、反复落枕、后头痛、颅内痛、偏头痛、视力模糊、眼睛胀痛、头顶痛及上胸段酸困疼痛等症状。因为有这些症状的存在，头夹肌损伤常会被误诊，从而失治误治。只有通过仔细的查体，找到真正的病因，进行针对性的治疗，才能收到良好效果。

　　那么，头夹肌损伤为什么会引起头痛呢？头夹肌与头半棘肌、斜方肌、帽状腱膜及椎枕肌等通过筋膜紧密相连，头夹肌损伤后往往会伴有肌痉挛和肌挛缩，在持续低头等动作下，紧张的肌群就会牵拉刺激穿行于上述肌群中的枕大及枕小神经等，导致上述神经支配区域的疼痛。

　　打蛇打七寸，治病必求因。消除引起神经刺激的根本病因，是治疗的重点所在，小针刀松解术和针灸治疗都是不错的选择。

　　头夹肌损伤最常见的部位是其起止点肌肉附着处，阳性点多在枕后、下颈椎及上胸椎棘突处。颈胸段针刀操作时，刀口线与人体纵轴平行，针刀体垂直于棘突骨面，紧贴棘突患侧缘刺入，纵切数刀后纵疏横剥，必要时横切几刀，以使紧张的头夹肌束得以减张减压；枕骨上项线头夹肌附着处针刀操作时，刀口线与人体纵轴平行，针体垂直于枕骨刺入直达骨面，纵行疏通横行剥离，若有硬结切几刀，出针刀。术后行头夹肌紧张对抗手法，使紧张的头夹肌得到进一步舒展。

　　针灸治疗常用选穴包括：风池、完骨、天柱、大椎、大杼、颈夹脊及三阳络等，很多人并不熟悉三阳络这个穴位，三阳络属于手少阳三焦经，位于前臂背侧，腕背横纹上4寸，尺骨与桡骨之间，对于各种偏头痛都是有着比较好的治疗效果，大家不妨一试。

## ▶▶ 十八、斜角肌综合征案例探议

　　今天上午，来自莱西因"左上肢持续麻木发凉半年"来诊的林大姐，接受了第二次针刀治疗。经过上周第一次针刀治疗后，林大姐的上肢麻木发冷症状已经减轻了大半，手背部的肿胀也基本消退；经过此次针刀治疗后，患者感觉症状进一步减轻，只有手掌尺侧还感觉轻微的麻木刺痛。这也是继上周出院的高区刘大姐之后的又一位斜角肌综合征患者，只是有所不同的是，林大姐还同时伴有颈6/7椎体的先天性融合畸形。

先来科普一下什么是"斜角肌综合征"。"斜角肌综合征"又叫"前斜角肌综合征"，指由各种原因引起的前斜角肌水肿、增生、痉挛并上提第一肋，导致斜角肌间隙狭窄，从而卡压穿行其间的臂丛神经及锁骨下动静脉而引起一组血管、神经受压的相应临床综合征。本病好发于中年女性，恰好我们接诊的这两例患者都是中年女性。

再来看解剖，前斜角肌起于第3-6颈椎横突前结节，其肌纤维向前外下方止于第1肋骨上面的斜角肌结节，其止点附着处的后缘和第1肋骨上面构成一个锐角，其抵止部附近为腱组织。中斜角肌起自C2-7横突后结节，向下偏外止于第1肋骨上缘锁骨下动脉的后方；前斜角肌、中斜角肌和第1肋骨形成一个三角形的间隙。锁骨下动脉和臂丛神经由前斜角肌后侧，经这三角间隙穿出，进去锁骨下方。

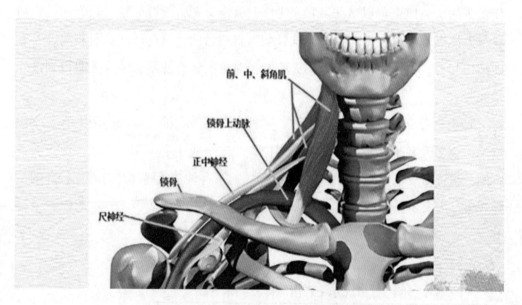

图5-26　斜角肌综合征临床并不少见

前斜角肌随呼吸而伸缩，吸气时肌收缩将第1肋骨上抬，使此三角间隙变小，正常生理情况下，此间隙尚有一定的代偿余地，不会对臂丛神经和锁骨下动脉发生压迫或刺激症状。但是，当颈部处于后伸侧屈位时头部突然向对侧和侧屈方向旋转，使一侧前斜角肌受扭转牵拉而损伤，或保护性痉挛，或是现代人坐姿不良导致的废用性痉挛，均可导致斜角肌发生肥厚和纤维化，从而牵扯第一肋骨抬高而间接压迫臂丛和锁骨下动脉，引起神经血管受压迫，出现一系列临床症状。此外，还有部分患者同时伴有肌性畸形和骨性畸形，也是一部分因素。

　　另一方面，从脊椎病因学角度来看，前、中斜角肌受第3、第4颈神经支配，当2-4颈椎的钩椎关节及关节突关节错位时，也可刺激相关神经，导致前、中斜角肌痉挛，从而出现臂丛神经受压迫损害的临床症状，部分患者同时或伴有锁骨下动脉受压及损害症状。

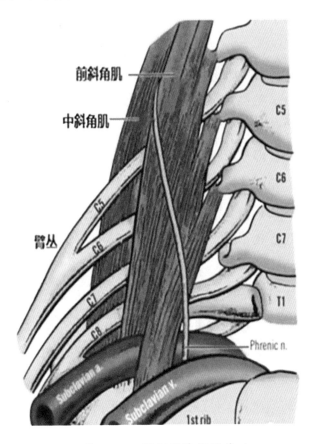

图5-27　解剖是诊断的基础

　　此综合征主要表现为不同程度的上肢血管及神经压迫症状、肩颈部疼痛、耸肩等表现，病情呈慢性进行性发展，早期以臂丛神经受压为主，只有局部病变发展到一定程度才出现血管受压症状。典型的斜角肌综合征常表现为以下几个方面：

1.神经：以尺神经或正中神经的放射性疼痛最早且常见。有的可累及到整个上肢肩背和颈部，常在劳累或搬抬重物时诱发，休息或上抬肩部可以缓解。随病情进展，发生神经支配区的感觉过敏、灼热或麻木感。病程稍长即出现上肢无力和肌肉萎缩，以手的握力下降为主。肌肉萎缩多数发生在手的骨间肌和鱼际肌，尺神经、正中神经支配区或整个手掌浅感觉减退，手指及腕部肌力减弱，上肢腱反射减弱，锁骨上窝处常有压痛，按压此处上述症状加重。

2.血管：血管受压症状多发生于病程后期，动脉受压表现为缺血性改变，症状为患肢胀痛，夜间较重，苍白，发冷，间歇性上肢乏力，偶伴有雷诺氏现象；静脉受压表现为上肢的瘀血水肿，静脉怒张，桡动脉搏动较对侧减弱，患肢温度降低。

3.试验性检查：前斜角肌紧张试验（艾迪森试验）：嘱病人坐位，两手放在膝部，将头转向病侧，抬高颏部，并使其过度向上伸展，然后深吸气，阳性反应为桡动脉搏动减弱或消失。

症状体征虽复杂，但是诊断要点主要有下面几个方面：

1.锁骨上窝前斜角肌部位疼痛胀满牵制感；

2.患肢神经受压症状，出现放射性疼痛和触电感；

3.患肢血管受压症状，凉、胀、肤色改变；

4.艾迪森征阳性。

诊断清楚了，接下来，就是治疗。我们的治疗方案就是针刀松解与针灸、中药相结合的综合治疗。针刀松解以颈3-5关节突点及颈椎3-6患侧横突末端前后结节压痛点为重点松解部位。操作规程：患者先取去枕侧卧位，患侧在上，术者立于患者头侧床头，左手从颈侧按压颈椎横突末端针刀松解点，以左手拇指加压分别剥横突前的血管、神经，针体与左手拇指的用力方向一致，使刀口线与颈椎纵轴平行，垂直皮肤刺入，不必直达横突骨面，穿刺过程需掌握进针深度，注意避让神经，并不时询问患者是否有串麻感，当手下有肌肉坚硬或痉挛的感觉时，可将刀口线调转45° 即垂直前斜角肌纤维方向刺切2-3刀，纵疏横拨数下出针。第1肋骨上缘斜角肌止点，因操作难度大，风险高，不做常规推荐。再取俯卧位，行相关椎体节段椎周肌群常规松解，术后配合常规整脊手法，每两次治疗间隔7天。

再从中医角度论，患者病位在颈，串及上肢，多伴有上肢的麻木发冷、畏寒喜暖，也就是西医所说的血管神经压迫症状，笔者推荐的方子是葛根汤合当归四逆汤加减，再结合针灸的循经取穴，针药手法结合，对此类疾病疗效显著。值得一提的是，如果解剖部位把握准确，单纯手法治疗，效果也是十分可靠的。

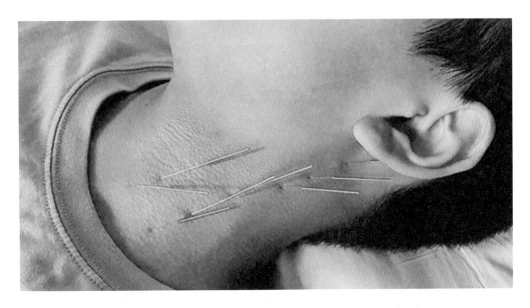

图5-28　胸锁乳突肌损伤毫针治疗

颈椎七骨亭亭玉立，肌肉、韧带、血管、神经等环绕其周，软组织因素导致的疾病占据很大一部分比例，与本文探讨的斜角肌相临近的胸锁乳突肌也是常见病因之一。上图为"胸锁乳突肌痉挛"误诊为"落枕"的病例毫针治疗图片，病因明晰，一次毫针治疗后，半月余的颈部疼痛及转颈不利等症状便缓解大半。

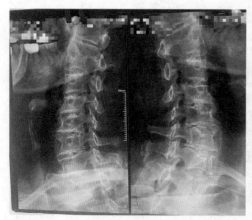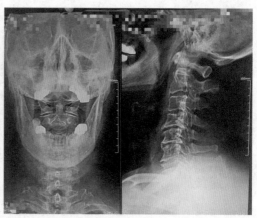

图5-29　严重的颈椎病影像

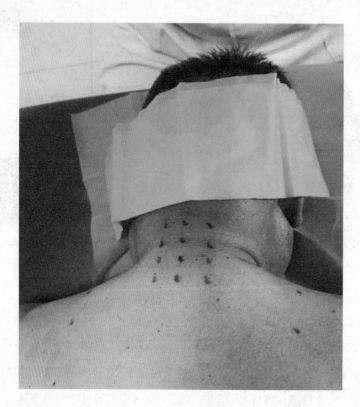

图5-30　针刀治疗定点

　　即便是影像学提示较为严重的颈椎病，从椎周软组织入手，往往也可以收到较好的治疗效果。上周在泊于医院出诊，接诊1位严重颈椎病患者，该患者年近7旬，常年从事客运驾驶工作，颈项部伴双肩臂背部麻痛20余年，后仰及侧颈时症状加重，多种治疗方法治疗无效，病情日间加重。于上周二行颈椎相关节段椎周软组织小针刀松解术，本周复诊，其临床症状已消除大半。上述病例，简述备存，择日详尽探讨。

# 第六章　脊膂中枢

## 一、脊柱源性胸闷胸痛诊治思路解析（上）

中西结合医护一体化业务大查房一如既往的在周二进行。反复胸闷憋气的徐大姐作为我们的重点查房对象，其病情变化、病因病机及治疗经过值得我们总结一下。

徐大姐，60岁，因"反复胸闷憋气约16年"来诊，患者年轻时一直帮助老公在阴寒湿冷的海船上工作，平素极易出汗，用她自己的话说，"冷风直顺着毛孔往里钻"，逐渐就出现了胸闷憋气的情况，尤其是秋冬季节，极易发作且加重。患者胸闷憋气发作最严重的一次是在16年前，严重到不能行动，经威海某三甲医院行心电图、彩超、胸部CT等常规检查，均未发现严重器质性病变，诊断为"冠状动脉粥样硬化性心脏病"，因常规治疗效果不显，抱着试试看的态度接受了一次针刀治疗，治疗后约40分钟，患者就能下床走路了，胸闷憋气等症状逐渐缓解，此后十几年生活状态基本如常。约3年前，患者的上述症状复现，再行相关检查，除心电图提示有T波倒置、S-T段下移等心肌缺血表现外，并没有太多的异常，西医常规治疗效果仍不理想，当地医院建议患者行冠状动脉造影检查，因惧怕相关不良反应，患者并未接受。因为此前患者经针刀治疗效果好，10多天前来我院要求行针刀治疗。患者入院后予以整体评估及沟通，最终决定进行综合治疗：颈胸段针刀松解加手法整脊，中药口服振奋胸阳、温通经脉及针灸活血通经等，治疗后病情逐渐缓解，目前继续行巩固性治疗。

在临床中，类似于徐大姐这样，有"胸闷憋气"症状，但临床相关检查无太多器质性病变的患者并不少见，习惯性思维往往使我们把胸闷憋气与心肺疾病相关联，但是也有一部分人，虽然心电图会提示心肌缺血等改变、胸片或CT检查有肺部慢性炎性等异常，但与临床症状严重程度并不相匹配，心肺疾病引起的"胸闷憋气"往往是活动后加重，可也有一些患者却是平静时感胸闷憋气，活动后反而会舒坦很多。那这些患者的胸闷憋气是什么原因引起的呢？

先来了解下引起胸闷胸痛的最常见病因——冠心病，冠心病包括：无症状心肌缺血（隐匿性冠心病）、心绞痛、心肌梗死、缺血性心力衰竭（缺血性心脏病）和猝死五种临床类型，临床中又常常分为稳定性冠心病和急性冠状动脉综合征两大类型。胸痛往往是冠心病最典型的的临床症状，多可伴胸闷憋气；也有一部分患者的症状并不典型，仅仅表现为心前区不适、心悸或乏力，或以胃肠道症状为主；还有的患者（如老年人和糖尿病患者）也可能没有疼痛。在检查方面，心电图、彩超、血液学检查、冠状动脉CT、冠状动脉造影及血管内成像技术等都可以为冠心病的诊断提供有力的支持。治疗上，西医认为药物治疗是所有治疗的基础，其他方法还包括经皮冠状动脉介入治疗、冠状动脉旁路移植术（冠脉搭桥术）及改变生活习惯等。

　　回转原来的话题，经过各种鉴别排除了心肺疾病后，胸闷胸痛还要考虑哪些因素呢？从笔者目前的临床经验来看，应重点关注神经源性因素、脊柱源性病因和相关软组织病变这三方面。

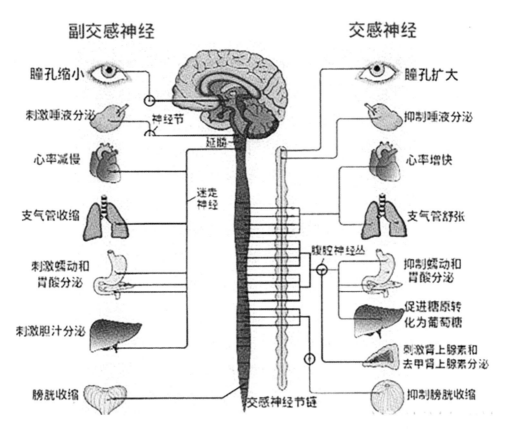

图6-1

交感及副交感神经如同阴阳，分布在我们周身的每一个部位。

植物神经又称自主神经，由交感神经和副交感神经两大系统组成，主要支配心肌、平滑肌、内脏活动及腺体分泌等，受大脑皮质和下丘脑的支配和调节，不受意志所控制，所以称为自主神经。人体在正常情况下，交感神经和副交感神经极像中医范畴中的"阴阳"，当一方起正向作用时，另一方则起反向作用，以此相互平衡制约，协调和控制身体的生理活动。如果植物神经系统的平衡被打破，那么便会出现各种各样的功能障碍。

交感神经元位于脊髓胸腰段的侧角内，其纤维由相应脊段发出终止于椎旁神经节或椎前神经节，称为节前纤维，节前纤维较粗，有髓鞘，进入神经节更换神经元后发出较长的节后纤维到达效应器官。椎旁神经节在脊柱两侧联合成两条交感神经链，节前纤维在离开脊髓后可能在交感链内上行或下行数节段，然后终止于神经节，一根节前纤维往往有许多分支，分别与不同节后神经元联系，产生"分散"兴奋的效果，同样，节后纤维也有许多分支分别支配效应器的不同细胞。

支配心脏的副交感神经为迷走神经。迷走神经为第10对脑神经，属于混合神经，其运动纤维起自疑核，与舌咽神经并行，穿出脑干后经颈静脉孔出颅腔，迷走神经纤维组成含有躯体运动、内脏运动、内脏感觉及躯体感觉四种纤维。内脏运动副交感纤维为迷走神经的主要成分，分布于胸腔内脏器（如气管、支气管、肺及心脏等）和腹腔内脏器（如肝、胰、脾、肾、肾上腺以及胃至横结肠间的消化管等），迷走神经在颈、胸、腹均发出多个分支，通过传导器官和脏器的感觉冲动及控制心肌、平滑肌和腺体活动来调节循环、呼吸及消化三个系统。

交感神经和迷走神经共同支配着心脏，但是交感神经的分布相较于迷走神经更丰富。心脏交感神经节前纤维位于脊髓1~5胸段的中间外侧柱，节后纤维来自脊椎旁的星状神经节或颈交感神经节，分布于心房及心室肌表面的心外膜层，并和冠状动脉伴行穿过心室壁向下支配心内膜。两侧交感神经对心脏各部的支配并不均匀，心房内的交感神经纤维分布多于心室，且右侧分布比左侧更丰富，右侧交感神经主要影响心率，主要分布于心脏右侧和心室前壁，左侧交感神经主要影响心肌收缩力，主要分布于心脏左侧和心室后壁。心脏交感神经主要通过释放神经递质和心脏中相应的受体结合来调控心脏。

当植物神经功能紊乱时，其临床表现可涉及全身多个系统，如出现胸闷、憋气、心慌及濒死感等心脏神经症；胃痛、胃胀、呕吐及腹泻等胃肠神经症，有的患者表现为头痛、头晕、视物模糊、失眠、健忘、皮肤发麻、皮肤发痒、周身发紧僵硬不适、四肢麻木、手脚心或周身皮肤发热但体温正常、全身阵热阵汗、全身有游走性疼痛或游走性异常感觉等，女子可能出现月经不调或痛经等，男子可能出现遗精或阳痿等，还常会伴随焦虑、紧张或抑郁等情绪变化，一般按冠心病、胃炎等器质性疾病治疗无效。

植物神经功能紊乱，西医研究的比较清楚，但是治疗上却乏善可陈，主要为调节植物神经功能和对症治疗心慌、胃肠功能紊乱、失眠及情绪异常等。调节植物神经功能可用谷维素及维生素B1等；心慌可用小剂量心得安；胃肠功能紊乱可用多酶片或胃蛋白酶；失眠者可睡前服用地西泮；伴有焦虑、抑郁症状者，可用抗焦虑抑郁药物等等。

再论脊柱源性病因和软组织病变因素。前面提到，交感神经神经链位于脊柱前缘，与相关脊神经通过交通支相互联系，支配胸背软组织肌群的胸前神经、胸长神经、肩胛背神经等分支来源于颈5-胸1节段的脊神经根，当颈胸椎由于外伤、劳损或感受风寒之邪等原因引起关节突关节、肋椎关节以及椎体间轻度移位或牵拉、炎性变等，就会刺激相关脊神经及植物神经而导致胸闷憋气甚至胸痛的发生。

此类病人同时又伴有：①颈背部有外伤、劳损或感受风寒湿邪病史；②颈部或背部疼痛不适，活动受限，中下颈段至上胸段棘突间及椎旁压痛，可有棘突偏移或钝厚感，或可触及条索等韧性组织；③反复发作的胸闷憋气，无劳力性加重，或相关检查虽然提示存在心肺等器质性病变，但症状体征与辅助检查结果不相符，或常规治疗效果不理想，而发病部位多与颈背损伤部位神经分布相适应；④部分患者可有转颈试验阳性或高举挺胸试验阳性等表现；⑤X片、MRI或CT等影像学检查常提示颈胸椎椎体旋转或侧弯（尤其是下颈段及上胸段）、骨质增生、椎间隙变窄、椎间盘突出或椎管狭窄等，但轻症也可无异常改变。

结合徐大姐病例，虽有较为明显的临床症状，也诊断为"冠状动脉粥样硬化性心脏病"，但实际上，患者的辅助检查并不是十分支持，而且常规性的治疗手段效果不明显，那病因究竟在哪里呢？笔者的意见更倾向于脊柱源性病因。就目前而言，患者接受的治疗中最有效的是颈胸段的针刀松解，这也是一个重要佐证。那针刀是如何治疗的呢？中医在该病例的治疗中又有什么不同见解呢？我们下回分解！

## ▶▶ 二、脊柱源性胸闷胸痛诊疗思路解析（中）──── ●

上文提到引起胸闷胸痛很容易被临床忽视的几大原因——神经源性因素、脊柱源性病因和相关软组织病变，在此就病论治，不再重复，只谈我们的治疗。

每一种治疗方法都是另一种方法的补充，没有哪一种方法能够包打天下，我们的治疗方案，大多是中西相结合的综合性治疗方法，小针刀松解结合美式整脊手法，是我们在治疗该类疾病的重要手段。

小针刀治疗：

（一）治疗原则

针刀松解相应脊柱区段的软组织高张力、劳损、粘连、挛缩点。

（二）操作常规

1.患者俯卧位，暴露颈胸椎，定点一般选择相关脊柱节段棘突间点、两侧关节突关节点及骶棘肌循行部位阳性点，松解部位常与中医督脉、夹脊穴、膀胱经第一二侧线相关穴位相重合，每次操作一般不超过3节段、15部位。

2.局部行常规消毒，戴无菌手套，铺无菌洞巾。

3.针刀治疗。

（1）如存在相应椎体旋转位移，根据相关影像资料，在该椎体棘突上邻和下邻棘突间各定一点，在此两点向两侧各旁开2-2.5cm关节突关节连线，各定两点，在此6点上进针刀，刀口线均和脊柱中线平行，针体均垂直于椎体部位的平面，棘突间的两针刺入后，将针体略向两侧倾斜，沿棘突侧方行双侧棘肌松解数针，退回针刀至棘突尖，沿棘突下缘进入棘突间0.2-0.3cm，然后将针刀口线转动90度，沿刀口线纵行切开2-3刀即可。脊柱两侧关节突关节点，针刀刺入逐层深入，达关节囊，沿关节间隙切开数刀即可。

（2）属于脊柱区带的其他软组织损伤阳性点，按常规针刀操作四步法，逐层深入达病变组织层面，纵行疏通，横行剥离数针后出针刀，必要时横切数刀，减轻局部高张力，如有结节、条索务将其切开、切碎。

手法治疗：采用美式整脊相关手法矫正颈胸椎关节紊乱。

从西医角度来看，此类病人的胸闷胸痛，脊柱源性病因与神经源性因素及相关软组织病变因素常常交叉并存；从中医角度来讲，感受风寒湿等外邪以及脏腑功能失调等内因，往往也是患者发病的重要因素。

以上文患者为例，从中医角度稍作分析。卫阳为人之藩篱，患者久处风寒潮湿之境，损伤卫阳，卫阳损伤，营卫失和，则表现畏寒怕冷自汗出，证属太阳中风表虚；阳加于阴则为汗，汗为阴液所化，汗出过甚则伤阴、伤阳，阴阳两伤之候乃成；寒邪随经入里，侵袭阳位，胸阳大伤，而成上焦虚寒之胸痹证，结合患者的舌淡体大苔薄白，脉沉细，该病证当属于中医的"胸痹"、"汗证"范畴内。

《伤寒论》第53条中云："病常自汗出者，此为荣气和……宜桂枝汤。"《伤寒论》第20条中云："太阳病，发汗，遂漏不止，其人恶风……桂枝加附子汤主之。"《金匮要略·胸痹心痛短气病脉证并治第九》中云："胸痹，心中痞气，气结在胸，胸满，胁下逆抢心，枳实薤白桂枝汤主之，人参汤亦主之。"结合患者的舌脉证，治以气阴双补、振奋胸阳、固表止汗，我们给出的对应方剂是桂枝加附子汤、枳实薤白桂枝汤及生脉饮三方相合加减。

中医不仅有药，还有针灸，针药结合是我们的常规治疗手段，配以督灸温补阳气，针刺选穴：膻中、心俞、肺俞、足三里、腹四门、复溜，治以阴阳双补、振奋胸阳、固表止汗，数方相合，患者的病情逐渐缓解，已于近日出院。

在临床中，此类"胸闷胸痛"患者被误诊为"心肺疾病"的并不少见，笔者将在下篇中继续列举临床实例佐证，除了脊柱源性病因及神经源性病因，"胸闷胸痛"的另一原因，即相关软组织病变因素，也将在下篇中举例详解。

# 三、脊柱源性胸闷胸痛诊疗思路解析（下）

新春佳节不得闲，随机病例现现眼，

昨日心悸不得眠，颈如桎梏呼吸艰，

急来门诊求救治，针刀数点显灵验，

今晨气畅脉平缓，针刀调搏不等闲。

开头这首诗是3年前春节期间的病例描述，在查找既往病案资料时偶然发现，今天的博文就以此开头吧。

首先分享几份数年前的真实病历，以佐证上中篇中提到的"胸闷胸痛"之脊柱源性病因。

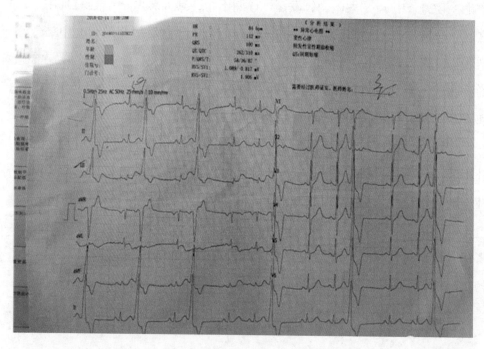

图6-2　治疗前心电图提示频发的室性早搏

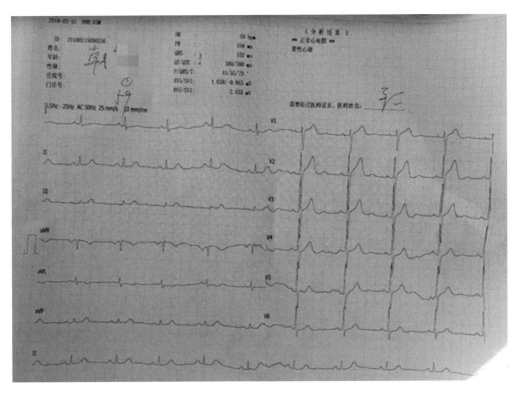

图6-3　治疗次日心电图已恢复正常

病例一，韩某，女，59岁，乳山市下初镇下草埠村人，因"反复胸闷憋气伴心慌半年，加重6天"于2018年2月14日来诊。患者自述于半年前无明显诱因出现胸闷憋气，伴心慌气短，无活动后加重，无胸痛，经市人民医院诊断为"频发性室性早搏"，住院口服药物及输液治疗后缓解，此后间断口服"心可舒胶囊"及"酒石酸美托洛尔片"等药物，病情仍反复发作，均需住院输液治疗方可缓解。约6天前，患者上述症状再次发作，胸闷憋气，心慌气短，颈部桎梏感，呼吸不畅，背部发凉，睡眠差，饮食二便可，舌淡苔薄白，脉结代。心电图检查如图示，专科查体发现：颈3-6棘突间及椎体两侧压痛，胸3-6棘突间及椎体右侧压痛。结合相关检查后，考虑患者的心律失常与脊柱源性因素造成的交感神经兴奋有关，因适逢春节，患者不愿住院治疗，先予以小针刀松解，再以美式整脊手法调整复颈胸椎关节。次日复诊，诸症皆失，复查心电图，也已恢复正常。

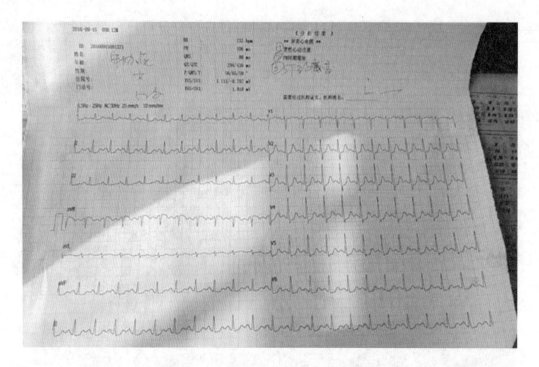

图6-4 初诊时，患者心率132次/分

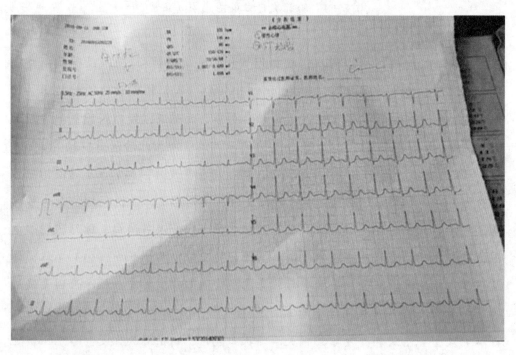

图6-5 整脊手法调整胸椎关节半小时后，心率降至100次/分

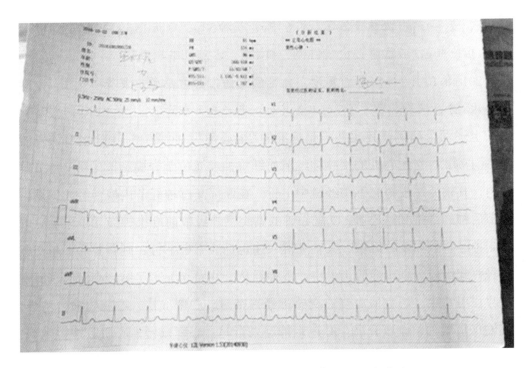

图6-6 半月后复诊，心率稳定在81次/分左右

病例二，宋某，女，52岁，乳山市下初镇巫山村人，因"心悸伴潮热4月"于2016年9月15日来诊。患者于四月前无明显诱因出现心中悸动不安，无胸闷胸痛，时感潮热，无汗出，偶有口干，饮食正常，睡眠差，二便正常。曾经烟台毓璜顶医院行相应检查，诊断为"1.冠心病2.窦性心动过速"，并予以"酒石酸美托洛尔"等药物口服治疗，效果不明显，来诊。来诊时查:血压180/100mmHg，心率132次/分，舌红苔薄黄，脉细数。本以为是因为患者过于紧张导致血压和心率异常，让患者休息了一段时间，复查血压及心率基本无变化，行心电图检查如下图所示。行专科查体发现:患者胸3-5棘突间及两侧压痛明显，从患者临床症状体征分析，可能并非心脏本身出现器质性病变，而是支配心脏的交感神经功能出现异常——交感神经过于兴奋而导致心动过速。交感神经链位于脊柱椎体前缘，椎体的微小位移及椎周软组织病变均可刺激交感神经链而诱发其兴奋，当即予以端提手法调整脊柱胸段，20分钟后复查心电图，心率降至100次/分钟，测血压170/90mmHg，并予以中药桂枝甘草龙骨牡蛎汤合生脉饮加味，方剂如下:桂枝15g，炙甘草15g，龙骨30g，牡蛎30g，党

参30g，麦冬15g，五味子20g，远志15g，茯神30g，龟板15g，知母15g，黄柏10g，生地30g，石菖蒲15g，共5剂，日1剂，水煎，早晚分服。

2016年10月2日，患者复诊，自述已无任何异常感觉。复查心电图示：心率81次/分，继予炙甘草汤5剂以善其后，患者未再来诊。

上述两个病例，其实并不是标准的"冠心病"，而是脊柱源性因素诱发的"类冠心病"。支配心脏的交感神经节前纤维神经元位于脊髓胸段的第1-5节侧角内，其轴突在椎旁交感神经链中上行，在颈部交感神经节内换神经元，发出的节后神经纤维到达心脏；支配心脏的副交感神经节前纤维神经元位于延髓的迷走神经背核和疑核区域，其轴突混入迷走神经干中下行，到胸腔后，与交感神经一起组成分别组成心上、中、下神经丛，共同支配窦房结、心房肌、房室交界、房室束、心室肌。当心交感神经兴奋时，心率加快，心肌收缩力增强，心输出量增加，血压升高。心迷走神经兴奋时，心率减慢，心肌收缩力减弱，心输出量减少。

"类冠心病"的患者，大多存在着颈椎及上胸段脊柱椎体的位移或关节错位，以及椎周软组织的慢性损伤，项背部肌群、韧带及筋膜等软组织的紧张、痉挛或挛缩，可以牵拉椎体出现错位，椎体错位又会牵拉软组织出现力线失衡，"骨拉肌、肌牵骨"，这种紊乱的结构改变，又直接或间接的刺激了交感神经链或在其中穿行的脊神经分支，而脊神经分支又通过交通支与交感副交感神经相连，最终造成植物神经的功能紊乱而发病。

在我们现行的医学教材上，对脊柱源性病因的认识及治疗手段并不多。自上世纪末起，针刀医学和脊骨神经医学逐步兴起，这两门学科的治疗方法，对脊柱源性相关疾病的治疗起到了较好效果。不仅仅是没有器质性病变的"类冠心病"，即使有器质性病变，查体在颈胸椎相关节段查及阳性体征的，综合评估能够耐受针刀或手法治疗的，也可以行上述治疗，从既往接诊经验来看，也是比较理想的，再分享一个病例。

刘某龙，男，72岁，乳山市下初镇芦头村人，因"反复咳嗽40余年，加重1月"于2016年1月19日来诊。患者自述40余年前，当兵野营训练睡卧湿地后出现咳嗽、咯痰，不喘，口服药物治疗后好转，此后每逢感冒受凉后发作，并逐年加重，近年来发作时伴微喘，胸闷憋气，活动后加重，经当地医院诊断为

"1.慢性支气管炎2.慢性阻塞性肺气肿"，经输液治疗后逐步缓解。约1月前，患者受凉后上述症状加重，咳嗽，咯脓性痰，喘息，胸闷憋气，查体：双肺呼吸音低，可闻及干湿性啰音，心腹（－）,颈5、6、7棘突两侧压痛，胸2、3、5棘突两侧（相当于风门、肺俞、心俞部位）压痛，舌质暗红边有瘀斑苔黄腻，脉滑细数。辅助检查：胸片示支气管炎，血常规示WBC 17.6*109/L、H 68.4%、HGB 142 g/L。从西医学角度考虑，患者慢性支气管炎诊断成立，从针刀医学角度考虑，患者当年野营训练，活动量大，血管扩张，肌肉舒展，颈背部汗腺张开以排出汗液等代谢产物；睡卧湿地，致颈背部肌肉痉挛收缩、汗腺闭合、局部血管收缩，大量代谢产物堆积局部不能排出，局部肌肉等软组织的痉挛、血液循环不畅会刺激相应的脊神经后支，脊神经同脊椎椎体前方的交感神经链存在交通支，脊神经后支所受到的刺激同样也会传导影响交感神经，同时，局部肌肉等软组织的持续痉挛，也会牵拉椎体出现微小错位，激惹相关神经。

此外，肺及气管的运动及腺体的分泌是由迷走神经和脊髓的胸段发出的交感神经共同来完成，右迷走神经在行至右主支气管后方下行至右肺门后方，在此发出肺后支，与右第2—5胸椎旁交感神经节的分支吻合形成右肺后丛，左迷走神经在左肺门后方分出多个分支，与左第2—4椎旁交感神经节的分支共同组成左肺后丛。交感神经支配肺部组织的平滑肌，当交感神经受到刺激，可诱发气管及支气管痉挛，出现哮鸣音，也就是干性啰音；迷走神经在此的作用是主要负责腺体的分泌及代谢，而当迷走神经兴奋时，腺体分泌过多可以引起气道阻塞或不畅，出现湿性啰音。

在我们对这类病人进行体检的时候，往往也会发现呼吸肌的痉挛及疼痛，当呼吸肌出现痉挛的时候，又会限制肺部组织的运动，使气管内的分泌物排泄不通畅加重病情，从而造成恶性循环。同时，当患者颈椎出现病变，影响到椎动脉对颅内的供血，就会出现迷走神经核的供血减少及营养受到影响。在迷走神经出颅的过程中，由于颈椎的移位同样可以引起迷走神经的牵拉，或者出现相关颈神经分支的卡压，使其支配的呼吸肌出现痉挛，上述情况的出现都能使慢性支气管炎的症状加重，而本患者症状体征一一具备。入院后行相应部位针刀松解加手法治疗，并配合中药培元固本，巩固性治疗，患者病情同样恢复得比较理想。

此类脊柱源性疾病，在诊断及治疗上也是需要依据的，除了临床症状外，体格检查及影像学支持是尤其重要的。查体时颈胸椎的活动受限；触诊时双侧关节突关节的错位及椎体位移；棘突间及椎旁软组织的紧张、肥厚、压痛、硬结或条索样改变；辅助

检查提示的：颈胸椎生理曲度改变、脊柱侧弯、关节突关节的双突征及双边征、寰齿间隙或左右钩椎关节的不对称、间盘突出、韧带肥厚钙化、椎管狭窄等等，都是我们常见的临床诊断依据。

"胸闷胸痛"除了胸腔内病因、脊柱源性病因和神经源性病因外，还有一个重要原因，就是经常被我们忽视的胸廓周围软组织因素。打个比方，如果给你穿上一个小号的马甲，并且整整齐齐的系上扣子，你会不会感到很难受？不仅仅难受，甚至呼吸都会很困难，怎么办？解开几个扣子，或者把马甲划上几个口子，呼吸立马就会变的通畅。其实我们人体也是这样，如果束缚在胸廓周围肌肉筋膜等软组织出现慢性损伤性病变，肌肉筋膜变的紧张、挛缩或肥厚，束缚了胸廓的扩张，我们同样也会感到胸闷憋气、呼吸困难。这些"沉默羔羊"包括哪些呢？包括胸大肌、胸小肌、肋间肌、斜角肌及菱形肌等等，这些肌肉软筋膜软组织出现病变，在我们临床中并不少见，只是没有被我们发现罢了，通过仔细的查体及针对性的治疗，往往都能收到立竿见影的效果。再举两个例子。

林某，女，46岁，私营业主，因"反复咳喘伴胸闷憋气5年"来诊，患者曾经各级医院行相关检查诊断为"慢性支气管炎"，严重时需行输液抗感染、解痉、止咳、平喘等对症治疗，方可缓解。从患者的症状、体征和辅助检查来看，诊断是没有任何问题的，但是患者还有一个症状，用她自己的话说就是"感觉身上就像穿了个紧身衣，绷得紧紧的，喘不过来气"。再次仔细查体发现，患者胸大肌胸骨缘附着点处广泛性压痛，追问病史，患者还同时伴有严重的乳腺增生症，胸大肌紧张除了束缚胸廓引起胸闷憋气外，还可能影响乳腺的血液循环诱发加重乳腺增生，行胸大肌起点处针刀逐一松解后，患者当时即感胸部的束缚感减轻了很多，经过数次治疗之后，患者数年中再也没有接受输液治疗。

数月前还接诊过一位70多岁的老太太，因"反复胸闷憋气、胸痛10余年"来诊，老太太曾经多家医院诊断为"冠心病、心绞痛"，长期口服硝酸酯类、他汀类及阿司匹林等各种西药治疗，此次来诊的目的是想开几副中药调理一下，

乍一看，诊断是没有问题的，因为老太太一抬腿走路就会胸口痛，停下来就缓解了，这不是严重的劳力性心肌缺血表现吗？但老太太的胸痛来得快，去得也快，一动就痛，一停就止，仔细分析就会发现其中端倪——其实老太太的胸痛与真正的劳力性心肌缺血并不是完全一致的。完善查体发现，患者胸3-5椎体两侧可扪及明显的压痛及条索，与家属沟通后行相关部位小针刀松解术，术后患者下床在诊室走了几个来回，却没有明显的胸痛发作，患者感到疑惑惊喜，笔者也感到非常开心，其实这也验证了笔者的推断，老太太的胸痛其实就是背部软组织病变引起的牵涉痛，不过遗憾的是，老太太是外地来诊，忘记保留联系方式，之后有无病情反复，并无反馈。

在祖国医学中，经常会提及运用背俞穴来治疗脏腑病，什么是背俞穴呢？背俞穴是指五脏六腑之气输注于背部的腧穴，其全部分布于足太阳膀胱经第一侧线上，即后正中线（督脉）旁开1.5寸处。背俞穴与相应脏腑位置的高低基本一致，如肺俞、心俞、肾俞、膀胱俞等。中医学认为，脏腑有病时，其相应背俞穴往往出现异常反应，如敏感、压痛等；而刺灸这些穴位，就能治疗其相应脏腑的病变。而针刀操作的部位，往往与这些位置是重合的。

"胸闷胸痛"，在祖国医学的治疗范畴中，大多归于"胸痹""咳喘""肺胀"等病证，从病因病机的解释中，我们经常会提到"瘀血阻滞"、"痰浊痹阻"及"久病必瘀"等，瘀在哪？阻在哪？除了脏腑血管，其实还应该包括这些软组织，那些代谢不出去，留滞在局部的组织液、代谢产物，以及流通缓慢的静脉血，不就是中医眼中的"痰浊""瘀血"吗？

以上这些，我们可以利用解剖病生理知识解释，而古人是通过一点一滴的经验积累获得的，还是那句话，古人诚不欺我也。

笔者所列举的"胸闷胸痛"几种非常规性病因，在临床中并不少见，也多见几种病因共同存在，交叉影响，所写内容正规教材中阐述的并不多，更多的是笔者作为一个临床大夫的经验总结及个人肤浅见解，且多在下班后碎片式整理，若有错谬之处，欢迎各位同仁老师指正。

# 》四、脊柱源性腹痛诊疗思路解析(一)

医学是门实践学科，医学知识的学习与进步，不仅仅来自于课本和实验室，更多的是来自于临床的实践与总结。

前段时间分文三篇，结合个人的临床实践与肤浅见解，分析了诱发"胸闷胸痛"的另外几种常见而又不为熟知的病因——脊柱源性因素、神经源性因素、软组织性因素。其实在临床中，很多治疗效果不理想，病因不确切的"腹痛"患者，也常常是上述三种病理因素引起的，只是我们更多的是关注内镜、CT、彩超等检查结果，而忽视了这些来自于腹部以外的病因罢了。临床病例往往是最好的佐证，先举例，再分析，病例汇集不易，逐一展示。

病例一，前几天本家老姑父找到了我，老姑父60多岁，自述约3月前上腹部突发性剧烈疼痛，常突然发作，又会突然停止，曾在发作时打120急救电话求助，上车后疼痛却又突然消失，到市人民医院检查做了个遍，排除心绞痛及胃肠胰腺等严重器质性病变，仅发现胃部慢性非萎缩性胃炎、胆囊上有两个小结石及肾上一个小结石，对症治疗，效果也不明显。一急之下，老姑父直接打飞机到了重庆，经重庆某大医院专家会诊，一致认为是胆囊结石作祟，摘，但是手术做完了，老姑父心里就后悔了："这手术是白做了"，为什么呢？因为作完手术当天，上述的疼痛症状又再次出现，60多岁的老姑父只能在家抹眼泪，不是不想治，而是找不到方向治。其实老姑父的治疗还真是有些跑偏了，虽说是腹部疼痛，但病因还真的不在腹部。笔者行脊柱相关检查后发现，其胸6-10棘突间压痛明显，针刀松解后手法调整胸椎小关节，继以复元活血汤合丹参饮加减内服，一个多月过去了，老姑夫的剧烈腹痛再也没有发作过。

病例二，宋某，男，6岁，本院护士的孩子，因"腹痛10小时"于2016年2月6日清晨来诊。其母诉患儿自昨夜21时许出现腹部疼痛，呈持续性隐痛，按揉可减轻，无发热，无恶心呕吐，无腹胀腹泻；查体见腹平软，右下腹压痛明显，无反跳痛。首诊于外科，怀疑急性阑尾炎发作，行血常规检查血象不高。接诊时追问病史：患儿发病前一天练习过跆拳道，并且曾经从炕上跌落。再查脊柱，胸10/11、11/12棘突间压痛明显。综合分析，考虑胸椎小关节错位，支配腹部的相应神经受到卡压刺激，从而发病。予以手法纠正胸椎小关节，患儿腹痛即刻消失。

小孩子出现腹痛的情况特别多，经常是看似肚子痛得很严重，但是到医院行相关检查，常常并无明显器质性病变。此类的小儿腹痛，我们往往称为功能性腹痛。其实这类的小患者病因往往并不在腹部，而在支配腹腔脏器的神经，这些神经又是从哪里发出的呢——脊柱胸段，行相关手法调整胸椎小关节，疼痛即刻消失。通过这种非针非药的治疗，接诊过的几十例小患者，几无失手。再举一例。

病例三，宋某，女，7岁，乳山市下初镇古初村人，因"腹痛2小时"于2017年2月27日来诊。患儿于2小时前无明显诱因出现左侧腹部疼痛，呈持续性隐痛，阵发性加重，无恶心呕吐，无发冷发热，无腹胀腹泻，未行特殊处理。来诊时查体：患者腹平软，脐左侧压痛，无反跳痛，肠鸣音稍亢，脊柱胸段向左侧偏歪，胸3至胸12棘突两侧压痛，考虑患儿属于脊柱源性腹痛，予以手法调整胸椎，患儿疼痛立止。

病例四，侯某，女，15岁，中学生，因"反复上腹部疼痛3年，加重2小时"于2016年1月8日来诊。孩子的腹痛发作诱因比较奇怪——因为住校每周末回家，每每返校时就会腹痛发作，行相关检查，却无明显异常，因此孩子父亲怀疑孩子是不爱上学而装病。来诊时行腹部查体：腹平软，上腹部轻压痛，余（－），先予以针灸治疗，选穴双侧梁门、内关、足三里及中脘，留针20分钟，针后患者疼痛缓解并不理想。追问病史，患者每次返校，都需要乘坐公共汽车，道路比较颠簸；同时从孩子的回忆中得知，剧烈的体育活动也常可诱发腹痛发作。再次查体，发现其胸7/8棘突尖及两侧旁开2cm处压痛明显，经与患者家长沟通，确定治疗方案：先以0.6mm的针刀进行松解，随后行手法整脊，治疗后患者疼痛立止。1年后，女孩因他病来诊，自述其腹痛再未发作。

回顾病例，综合分析，这孩子可真是被父亲冤枉了：患者根本病因不在腹，而在脊柱胸段的椎体错位及椎周软组织损伤，汽车颠簸或剧烈活动后，卡压刺激支配腹腔内平滑肌的内脏神经，诱发胃部平滑肌痉挛，因而发病，针对此病因，先以针刀松解损伤软组织粘连瘢痕，再施以手法复位，效果立现。

病例五，刘某，女，53岁，乳山市夏村镇人，因"上腹部及右胁肋部疼痛6月余"于2016年2月1日来诊。患者自述约6月前无明显诱因出现上腹部及右胁肋部疼痛，呈持续性隐痛，反复发作，无发冷发热，无恶心呕吐，无口干口苦，饮食可，二便正常，经市人民医院行腹部CT检查，诊断为慢性胆囊炎，并予以药物口服治疗，病情时好时坏，今日来诊。查体发现：腹部阳性体征不明显，脊柱胸段6、7、8棘突间压痛明显，予以针刀松解后行手法整复胸椎，治疗后患者即感上述症状明显减轻。

2月5日，患者复诊，自述略有上腹部及右胁肋部疼痛感，继续予以美式整脊手法调整胸椎。后患者又因他病来诊，告知病情痊愈。

病例六，谭某，女，56岁，因"右上腹疼痛约1周"于2017年2月15日来诊。患者来诊时诉，其约1周前无明显诱因出现右上腹疼痛，呈持续性隐痛，阵发性加重，疼痛剧烈时可向右肩部及后背放射，伴食欲不振，腹胀及便秘，首诊医生为我院外科医生，结合症状体征诊断为急性胆囊炎，遂收入院。入院后行相关检查，血象不高，B超及其他检查无明显异常，怀疑诊断有误，请笔者会诊。会诊时查体发现，患者除右上腹压痛明显外，脊柱胸5至胸11棘突间压痛明显，两侧骶脊肌紧张，压痛，综合考虑，患者脊柱源性腹痛可能性大，予以小针刀治疗。

2017日2月15日首次针刀选点：胸5/6/7棘突间、两侧关节突线及右侧胸最长肌阳性点共12点，术后手法整复胸椎，术毕询问患者，腹部疼痛已基本缓解。

2017日2月20日，患者复诊，诉其右上腹仍时有阵发性隐痛，但较前已明显减轻，继续针刀治疗，选点：胸8/9/10/11棘突间及两侧关节突关节等共12点，术后手法整复胸椎。

经上述两次针刀治疗后，患者疼痛消失。

2017日3月1日，患者再诊，诉一天前疼痛再次发作，但疼痛程度较之前明显减轻，未再行针刀治疗，改行针灸治疗，选穴：中脘、内关、期门、胆囊穴及太冲，每日1次，连续3次，患者疼痛消失，未再来诊。

上述几个病例，无一例外的都是脊柱源性腹痛，这样的病例，在临床中比比皆是，受篇幅约束，下一篇继续列举病例佐证，不过相比上面几位，后面的几个病例可以说更加"诡秘"，至于详细病因病理及治疗，将在后篇中继续论述。

## 五、脊柱源性腹痛诊疗思路解析（二）

书接上回，还论"肚子痛"。

想起小时候，经常肚子痛，老妈常常一边揉着，一边哼着："肚子痛，找老宋，老宋在家磨小刀，吓的小孩直蹦高……"，多年以后，曾经"肚子痛"的小屁孩，已经成了年过四旬的"老宋"，"老宋"还真的就在用小刀，只不过是直径只有0.8mm的小针刀罢了。"老宋"也发现，好多小孩子的肚子痛，病因其实搞错了，痛的是肚子，但病因不在肚子，正如上篇举例的几个孩子一样，真正的病因只是支配腹腔脏器平滑肌的神经受激惹罢了。接上篇，继续列举病例，下面这个孩子的"腹痛"更"诡秘"，每到半夜就疼痛发作，天亮就缓解，而且一痛就是小两年。

病例七，于某彤，男，14岁，威海市环翠区古寨中学学生，因"反复腹痛2年"于2018年12月1日来诊。如果说是孩子和家长当时的状态是"走投无路"，笔者觉得一点也不过分，因为患病，孩子已经休学在家1年多了。患儿于来诊2年前无明显诱因出现腹部疼痛，常于半夜发病，疼痛部位以脐周为重，呈持续性绞痛，痛时欲便，便后不解，严重影响睡眠，天亮后疼痛逐渐缓解，白天一般不发病，时感嗳气、心悸，无恶心呕吐，无腹泻便秘，曾经北京儿童医院、威海市立医院等各大医院反复检查，但所有的检查结果除了提示"肠系膜淋巴结略有肿大"，其他均无明显异常，诊断为"肠系膜淋巴结炎"，于多家医院住院治疗，未见寸功。当时笔者在疼痛科病区工作，患儿及母亲来疼痛科就诊的唯一目的就是看看有没有什么止痛的方法，从看到孩子的第一眼，笔者就猜到孩子"腹痛"的病因极有可能是在脊柱，为什么呢？14岁的孩子，身高超过180cm，高于同龄绝大多数孩子的身高，脊柱发育得太快，而脊柱相关神经的发育未必与之相匹配，孩子生性爱活动，有没有椎周相关肌群的损伤及椎体错位尚未可知，而且，前期多家医院的检查基本排除了腹腔器质性病变，但唯独没有想到脊柱源性因素。同孩子和母亲约法三章：一需要住院观察但不需要输液；二需要吃中药；三需要扎针做手法，必要时做小针刀治疗，孩子母亲欣然同意。以下是住院病历的部分截取内容。

**病例特点：**

1.腹痛2年。

2.现患者感阵发性腹部绞痛，一般半夜发病，疼痛部位以脐周为重，痛时欲便，便后不解，疼痛剧烈，严重影响睡眠，天亮后疼痛逐渐缓解，白天一般不发病，时感嗳气、心悸，无发冷发热，无恶心呕吐，无腹泻便秘，饮食可，睡眠差，近两年体重增加20公斤左右。

3.查体：T 36.7℃ P 86次/分 R 22次/分 BP126/82mmHg 神志清，精神一般，心肺（-），腹部平软，脐周压痛，无反跳痛，墨菲氏征阴性，肝、脾未触及，无移动性浊音，肝区无叩击痛，双肾区无叩击痛，肠鸣音正常。脊椎生理曲度存在，无明显侧弯畸形，活动度可，T4-T10棘突间压痛（++），叩击痛（-），T4-T10椎体两侧骶棘肌可扪及条索状韧性物，压痛（+），痛处无明显肿胀，局部皮肤无异常，四肢肌肉未见萎缩，肌力及肌张力基本正常，生理反射：双侧肱二头肌反射（++）、肱三头肌反射（++）；两侧膝腱反射（++）、跟腱反射（++）；两侧髌阵挛和踝阵挛阴性；病理反射：双侧Hoffmann's sign（-）、Babinski's sign（-）、Openheim's sign（-）。

4.神清语明，面色红润，形体适中，步履稳健，气息平稳，未闻及异常气味及异常声音，舌质淡暗苔薄白舌体适中，脉弦。

初步诊断：中医诊断：腹痛病（寒凝血瘀证）西医诊断：脊柱源性痛综合征

**诊断依据：**

1.中医辨病辨证依据：患者少年男性，虚寒内生，脉络不通，寒瘀互结，发为本病。夜半阴气盛，与寒邪相合，凝滞筋脉，经络受阻，不通则痛，故见疼痛；天明阳气渐盛，阴邪受抑，疼痛缓解；舌淡暗苔薄白舌体适中，脉弦，证属寒凝血瘀。本病当属祖国医学"腹痛病"范畴。

2.西医诊断依据：

（1）腹痛2年。

（2）现患者感阵发性腹部绞痛，一般半夜发病，疼痛部位以脐周为重，痛时欲便，便后不解，疼痛剧烈，严重影响睡眠，天亮后疼痛逐渐缓解，白天一般不发病，时感嗳气、心悸，无发冷发热，无恶心呕吐，无腹泻便秘，饮食可，睡眠差，近两年体重增加20公斤左右。

（3）查体：T 36.7℃ P 86次/分 R 22次/分 BP 126/82mmHg 神志清，精神一般，心肺（-），腹部平软，脐周压痛，无反跳痛，墨菲氏征阴性，肝、脾未触及，无移动性浊音，肝区无叩击痛，双肾区无叩击痛，肠鸣音正常。脊椎生理曲度存在，无明显侧弯畸形，活动度可，T4-T10棘突间压痛（++），叩击痛（-），T4-T10椎体两侧骶棘肌可扪及条索状韧性物，压痛（+），痛处无明显肿胀，局部皮肤无异常，四肢肌肉未见萎缩，肌力及肌张力基本正常，

**诊疗计划：**

1.护理常规，二级护理，留陪人，普食；

2.入院拟完善检查，如：血尿常规、凝血、血生化、心电图，胸椎X片、MRI等；

3.治疗上给予热敏灸、针刀、针灸、脊柱小关节整复等中医综合治疗；

4.中药治以温阳散寒，祛瘀止痛为主，以黄芪建中汤合乌梅丸加减，整方如下：

蜜黄芪30g，桂枝15g，炒白芍30g，干姜15g，炙甘草10g，乌梅20g，黑顺片15g，细辛6g，煅龙骨30g，煅牡蛎30g，炒川楝子15g，醋延胡索15g，共5副，每副200ml，每日1剂每日2次，煎服。

方中蜜黄芪、炙甘草健脾益气；桂枝、干姜、细辛温经散寒；乌梅、炒白芍缓急柔筋止痛；醋延胡索、炒川楝子理气活血，祛瘀止痛；煅龙骨、煅牡蛎镇静安神；诸药相合，共奏温经散寒，祛瘀止痛之功。

5.针灸以补益正气、疏通经脉、缓急止痛为主，治疗方案如下：中脘、天枢（双）、滑肉门（双）、水分、关元、气海、外陵（双）、外关（双）、足三里（双）、三阴交（双）、至阳、脾俞（双）、膈俞（双）。

针法：上述诸穴行捻转平补平泻法，先针腹部，再针背部，中脘、天枢、滑肉门、关元连接电疗机，选择连续波。留针30分钟，每日1次，7次为1疗程。

方义：中脘为八会穴之脏会，关元为小肠之募穴，与水分、气海同属任脉，可补益正气，畅通经脉，且位于病变局部，天枢、滑肉门、外陵、足三里属足阳明胃经，"经之所至，穴之所主"，远近配穴，可疏通脏腑气机；三阴交为三阴

经交汇之穴，可调补肝脾肾；至阳属督脉，可理气活血、通经止痛；脾俞、膈俞为背俞穴，与中脘等穴俞募相配，可补益正气，调理脏腑气机；诸穴合用，可共奏补益正气、疏通经脉、缓急止痛之功。

6.向患者及家属交待病情及诊疗方案，嘱避风寒，畅情志，适劳逸，调饮食。

2018-12-23 09:19 宋国政副主任医师查房记录

患者入院第三天，今日宋国政副主任医师查房，患者仍感腹部疼痛阵发性发作，但较前有所减轻，均为下半夜发病，疼痛部位位于脐周，痛时欲便，便后不解，疼痛可忍，天亮后疼痛逐渐缓解，无嗳气、心悸，无发冷发热，无恶心呕吐，无腹泻便秘，饮食可，睡眠差，舌质淡暗苔薄白，脉弦。查体：神志清，精神一般，心肺（-），腹部平软，脐周轻压痛，无反跳痛，肠鸣音正常。脊椎生理曲度存在，T4-T10棘突间压痛（++），叩击痛（-），T4-T10椎体两侧骶棘肌可扪及条索状韧性物，压痛（+），痛处无明显肿胀，局部皮肤无异常，四肢肌肉未见萎缩，肌力及肌张力基本正常。宋国政副主任医师综合患者病史、体格检查，认为本病目前诊断明确，并分析病情如下：从中医学角度来看，患者疼痛发病时间为下半夜阴气较甚之时，病性为寒，故选用黄芪建中汤合乌梅丸加减，以温阳散寒，祛瘀止痛。从西医角度来来看，患者14岁，身高超过180cm，脊柱发育远超同龄期少年，而脊柱相关神经的发育未必与之相匹配，患者长期习练跆拳道，有没有椎周相关肌群的损伤及椎体错位尚未可知，查体可见患者脊柱胸段存在较为明显的阳性体征，综合考虑，患者虽发病表现为腹痛，但根本病因应为：脊柱胸段椎体错位及椎周软组织损伤，卡压刺激支配腹腔内平滑肌的内脏神经，诱发肠道平滑肌痉挛而发病，治疗上暂以中医综合治疗为主，择日行脊柱相关部位针刀松解暨脊柱小关节紊乱复位手法，减轻对相关神经的刺激，从而改善临床症状。注意密切观察病情变化。

2018-12-24 10:11 小针刀松解术操作记录

患者俯卧于治疗床，取T8/9/10棘突间点、棘突旁开2.5cm左右两侧关节线点、椎旁竖脊肌阳性点，共15点，记号笔标记，常规消毒，取含0.5%利多卡因注射液20ml沿标记点依次局部浸润注射，取4号针刀快速刺入，达病变层面，纵疏横剥数针出针刀，依次松解各治疗点，术后压迫止血5分钟，无菌纱布包扎，手法整复脊柱小关节，术后患者反映良好，安返病房。手术操作者：宋国政副主任医师。

2018－12－25 09:30

患者病情明显好转，昨晚腹痛未再发作，无发冷发热，无嗳气、心悸，无恶心呕吐，饮食可，睡眠差，排便困难，小便正常，舌质淡暗苔薄白，脉弦。查体：神志清，精神一般，心肺（－），腹部平软，脐周无压痛、反跳痛，肠鸣音正常。脊椎生理曲度存在，T4－10棘突间轻压痛，叩击痛（－），T椎体两侧骶棘肌仍可扪及条索状韧性物，压痛（＋），痛处无明显肿胀，局部皮肤无异常。胸椎核磁共振示：胸椎椎体前缘信号，考虑前角炎MR表现。暂不做特殊、处理，今日查房，继续热敏灸、针灸等中医综合治疗巩固疗效，择日继续行相应脊柱阶段针刀松解并配合手法，减轻椎周软组织对内脏支配神经的刺激，同时嘱调整中药方剂，前方加当归15、麻子仁30g、熟地30g养血润肠通便。

2018－12－26 08:23 小针刀松解术操作记录

患者俯卧于治疗床，取T5/6/7棘突间点、棘突旁开2.5cm左右两侧关节线点、椎旁竖脊肌阳性点，共15点，记号笔标记，常规消毒，取含0.5%利多卡因注射液20ml沿标记点依次局部浸润注射，取4号针刀快速刺入，达病变层面，纵疏横剥数针出针刀，依次松解各治疗点，术后压迫止血5分钟，无菌纱布包扎，手法整复脊柱小关节，术后患者反映良好，安返病房。手术操作者：宋国政副主任医师。

2018－12－28 08:59 宋国政副主任医师查房记录

今日查房，患者诉腹痛偶有发作，程度较前明显减轻，伴腹胀，以下午为重，无发冷发热，无嗳气、心悸，无恶心呕吐，饮食可，睡眠可，小便正常，大便已通，每日1次，舌质淡苔薄白，脉弦。查体：神志清，精神一般，心肺（－），腹部平软，脐周轻压痛，无反跳痛，肠鸣音正常。脊椎生理曲度存在，T4－T10棘突间及椎旁轻压痛，叩击痛（－），痛处无明显肿胀，局部皮肤无异常。今日宋国政副主任医师查房，嘱继续热敏灸、针灸等中医综合治疗巩固疗效，同时嘱患儿适当运动，清淡饮食，多食水果蔬菜，促进排便，明日继续行针刀松解加脊柱手法整复，密切观察病情变化。

2018－12－29 10:07 小针刀松解术操作记录

患者俯卧于治疗床，取T4/5/6、T9/10棘突间点、棘突旁开2.5cm左右两侧关节线点、棘突旁开5cm竖脊肌阳性点，共15点，记号笔标记，常规消毒，取含0.5%利多卡因注射液20ml沿标记点依次局部浸润注射，取4号针刀快速刺入，达病变层面，纵疏横剥数针出针刀，依次松解各治疗点，术后压迫止血5分钟，无菌纱布包扎，手法整复脊柱小关节，术后患者反映良好，安返病房。 手术操作者：宋国政副主任医师。

2018-12-31 09:00

今日查房，患者诉未再出现腹痛，但时有腹胀发作，持续时间不长，以下午或晚上为重，影响睡眠，无恶心呕吐，饮食可，睡眠差，二便正常，舌质淡苔薄白，脉弦。查体：神志清，精神一般，心肺(-)，腹部平软，无压痛，无反跳痛，肠鸣音正常。脊椎生理曲度存在，T4-T10棘突间及椎旁轻压痛，叩击痛(-)，痛处无明显肿胀，椎旁未扪及条索状韧性物，局部皮肤无异常。今日查房，治疗原则暂不变，继续中医综合治疗巩固疗效。

2019-01-02 09:00 宋国政副主任医师查房记录

今日查房，患者诉未再出现腹痛，昨晚腹胀发作1次，下半夜发病，持续约1小时，影响睡眠，无恶心呕吐，饮食可，二便正常，舌质淡苔薄白，脉弦。查体基本同前。今日宋国政副主任医师查房，考虑患者腹胀较甚，嘱调整中药处方，原方去细辛、煅龙骨、煅牡蛎、炒川楝子，加炒莱菔子15g、醋香附15g、厚朴12g降气消胀，余治疗暂不变，继续热敏灸、针灸等中医综合治疗巩固疗效。

2019-01-05 08:31

今日查房，患者诉昨日下午腹胀发作一次，持续约2小时自行缓解，未再出现腹痛，排气增多，无恶心呕吐，饮食可，二便正常，舌质淡苔薄白，脉弦。查体基本同前。今日查房，未做特殊处理，治疗继续同前。

2019-01-08 09:08 宋国政副主任医师查房记录

患者腹痛腹胀未再发作，无恶心呕吐，排气较多，饮食可，二便正常，舌质淡苔薄白，脉弦。查体：神志清，精神一般，心肺(-)，腹部平软，无压痛，无反跳痛，肠鸣音正常。查体基本同前。今日宋国政副主任医师查房，考虑患者无胸腹痛发作，嘱中药处方减元胡、乌梅用量，余治疗继续同前，巩固疗效。

孩子经过上述治疗，终于痊愈出院了，顺利重返校园，并考入职业高中继续就读，而且腹痛好了，孩子又拾起了曾经放弃的跆拳道，现在兼职跆拳道教练，两年过去了，腹痛再也没有发作过。

不知不觉又是5000多字，原定的上中下三篇论述脊柱源性腹痛，看来只能延篇，改为（一）（二）（三）（四）四篇。话不多说，下篇继续举证。

## 六、脊柱源性腹痛诊疗思路解析（三）

"脊柱源性腹痛"常常不为大多数人所认知；甚至有人，包括身边的同行对此质疑。因此，只能用一例例病案来佐证。

病例八，这个病例很随机，是今天就诊的一位病人，因为在"头条号"读过我的文章后特来诊。俞某，男，41岁，因"腹部持续性隐痛1年"来诊。患者来诊时先亮出自己一年来花费得4万多元的各类检查单，从这摞检查单中，可以看出患者全国各地就诊的名医名院真是不少，但是各类检查做遍，除了内镜提示存在"非萎缩性胃炎、胃肠多发息肉"外，其他的检查结果基本都是正常的，而且，经过手术摘除息肉及相关对症治疗，并没有终止腹痛的发作。我们来回顾这位患者的病史：根据其自述，患者1年前无明显诱因出现腹部疼痛，疼痛点拘于肚脐左侧，呈持续性隐痛，无放射痛，无恶心呕吐反酸，饮食正常，畏寒怕冷；大便偏稀，每日1次；小便可；眠差。经相关检查及对症治疗，包括上面提到的内镜下息肉摘除，没有任何效果，约3个月后，患者又出现左胁肋部下方的持续性胀痛，体重下降10斤左右，患者又花了小1万做了个PET-CT以排除肿瘤性疾病，但是结果仍无明显异常。检查能做的都做了，治疗能治的都治了，但是病因没找到，病情没缓解，问题出在哪里呢？

中医望闻问切，西医视触叩听，解决这类"疑难杂症"只能从细节入手。首先详细查体。先查腹部：患者腹平软，脐左侧约3cm处压痛明显，无反跳痛，区域不大，只有指头大小，左胁肋部疼痛区域无明显压痛反跳痛。再查脊柱：患者脊柱下胸段呈右侧凸侧弯畸形，椎体间及椎旁压痛不明显。中医四诊：体态自如，神情焦躁，舌淡暗苔白腻，脉沉弦。

结合患者症状体征辅助检查及舌脉，综合分析，从西医角度论，笔者首先考虑的是患者的腹痛病因可能不在腹腔脏器，因为大量的辅助检查基本已经排除了腹腔脏器器质性病变，尤其是脐左侧的疼痛，更可能是在腹壁肌群出了问题，为什么呢？因为从笔者的查体来看，患者的腹痛区域只有指头大小，固定不移，脐左深层脏器，主要是肠管，如果是该处的病变，一则辅助检查可以发现，二则疼痛区域不会如此局限，三则相关症状也不符合；而该处浅层主要为腹直肌及筋膜，该处的损伤性疼痛与患者的症状体征基本符合，所以笔者初步判断为腹直肌损伤。左胁肋部的疼痛没有太多的阳性体征，与脐左侧疼痛发病时间并不一致，未必为同一致病因素，从神经支配来看，该区域的神经支配来自于脊柱胸段6-8节段，且患者存在下胸段的脊柱侧弯畸形。从笔者以往的治疗经验来看，患者虽然没有明显的阳性体征，但是从相关脊柱节段入手，先用针刀松解相关椎周肌群或针灸相关背俞穴夹脊穴，再辅以整脊手法，往往可以收到很好的效果。

从中医角度来看，患者素有畏寒怕冷，大便偏稀，腹痛痛点固定不移，且伴有胁肋部胀痛，舌淡暗苔白腻，脉沉弦。病机当为阳虚寒凝，血瘀气滞。

分析完了，接下来的就是治疗。行脐左侧腹直肌损伤点针刀松解加脊柱相关节段整脊手法治疗，患者腹痛基本消失。继服中药善后，予以少腹逐瘀汤加减，方药如下：吴茱萸6g，桂枝15g，酒白芍30g，炙甘草10g，黑顺片15g，桃仁12g，红花12g，川芎15g，香附15g，川楝子15g，元胡15g，当归15g，乌梅15g；共7剂，日1剂，水煎，早晚分服。并嘱患者10日后复诊，笔者也将跟踪随访记录。

在跟这位患者交流的时候，患者对这种相对陌生的治疗方法有些疑惑，尤其是通过整脊手法治疗腹痛，笔者就随机举了个病例，也算是一个佐证吧，记录如下。

病例九，大约半年前，大约半年前初伏时，笔者作为中医院"中医药进机关"的讲课老师，到市自然规划局讲课，其中有位领导找到笔者，这位领导40岁左右，因右上腹持续性隐痛3年，经各家医院检查，除了彩超显示胆囊壁稍微有点毛糙，并无其他异常。但是这种持续的隐痛让领导坐卧不安，为此专门住院治疗，效果却不理想，又经过各种中西医甚至偏方治疗，仍收不到效果。当时笔者除了医院准备的三伏贴，并无其他物品，嘱其端坐双手枕后交叉，用端提手法调整了一下胸椎，随着一声串响，患者的腹痛顿时轻松了很多。等到中伏我们再次到局里贴敷，患者的腹痛也没有再出现，又继续调脊一次，巩固疗效。

接着整理病例，病例十，冯某，男，38岁，因"反复发作性附睾区域疼痛3月余"于2019年12月12日来诊。患者自述于3月前无明显诱因出现双侧附睾区域反复发作性疼痛，疼痛时轻时重，曾经威海某三甲医院诊断为"精索静脉曲张"，由于患者未育，采取对症保守治疗（具体不详），症状持续不缓解，后又经某中医诊所行中药汤剂、耳针治疗，症状稍缓解，为求进一步治疗，遂来我科就诊。来诊时症见：患者附睾区域反复发作性疼痛，弯腰和背伸腰部时，附睾区疼痛加重，并感腰背部疼痛不适，怕冷，活动无明显受限，疼痛范围以胸腰结合段脊柱及椎旁区域、右侧胁肋部、右下侧腹至腹股沟区域为重，晨起时及工作4小时以上疼痛加重，手脚凉，纳可眠差，夜尿多，大便正常。查体：T12—L3棘突间、椎旁、双腰方肌横突尖附着点压痛及腹直肌耻骨缘附着点处压痛明显。综合分析，患者疼痛范围为腰丛神经分支髂腹下神经、髂腹股沟神经、生殖股神经支配区域，考虑患者存在腰丛相关神经循行部位的多卡现象，分次行小针刀松解，松解部位依次为T12—L3相关节段棘突间及椎旁关节突关节、骶棘肌及腰方肌阳性点、腹直肌耻骨缘附着点处，术后行手法治疗，患者上述症状逐步缓解。

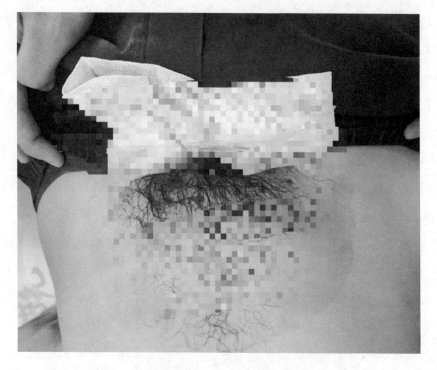

图6-7　附睾区域疼痛患者针刀治疗点

病例十一，宋某，男，59岁，乳山市下初镇人，因"上腹部痞满不适1月"于2016年1月9日来诊。患者于1月前提重物后出现上腹部痞满不适，食后加重，伴胸闷，呃逆频作，矢气频转，无恶心呕吐，无腹痛腹泻，饮食可，二便正常，睡眠可，经市人民医院行腹部CT检查，诊断为胆囊结石，予以药物口服，效果不显，为进一步治疗，来诊。查：患者精神疲惫，心肺听诊无异常，腹平软，无压痛反跳痛，背部查体发现其T7-10棘间及椎旁压痛明显，舌质淡苔黄腻，脉滑细。

综合分析，患者脊柱源性病因可能性大，支配腹腔脏器平滑肌的相关内脏神经受到卡压刺激，造成胃肠功能失调而发病。针对病因，小针刀松解相关脊柱椎周相关部位阳性点后，再施以手法整复脊柱。从中医角度考虑，患者属于湿热互结、气机不利之胃痞病，予以半夏泻心汤加减，中药方剂如下：黄连8g，黄芩10g，半夏10g，干姜10g，党参30g，甘草10g，川朴10g，陈皮15g，茯苓30g，旋覆花20g，竹茹15g，枳壳10g，柴胡15g，川芎10g，共5剂，水煎，日1剂，早晚分服。

2016年1月16日，患者复诊：自述上述诸症悉除，无腹部痞满，无胸闷、呃逆无恶心呕吐，无腹痛腹泻，饮食可，二便正常，睡眠可，舌质淡苔薄白，脉滑。患者要求巩固治疗，予以埋线治疗，选穴如下：双脾俞、胃俞、足三里及腹四门。此后患者再未来诊。

病例十二，徐某，男，52岁，农民，往有胆道蛔虫症病史5年，因"上腹部疼痛2小时"于2012年8月24日被外科以"胆道蛔虫症"入院。经外科予以消炎抗感染，消旋山莨菪碱、盐酸哌替啶止痛等对症处理4小时，患者疼痛无缓解，请笔者会诊。准确地说，笔者初诊时也是误诊的：结合病史及相关检查结果，再加上患者腹部平软，仅右上腹部压痛，且没有明显的反跳痛，笔者也同意外科的诊断与治疗方案；因患者背部相关区域可扣及明显阳性体征，笔者予以背部肝俞、胆俞、脾俞及胃俞针刀治疗，然后在上腹疼痛部位下方8cm处间隔选取3个进针点，采用浮针针尖对准疼痛点中心依次进针，扫散运针治疗20分钟并留针，操作结束后患者疼痛大减，安然入睡。次日清晨，笔者复查患者，虽然患者腹痛不明显，但已出现了明显的板状腹，行腹部CT检查，患者确诊为"消化道穿孔"，手术治疗后痊愈出院。这位患者最令我疑惑的是，为什么杜冷丁都无法止住的"消化道穿孔"疼痛，能够被针刀、浮针这些针具所缓解。

病例十三，张某，女，54岁，农民，因"上腹部持续性隐痛10余天，加重3天"于2013年2月2日来诊。因患者已进食未行相关检查，先予以双侧脾俞、胃俞、足三里针刀治疗，然后距离上腹部疼痛部位下方8cm处间隔选3个进针点，对准病灶，行浮针扫散运针治疗15分钟并留针，操作结束后，患者疼痛消失，仅上腹部略有胀闷感。次日行胃镜检查确诊为"胃石症"，继续浮针治疗，并配合消食导滞类中药汤剂口服，5天后复查胃镜，胃石已排出。

病例十四，段某，女，56岁，农民，因"反复腹痛、腹胀10余年，加重5小时。"于2012年12月10日以"肠梗阻"入我院外科住院治疗。患者曾因此病痛到北京、济南多家医院行腹部CT、彩超等检查，均诊断为"肠梗阻"，未查出明确病因，每次发病后，通过输液消炎抗感染、解痉止痛治疗数天方可缓解，此后反复发作，患者痛苦不已。会诊时笔者查体发现：患者腹胀如鼓，脐右侧压痛尤为明显，第9胸椎棘突下右侧旁开约3cm相当于中医"肝俞"穴部位有一硬结，压痛明显。先以针刀提插切碎硬结，再以针刀刺激两侧胃俞、大肠俞、足三里穴，然后以脐右侧压痛点为中心，距离压痛点8cm，上下左右各取一点，浮针扫散运针治疗15分钟并留针，操作结束后患者当即腹痛消失，此后间隔5天重复1次上述针刀操作，前后共3次，未再行浮针操作，半年后偶遇患者，自诉其腹痛未再发作，而且自己多年视物不清的情况也大为好转。

从10多年前，笔者开始关注此类脊柱源性疾病，并发表过相关论文，通过大量的临床病例来看，这种不被现行教材所重视的病因，其实在临床中是非常广泛存在的，只是还没有被更多的人重视罢了，相信终有一天，这种脊柱源性疾病，一定会被人们所认知，所重视。

## 七、脊柱源性腹痛诊疗思路解析（四）

"脊柱源性病因"引起的"腹痛"临床并不少见，作为临床中一种不为人熟知的病因，笔者列举了十几个临床案例加以佐证，其中也穿插了一些治疗方法和机理的解释，结合笔者的肤浅认识，略加整理。

从广义上来讲，胸部下界以下，耻骨联合以上，腹股沟韧带及髂嵴以前的部位发生疼痛，都属于腹痛。引起腹痛的原因是多种多样的，除了腹腔脏器本身的器质性、功能性病变外，腹壁肌病变可以引起，椎周各种病理因素刺激卡压相应支配神经，造成相关腹腔脏器功能紊乱也可以诱发腹痛。

从解剖学角度来看，支配腹腔脏器的神经丛包括：腹腔神经丛、腹主动脉丛、腹下丛，腹腔神经丛又称太阳丛，是交感神经及副交感神经的分支，是最大的植物神经丛。腹腔神经丛是从胸5到12交感神经节后纤维所组成的内脏神经，分大、中、小三支，穿过横膈，在腰椎体的前侧方，再分许多细支，交织成网，与迷走神经相吻合，伴随腹主动脉分支再组成肝丛、胃丛、脾丛、胰丛、肾丛、肠系膜上丛等，腹主动脉丛由腹腔神经丛在腹主动脉表面向下延续而成，并接受第1-2腰交感节的分支。并继续分出肠系膜下丛等，以及参与腹下丛的组成，腹下丛可分为上腹下丛和下腹下丛，上腹下丛延自腹主动脉丛、肠系膜下丛及腰神经节的第3、4内脏神经，下腹下丛（盆丛）由上腹下丛延入直肠两侧，并接受骶交感干的节后纤维和骶2-4神经的副交感节前纤维。

　　传导内脏痛觉的纤维，主要沿交感神经，经脊神经后根传入脊髓，其中一些与内脏反射有密切关系的感觉纤维，则沿副交感神经传至脑干或脊髓骶段。在中枢内，内脏感觉神经一方面经中间神经元与内脏运动神经元联系，以完成内脏反射，或与躯体运动神经元联系，形成内脏-躯体反射，另一方面则可经过一定的传导途径，将兴奋传导至大脑皮质，形成内脏感觉。

　　前面提到，交感神经与脊神经通过交通支是相互联系的，脊柱椎周软组织病变（如无菌性炎症、粘连、瘢痕、挛缩、卡压等）、关节错位、椎体位移等，均可刺激相关神经引起腹腔脏器功能紊乱，导致器官内平滑肌痉挛，并通过内脏感觉神经纤维，传导至大脑皮质，产生腹痛等感觉。

　　说完西医的病因病病理基础，再论中医。按现行中医内科学教材划分，腹痛病常分为：①寒邪内阻证②湿热壅滞证③饮食积滞证④肝郁气滞证⑤瘀血内停证⑥中虚脏寒证等类型，对应的治疗方剂包括：①良附丸合正气天香散②大承气汤③枳实导滞丸④柴胡疏肝散⑤少腹逐瘀汤⑥小建中汤等。笔者认为，在脊柱源性腹痛的治疗中尤其不能忽视气滞血瘀、阳虚寒凝这两类病机，除了上述方剂，王清任的膈下逐瘀汤、少腹逐瘀汤、经方桃核承气汤、乌梅丸、温经汤，时方复元活血汤、丹参饮、川楝子散、失笑散等方剂也大有用武之地，而前提还是那八个字——"辨证论治、方证对应"。

　　脊柱源性病因引起的腹痛，在最近几十年才逐渐引起人们重视，很多医学同行通过手法、针刀等手段进行治疗，但最早开展"脊柱源性腹痛"治疗的应该还是中医人，除了中药，中医先贤们还创新性地采用背俞穴进行诊断和治疗。

　　早在两千多年前，《灵枢·背俞》中云："则欲得而验之，按其处，应在中而痛解，乃其俞也。"《难经·六十七难》亦云："阴病行阳……俞在阳。"指出五脏有病常在背俞穴上出现反应，按压背俞穴可以协助诊断治疗。明代医家张景岳在《景岳全书》中也说过："五脏居于腹中，其脉气俱出于背之足太阳经，是为五脏之俞"。

　　背俞穴是五脏六腑之气输注于腰背部的俞穴，分布在背部足太阳膀胱经第一侧线上，左右各一，与相关脏腑位置基本相对应。如第3胸椎棘突下两侧对应的是肺俞；第4胸椎棘突下两侧对应的是心包俞；第5胸椎棘突下两侧对应的是心俞；第9、10、11、12胸椎棘突下两侧对应的是肝、胆、脾、胃四个俞穴；第

1腰椎棘突下两侧对应的是三焦俞；第2腰椎棘突下两侧对应的是肾俞；第4腰椎棘突下两侧对应的是大肠俞；第1骶椎棘突下两侧对应的是小肠俞；第2骶椎棘突下两侧对应的是膀胱俞。

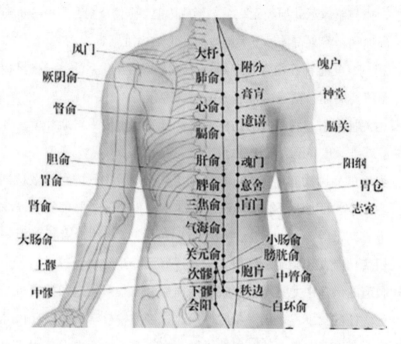

图6-8　背俞穴

　　背俞穴是联系内外的枢纽，是反映人体内脏生理、病理变化的窗口。很多腹腔疾病，可通过俞穴的压痛、过敏、隆起、穴下软结、肿胀、硬结、痒、热、凉及经络循行部位皮肤的色泽、瘀点、丘疹、脱屑、肌肉隆起及凹陷等反映出来，故诊察背俞穴可助诊断。背俞穴也可以治疗相应脏腑病，背俞穴和募穴配伍，是临床常用的治疗脏腑病的手段。

　　背俞穴也可以治疗相应脏腑病，背俞穴和募穴配伍，是临床常用的治疗脏腑病的手段。就腹痛而言，笔者常用的选穴除了背俞穴，再就是"老十针"了。

　　"老十针"是一代针灸大师王乐亭所创立，王老治疗胃肠病根据李东垣《脾胃论》中补中益气汤的方义，施之于针穴。即上脘、中脘、下脘、气海、天枢（双）、内关（双）及足三里（双）。它的作用是调中气，健脾，理气，和血，升清，降浊，调理肠胃。结合其他兼症，灵活掌握，可随意加减，结合背俞穴治疗腹腔脏腑病，效果尤佳，在病例七的临床治疗中就配合采用了这种治疗方法。

有"老十针赞"云："三脘气海与天枢，内关得配足三里，补中调理胃肠病，老十针穴效果强，气穴充足保平安。"

在近年来的临床治疗中，针刀治疗异军突起，已故先师朱汉章教授曾于上世纪90年代预言："内科病才是针刀治疗的主战场"，在现在的临床实践中，朱老师的预言逐渐变成了现实。针刀与手法、浮针、针灸、中药等治疗手段配合运用，在临床中取得了很好的治疗效果，已穿插叙述于前文分享的病例中，不再赘述。

截取笔者2014年发表的《针刀联合浮针治疗腹痛临床体会》一文中的部分内容做个结尾。

针刀医学认为，软组织损伤变性或相应椎体发生位移，造成对控制腹腔脏器功能的交感神经和迷走神经牵拉、卡压，引起该神经的功能紊乱和低下；或者控制腹腔内脏器的电生理线路的功能发生紊乱，造成腹腔内脏器的微循环障碍和有关组织的痉挛，从而表现出腹痛等一系列临床症状。

浮针发明人符仲华教授认为，皮下疏松结缔组织是胆甾相液晶态，具有压电效应和反压电效应，当浮针在皮下疏松结缔组织进行扫散运针动作时，可导致液晶状态的疏松结缔组织的空间构型的改变，由于压电效应，释放出生物电，疏松结缔组织具有良好的半导体导电性能，能够高效率地传导生物电，当生物电到达病变组织时，产生反压电效应，改变细胞的离子通道，调动人体内在的抗病机制，改善腹腔内脏器组织纤维的痉挛、挛缩，提高局部血液微循环，修复炎症，从而迅速缓解病痛。

从现代生理解剖学和动态平衡学来看，脊髓胸腰段发出的神经纤维与肝、胆、脾、胃、肠、子宫及输尿管等腹腔脏器都有着密切关系，如肝俞、胆俞、脾俞及胃俞所在位置深层就分别有第9、10、11、12胸神经后支通过。当劳累损伤或寒湿等外邪侵袭时，脊柱区带软组织发生粘连、瘢痕或挛缩，造成动态平衡失调，控制腹腔脏器功能的相关神经受到牵拉、卡压，就会导致腹痛等一系列临床症状出现。针刀对脊柱区带病变部位或俞穴的刺激松解，可以纠正脊柱生物力平衡失调，从而解除了神经的卡压与牵拉，电生理线路恢复通畅了，脏腑疼痛自然也就消除了。典型病例中的"肠梗阻"患者就是因为脊柱区带胸段软组织变性、损伤，在局部形成粘连、瘢痕及挛缩，使控制腹腔脏器功能的交感和迷走神经受到牵拉及卡压；且病变部位与中医之"肝俞穴"重叠，背俞穴病变同样通过经气运行影响脏腑功能，以致肝失调达，气机不利，横逆侵犯脾胃、累及肠道，胃失和降，肠道传导失司，气机阻遏而出现腹胀、腹痛。通过针刀破坏病变硬结，并刺激相关穴位，使肝气调达，疏泄有度，脾胃、肠道运化及传导恢复正常，再配合浮针治疗以缓解局部肠管的痉挛，临床症状自然消失。且目为肝之所主，肝气调达，肝血上注于目，视物不清得到缓解也在情理之中。

从针灸学角度来看，足太阳膀胱经之背俞穴为脏腑之气输注的重要穴位，脏腑发生病变时，常可通过经气传输，在所属的俞穴附近出现疼痛、过敏等阳性表现。另外，脾胃病、胆系疾病、阑尾炎病患亦可通过经气运行在下肢如足三里穴、胆囊穴、阑尾穴表现出相应阳性体征。典型病例中"消化道穿孔"及"胃石症"两例患者，或因脏腑直接损伤，伤及中阳，气机不利；或饮食积滞成石，阻遏气机，脾胃运化失司，脾胃脏腑发病，均可通过经气传输至相应背俞穴及下肢穴位，通过针刀操作，刺激相关穴位，调畅脏腑气机，脏腑疼痛随之缓解。

在临床上，腹部募穴和背部俞穴常相互配合应用来治疗各脏腑的病变，笔者浮针的操作基本都在腹部，针刀操作以背部脊柱相关区带为主，是否与针灸学中俞募穴配合使用有异曲同工之妙，有待于进一步考究。

针刀联合浮针治疗腹痛，虽然止痛效果显著，但对于腹腔脏器阻塞或扭转、胃肠道急性穿孔、腹腔脏器破裂等急性器质性病变并无治疗作用，反而会掩盖耽误病情。典型病例十一的"消化道穿孔"患者之所以被误诊，就是因为查体不全面，且良好的止痛效果掩盖了病情，幸亏及时确诊，险些耽误治疗造成严重后果。应引起临床注意。

临床应用中发现，针刀联合浮针治疗腹痛，所有治疗病人均未出现任何不良反应，对于空腔脏器病变引起的疼痛，效果较好，51例患者中，均是操作完毕腹痛即刻解除或缓解，而对于胰腺炎等实性脏器病变引起的疼痛治疗效果相对较差，3例病例，1例稍有好转，2例无效。针刀联合浮针治疗腹痛，其治病机理尚不完善，尤其对于哌替啶无效的消化道穿孔患者所体现出的超出常理的止痛效果，用上述理论解释仍略显牵强，还有待于在今后的临床实践中总结、补充；但其治疗效果迅速、安全且有效，仍不失为一种治疗急慢性腹痛的好方法。

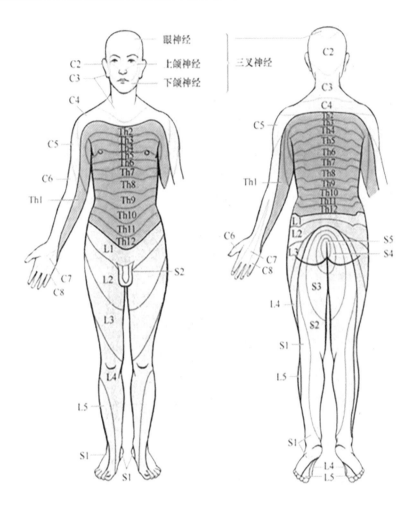

图6-9　脊神经分布斑马图

最后补充一点，西医的脊神经分布斑马图，是我们进行脊柱源性病因诊断治疗的重要帮手，值得我们扎实掌握。

## ▶ 八、脊柱源性疾病案例解析

前段时间，笔者通过七篇博文，将临床病例和中西医理论相结合，探讨了出现"胸闷胸痛"、"心慌气短"及"腹胀腹痛"等症状的脊柱源性因素及相关治疗，引起很多同行和患者的共鸣。其实，在临床实践中，只要我们稍加用心，就会发现，脊柱源性因素引起的病症比比皆是。明确病因和准确定位是首要的，之后就是治疗了。对于该类疾病，笔者更多采用的是各类针具、中药及手法相结合的综合治疗。继续分享近期治疗的三则病例。

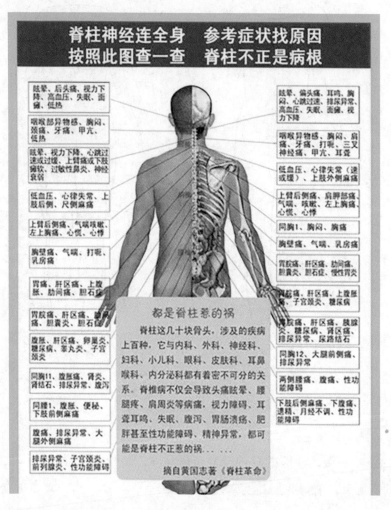

图6-10　脊柱源性疾病并不少见

病例一，于美女，32岁，因"反复胸闷、心慌、气短一年余"于2021年1月24日来诊。美女于约一年前无明显诱因出现胸闷、心慌及气短，活动后无明显加重，伴口干、汗出、烦躁及潮热，曾经各大医院行各种相关检查，未发现明显异常，心率最快可达110多次／分，长期口服美托洛尔，心率控制在80次／分左右。来诊时查体：患者颈椎曲度变直，颈3-5棘突左侧关节突关节处凹凸感明显、压痛（＋），胸3-6棘突间及椎体两侧压痛（＋）、叩击痛（－），心肺听诊无异常，舌淡苔薄白，脉细数。

综合分析，考虑患者系脊柱软组织因素及小关节错位，引起的交感经兴奋而出现的"假冠心病"，所谓的"心脏病"症状，只不过是"标"，其"本"在脊柱。首诊时，行胸椎相关部位小针刀松解术，术后予美式整脊手法整复颈胸椎小关节，又以中药煎剂炙甘草汤加龙骨、牡蛎、知母、地骨皮调和阴阳、宁心安神，以善其后，并嘱其美托洛尔逐渐减量服用。

2021年1月31日，患者复诊时述上述症状明显减轻，虽曾有数次心慌症状，但自测心率不超过90次/分；美托洛尔也已停服。再次行颈段相关部位小针刀松解术，术后仍以手法整复，并继续中药原方加减内服。

2021年2月7日，患者再诊，自述上述症状进一步减轻，且未再出现心慌发作，心率保持在70-80次/分。未再针刀治疗，继续手法整复脊柱小关节，兼以中药内服。

此后，患者曾有一次心慌发作，心率在90次/分以上，经笔者告知的方法（按压眼球、诱发呕吐）处理及休息后，心率平复，此后每周美式手法整复脊柱一次，兼以中药内服，前后来诊6次，今日再次见到患者，其上述症状消失，未再发作，继续随访观察。

病例二，于某，男，58岁，本院职工亲属，两周前因"左胁肋部疼痛数月"来诊。患者的疼痛范围位于左胁肋至上腹部区域，呈持续胀痛，疼痛区域无明显压痛反跳痛，行各种检查均无明显异常，常规治疗无效，在病人口述病情的时候，笔者已经猜出患者的病因了，为什么呢？因为患者说出一个细节，他在弯腰转身时，左胁肋部的疼痛尤为严重，按照"斑马图"分析，患者的病痛可能来自于脊柱胸6-8节段左右。随后的查体也证实了笔者的推断，在其胸6-8棘突间及椎体左侧压痛明显，予以小针刀松解后，又行美式整脊手法整复脊柱，治疗后患者胁肋部疼痛显著好转，次日症状完全消失。

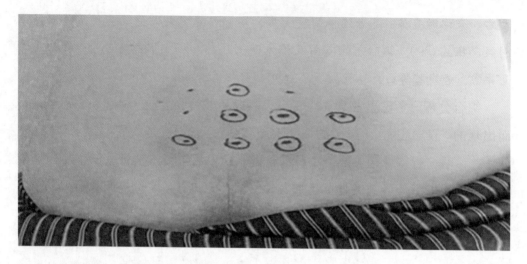

图6-10 胁肋部疼痛病人治疗点

病例三，刘某，女，64岁，因"胸腹部持续闷痛3年"来诊。患者疼痛范围位于胸前区及脐上区域，呈持续性闷痛，时轻时重，活动后有所减轻，时感嗳气、烦躁、乏力，饮食二便可，睡眠差，来诊前曾在多家医院行各种检查均无明显异常，并于我院老年病科、心血管科住院治疗，均未收到明显效果。查体发现：患者胸3-8棘突间及胸4-7椎体左侧压痛明显，初步诊断为"脊柱源性胸腹痛"，依据"斑马图"，予以相应棘突间及膀胱经第一侧线相关背俞穴针刺治疗，治疗后次日，患者症状明显好转，治疗约半月，上述症状完全消失。

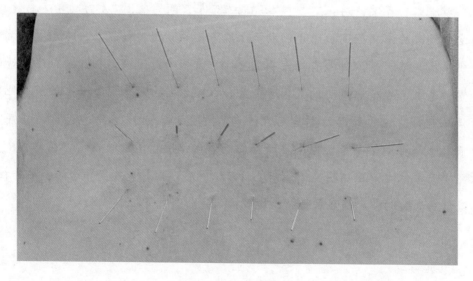

图6-11 "脊柱源性胸腹痛"针刺治疗图片

在之前的博文中，笔者已经综合分析了脊柱源性疾病的相关病因病生理及相关治疗方法，本文不再赘述。随机整理的三则病例只是想证实，其实貌似稀少的脊柱源性疾病，在我们的临床中非常非常常见。

## ▶▶ 九、非特异性肋软骨炎案例解析

2022年末，随着新冠防疫政策的转变，新冠疫情瞬间席卷全国，60多岁的张大姐也没能幸免。经过治疗，张大姐的"高热、咽痛、咳嗽、咯痰"等症状逐渐消失，但唯有"胸前区疼痛"却持续得不到缓解。持续的"胸痛"，让张大姐寝食难安，吃不下饭，睡不好觉，情绪也变得焦躁，为了解决痛苦，张大姐到各级医院诊治，并行胸部CT、心电图等检查，均无明显异常，病因找不到，治疗就没有方向，口服多种中西药物也没有收到任何效果。有医生给张大姐下了一个让她难以接受的诊断——焦虑症，并认为张大姐的"胸痛"与"焦虑"有很大关系。"难道我真的焦虑了？"带着这样的疑惑，患者找到了我。

其实，张大姐的病情并不复杂，查体发现，患者心肺听诊无明显异常，其左侧胸3-5肋软骨处肿大、凸起，压痛明显，结合病史及辅助检查，患者的诊断基本可以明确："非特异性肋软骨炎"。什么是"非特异性肋软骨炎"呢？该如何治疗呢？我们接着往下谈。

"肋软骨炎"又称为泰齐氏病（Tieze病），1921年由Tietze首先报道此病，是肋软骨与胸骨交界处发生的肋软骨炎性病变，一般分为"非特异性肋软骨炎"和"感染性肋软骨炎"。最常见的是"非特异性肋软骨炎"，多发生在胸骨旁的第2-4肋软骨处，以第2肋软骨最常见，多发于25-35岁成年人，女性居多。"肋软骨炎"的病因尚不明确，许多患者发病前有病毒性上呼吸道感染的病史，因此，该病的发生可能与病毒感染有关，也可能与胸肋关节韧带慢性劳损、各种原因引起的肋软骨营养障碍以及结核病、全身营养不良、急性细菌性上呼吸道感染、类风湿性关节炎、胸肋关节半脱位、以及胸部撞击伤、剧烈咳嗽等造成的损伤有关。

"非特异性肋软骨炎"初期表现为胸壁局部疼痛，数日后病变部位出现肿胀

隆起，深呼吸、咳嗽、挺胸等活动及疲劳后疼痛加剧。有些人发病较急，可感觉胸部刺痛，跳痛或酸痛；有些则发病缓慢，在不知不觉中感到胸骨与肋软骨交界处肿胀呈弓状，伴有钝痛。

有部分急性发病的患者胸痛剧烈，甚至向后背肩胛部或同侧肩臂、腋窝处放射，与心绞痛的症状较为相似，常易造成误诊。但心绞痛一般不会出现"胸前明显压痛及肿胀"的表现，舌下含服硝酸甘油后，症状可迅速缓解，还可以通过做心电图检查，观察是否有心肌缺血表现来区分。而"肋软骨炎"疼痛的部位比较局限，局部有明显肿胀压痛，活动时或劳累后加重，用消炎止痛药物可以缓解疼痛。

本病确诊主要根据病史和典型体征，在排除肋骨其它疾病后即可作出明确诊断。由于本病易转为慢性，且症状时轻时重，反复发作，故易对病人心理及日常生活产生较大影响，有的病人甚至处于焦虑状态。

本病使用口服药物治疗往往效果不佳，疼痛得不到有效缓解，消炎、减张、消除肋间神经的刺激是治疗"非特异性肋软骨炎"的关键。类固醇激素类药物的局部神经阻滞治疗，小针刀松解术局部减张减压，对于局部肿胀及疼痛症状的改善，效果确切。

类固醇激素类药物的主要作用机理包括：①抗炎作用：可减轻局部充血，降低毛细血管的通透性，抑制炎症细胞向炎症部位移动，加速炎症吸收，消除组织水肿促使病变处肋软骨膜张力降低，减轻疼痛；②抗毒素作用：提高病变组织对有害刺激的应激能力，缓解症状；③改善血液循环，加速病变组织的新陈代谢，加快组织修复；④调整机体免疫功能，减轻结缔组织的病理增生。在应用该类药物时，要注意如下2点：①患有糖尿病、高血压、结核病、消化道溃疡、消化道出血、角膜溃疡等病人慎用；②一次剂量不宜过大。

小针刀松解术主要用于"慢性非特异肋软骨炎"患者。"非特异性肋软骨炎"的病理特点：肋软骨良性膨胀性增生，细胞体积增大，软骨膜纤维增厚，血管过度生成。大量软骨细胞增生与软骨膜纤维的增厚使得此区与骨膜粘连、硬化，致肋软骨应力的动态平衡失调，骨膜张力增高，牵扯刺激分布于肋软骨膜表面的肋间神经前皮支神经末梢，产生持续且定位明确的疼痛。小针刀局部松解，可降低局部骨膜内的高张力，减轻末梢神经的刺激，从而缓解疼痛，与局部神经阻滞治疗相配合，效果比较肯定。在进行神经阻滞及小针刀松解术时要注意：①严格无菌操作；②进针深浅度要适当，达到病变区即可，要固定好针头，切不可刺入过深，损伤肋间血管和神经，甚至深部脏器。

张大姐经过一次局部神经阻滞治疗加小针刀松解术，症状迅速缓解，再予以血府逐瘀汤加减善后，一周后复诊，"胸痛"症状基本消除。

## 十、小儿腹痛便秘案例解析

在最近接诊的针灸病人中，有一位特殊的小患者，七岁的宋妞妞，这么小的孩子，得了什么病，为什么要扎针呢？

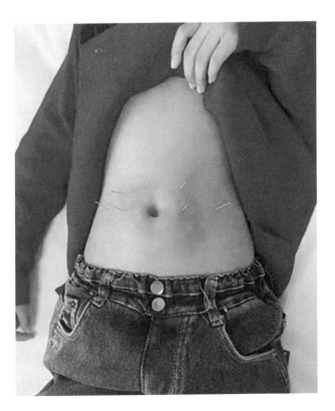

图6-12 小儿腹痛便秘针灸治疗图片

大约两个多月前，宋妞妞时不时地出现了肚脐周围疼痛，并逐渐加重，伴随着腹痛，妞妞还出现了排便困难，大便硬结如羊屎，排便时腹痛更加剧烈。孩子都是爹妈的心头肉，从孩子出现症状的那天起，家人就不停地辗转于多家医院，但折腾了两个月，各种检查没有明显异常，各种治疗方法未见任何效果，这可愁坏了孩子的爸爸妈妈，抱着试试看的想法，妈妈带着妞妞来到我们科。

在之前的博文分享中，笔者曾多次提到引起小儿功能性腹痛的一种特殊病因——脊柱源性病因，像宋妞妞这种没有明显器质性病因的腹痛，查找脊柱源性病因往往是我们诊断治疗的一种重要思路。

从解剖学角度来看，支配腹腔脏器的神经丛包括：腹腔神经丛、腹主动脉丛、腹下丛。腹腔神经丛又称太阳丛，是交感神经及副交感神经的分支，是最大的植物神经丛。腹腔神经丛是从胸5－12交感神经节后纤维所组成的内脏神经，分大、中、小三支，穿过横膈，在腰椎体的前侧方，再分许多细支，交织成网，与迷走神经相吻合，伴随腹主动脉分支再组成肝丛、胃丛、脾丛、胰丛、肾丛、肠系膜上丛等。传导内脏痛觉的纤维，主要沿交感神经，经脊神经后根传入脊髓，其中一些与内脏反射有密切关系的感觉纤维，则沿副交感神经传至脑干或脊髓骶段。在中枢内，内脏感觉神经一方面经中间神经元与内脏运动神经元联系，以完成内脏反射，或与躯体运动神经元联系，形成内脏－躯体反射，另一方面则可经过一定的传导途径，将兴奋传导至大脑皮质，形成内脏感觉。交感神经与脊神经通过交通支是相互联系的，脊柱椎周软组织病变（如无菌性炎症、粘连、瘢痕、挛缩或卡压等）、关节错位椎体位移等，均可刺激相关神经引起腹腔脏器功能紊乱，导致器官内平滑肌痉挛，并通过内脏感觉神经纤维，传导至大脑皮质，产生腹痛等感觉。小儿患者虽然很少有严重的脊柱器质性病变，但是脊柱小关节错位、脊柱骨性组织与神经组织的不匹配以及椎周软组织痉挛等因素，也可以刺激相关神经引起腹痛。

从中医角度来看，结合患儿舌脉（舌红苔黄根略腻，脉弦滑）综合分析，腑气不利，阳明有热，燥屎内结，当为其主要病机。诊断明确了，接下来的就是治疗，①手法理顺下胸段的脊柱小关节，排除脊柱源性因素对内脏相关神经的刺激；②中药颗粒剂以麻子仁丸加减，治以清内热、理气机、通腑实；③毫针刺双侧滑肉门、天枢、大横、支沟、三阴交、太冲，隔日一次。宋妞妞还是很勇敢的，每次扎针都是微笑着一动不动，仅仅一个周的治疗，孩子的腹痛基本缓解，也能排出正常大便了，妈妈悬着的心终于可以放下来了。

有诊断，有治疗，还要有分析，先看方剂。麻子仁丸首见于《伤寒论》第247条，原文中云："趺阳脉浮而涩，浮则胃气强，涩则小便数，浮涩相搏，大便则硬，其脾为约，麻子仁丸主之。"方中有药六味，分别是麻子仁、枳实、厚朴、大黄、杏仁、芍药。临床上但见燥热内结，阴津亏少，肠道传导失司之证，皆可以麻子仁丸加减以应之。方中枳实、厚朴、大黄便是小承气汤的组成，大黄泻热通便，厚朴行气散满，枳实破气消痞，诸药合用，可以轻下热结，除满消痞；麻子仁性味甘平，质润多脂，功能润肠通便，杏仁上可肃肺气，下可润大肠；芍药此处用白芍，白芍养血敛阴，缓急止痛，加量配甘草便是治疗腹痛的另一经方——芍药甘草汤。

再谈针灸。滑肉门属足阳明胃经，可理气通经，为治腹痛之常用穴，滑肉门还有另外一个重要作用，就是减肥，他日再论；天枢为大肠之募穴，可疏通大肠腑气，腑气通则传导功能自复；大横属足太阴脾经，可理气止痛、通腑导滞；支沟为三焦经之经穴，可宣通三焦气机，三焦得通，津液下达，胃气因和，腑气自调；三阴交属足太阴脾经，可滋阴增液，润肠通便；太冲为足厥阴肝经输穴及原穴，可疏肝理气，以助疏泄。以上诸穴合用，则腑气得通，腹痛得缓，腑热得泄，大便得下。

只要你的孩子够勇敢，腹痛便秘，就尝试下针药手法相结合的治疗方法吧。

## ▶▶ 十一、特殊类型肠梗阻案例解析

人食五谷味，有进必有出，
脾升胃和降，水精肺输布，
精华入五脏，糟粕归肠腑，
腑通脏气和，病痛不屠戮。

几年前的一天，我出门诊，一位之前相熟的老病人找到我。患者男性，73

岁，体质较弱，胆总管取石手术后6年，脑垂体瘤病史2年，此前因"腹痛腹胀3天"在某市人民医院诊断为"不完全性肠梗阻"，住院治疗9天，除了手术，各种方法用尽，还是大便下不来，只好建议患者到上级医院进一步治疗。患者家离我们医院不远，于是来我们医院想再灌肠试试，来院后临时改变主意，找到了我。

来诊时，患者已经12天未排大便。查体：腹部膨隆，脐上压痛，肠鸣音稍亢进，舌红苔黄厚腻，脉弦滑。因见患者进诊室时就一直含胸驼背，笔者追问患者病情：自述后背部隐痛不适，不敢直腰。进一步扩大查体范围，查到脊柱时发现胸8、9棘突尖及椎体两侧旁压痛叩击痛明显，建议患者行胸椎正侧位X片检查，患者满脸狐疑："明明是肚子不好，拍什么胸椎片啊？"还好，之前攒了点人品，这时起了作用——患者虽然疑心重重，但最终还是听从了我的建议。拍片检查示：胸8、9椎体压缩性骨折，但患者无明显外伤史。又再追问病史，原来患者曾长期口服激素类药物。病情叙述到此打住，问题来了——患者好好的怎么就骨折了呢？即便有骨折，与大便不通又有什么关系呢？

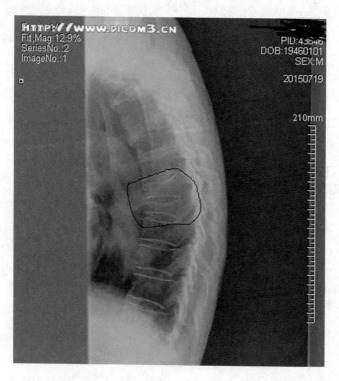

图6-12　胸椎侧位片（标识处为压缩性骨折部位）

简单复习下病理与解剖，脊柱是人体的中流砥柱，7块颈椎、12块胸椎及5块腰椎，再加上融合为1大块的骶尾椎，通过与椎间盘、韧带及肌肉的连接共同构成了人体的中轴线。在椎体的前方，从颈到骶分布有交感神经链；在两侧的椎间孔内，有颈丛神经、臂丛神经、肋间神经、腰丛神经及骶丛神经依次出入并由大量交通神经沟通，这些主干神经又逐次分支分布到人体的各个地方，包括来自于下胸段的支配腹腔脏器的内脏大小神经。内脏神经的功能异常，很多情况下，就会导致所支配的胃肠平滑肌蠕动变慢，胃肠蠕动慢了，"粑粑"也就停滞不前了。

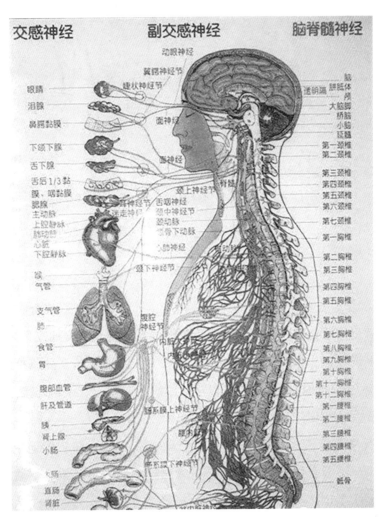

图6-13　支配腹腔脏器的神经很多来源于胸椎节段

再说骨骼。从微观解剖上来看，椎体是由大量骨小梁支撑起来的，年轻人的骨小梁密集而结实，而随着年龄的增长，骨小梁也就变得疏松而脆弱，这除了局部血运不畅，更多的是与钙的流失和沉积不足有关，而激素的一大副作用就是脱钙。患者本就年老，长期口服激素无疑是雪上加霜，骨小梁就像房架，一次次的微骨折，积少成多，稍有外力（比如打喷嚏或深咳嗽），就有可能导致自发性骨折——房梁断了，房子塌了，扯着电线（相关神经）了，症状也就出现了，这就是我对这位老患者"粑粑不通"的解释。接着往下谈治疗。

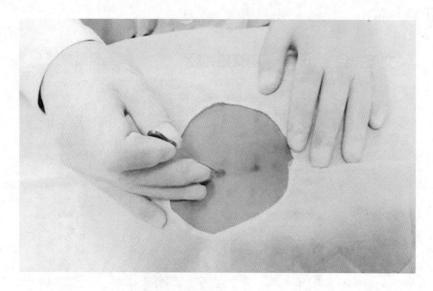

图6-14 小针刀疗法

从针刀医学角度考虑，该患者因胸8/9压缩性骨折，造成脊柱曲度改变、椎间隙狭窄及椎间孔变形，对支配腹腔脏器的相关神经或交通支造成卡压和刺激，从而出现功能失调，产生腹痛、腹胀及大便不通等一系列肠梗阻的症状，予以背部相关部位的针刀操作，可以从软组织的角度改善或解除上述神经功能异常，从而达到改善临床症状的目的。

从中医学角度考虑，《伤寒论》中有云："观其脉证,知犯何逆,随证治之"，结合症状、体征及舌脉，综合分析，患者属于阳明内热、腑气不通之腑实证，予以《伤寒论》阳明病经方承气汤加味。

中医不仅有药，还有针，很多人忽视了针在此类疾病中的治疗作用，合理的配穴，效果也是蛮不错的。笔者为该患者选穴天枢、大横、上巨虚、支沟及四关，什么机理呢？天枢属足阳明胃经，为大肠经募穴，是大肠经气血的主要来源之处；大横属足太阴脾经，为足太阴与阴维脉交会穴，是治疗大便不通之验穴；上巨虚属足阳明胃经，为大肠经之下合穴，具有通调肠腑、理气和胃的作用；支沟为手少阳三焦经之经穴，可畅通三焦，疏通气机，《玉龙歌》中亦云："大便闭结不能通，照海分明在足中，更把支沟来泻动，方知妙穴有神功。"因患者有湿热之象，暂不加滋阴之穴照海；古有函谷关、武关、散关及萧关四道重要关隘，中医亦有"四关穴"，意即人体生命的关口，四关穴即合谷、太冲穴的总称。合谷穴为多气多血之手阳明大肠经的原穴，偏于补气、泻气及活血，太冲穴为少气多血之足厥阴肝经的输穴和原穴，偏于补血、调血。合谷之气在阳，以降为顺，偏于调血中之气；太冲之气在阴，以升为顺，偏于理气中之血，四穴相合，可清热利湿、通降胃肠、通经止痛。诸穴远近结合，共奏畅通三焦、疏利肠腑、推陈致新之功，气行则鼓动有力，大便得以畅下。

患者自述治疗当日，即开始自主排出少量大便，次日及第3日，患者每日解大便3-4次，用患者自己的话说："我自己都不知道到底拉出了多少粑粑"。患者腹部症状逐步缓解了，但仍感后背部及双侧胸胁部疼痛，查见舌红苔黄腻、按脉弦滑，突然顿悟，患者不仅有阳明腑实，还兼有少阳郁热，且患者有胸椎骨折、胁肋部疼痛，此乃瘀留胁下，改弦更张，针灸治疗同前，调整中药汤剂，以大柴胡汤合复元活血汤加减，4剂后，患者托人告知，病情已愈，未再复诊。

回顾理顺总结下：在本例病案的分析和治疗中，我们运用了西医学、中医学和针刀医学三种不同的思维，并在各自的指导理念下，采用的不同的治疗方法，中西合璧，协同作战，取得了很好的效果。其实，医学本就不应该分中西，我们治疗的患者是一个整体，怎么选择更适合的治疗方法，达到治疗目的，这种"以人为本"的思维体系，才是我们应该具备的。

## ▶▶ 十二、痛经案例解析

基层挂职，面临的病人群多种多样，为了能够收到良好疗效，也只能使尽浑身解数，想起曾经写的一副对联，倒也十分应景。上联：内外妇儿五官皮难得

清闲 下联:针药并用手法辅还好有招 横批:见招拆招。继续聊病例。

今天一大早,24岁的美女小邹,便在诊室外面等候着,进屋第一件事就是向我表示感谢——这次月经来潮,除了小腹还有些凉凉的感觉,没有再出现以往那种让她痛得死去活来的感觉了,困扰小邹三年的噩梦,终于结束了。

噩梦的开始还要追溯到三年前,在大学读书的小邹同学,自恃年轻,经期不注意保暖,用她自己的话来描述就是:"受了一场冰冷彻骨的大寒",从此之后,邹美女每次月经来潮都是一场"噩梦",全腹伴腰骶部的冰冷疼痛只能用"死去活来"描述,止痛药"当饭吃"却疼痛依旧,只有随着月经排下大量血块后,疼痛才能逐渐缓解,曾求诊于多家医院都毫无改善。一个月前,毕业在家考研的小美女再次痛经发作,老父亲无奈之下决定带她来泊于医院妇科门诊碰碰运气。由于各种原因,基层的妇科门诊配备的检查设备及药物有限,接诊的孙大夫便找到了我,看看中医有没有什么好的办法。

仔细给小美女按了下腰腹,追问下病史,又号了下脉、查看了舌象,笔者心里便有了八九分把握,于是就让小美女跟我来到了治疗室。妇科的孙大夫跟孩子父亲满腹狐疑——妇科都没有办法的痛经,中医全科大夫又会有什么办法呢?于是,都跟我来到治疗室要瞧个究竟。

一根直径0.8毫米的小针刀,没有药物,甚至连局麻也没用,6针的针刀松解,治疗时间不到两分钟,治疗结束的时候,小美女的疼痛已基本缓解了,大家直呼不可思议,孙大夫还重复给小邹按压了下腹部,之前的绷紧的腹部,已经明显松软下来了。

接下来就是针灸和中药内服巩固治疗了,连续治疗1个月,到这次月经来潮,除了还有点小腹冰凉感,小美女的痛经没有再出现。

"没道理啊,扎几针,痛经就缓解了,给说说原理呗",同行的孙大夫疑惑地问到。此处卖个关子,先来科普下,中西医学对痛经的理解。

从西医学角度来看,痛经指行经前后或月经期出现下腹部疼痛、坠胀,伴有腰酸或其他不适,症状严重者影响生活质量。痛经分为原发性痛经和继发性两类,原发性痛经指生殖器官无器质性病变的痛经;继发性痛经指由盆腔器质性疾病,如子宫内膜异位症、子宫腺肌病等引起的痛经。小邹美女的痛经属于前者。

　　从中医学角度来看，本病的发生与冲任、胞宫的周期性生理变化密切相关。主要病机在于邪气内伏或精血素亏，更值经期前后冲任二脉气血的生理变化急骤，导致胞宫的气血运行不畅，"不通则痛"，或胞宫失于濡养，"不荣则痛"，故使痛经发作。常见的分型有肾气亏损、气血虚弱、气滞血瘀、寒凝血瘀和湿热蕴结。小邹美女属于哪一类型呢？结合病例接着谈。

　　先说诱因病史症状，小邹美女因三年前经期受了"大寒"，诱发痛经发作，发作时间在月经来潮之前，疼痛性质为冷痛，痛连全腹，伴有腰骶部及小腹的冰凉感，畏寒肢冷，月经血块较多，饮食二便正常。

　　再看患者的舌脉：舌淡暗，苔白腻，脉沉弦细，结合上述证候，从中医角度论，当属痛经之寒凝血瘀证无疑。患者经期感受寒邪，寒客冲任，与血搏结，以致气血凝滞不畅，经前经时气血下注冲任，胞脉气血更加壅滞，"不通则痛"，故使痛经发作。

　　再来回顾下小美女来诊时的查体情况：邹美女的疼痛范围是全腹，上到剑突，下至耻骨联合，并伴有腹肌紧张，但是仔细检查还是可以看出端倪的，患者的疼痛部位是以腹直肌分布区域为主，侧腹部压痛是不明显的，而腰部呢？双侧腰三横突尖部的压痛是最明显的。从解剖学来看，腰三横突尖是腰方肌最主要的附着点，也是应力最集中的地方，在此区域前方还循行着髂腹下神经、髂腹股沟神经及生殖股神经三条腰丛神经分支，三条神经的分支可达到耻骨联合及腹股沟区域。

　　结合上述体征，从针刀医学角度来看，患者已不是一个简单的痛经发作，而是痛经诱发的腹直肌及腰方肌肌群紧张痉挛，"打蛇打七寸"，故予以相关肌群的减张减压后，患者的疼痛症状迅速缓解。小邹美女针刀松解的部位在哪里呢？答案是腹直肌耻骨缘附着点4针加上双腰三横突尖2针。那针刀治疗痛经只是松解腹直肌和腰方肌就可以了吗？倒也未必。相对而言，双股内侧肌群紧张的阳性点是我们针刀治疗最常选择的部位。天下没有两个病例是完全一致的，就像没有两片完全相同的树叶一样，治疗点的精确选择，是要建立在扎实的理论基础和详细的查体之上的。

　　是不是还需要反复的针刀治疗呢？未必，小邹美女我们只是治疗了一次，后续只是中药内服和针灸的结合性治疗了。中医治病讲求"辨证论治、方证对应"，针对患者的寒凝血瘀证，我们给出的对应方剂是温经汤合少腹逐瘀汤加减。解不厌烦，再论温经汤与少腹逐瘀汤。

温经汤有两个，一个来自《金匮要略》，一个来自《妇人大全良方》，我们用的是前者。《金匮要略·妇人杂病脉证并治》中云："妇人年五十所，病下利数十日不止。暮即发热，少腹里急，腹满，手掌烦热，唇口干燥，何也？师日：此病属带下，何以故？曾经半产，瘀血在少腹不去。何以知之？其证唇口干燥，故知之，当以温经汤主之。""亦主妇人少腹寒，久不受胎，兼取崩中去血，或月水来过多，及至期不来。"方药组成包括：吴茱萸、麦冬、当归、芍药、川芎、人参、桂枝、阿胶、牡丹皮、生姜、甘草、半夏，功效以温经散寒，养血祛瘀为主。

少腹逐瘀汤，出自《医林改错》卷下，方药组成包括：小茴香、干姜、延胡索、没药、当归、川芎、官桂、赤芍、蒲黄、五灵脂，具有活血祛瘀，温经止痛的功效。主治少腹寒凝血瘀证，少腹瘀血积块，或经期腰酸，小腹胀，或月经一月见三五次，接连不断，断而又来，其色或紫或黑，或有瘀块，或崩漏兼少腹疼痛，或粉红兼白带者，或瘀血阻滞，久不受孕等证。

两方合用，既可温通，又可养血，与针刀针灸相伍，可达标本同治之功。

小邹美女的巩固性治疗方案中还包括针灸，我们的主要选穴包括：四关、关元、中极、子宫、三阴交、地机、血海，治以活血通经止痛，连接温针治疗仪，一日一次，半月后，以上述穴位为主，行埋线治疗一次。

经过上述治疗，一个多月后的今天，小美女月经来潮已五天，没有再出现痛经的发作。

下面两个病例虽非痛经病例，一并整理记录，以兹借鉴。

病例一，刘某，女，38岁，因"闭经半年"于2015年8月9日来诊，患者既往月经周期不规律，伴痛经史，于半年无明显原因出现闭经，自觉烦躁，失眠，潮热，头发干枯，舌红苔薄黄，脉弦细数，查体：腰5骶1棘突间压痛，双髂嵴左高右低，左腿较右腿短2cm。从中医角度考虑，患者系肝经郁热，枢机不利，予以丹栀逍遥散加减。

2015月8月17日二诊：患者月经仍未来潮，结合患者体征，从脊骨神经医学角度考虑，患者存在骨盆旋移，造成盆腔空腔脏器位移，支配神经功能紊乱，予以针刀松解后手法整复骨盆，次日，月经来潮。

病例二，姜某，女，17岁，高中生，因"尿频尿急三月"于2016年10月24日来诊。患者此前经市人民医院行尿常规等多种检查，未查及明显阳性结果，多种治疗方法无效，查体发现：双侧腰方肌附着点压痛，X片提示骨盆不正，予以手法调整脊柱，后微信告知，其上述症状悉除，而且其14岁月经来潮，月经周期一直不稳定，手法后，当夜月经来潮，之后也变的稳定很多。

基层工作，总是能够接触到形形色色的病人，由于精细分科的原因，此类病人如果在三甲医院，往往很难被全科医生接诊到，但不可否认的是，全科思维在很多疾病的治疗中，往往具有比专科治疗更宽阔的视野。

## 十三、临证四要旨在腰椎间盘突出症临床诊疗中的应用体会

华夏文明繁荣昌盛五千年，中医学作为重要组成部分，一直在默默地守护着中华儿女的身体健康。二十世纪之前，中医历经了三次重大的发展与变革，一是商周秦汉时代，《黄帝内经》、《难经》及《伤寒杂病论》等经典，对中医精华的做了第一次大总结；二是唐宋金元时代，药王孙思邈、金元四大家等一批中医大贤极大地丰富了中医的学术思想；三是明清时代，温病学派的兴起，进一步完善了中医理论体系。

与此同时，在地球的另一端，以解剖生理学、组织胚胎学、生物化学与分子生物学作为基础学科的医学体系，也就是"近代和现代西方国家的医学体系"，在摒弃了古希腊医学体系之后，也蓬勃迅猛的发展起来——这也就是我们所说的"西医学"。19世纪鸦片战争之后，随着教会医院在中国大量开办，中医学与西医学两大医学理论体系并存的时代不可避免地开启了，而我们正处在这个中西医并存的时代。

在西医学进入中华大地之初，对中医并不十分友好，以"新医"自居，摒弃"旧医"，在重重打压之下，中医学一度面临着生死存亡的险境。新中国成立之后，"中西医并重，中西医结合，传承发展中医药事业"，一直是我们不变的卫生工作方针，但是如何真正做到中西医结合，向左转还是向右转，几代人都没

有给出一个明确的答案。

作为人类与疾病斗争过程中产生的两大医学体系，中医和西医都为人类健康作出了非常杰出的贡献，但是二者的哲学基础、思维方式又有着本质不同。西医学是建立在"解剖生理学、组织胚胎学、生物化学与分子生物学"基础上的"实验医学"，一直秉承着"一切均可以进行系统化和量化"的理念；中医学"参天地之化育，明万物自然之理"，采用取类比象的思维方式，来认识天地、自然和人体的自然变化规律，"粗守形，上守神，神乎神，客在门"，中医走出的是一条"精于气化，略于形质"的路径，打开的是一扇不同于西方科学理念的大门。

中医和西医是两条平行线，中医从整体上来论治，其思维体系是"求同"，看得更广远；西医从微观探究竟，其思维体系是"察异"，看得更细致。中医和西医各有利弊，无法强行扭曲在一起，只有通过中西医结合，扬长避短，优势互补，才能更好的促进医学的发展。中西医结合，更多的是需要一种横向思维的链接，哪些东西属于横向思维链接呢？"整体与微观的结合、解剖病生理、必要的检测诊断治疗手段"等等，这些都是是笔者眼中的横向思维链接。

在某些中医人眼中，中医是不需要解剖病生理和现代检测手段的，其实这就是一种狭隘的理解，早在《难经》中即有详细地解剖知识，《史记·扁鹊仓公列传》中也有手术描写，如果华佗、张仲景、王清任、唐容川等中医大贤活到现在，一定会把解剖病生理研究得透透彻彻。中医讲究"望闻问切"，那CT、彩超、核磁共振、血尿常规不就是望诊的延伸吗？扁鹊不也是在"饮药三十日，视见垣一方人，以此视病，尽见五藏症结……"之后，成为一代名医的吗？

试问，当下中医水平与民国时期整体相比如何？当下中药质量及炮制水平与民国时期相比如何？当下针具粗细和施针水平与民国时期相比又如何？——天渊之别。再问，当下西医水平比民国时期如何？不可同日而语。在当年，中医作为本土医学尚可一战，但在西医羸弱起步的时期，中医就已经落在下风；在西医鼎盛发展的今天，中医拿什么东西来抗衡？这就是严峻的，又不得不承认的现实。

中医是中国传统文化的一部分，中国传统文化的精髓之一就是包容性，哪怕是五胡乱华、满蒙入主，最终还是归于华夏一统。中医又是善于学习的医学，在中医学发展的几千年历史中，中医人不断将西方药物、治疗方法纳入中医的治疗体系当中，乳香、没药、番泻叶是，拔罐是，小针刀也是，那我们为什么不能把必要的西医解剖病生理、检测诊断治疗手段，也结合到我们的理论体系之中呢？以中医理论为指导的"辨证论治、辨经论治"，以西医理论为指导的"辨病论治、辨构论治"，这"临证四要旨"就是笔者在临床实践中，最常用的中西医结合临证思维体系。以"腰椎间盘突出症的中西医综合治疗"为例，将"临证四要旨"在临床中的应用体会，分享一下。

软组织外科学之父宣蛰人教授曾经说过："腰椎间盘突出症就是一个阴差阳错的诊断"，这话颇有深意。上世纪30年代以前，在医学领域中是没有"腰椎间盘突出症"这一概念的，当时的医生发现在腰椎神经根出口的位置存在明确的"致压物"，将致压物切除后，很多病人的下肢神经症状得到了明显缓解。而这种"致压物"，被认为是发生于椎间隙的"骨软骨瘤"或"内生软骨瘤"。1932年，美国波士顿一名实习医生，将手术摘除的"内生软骨瘤"与正常椎间盘组织进行病理比较，结果显示两者结构完全相同。1934年，这名实习医生和他的带教老师在著名的医学杂志《新英格兰医学杂志》上发表题为《累及椎管的椎间盘破裂》的论文，两年后，他也因其在"椎间盘突出症"诊断上的突破性贡献，破格提升为副教授。随着临床及基础研究不断深入，随后几十年，一个属于骨科的"椎间盘时代"开启了。

再之后，随着X光、CT及核磁共振等影像技术的先后出现，给骨科医生们装了一双"透视眼"，能够更直观准确地判断椎间盘突出的情况和程度。虽然影像技术是诊断的利器，但也让医生们变得更加"懒惰"，患者因为腰腿痛到门诊就诊，很多医生不去详细问诊，也不去做基本的查体，检查单一开，结果报告一出："腰椎间盘突出"，再加上"腰痛"、"坐骨神经痛"等症状，"腰椎间盘突出症"的诊断就算坐实了。于是乎，临床中所谓的"腰椎间盘突出症"越来越多，更悲催的是，"摘"，似乎成了过去几十年所谓的根治"腰椎间盘突出症"的不二手段，只不过现在的手术方式更加微创罢了。

退一步来讲，即便是"腰椎间盘突出症"，椎间盘就一定是唯一的治疗点吗？临床中不动椎间盘，也能收到良好治疗效果的案例比比皆是。中医没有"腰椎间盘突出症"这一诊断，中医人眼中只有人体这个整体，没有哪一味中药是专治"腰椎间盘突出症"的，没有哪一根针是扎到椎间盘上的，没有哪一种手法是把椎间盘按回去的，但是中医治疗腰痛上千年，治好了无数的腰痛病，其中也不乏腰椎间盘突出症，中医人是怎么治疗的呢？这就离不开"辨证论治"和"辨经论治"。

中医学认为，"腰椎间盘突出症"主要属于腰痛病的范围内，是由腰部感受外邪，或因劳伤，或由肾虚而引起气血运行失调，腰府失养所导致的。在中医的经典中也多有腰痛病的相关描述，如：《素问·脉要精微论篇》中云："腰者，肾之府，转摇不能，肾将惫矣"；《金匮要略·五脏风寒积聚病》中云："其人身体重，腰中冷，如坐水中……腰以下冷痛，腹重如带五千钱"；《丹溪心法·腰痛》中云："腰痛主湿热、肾虚、瘀血、挫闪、有痰积"。中医治腰痛，首先要根据病证的特点，辨外感内伤、标本虚实，虚者以补肾壮腰为主，兼调养气血；实者祛邪活络为要，针对病因，施之以活血化瘀，散寒除湿，清泻湿热等法；虚实兼夹者，分清主次，标本兼顾治疗，而不是单纯的"腰椎间盘突出症"用什么方子，这就是中医的"辨证论治"。

进一步补充下现行中医教材对腰痛病的常见分类及方药治疗，包括：1、寒湿腰痛：治以甘姜苓术汤加减；2、湿热腰痛：治以四妙散加减；3、瘀血腰痛：治以身痛逐瘀汤加减；4、肾虚腰痛：治以左归丸、右归丸加减等。

中医治病，除了药，还有针和灸。针灸治病，最重要的指导思想就是"辨经论治"。"腰椎间盘突出症"引发的腰腿痛，从中医的认知范畴来看，最主要与三条经脉有关——督脉、足太阳膀胱经、足少阳胆经，治疗该病的主要选穴，如：肾俞、大肠俞、命门、腰阳关、十七椎、秩边、环跳、风市、委中、阳陵泉、承山及昆仑等，大都是分布在这三条经脉之上的。远端配穴方面，针对督脉和太阳经脉不通，常会选择人中及后溪等；如体现为足太阳经脉不通，出现腰部疼痛或麻木串连下肢，常会取攒竹（代睛明）及至阴等，如为足少阳胆经脉不通，常取瞳子髎及足窍阴等，有首尾穴强通足太阳膀胱经、足少阳胆经之义。

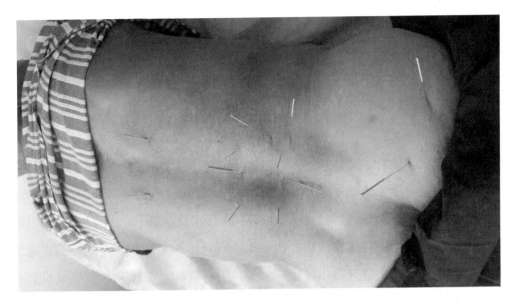

图6-15　腰椎间盘突出症的针灸治疗

除此之外，西医的解剖知识，也常为我们的针灸配穴提供很好的思路。比如，大部分的腰椎间盘突出发生在人体应力最集中的腰4/5或腰5/骶1节段，前者病变节段棘突间为腰阳关穴，后者病变节段棘突间为十七椎穴，如腰4/5间盘突出，我们可以配穴腰阳关及相应夹脊，腰5/骶1间盘突出，我们可以配穴十七椎及相应夹脊。再如：腰4/5间盘突出，压迫的多是腰5神经根，多会出现小腿前外侧至踇趾的神经刺激症状，这就是足少阳胆经的支配部位，选穴则可以胆经为主；腰5/骶1间盘突出，压迫的多是骶1神经根，多会出现小腿后侧至足跟部的神经刺激症状，这也是足太阳膀胱经的支配部位，选穴则可以膀胱经为主。此外，腰椎间盘突出症常可诱发腰方肌、髂外三肌、腘绳肌、小腿三头肌、胫前肌等肌群的痉挛性疼痛，这也就是腰椎间盘突出症常见的"多卡现象"，在相应部位行针灸或小针刀治疗，往往也可以收到理想的效果，这也是"辨构论治"在针灸方面的体现。

谈完中医思维指导下的"辨证论治"和"辨经论治"，再来看西医思维指导下的"辨病论治"和"辨构论治"。

从西医学的角度来看，什么是"腰椎间盘突出症"呢？一般认为，腰椎间盘各部分（髓核、纤维环及软骨板），尤其是髓核，出现不同程度的退行性改变后，在外力因素的作用下，椎间盘的纤维环破裂，髓核组织从破裂之处突出（或脱出）于后方或椎管内，导致相邻脊神经根遭受刺激或压迫，从而产生腰部疼痛，一侧下肢或双下肢麻木、疼痛等一系列临床症状，称之为"腰椎间盘突出症"。

单从定义上来看，突出的腰椎间盘无疑是"罪魁祸首"，手术摘除作为一种根治的治疗手段并无过错，但实际上，软组织外科学之父——宣蛰人教授及其他先贤们，在经历了大量的腰椎间盘手术及椎周软组织松解术并对比后发现：大多数腰痛并发"坐骨神经痛"病例是由腰椎管外软组织损害引起的，只不过其自觉征象和阳性体征与椎管内病变的临床表现及体征相同罢了。晚年的宣老通过大量病例汇总对比研究得出结论，95%以上的椎间盘突出与腰腿痛是没有必然关系的，腰椎间盘突出致痛理论迎来极大的怀疑和挑战，最终形成并创立了宣蛰人软组织外科学。笔者在《腰痛捉妖记》系列博文中也列举了临床中大量误诊为"腰椎间盘突出症"的病例，也是对宣蛰人教授观点的证明。

客观的讲，在"腰椎间盘突出症"的发病机制上，传统观念中的机械压迫机制、宣蛰人教授提出的炎症机制、神经体液机制以及针刀医学和正骨手法学派认可的动态平衡失调机制等，都是客观存在的，而且经常会合并存在。不能一概而论，单纯用"摘"来治疗腰椎间盘突出症。

在临床上，腰部影像提示"腰椎间盘突出+腰痛+坐骨神经痛+相关阳性体征"，并以"腰椎间盘突出症"收治的患者当中，笔者根据其病因大体分为五类：一是单纯腰椎椎管内软组织病因引起的；二是单纯椎管外软组织病因引起的；三是腰椎椎管内外软组织病因并存，但以椎管内软组织病因为主引起的；四是腰椎椎管内外软组织病因并存，但以椎管外软组织病因为主引起的；五是其他病因，如骨关节错位或坐骨神经自身病变等引起的。符合手术适应证的，大多只能在病因一和三之中选择；而在这其中，大部分患者通过系统综合的保守治疗是可以缓解的，真正符合手术指征的，严格意义上来说，并不太多。

诊断永远是治疗的前提，只有明确了诊断，才有清晰的治疗，西医理论指导下的"辨病论治"和"辨构论治"就是我们鉴别和治疗"腰椎间盘突出症"的手段。通过"辨病论治"，我们对"真假腰椎间盘突出症"作出准确鉴别；通过

"辨构论治"，我们对"腰椎间盘突出症"进行精准治疗。

首先，我们要分辨清病因在椎管内还是椎管外，尽量明确病变的具体位置，做到治疗有靶点；椎管内外病因并存者，要分清病因主次，先治主因，再治次因，尽量先解除外周致病因素，再观察是否需要椎管内治疗；关注外周，除了关注软组织病变，还要关注骨结构的改变，恢复动态平衡，需要软硬组织的共同调整。手术永远只是我们的备选方案，只有经过系统综合的保守治疗无效的"腰椎间盘突出症"患者，才是我们考虑手术治疗的对象。人体没有哪一部分是多余的，哪怕是病损的椎间盘。

在"辨病论治"和"辨构论治"指导思想下，我们的治疗手段有哪些呢？

1.卧床休息 尤其初次发作时，应严格卧床休息，卧床休息3周后可以佩戴腰围保护下起床活动，3个月内不做弯腰持物动作。临床症状缓解后，应加强腰背肌锻炼，以减少复发的几率。

2.部分西药治疗 如：口服非甾体类消炎止痛药；口服肌肉松弛剂；甘露醇静脉滴注；营养神经的药物等等。

3.牵引治疗 其机理是利用牵引力与反牵引力作用于腰椎，使腰椎间隙增大，尤其是腰3/4/5/骶1间隙。根据研究表明，腰椎间隙在牵引后，较牵引前宽增加1.5到2.5毫米，椎间隙的增宽可使其内成为负压，加之后纵韧带的紧张，有利于突出的脊髓部分还纳或改变其与神经根的关系，也可有利于组织充血，水肿的吸收，消退，还可以缓解肌肉的痉挛，减轻椎间压力，对患者的疼痛缓解起到良好的作用。

4.皮质激素硬膜外注射 皮质激素是一类长效抗炎剂，可以减轻神经根周围炎症和粘连。该疗法也是北美脊柱外科学会A级推荐的治疗腰椎间盘突出神经根病方法之一。一般采用长效皮质类固醇制剂+0.5%利多卡因注射液行硬膜外注射，每周一次，3次为一个疗程。

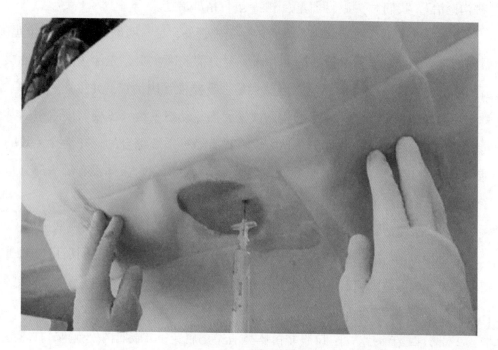

图6-16　硬膜外神经阻滞治疗

5.小针刀治疗　严格意义上讲，小针刀治疗虽然属于中医针刺的治疗范畴中，但是其治疗机理更多还是建立在解剖病生理基础之上的，笔者认为，小针刀治疗"腰椎间盘突出症"，并不是要针对突出的椎间盘进行治疗，其主要机理有二：一是在腰骶丛神经循行路线上，对于造成相关神经卡压刺激的椎周、腰骶及下肢病变软组织进行松解，解决"腰椎间盘突出症"的"双卡"或"多卡"问题，从而达到缓解疼痛的目的；二是通过松解部分紧张挛缩的软组织，再配合正骨手法，纠正腰椎的整体力线失衡，而达到恢复动态平衡的目的。在业内某些小针刀从业者的操作治疗中，确实存在通过椎间孔外口松解纤维隔、切割推纳椎间盘及椎管内操作松解粘连等"神级"操作。这遭到了西医骨科同行的一致反对，笔者对此也是持否定态度。任何治疗都是建立在安全有效的基础之上的，违背常理、妄自臆想的任何方法都不应该成为常规治疗手段。

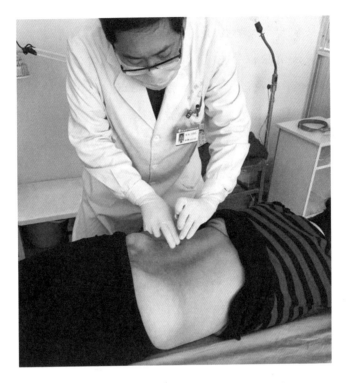

图6-17　腰椎间盘突出症的针刀治疗

6.正骨手法治疗 结合现代影像技术的美式整脊正骨手法，可以精准得将半脱位的椎体复位，使椎间孔和椎管的容积也相应变大，有效改变突出的髓核和神经根的相对位置，解除或者减轻神经根压迫。手法复位并不是追求髓核的回纳，只要改变突出物与被压迫神经根的位置关系，减轻或解除机械性压迫，患者的临床症状往往可以得到极大改善。

在笔者20余年的从业实践中，通过上述"辨证论治"、"辨经论治"、"辨病论治"和"辨构论治"思维体系指导下的中西医结合综合治疗方法，使大量"腰椎间盘突出症"的患者症状得到缓解或治愈，随机分享几个病例。先来看治疗时间比较久远的病例。

病例一，2008年接诊的一位患者，从金矿工作中退休的王老爷子，患上了严重的"腰椎间盘突出症"，巨大间盘突出加上严重腰痛伴下肢麻痛症状，多家医院的态度都是手术。10多年前，腰椎间盘微创手术并未开展，开放性手术的创伤及风险让患者望而却步，"先保守治疗看看"，老爷子抱着一丝希望住进我们医院。当时患者的状态笔者历历在目：严重腰痛伴下肢麻痛，翻身起床困难，到卫生间需要拿一个塑料椅子，挪三步坐一下。笔者当时的治疗方法包括硬膜外神经阻滞疗法消除椎管内无菌性炎症；小针刀治疗松解椎周软组织，纠正整体动态平衡失调；针灸治疗舒缓经筋，活血通络；中药内服理气活血，通经止痛。经过一系列的综合治疗，患者的症状逐渐缓解，后来定居于威海华夏城，去年相见，王老爷子的"腰椎间盘突出症"几乎可以用痊愈来描述，"我现在逛一天，我这腰腿也没事的。"

病例二，女性，三十多岁，笔者老家一位云南籍的小媳妇，因出现严重腰痛伴下肢麻痛的症状，加上影像学提示的"腰椎间盘突出"，经当地医院收治入院欲行手术治疗。这个小媳妇可真是个"传奇"，已经到了手术台上，却突然想起了我，愣是不做手术了，哭着喊着办理了出院，让老公背着找到了我。当时我也就是一名30岁出头的小大夫，而且在基层医院，接诊这样的病人，真可谓是"压力山大"，但是，就是依靠综合性的保守疗法，患者的症状完全消失。出院后的小媳妇，上山下河，农村的活儿一样不落，还开着商店，甚至还从事着收白菜、收花生的体力活儿。10几年过去了，这位手术台上逃出来的"腰椎间盘突出症"患者，几乎没有腰痛的烦恼。

病例三，笔者一位远房亲戚，男性，30多岁，生活很是不幸，媳妇脑出血生活几乎不能自理，还有一位时年8岁的女儿，可偏偏"屋漏偏逢连夜雨"，他又患上了严重的"腰椎间盘突出症"，患者除了严重的腰痛，疼痛的患侧下肢比对侧短了一大截儿，我们医院门诊的小台阶，患者是一阶一阶爬上去的，"去的医院都说要做手术，但是这手术我是真做不得啊，经济吃不起是一方面，万一出点什么意外，这家可真是完了"。接诊这样的患者，对于当年年轻的我，一是感动于患者的信任，二是无形的压力，硬着头皮治吧，针、药、手法，虽然多少还有点残留症状，患者最终还是收到了满意的效果。出院后，患者一直在船厂打工——海边的朋友都清楚，船厂工作，体力很大，但这么多年过去了，患者还能应付下来。他的健康也是一家人的希望，如今女儿长大了，妻子也能够照顾自己了，生活也步入了正轨。

再看几个近期病例及误诊为"腰椎间盘突出症"的病例。

病例四，谭某某，女，47岁，因"左下肢麻痛3月"来诊。在来诊之前，患者经腰椎核磁共振检查诊断为腰椎间盘突出症，而且影像提示为巨大的椎间盘突出；结合患者症状及左下肢直腿抬高试验不足40°，多家医院给出的结论是必须手术治疗，而且建议开放性手术。对于手术治疗的方案，谭女士是很抵触的，尝试了多种保守治疗，但是效果都不理想。来诊当日，予以相关节段椎管内注射治疗及小针刀椎间孔外口松解术，术后配合中药内服。仅治疗1次，患者症状便迅速缓解；7日后复诊，患者左下肢直腿抬高试验已经超过80°。乐观估计，谭女士的手术是可以避免了。

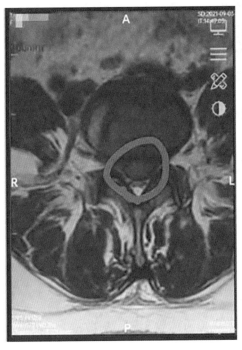 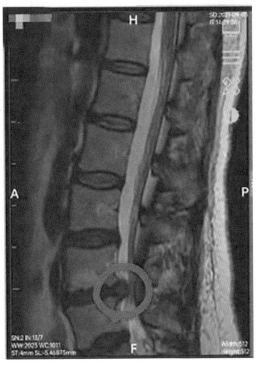

图6-18　　　　　　　　　　图6-19　巨大的腰间盘突出物，近乎塞满了椎管

腰椎间盘突出虽巨大，但未必一定要手术。

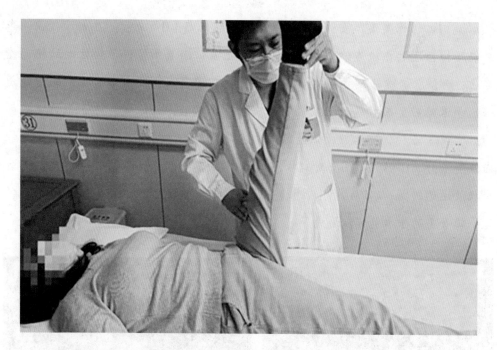

图6-20　治疗后一周后，直腿抬高从不足40°变成接近90°

病例五，梁某香，女，54岁，因"腰部疼痛30年余，加重伴左下肢麻痛半年"于2021年2月25日收住院。患者入院时主要表现为腰部疼痛，翻身转侧加重，不能久坐、久站及久行；伴左下肢麻木，麻木范围局限于膝关节上方大腿前侧区域，无间歇性跛行；纳眠可，二便正常。查体：腰椎生理曲度变直，无明显侧弯畸形，腰椎活动度正常，腰3/4棘突间压痛（＋）、叩击痛（＋），椎旁压痛不明显；双下肢无畸形，未见明显肌萎缩，左膝关节上方大腿前侧区域感觉减退，四肢肌力、肌张力正常，双下肢直腿抬高试验（－）。辅助检查：2021-02-26威海中医院腰椎MRI示：符合腰椎退行性变，L2/3、L3/4、L4/5、L5/S1椎间盘膨出及黄韧带肥厚致L3/4椎管狭窄，椎体终板炎MR平扫表现。结合症状、体征及影像，患者腰椎间盘突出症、腰椎椎管狭窄诊断成立，虽然患者有多节间盘突出，但责任间盘当为腰3/4——也就是笔者重点治疗的区域。入院后行腰3/4节段硬膜外神经阻滞暨黄韧带松解术，在穿刺的过程中，通过穿刺针对黄韧带测量，该患者的黄韧带厚度超过1cm，属于标准的黄韧带肥厚；药物注射完毕，退出穿刺针至黄韧带背侧，再用穿刺针进行黄韧带松解，以减轻椎管内压力，松解过程中，可明显听见因黄韧带变性而出现的"咔咔"声；黄韧带松解结束后，再行相关节段椎周针刀松解。术后，患者相关症状明显减轻，又辅以针灸及中药煎剂独活寄生汤加减。7日后，再行腰3/4节段对侧黄韧带松解及硬膜外神经阻滞治疗。通过半个月的治疗，患者腰痛症状基本消失，仅感左大腿前侧轻微麻木，出院回家服药静养。

病例六，九旬赵姓老太，十多年前，因长期腰臀疼痛伴右下肢串麻疼痛行相关检查，诊断为"腰椎间盘突出症"，并于某知名三甲医院行开放性手术。椎间盘取了，钢板钉棒也固定了，但是老太太的病痛依旧，没有任何改善。两年前，倔强的赵老太再次接受了腰椎间盘手术，这次做的是等离子消融术，术后依旧如初。前年笔者接诊的时候，老太太坐着轮椅，右下肢明显萎缩，加上体态肥胖，已基本不能独立行走。能治吗？笔者也是信心不足，虽然老太太带来一大摞的检查报告，但还是要先来一遍详细的指下查体。查体发现，除了右下肢的肌群萎缩，患者腰部阳性体征并不明显，相反的是整个右侧臀部、股外及胫前肌群广泛性压痛，甚至达到痛不可压的地步，并可扪及大量条索及硬结。接下来怎么治疗呢？继续治疗腰椎？这显然是行不通的——赵老太已经尝试了手术、封闭及药物等多种治疗方式，均无果。笔者调整了治疗思路：不治腰椎治下肢，针刀为主，针灸、中药为辅。用针刀松解病变软组织时，如同扎到橡皮筋一样謇涩，针刀扎进去甚至有拔不出来的感觉，经过七八次的针刀逐层松解，患者紧张挛缩的病变肌群逐渐松软下来，腰臀下肢疼痛也慢慢减轻直至消失，最后老太太甚至能够拄着手杖自由活动了。

病例七，同样的近九旬老太，同样的十余年下肢麻痛病史，同样的间歇性跛行，同样的直腿抬高试验阳性，甚至更甚，直腿抬高不足50°，核磁共振如图所示，硬膜囊被压得如葫芦状，备受困扰的老太太决定行手术治疗，但家里人担心手术后的一系列并发症，坚决不同意，最后患者被安排到我们这些保守治疗者的面前。能不能治好另说，明确诊断前的一番详细指下查体是必不可少的。与上一位老太太不同的是，患者臀、股前外、胫前及小腿后侧肌群并无明显阳性体征，反而股后侧腘绳肌群痉挛如绷紧的琴弦，大腿后侧有"琴弦"拽着，直腿抬不高就不奇怪了；坐骨神经循行于腘绳肌深侧，紧张的腘绳肌同样会刺激到坐骨神经干而引起下肢麻痛。病因找到了，治疗就有了针对性，一番针刀松解后，患者直腿抬高明显改善，下肢麻痛明显缓解且可耐受。患者顺利出院。

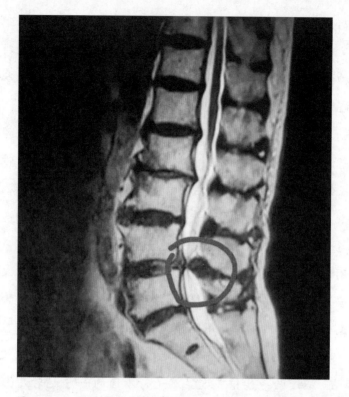

图6-21　再严重的影像学检查也不是唯一的诊断依据

病例八，曾经的一位学生带她的母亲来看病，老大姐很慈祥，照顾残疾的小女儿几十年，出来看病也一同带着。老大姐除了腰臀疼痛，右下肢的持续性麻木尤为显著，可放射到足背，不能过度行走；行相关查体，腰3至骶1棘间及椎旁轻叩击痛，臀及下肢未扪及明显阳性体征，右下肢直腿抬高70°。初步诊断为"腰椎间盘突出症"，完善腰椎相关检查（见报告单）也支持上述诊断。但有一个细节引起了笔者的注意——患者的发病诱因，患者女儿有残疾，会不时跌倒，可怜天下父母心，老大姐怕伤到女儿，就会下意识的伸出自己的右腿来阻挡铺垫。患者1年前开始出现腰臀疼痛伴右下肢麻木，尤其是抬腿时右下肢的麻木尤为严重，会不会是右下肢肌肉拉伤诱发的坐骨神经症状呢？但查体也没发现明显阳性体征啊？怀着这样的疑惑重新查体，结果发现，在右侧臀中肌及臀小肌肌腹部位存在深压痛。改变治疗方案，治疗重点从腰变为臀，行小针刀松解术，术后患者下床活动，右下肢的麻木也完全消失，这令患者惊喜不已。接下来的几天，行针灸、中药等巩固性治疗，患者症状基本消失。

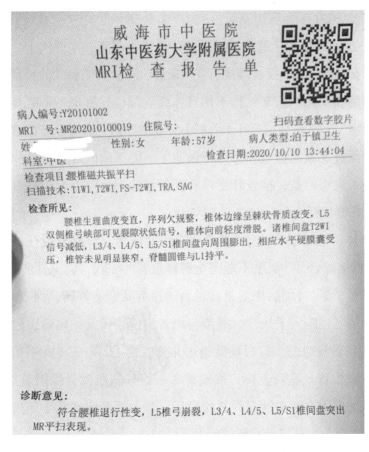

威海市中医院
山东中医药大学附属医院
MRI 检查报告单

扫码查看数字胶片

病人编号:Y20101002
MRI　　号:MR202010100019　　住院号:
姓　　　　　　性别:女　　年龄:57岁　　病人类型:泊于镇卫生
科室:中医　　　　　　　　　　　检查日期:2020/10/10 13:44:04

检查项目:腰椎磁共振平扫
扫描技术:T1WI, T2WI, FS-T2WI, TRA, SAG

检查所见:
　　腰椎生理曲度变直,序列欠规整,椎体边缘呈棘状骨质改变,L5
双侧椎弓峡部可见裂隙状低信号,椎体向前轻度滑脱。诸椎间盘T2WI
信号减低,L3/4、L4/5、L5/S1椎间盘向周围膨出,相应水平硬膜囊受
压,椎管未见明显狭窄。脊髓圆锥与L1持平。

诊断意见:
　　符合腰椎退行性变,L5椎弓崩裂,L3/4、L4/5、L5/S1椎间盘突出
MR平扫表现。

图6-22　核磁提示存在多节段腰椎间盘突出

作为中西医结合的践行者,笔者采用"临证四要旨"——"辨证论治"、"辨经论治"、"辨病论治"和"辨构论治"的思维体系,在临床中收到很好的效果,但终究属于个人肤浅见解,难免有错谬之处,请各位同仁指正批评。

## 十四、腹外斜肌损伤诊疗思路解析

一直想写"腰痛"方面的博文,但是"腰痛"这个话题实在是太大,病因复杂,治疗方法繁多,怎么汇总都会显得凌乱。有问题总得面对,尝试性地结合临床病例以《腰痛缠绵难愈爱反复,必是腰中有妖在作妖之捉妖记》为题,分解探讨,今天是第一篇——《反复腰痛却查不出病因在哪里,也许,你得的是"假

腰痛"。》，先从以往一个病例说起。

大约在2016年左右，笔者接诊过一位患者，董某，年近四十，乳山市某地产开发商美女老总，因"反复腰痛五年"来诊。患者腰痛症状的特别之处是，自觉右侧腰部酸痛不适，但却又指不出具体疼痛部位在哪里，不能久坐，患者喜欢到烟台购物，但是连独自开车1个多小时都做不到。患者家境殷实，为了治疗腰痛，几乎所有能做的检查和治疗都做遍了，能买到的理疗产品和器具也一应俱全，但令人失望的是，检查几乎没有任何异常，治疗也因为没有头绪而效果甚微。病因在哪里呢？

详细查体，但除了右侧第3腰椎横突尖有压痛，没有发现任何异常，单纯一个"腰三横突综合征"似乎不能完全解释患者的症状，尝试性的把右侧第3腰椎横突尖松解了下，1周后患者复诊，自述虽症状有所好转，但效果并不理想。一时之间，笔者也陷入了迷茫。继续与患者沟通，美女一句话引起了笔者的注意："大夫，我转身时怎么有时候觉得这儿有些别扭"——美女手指指向右髂前上棘前缘腹壁位置。重新查体，发现患者右腹外斜肌髂骨缘附着点压痛明显。难道是这里的原因？一次针刀局部松解后，患者腰部症状几乎消失，开车往返乳山至烟台百余公里已经没有任何问题了。

再举一个例子。2019年初，笔者在门诊接诊了一位七旬农村老太，此次来诊的目的是治疗腰椎间盘突出，解决困扰其数年的侧腰痛。从老太太提供的核磁共振等辅助检查结果来看，的确存在多节段腰椎间盘突出。但通过查体发现，患者所表现出来的侧腰痛却未必是由腰椎间盘突出引起的，反而其腹外斜肌在下位8块肋骨的起点处存在广泛压痛，嫌疑更大。跟老太太反复沟通，患者一直将信将疑："大夫，农村人挣钱不容易，可别把钱打水漂啊"。顾虑归顾虑，老太太最终还是选择了听从笔者的意见——仅仅一次有针对性的治疗，患者起身时腰痛已缓解了大半。

上面两例患者就是典型的"腹外斜肌损伤"引起的"假腰痛"，其实临床中此类患者并不少见，只是没有引起人们足够的重视罢了。那腹外斜肌损伤是怎么一回事儿呢？我们先来了解一下相关解剖。

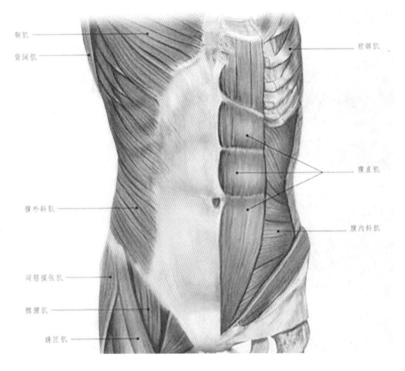

图6-23　腹外斜肌——一块经常被遗忘的大扁肌

腹外斜肌为宽阔扁肌，位于腹前外侧部的浅层，起始部呈锯齿状，起自下位8根肋骨的外面，肌束由外上斜向前下方，后部肌束向下止于髂嵴前部，上中部肌束向内移行于腱膜，经腹直肌的前面，并参与构成腹直肌鞘的前层，止于腹正中线。

腹外斜肌有稳定及参与人体躯干回旋的作用，所以该肌损伤的机会特别多，损伤部位多在起点（下位8根肋骨缘）及止点（髂嵴前部），在人体屈曲并回旋脊柱时，突然或过度的回旋动作容易造成损伤，在起点损伤导致的疼痛多诊断为肋痛，在止点损伤导致的疼痛多笼统诊断为腰肌劳损。

腹外斜肌损伤在临床上分为急、慢性损伤两种，急性损伤需要保持相对制动，可以服用非甾体类消炎镇痛药以及活血化瘀类中成药，在中医范畴内，该病症属于胁下留瘀，中药名方复元活血汤对该病的治疗效果不错。如果治疗不彻底，起止点处的损伤就出现出血机化、瘢痕及挛缩等，久而久之就会形成慢性损伤，而导致特有的临床症状。临床表现:起点损伤者，多诉肋痛，止点损伤者，多诉侧腰痛，腰部活动不便。单侧腹外斜肌损伤，患者多是侧屈稍后伸姿势，双侧损伤，患者肋骨多下降，腰部稍前凸位姿势。小针刀松解适宜于慢性损伤的治疗。

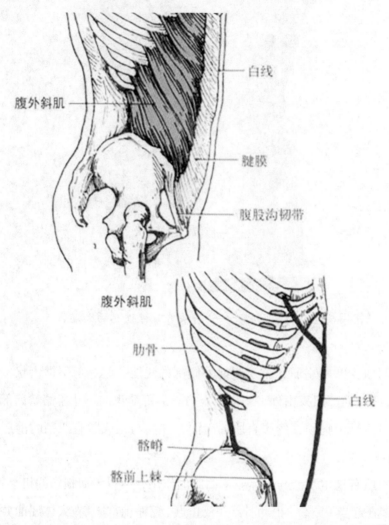

图6-24 针刀操作的准确定位，是收效的关键

再说小针刀治疗：① 起点处：在压痛点附近的肋骨面上（一般压痛点就在肋骨面上）进针刀，刀口线和腹外斜肌纤维走向平行，纵疏横剥数针，出针刀。② 止点处：患者侧卧位，患侧在上，健侧在下；在下的腿屈曲，在上的腿伸直。在髂嵴前部的痛点处进针刀，刀口线和腹外斜肌纤维走向平行刺入，针体和人体矢状面垂直，深度在0.5-1cm左右；然后将针体沿人体纵轴倾斜，使和人体纵轴上段成30°角，在髂骨嵴前部纵疏横剥数针，出针刀。

注意事项：① 在起点处，针刀始终在肋骨面上活动，不可在肋骨间隙进针，以免穿破胸膜。② 在止点处进针，必须掌握进针深度，在刀锋接触髂嵴前部骨面时，需摸索进针，找到反应点（患者诉酸胀的部位）时，再行剥离。

腹外斜肌不爱孤独，旁顾左右，常有"死党"相伴，相比于单独"作案"，他更擅长于撺动死党们"团伙作案"，欲知详情，且听下回分解：《腰痛缠绵难愈爱反复，必是腰中有"妖"在"作妖"之"捉妖记"（二）——肋下插刀，"深山老妖"在"作妖"》。

## 十五、腰方肌损伤诊疗思路解析

书接上回，我们接着来"捉妖"。有心的朋友们可能注意到了，上文中所分享的两例腹外斜肌损伤病例，第一例是止点损伤，第二例是起点损伤，属于腹外斜肌单独"作案"。临床工作中稍加用心就会发现，其实腹外斜肌伙同"死党"共同"作案"的病例更多，哪些"死党"呢？有腰方肌、髂肋肌、腹内斜肌、腰背筋膜……今天我们先单谈与腹外斜肌关系最密切的腰方肌。

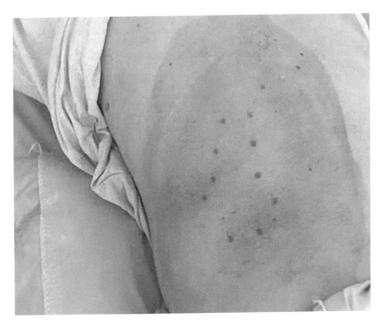

图 6-25　腹痛病因可能不在腹，而在腰部肌群

曾经到外科会诊过一名患者：七旬男性，因腹痛来诊，入院8天行各项检查均无明显异常，常规治疗效果不显。会诊时见患者表情痛苦，翻身转侧困难；仔细查体后发现患者腰椎呈左侧弯畸形，左腰方肌、左腹内外斜肌起止点及肌腹广泛压痛。其实该病例就是一例典型肌源性因素引起的腹痛——笔者曾分数篇分析了非特异性腹痛的病理病机，罪魁祸首就是上述几块肌肉，遵针刀医学及软外理论，行相关部位针刀松解术后，患者腹痛明显缓解，顺利出院。

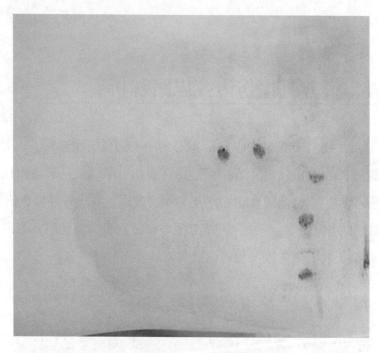

图6-26　腰部两侧深在痛，可能伤在腰方肌

上周曾接诊本院的一位师姐：师姐勤勉，家里家外收拾得干净利索，但付出的代价是腰部酸痛，不能久坐，坐久了直腰都很困难。查体发现：其左侧腰2、3横突尖及左髂嵴上缘压痛明显——典型的左腰方肌损伤。仅一次针刀松解，腰痛症状便明显缓解。

那哪种情况属于腰方肌损伤呢？我们先来了解腰方肌的解剖。

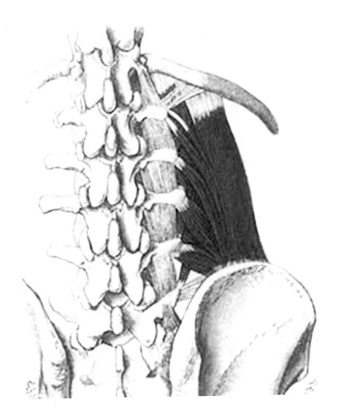

图6-27　腰方肌看似是一块，其实分三股

腰方肌不是一整块肌肉，而是腰部的一组重要的深层肌肉群，称其为"腰方肌"，就是因为腰方肌像一个方形，连接着肋骨、腰椎和髂骨。其中，髂肋纤维几乎垂直向下附着于髂嵴和髂腰韧带，向上连接至第12肋；髂腰纤维向下经过同侧髂骨附着点，向上经过上方4个腰椎横突，沿对角穿过并延伸至髂肋纤维内侧；腰肋纤维的纤维最少，向下跨越L2-L4或L2-L5横突，向上附着在第12肋，沿对角穿过并延伸至髂腰纤维形成交织结构。

另外，髂腰韧带仅存在于具有直立姿势的动物中，起源于20岁以前的不成熟的腰方肌肌纤维。

再来看一下腰方肌的功能：单侧腰方肌收缩时，会拉长对侧腰方肌产生同侧侧屈的动作；在吸气和被动呼气时，这块肌肉也能稳定第12肋骨，辅助被动呼气；双侧腰方肌同时收缩，能使躯干伸展；腰方肌还能与对侧臀中肌、臀小肌共同维持骨盆的稳定，当臀中肌无力时，对侧腰方肌就会过度收缩；另外腰方肌单侧缩短会引起骨盆的高低问题。

补充一下：腰方肌是由从腰丛分出的L1-L4的脊神经支配。

腰方肌受损主要表现为受损的部位有反复发作的酸痛或者是胀痛，可向臀部放射；在站立或扭转时疼痛会加剧，在休息或改变体位后，疼痛通常会得到一定程度的缓解；疼痛非常容易反复，在劳累或受风寒后可有明显加重。

另外，腰方肌损伤还可出现一侧或两侧骶棘肌的轻度压痛，腰骶部会出现酸痛不适。腰方肌的牵涉痛可见向下至骶髂关节以及臀部下方的疼痛，有时疼痛可以向前沿髂嵴到达下腹部、腹股沟以及股骨大转子区域。

脊柱侧弯或腰椎过度前凸的患者，一般会有一侧腰方肌变短。原因是脊柱侧弯的人总喜欢向一侧歪着，歪的时间久了，腰方肌过久收缩，自然而然地就变短了；腰椎前凸变大，无论是腰大肌、竖脊肌还是腰方肌，都会变得紧张。

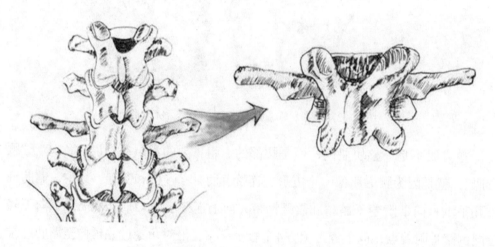

图6-28　腰三横突是最长的腰椎横突

谈到腰方肌损伤，就不得不谈另外一个诊断名词——腰三横突综合征。第3腰椎是腰椎活动的中心，横突最长，其尖端软组织易受外力影响而出现损伤，导致腰痛及下肢疼痛、腰部活动障碍等症状，即第三腰椎横突综合征。

导致本病的内因是第三腰椎横突由于解剖学和生物力学的因素，所受的应力较大，腰椎前屈、侧弯及旋转运动时易致横突尖端附着的软组织出现肌肉撕裂、小血管破裂等病理变化，引起组织水肿，压迫和刺激腰神经后支的外侧支，引起所支配的肌肉痉挛，并在局部形成纤维化、疤痕样组织，出现一系列症状。

临床上，腰2及腰4横突尖端也常有类似腰3横突的病变，因此有人将第三腰椎横突综合征归入"腰椎横突综合征"的大诊断名称中。但昆明医科大学刘宗良教授等学者认为，所谓的"腰椎横突综合征"不过就是腰方肌横突尖附着点损伤罢了。

从立体解剖的角度来看，腰方肌距离体表的直线距离一般要超过5 cm，肥胖的患者甚至更深，因此在治疗上，只靠推拿手法治疗的难度很大，还不如针对性的拉伸运动对腰方肌的治疗作用直接。在针刀等微创针具的运用中，准确地扎到腰方肌肋骨缘、横突尖及髂骨缘附着点的损伤部位，是存在一定难度的；能在这些部位进行熟练准确操作的，才算是合格的针刀从业人员。笔者不才，经手的针刀操作保守估计超过15000例，按个人感觉，没有过千例的针刀操作经验，松解腰方肌都是要慎之又慎的。

当然，腰方肌损伤的治疗，小针刀治疗也不是唯一的治疗方法，针灸的辨证辨经取穴，或按解剖位置施针，针刺到位，手法得当，也可收到较好的治疗效果。

腰椎5骨亭亭玉立，一柱擎天，椎围拱卫的肌群如众星捧月般环绕，腹外斜肌也罢，腰方肌也罢，在腰部这一亩三分地"兴风作浪"的"小妖们"，远不止这两组，腰痛还有哪些肌肉"作乱"呢？《腰痛缠绵难愈爱反复，必是腰中有"妖"在"作妖"之"捉妖记"（三）——祸起萧墙，"御林军叛乱"》，下回继续。

## 十六、骶棘肌损伤诊疗思路解析

书接上文，在上两篇博文中提到引起腰痛的两组外围肌肉——腹外斜肌和腰方肌""《腰痛缠绵难愈爱反复，必是腰中有妖在作妖之捉妖记（三）——祸起萧墙，御林军叛乱》，本期继续。

书接上回，在前两篇博文中，提到了引起腰痛的两组外围肌肉——腹外斜肌和腰方肌，但实际上能在腰部兴风作浪的"小妖们"远不止这两组，腰椎5骨亭亭玉立，上擎胸廓托两肋，下杵骶椎连骨盆，腰椎的一柱擎天，全赖脊柱周围的肌群韧带等一众软组织的共同拱卫，腰痛还有哪些肌肉"作乱"呢？《腰痛缠绵难愈爱反复，必是腰中有"妖"在"作妖"之"捉妖记"（三）——祸起萧墙，

"御林军叛乱"》，本期继续。

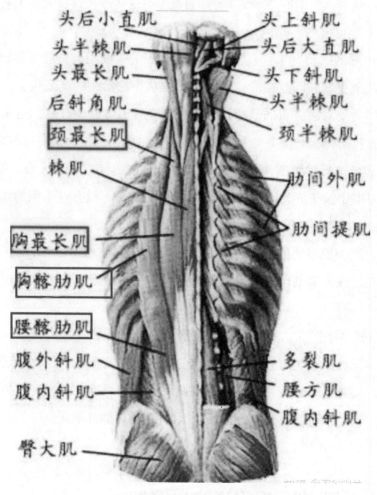

图6-29　骶棘肌可不是一整块，而是分三束

　　守卫脊柱的"御林军"名为骶棘肌，他们的另外一个名字我们更加熟悉——竖脊肌，为什么说是"他们"而不是"他"呢？这是因为骶棘肌不是一整块肌肉，而是由三组肌肉组成。骶棘肌总束起自骶骨背面、腰椎棘突、髂嵴后部及腰背筋膜，肌束向上，达枕骨后方，充填于棘突与肋角之间的深沟内，由内向外逐渐分为并列的三个纵行肌柱。外侧为髂肋肌（分为腰髂肋肌、胸髂肋肌及项髂肋肌）；中部为最长肌（分为胸最长肌、颈最长肌及头最长肌）；内侧为棘肌（分为胸棘肌、颈棘肌及头棘肌），分别止于肋骨肋角下缘、颈椎和胸椎横突、颞骨乳突及颈椎和胸椎棘突，是一组强大的伸脊柱肌群。它的主要作用一

方面是维持人体直立姿势；另一方面，当人体下腰段固定不动时，两边收拢使头和脊柱后伸，髂肋肌也可协助降肋；一侧收拢，使脊柱向同方向侧屈。

保卫范围广，承担责任就多。在背部肌肉中，作为起守卫作用的中流砥柱的"御林军"——骶棘肌，是最容易受到伤害的肌群之一，尤其是骶棘肌的下段。频繁的腰部屈伸转侧，非常容易导致腰部骶棘肌疲惫乃至弥漫性损害。骶棘肌由相应脊神经后支支配，当骶棘肌损伤时，往往会刺激卡压穿行于肌束的外周神经，引起上至颈项，下至腰背臀部的疼痛。骶棘肌病变也会造成相对部位的脊柱活动受限，劳累、天气变化及腰背屈伸转侧等都可能诱发或加重上述症状，慢性劳损的患者，往往不能久站久坐及长时间的弯腰，常需要适当锤击腰部才能缓解不适。

在临床中，骶棘肌损伤的腰痛患者比比皆是，尤其以骶棘肌下段损伤为多。急性损伤者，可有肌纤维痉挛、撕裂或筋膜剥离等病理损害；慢性损伤者可见肌纤维变硬，韧性减低，重者肌纤维可出现变性、挛缩、粘连、瘢痕及钙化等。但这仅仅是病变局部表现，损伤变性挛缩的肌群，就像一支"叛乱"的队伍，甚至会造成脊柱整体力线的动态平衡失调，如平背、平腰、翘臀、脊柱侧弯及高低骨盆等。

我们来看看下面这位近期就诊的患者带来的腰椎X片。

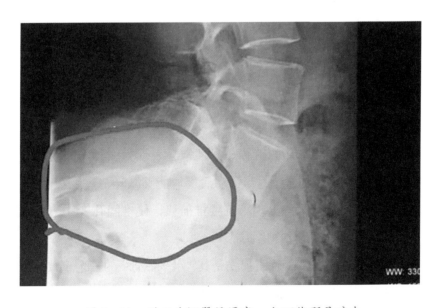

图6-30　别以为翘臀很漂亮，也可能那是病态

这是笔者近期接诊的一位患者：女，50岁，腰部反复疼痛10余年，不能久坐，不能长时间弯腰，使用多种方法治疗效果都不明显。这张患者带来的片子，不知大家看没看出其中的蹊跷——这种情况临床并不常见，我们称之为"水平骶骨"。

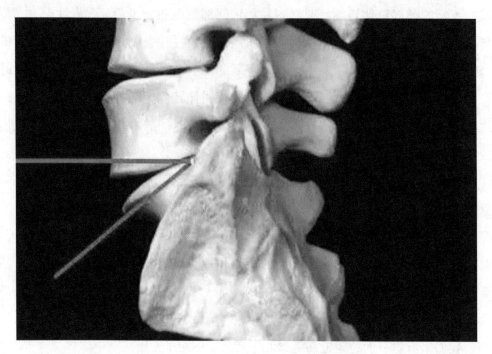

图6-31　腰骶角过大，后果有点"小严重"

在一般情况下，很多先天翘臀的人，往往具有极好的弹跳能力，但凡事都有个度。第1骶椎上方前后缘连线与水平线所成的角称为腰骶角，一般不应超过40°。当患者的腰骶角达到或超过60°时，会使腰椎明显前凸，而腰椎前缘过分向前超出骶椎前缘，会使腰椎负重线后移，从而增加腰骶椎间盘、腰骶周围韧带及上、下关节突、关节面的劳损。早期常会表现为腰骶与腰背疼痛，休息时疼痛减轻，劳累时疼痛加重；适当活动后疼痛能够减轻，过度活动疼痛加重。到了晚期，腰骶椎间隙变窄，出现第五腰椎前移，使椎间孔变小，导致第一骶椎神经根受压，而产生放射性疼痛。

就上面这位患者而言，骶棘肌损伤是其"水平骶骨"的一个重要原因。通过查体，笔者发现患者下胸段至骶骨的棘突两侧最长肌肌束韧性极差，按之质硬，椎体两侧及骶骨棘突尖部骶棘肌循行部位压痛明显，根据"弓弦理论"，弓拉得太满，主要就是因为弦太紧，这里的"弦"就是病变的"骶棘肌"，"松弦复弓"是笔者采用的治疗方法。笔者的治疗器具仍是针刀，首次的治疗点选择了胸腰结合段的骶棘肌，针下的感觉如同扎在牛皮纸上般艰涩，术后手法拉伸病变肌群，并用美式整脊手法下拉骶骨。复诊时患者的腰痛症状已经明显缓解。下面这张图片是第2次治疗时，骶棘肌起点处的针刀治疗点。

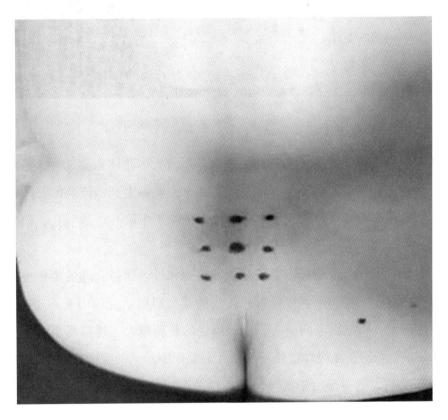

图6-32 骶棘肌起点治疗点

再举一个近期治疗的骶棘肌损伤的病例。患者，男，67岁，因"腰痛1年"来诊。具体是哪里的原因导致的疼痛呢？患者指出的部位已经明确了诊断（见下图）——损伤的是骶棘肌外侧束，髂肋肌。需要注意的是，在此处行针刀治疗要谨慎一些，只能在肋骨下缘肌肉附着点处施针，而不能超过肋间隙，以免造成不必要的损伤。仅1次针刀治疗，患者的腰痛便消失了。

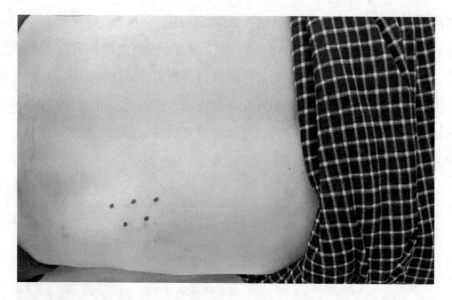

图6-33　骶棘肌外围部队——髂肋肌损伤

骶棘肌损伤作为腰痛最常见的类型，其患者大多是体力劳动者，虽然都知道治疗后的休息是很有必要的，但是没有几个人能够做到。原装的好腰好腿都能累坏，更何况是修理过的机器，作为医者，除了不厌其烦地嘱托，似乎做不了更多。

不过该嘱托还是要嘱托，除了避免辛苦劳作外，保持合理的姿势也十分重要。在脊柱的不同姿态下，以骶棘肌为主的腰周肌群承受的力是不同的：脊柱前倾角度越大，腰椎周围的肌肉软组织承受的载荷越大，越容易造成腰部尤其是背部软组织疲劳甚至慢性损伤。比如我们临床中常见的腰椎曲度变直或反弓，骶棘肌承受的力就明显大于腰椎呈生理性前凸时的力，因此，我们在坐位时，应尽量挺直腰杆，保持较小的脊柱前倾角，以减轻脊柱周围肌肉及软组织的负荷，达到延缓肌肉疲劳及预防腰部软组织疾病的目的。

腰痛的复杂性远超出常人想象，按笔者目前心中的想法，这"捉妖记"可能会写到十几篇，写到哪儿儿算哪吧。《腰痛缠绵难愈爱反复，必是腰中有"妖"在"作妖"之"捉妖记"（四）——"蛮夷"突袭，"边关"告急》，我们下篇继续！

# ▶ 十七、下后锯肌损伤诊疗思路解析

上文说到拱卫脊柱的"御林军"——骶棘肌，这回我们谈谈脊柱腰段的"边关守将"——下后锯肌，为什么说是下后锯肌是"边关守将"呢？我们先来了解下下后锯肌的解剖知识。

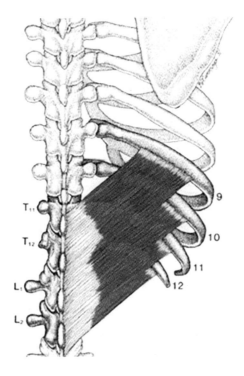

图6-34 边关守将……下后锯肌

下后锯肌位于背阔肌中部的深面，骶棘肌的浅层，借腱膜起自于最下位两个胸椎棘突及最上位两个腰椎棘突，肌纤维斜向外上方，止于第9-12肋的肋角外面，受第9-12肋间神经支配。

下后锯肌与脊柱下段和肋骨的夹角分别是120°和90°，下后锯肌沿肌肉的纵轴收缩，可使肋骨下降、胸廓收缩、胸腔变小，起到协助膈肌进行呼气运动的作用。因为人体突然进行各种活动或动作时，正常的呼吸节律容易遭到破坏；又由于下后锯肌分成四条肌束带终止于四条肋骨，也容易使四条肌束在突然接到改变伸缩信号时不能同步进行伸或缩，因此，很可能在某一个时间的"横切面"上，四条肌束中有一条或者两条处于收缩状态，而其余三条或者两条出于舒张状态，这条或两条就容易造成牵拉性损伤。

下后锯肌损伤初起主要表现为：损伤后忽然出现胸腰结合段旁侧疼痛，疼痛较剧烈，呈刀割样，急性期由于剧烈疼痛不敢呼吸，甚至出现强迫性呼吸困难，上半身常向患侧侧弯；患者不敢说话，呈强迫体位不敢翻身——也就是我们俗称的"岔气"，当然"岔气"不仅仅包括下后锯肌损伤一种情况，还包括上后锯肌损伤、脊柱小关节紊乱等，待日后单篇论述。

慢性下后锯肌损伤的患者，其疼痛常反复发作，不能进行剧烈活动，进行X线、CT及MRI检查常无明显异常，因诊断不明确，很多患者治疗效果很差。

下后锯肌损伤诊断的成立，除了病史及症状的支持，最重要的诊断依据就是指下查体了。该肌肉有四条，有的患者是单条损伤，有的患者是多条损伤，大多数情况下，我们进行指下检查时，可以在患者肌肉的起止点触及明显的压痛、硬结或韧性条索。

下后锯肌的急性损伤，以药物及非药物的保守治疗为主。药物治疗中，西药主要使用非甾体类消炎镇痛药（如布洛芬、美洛昔康等）及肌肉松弛剂（如氯唑沙宗、美索巴莫等）；中药以活血化瘀类药物为主，如主治痛症中瘀留胁下的复元活血汤，对于该病就有不错的效果。除了药物，对于急性下后锯肌损伤，浮针及毫针针刺也具有较好的治疗效果。浮针治疗的区域在局部，针对靶点进行扫散治疗并留针；而毫针针刺治疗，笔者的经验是以远端取穴为主。下后锯肌损伤的病位为少阳经和太阳经所属，经脉所过，主治所及，故取双侧外关及后溪、患侧足少阳经首尾穴瞳子髎和足窍阴、患侧足太阳经首尾穴攒竹（次穴代晴明）和至阴。笔者治疗时多采用综合疗法，取穴针刺后予强刺激并留针20-30分钟，并嘱患者平卧于治疗床上，留针并轻微晃动身体，起针后以手法按揉患处，并行美式整脊手法调整脊柱小关节。此法对于急性损伤患者，效果不错。

对于慢性损伤患者，笔者首推小针刀松解。患者俯卧于治疗床上，于下后锯肌的起点（第11-12胸椎及第1-2腰椎的棘突侧面）、止点（即下位4根肋骨的内外面）及下后锯肌的肌腹寻找阳性点并标示，痛点在下位4根肋骨外侧者，靠近肋骨面进针刀，刀口线与肋骨呈90°，达肋骨面，沿肌纤维纵轴，行纵疏横拨手法后出针刀；痛点在下后锯肌中段肌腹处者，刀口线与肌纤维纵轴平行刺入，达病变肌肉层面，行纵疏横拨数针后出针刀；痛点在下后锯肌起点处者，刀口线与肌纤维纵轴平行刺入，沿棘突尖患侧，铲拨数针后出针刀。同时，下后锯肌慢性损伤者，由于存在保护性姿态及肌纤维挛缩等病理因素，针刀术后行手法整复，以理顺病变肌肉及椎周小关节，十分必要！

《针刀医学原理》中朱汉章教授的手法治疗如下：患者端坐，如患侧在右，医生以右前臂自前向后插于腋下，以右前臂向上提拉（即拔伸）肩部，将移位的关节和痉挛的肌肉理顺，随后嘱患者用力吸气，医生以左手掌根叩击胸背侧患处1次，再令患者做深呼吸。

在手法方面，笔者的操作是这样的：患者端坐，双手上举交叉抱头于枕后，医生位于患者身后，以双前臂自患者双腋下伸出并反扣于枕部，并要求患者全身放松，呼吸自然，医生趁患者不备，用胸腹部紧贴患者胸腰结合段，双手迅速用力向上提拉，两者协调用力，一般可与动作同时闻及数声胸椎小关节复位的清脆弹响，即表示手法成功。

最后分享一个病例。患者潘某东，男，18岁，2015-09-10坐车途中突然出现左侧腰背部剧烈疼痛，15分钟后患者打着电话哭着进入诊室；电话那头，孩子父母吓得语无伦次，生怕孩子得了什么重病。笔者接过电话一番安慰后，询问并检查起患者的情况：坐车时发病，左侧胸腰椎结合段剧烈疼痛，不敢转身及深呼吸，查体见左侧第12胸椎及第1腰椎棘突、左侧下后锯肌在第10及11肋骨缘附着点处压痛。考虑患者为下后锯肌痉挛，予以针灸治疗，取穴左外关、后溪、瞳子髎、足窍阴、攒竹、至阴，强刺激后留针20分钟，并嘱患者留针期间平卧于治疗床上，轻微晃动身体，起针后手法按揉患处，又行手法调整脊柱小关节。待慌慌张张的父母来到时，孩子已经治疗结束，疼痛也基本消失了。

引起腰痛的原因很多，从西医学的角度来看，无外乎一软（软组织）一硬（骨性组织）两大因素；从中医学角度来看，则与瘀、寒、湿及肾虚等有关，想单纯地用一根线把所有腰痛类的疾病串起来，几乎是不可能的，因此只能分解开逐一论述。《腰痛缠绵难愈爱反复，必是腰中有"妖"在"作妖"之"捉妖记"（五）——藏不住了，龙哥的"叉腰肌"》，我们下回接着谈。

## 十八、"髂腰肌损伤"诊疗思路解析

从2005年到现在，是中国足球一地鸡毛的年代，开创这个时代的"领头人"就是时任足协掌门人的谢某龙。龙哥是个"诗人"，2007年，中国男足0比3惨败给乌兹别克无缘亚洲杯8强之后，龙哥凭借吟出抗日英雄吉鸿昌临刑前的那首诗："恨不抗日死，留作今日羞；国破尚如此，我何惜此头"，而一举成为"网络名人"，然而让龙哥名声大噪的是曾经提出一个使运动学及解剖学专家都迷惑的专业名词——"叉腰肌"。

"叉腰肌"当年瞬间点燃了网友们的解剖学热情，"哪里才是叉腰肌"、"怎么才能练好叉腰肌"，成了网络热议的话题。其实，龙哥也真是有点"小冤枉"，歇斯底里地怒斥女足，本就点燃了瓜友们的心中怒火，没有学习好播音专业，生生把"髂"念成"叉"，也只有承受被"落井下石"的惩罚了。书归正传，回归本期主题：《腰痛缠绵难愈爱反复，必是腰中有"妖"在"作妖"之"捉妖记"》（五）——藏不住了，龙哥的"叉腰肌"》。

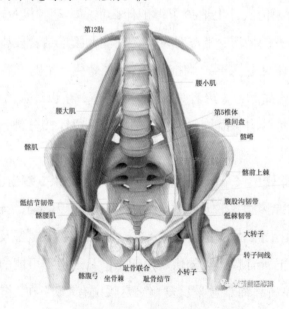

图6-35　髂腰肌结构

髂腰肌由髂肌和腰大肌构成，髂肌起自髂窝，腰大肌起自腰1-5椎体的前外侧方和横突，二者一起组成髂腰肌群，经腹股沟韧带的深处下至髋关节的前面而止于股骨的小转子，受腰丛肌支（胸12腰1—4）支配。可屈与外旋大腿，下肢固定时使骨盆和躯干前屈。腰大肌前侧还有一个小跟班——腰小肌，起于胸椎12及腰1椎体侧面，其细长的腱止于耻骨和附近的筋膜，能够辅助腰大肌完成屈曲脊椎、协助屈髋及紧张髂筋膜的作用。

髂腰肌"爱劈腿"，可算得上是"妖界花心大萝卜"的"天花板"，为达目的，同"闺蜜"协同合作；为有牵制，同"情敌"藕断丝连。协同肌是帮助主动肌完成动作或者稳定的肌肉，阔筋膜张肌、耻骨肌、长收肌、短收肌、缝匠肌、大收肌的前部、股薄肌及腰方肌等都是髂腰肌的协同肌"联盟"的成员。拮抗肌是在主动肌收缩完成动作的过程中，位于主动肌相反一侧，并同时松弛和伸长的肌肉，髂腰肌的拮抗肌包括骶棘肌、臀大肌及臀中肌等。这些肌群共同维持躯干和骨盆的力线平衡，如有失衡，就可造成躯体疼痛或功能障碍。

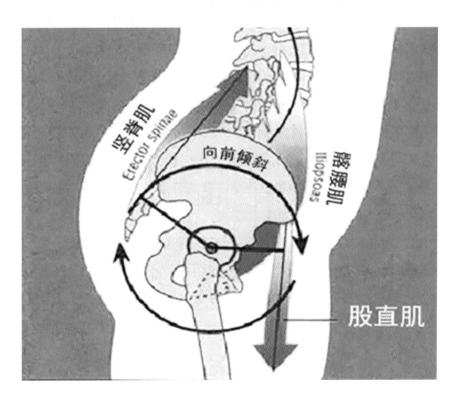

图6-36　协同和拮抗，进取与稳定的诠释

髂腰肌损伤在临床中十分常见，可分为急性损伤和慢性劳损两种。跌仆、堕坠、行走凸凹不平的道路、跳跃或强力旋扭，均可能使髋关节过度后伸或旋

转，导致髂腰肌急性损伤。慢性劳损患者除有因急性损伤经久不愈者外，多为久坐或长期驾车的人群，因髋关节始终屈曲，导致髂腰肌长期处在缩短状态，肌肉弹性变差，久而久之，这种慢性劳损造成的非正常状态，就会使得髂腰肌肌群出现不同程度的紧缩或者萎缩，当髂腰肌延展度出现问题时，会导致髋关节伸展受限；当我们从座位上站立起来时髋关节后伸受限，短缩的腰肌使骨盆过度向前倾——这种姿势称为"骨盆前倾"，也会使腰椎产生代偿性的过度后伸，这种腰椎前凸会给椎管内和椎周施加过多的压力，进而产生或加重各种原因导致的腰痛。接下来汇总下髂腰肌损伤的临床表现。

髂腰肌急性损伤者多有急性损伤史；腰部疼痛剧烈，躯干呈前屈位（弯腰）保护性姿势，不能直立；站立时往往用手扶住腰部或腹部，坐位时往往双手撑于椅子，仰卧时腿不能伸直；咳嗽或者打喷嚏时疼痛加重。

慢性损伤者临床表现为腰痛（脊柱旁的深层疼痛）；可出现腹痛不适、背下部痛、腹股沟和大腿前面的疼痛无力感以及腰膝酸软等；早期可为"静息痛"，即仰卧平躺睡不着觉，躺着到坐起时或坐位站起时即刻腰痛，屈髋休息后缓解；晚期可出现牵拉不适、小腹寒痛、腹泻及性功能障碍等症状；也可能出现相关内脏疾病的症状，可为单一或多发症状，也可为左右两侧均有症状但轻重不同；可出现脊椎弯曲（腰椎侧弯、骨盆前倾），骨盆不对称，臀部歪向对侧；还可有坐位起立、半弯腰及双手抱重物时疼痛，髋关节伸屈活动受限，髂腰肌所在部位深压痛和股骨小转子部位强烈压痛等。

怎么判断我们的髂腰肌是否存在问题呢？我们可以自己测试一下。背部靠墙站立，双脚打开与髋同宽，慢慢的抬起你的膝盖直到你的大腿上部与地面平行。保持这个姿势30秒。如果坚持不了那么久，那就说明你的髂腰肌还是有点弱。

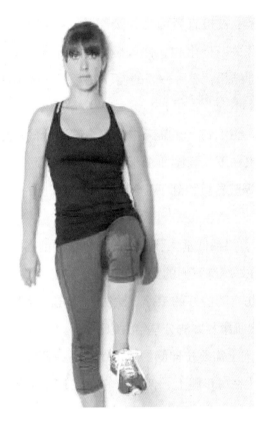

图6-37 测测自己的髂腰肌

除此之外，患者是否存在髂腰肌病变，我们也可以通过"托马斯试验"来鉴别。

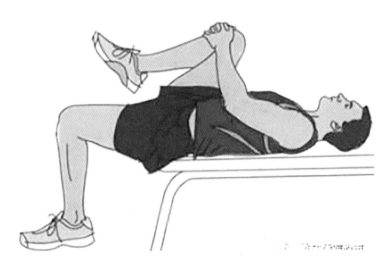

图6-38 托马斯试验——鉴别髂腰肌是否紧张

托马斯实验：被检查者仰卧，腰部紧贴检查台，下肢下垂在检查台边缘，双手抱住一侧膝关节向上拉，使大腿靠近胸廓部，观察另一侧下肢是否伸直。髂腰肌紧张阳性结果：若另一侧的髂腰肌紧张，则不能伸直该侧下肢，表现为大腿抬离检查台。

可能很多人想不到，在临床中，不少啤酒肚的产生都与髂腰肌的慢性劳损息息相关。试想一下，髂腰肌挛缩——骨盆前倾——腰椎过度前凸——腹肌松弛——肠管等脏器沉积到下腹部——小腹外凸——"啤酒肚"的基本构架就有了。

"当你老了，眼泪低垂，肚子上的肉，在腰前摇摇欲坠……"，罢了罢了，不要唱了，还是好好练练我们的髂腰肌吧。

髂腰肌损伤有哪些好的治疗方法呢？首先是针对髂腰肌的康复训练，汇总几种常用的髂腰肌康复方法分享给大家。

1、自我拉伸：需要拉伸侧的腿下跪，另一侧腿弓步向前伸出，躯干始终保持伸直。双手放在弓步腿上，使得重心压在该侧。此时后面跪下的一侧髂腰肌有明显的牵伸感。一次10秒，一组3次。

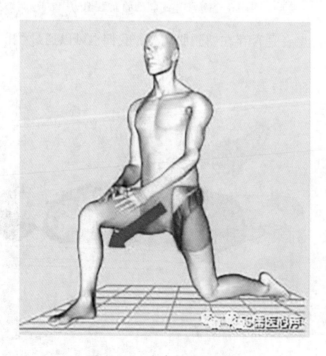

图6-39　自我拉伸髂腰肌

2.辅助拉伸：康复者弓箭步姿势，如果没有垫子要在后侧腿膝盖处垫上书或者靠垫，避免膝盖受伤，上身挺直，整个重心往前放，收紧腹部和臀部，做骨盆后倾，然后身体水平向前移动，感觉大腿根部有牵拉感，保持静态伸展10秒–30秒；避免出现剧烈疼痛。同时可配合竖脊肌、臀大肌和腹部肌群的强化训练，能获得长期稳定的疗效。

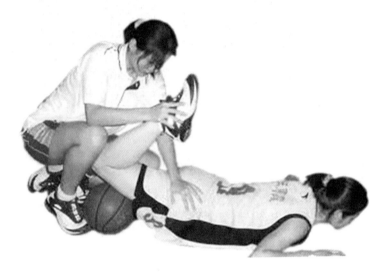

图图6–40　拉伸髂腰肌

　　在髂腰肌其他治疗方法中，急性损伤患者，除了制动，药物治疗中，西药主要使用非甾体类消炎镇痛药（如布洛芬、美洛昔康等）及肌肉松弛剂（如氯唑沙宗、美索巴莫等）；也可以口服活血化瘀、消肿止痛的中成药或汤剂；慢性性损伤患者除了口服药物及康复训练外，有明确适应症的，也可以采用小针刀松解术治疗。在笔者治疗经验中，只曾经在髂腰肌止点股骨小转子附着点处进行过针刀治疗，曾见过有"大咖"通过腹腔行腰大肌的针刀松解，需权衡利弊，并不建议亲们尝试。

　　髂腰肌损伤实际上是可以细分为髂肌损伤和腰大肌损伤两种类型。但由于髂骨的保护，髂肌损伤比腰大肌损伤要少见得多。但笔者上周恰好接诊了一例单纯髂肌损伤的患者，加上之前遇到的腰大肌损伤病例，汇总分享给大家。

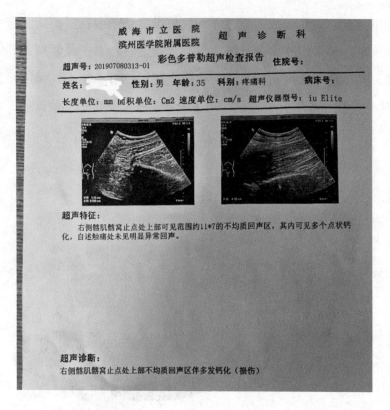

超声号：201907080313-01

威海市立医院　超声诊断科
滨州医学院附属医院

彩色多普勒超声检查报告　　住院号：

姓名：　　性别：男　年龄：35　科别：疼痛科　　病床号：

长度单位：mm 面积单位：Cm2 速度单位：cm/s 超声仪器型号：iu Elite

超声特征：

右侧髂肌髂窝止点处上部可见范围约11*7的不均质回声区，其内可见多个点状钙化，自述触痛处未见明显异常回声。

超声诊断：

右侧髂肌髂窝止点处上部不均质回声区伴多发钙化（损伤）

图6-41　单纯髂肌损伤

髂肌损伤病例：患者田某，男，37岁，因"右髂前疼痛3年"来诊。患者于3年前劳作后，坐在路边休息，起来时发现右下肢屈曲不能伸直，跛行，勉强行走时感髂前疼痛，未在意，也未行特殊处理；后因疼痛持续加重，在当地医院行相关检查，并未发现明显异常，自行回家休息半月后疼痛缓解；之后右髂前区域疼痛反复发作，口服镇痛药及休息后可缓解，于2019年7月经威海市立医院行超声检查诊断为"右髂肌损伤"，但未予以特殊治疗，病情基本如前。2021年5月10日来诊时根据患者自述，其疼痛点位于"右髂前上棘前内侧深在部位"，从腹壁按压无明显压痛点，结合患者的彩超检查，诊断为"髂肌损伤"无疑。但是治疗上，笔者除了给患者适当的康复训练指导外，真的是有心无力了。回想患者发病时，其实就是一个典型的髂肌痉挛，如果当时做一些适当的髂肌拉伸训练，口服一些肌松药，如美索巴莫、氯唑沙宗等，可能患者已经痊愈；但是错过了髂肌痉挛的最佳治疗时期，就会持续挛缩，使局部血液循环障碍得不到改善，乃至后来出现髂肌钙化等慢性损伤病理表现。根据患者的体征，患者的损伤部位靠内靠上，针具的治疗风险较大，笔者认为最好的治疗方案还是手法拉伸。

髂腰肌损伤病例：王某，66岁，因"反复腰痛8年，加重10余天"于2019年1月17日入院。患者的腰痛以左侧为重，可放射到左臀部及大腿外侧，呈阵发性刺痛，无双下肢麻木；腰部僵硬，俯仰转侧坐起活动受限，不能伸腰久坐，行走时需弓腰前行，不能平卧，只能侧卧入睡；偶感上腹部胀痛；纳眠可，大便干，小便调。查体：脊柱生理曲度存在，腰椎前屈、后伸及旋转功能受限，L2-S1棘突间压痛（＋），叩痛（＋），以L2/3棘突间为重，T10至L5椎旁左侧骶棘肌肌腹压痛（＋），左腰方肌第12肋骨下缘、左L2-4横突尖及左髂骨上缘附着点压痛（＋＋），左髂腰肌止点压痛（＋），左阔筋张肌肌腹部及髂胫束中下段压痛（＋），双侧臀上皮神经投影区压痛（－），双侧梨状肌下口压痛（－），四肢肌肉未见萎缩，肌力、肌张力及皮肤浅感觉基本正常，右下肢直腿抬高试验50°，左下肢直腿抬高试验60°，双髋"4"字试验（±）。腰椎间盘CT：腰椎退行性改变，L2-3椎管狭窄。腰椎核磁共振：符合腰椎退行性变，L1/2、L2/3、L4/5椎间盘突出致L2/3狭窄、硬膜囊明显受压MR平扫表现。

多学科会诊后诊断为：腰椎间盘突出症，责任间盘为L2/3。起初建议手术治疗，但患者拒绝；后改为在卧床休息、针灸、理疗、热敏灸、中草药等保守疗法的基础上，必要时行硬膜外神经阻滞加椎周软组织针刀松解。当时的治疗方案如下：

1.治疗上给予中频脉冲电治疗、中药封包、热敏灸等中医综合治疗；

2.予以布洛芬缓释胶囊0.3 bid po抗炎镇痛，20％甘露醇125 ml iv drip qd脱水减轻神经根水肿治疗，必要时行硬膜外神经阻滞、小针刀松解术等治疗；

3.中药治以活血行气，祛瘀通络，通痹止痛，拟应用身痛逐瘀汤加减，整方如下：炒桃仁12g，红花12g，炒白芍30g，醋没药12g，当归15g，醋五灵脂15g，醋香附15g，川牛膝15g，地龙15g，甘草6g，醋延胡索15g，续断15g，全蝎5g，烫骨碎补15g，木瓜15g，共4副，每副200ml，每日1剂 每日2次，分早晚两次服。

方中桃仁、红花、没药、地龙及全蝎活血祛瘀，通络止痛；当归、白芍养血活血；续断、烫骨碎补及川牛膝补益肝肾，川牛膝兼能引药下行直达病所；五

灵脂、香附及延胡索行气祛淤止痛；甘草调和诸药。诸药相合，共奏活血行气，祛瘀通络，通痹止痛之功

4.针灸以活血通经、理气止痛为主，治疗方案如下：取穴双侧攒竹、瞳子髎、足窍阴、至阴、膈俞、阳陵泉、志室及阿是穴。膈俞、阿是穴连接电子针疗仪，选择连续波。留针30分钟，每日1次。

方义：攒竹、至阴分别为足太阳膀胱经次穴、尾穴，瞳子髎、足窍阴分别为足少阳胆经首尾穴，四穴相配，取首尾强通太阳、少阳经脉之意；志室、阿是穴位于病变局部，膈俞为八会穴之"血会"，可活血化瘀，缓急止痛；阳陵泉为足少阳胆经合穴，为八会穴之"筋会"；诸穴合用，可共奏活血通经，理气止痛之功。

经上述综合治疗，患者腰痛症状逐渐减轻，但平卧时仍不能伸直左下肢，考虑患者存在左髂腰肌损伤，行左股骨小转子髂腰肌止点针刀松解及拉伸手法，患者腰痛基本缓解，左下肢亦能放平，平卧入眠了。

虽然笔者的水平有限，但是可以保证的是，笔者分享的病例都是真实的，用真实的病例做中西医两种思维的临床分析，是笔者一贯的做法。《腰痛缠绵难愈爱反复，必是腰中有"妖"在"作妖"之"捉妖记"（六）——藏匿深山的"小妖"们》，咱们下回继续。

## ▶ 十九、多裂肌损伤"诊疗思路解析

"大王叫我来巡山，抓个和尚做晚餐……"能把"小妖"写的如此洒脱的，恐怕除了赵英俊，也是没谁了；生活中，能够以苦作乐，做个幸福的"小妖"，貌似也是个不错的选择。言归正传，继续聊聊腰椎周围的"小妖"们。

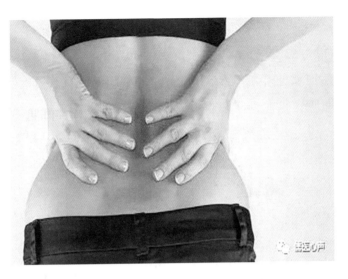

图6-42 下腰痛的常见病因——多裂肌损伤

腰椎周围除了骶棘肌、腰方肌、腹外斜肌、下后锯肌及髂腰肌等大肌群外，多裂肌、回旋肌及横突间肌等一众小肌肉也作为稳定肌参与人体的整个生命活动中。

横突间肌是位于相邻椎骨横突之间的小短肌，存在感极弱。回旋肌、多裂肌与半棘肌组成了横突棘肌，排列于由骶骨至枕骨的整个脊柱背面，为骶棘肌所掩盖。浅层的半棘肌，位于背部和项部；深层的回旋肌，主要在胸部；位于中层的多裂肌，才是整个脊柱，尤其腰段最重要的稳定肌。相对而言，多裂肌就是这一众小肌肉的"团队长"了。

多裂肌由髂骨开始，一路向上到颈椎，每一个单位向上2-4节脊椎连结到棘突上，是重要的脊椎稳定肌群。多裂肌的下部分从骶骨至腰椎非常强壮且明显，类似于帆船桅杆的支柱，坐落在骨盆之上，支撑整个人体上半身，稳定作用尤其重要。所以说，多裂肌是人体中最强的肌肉之一，并不为过。

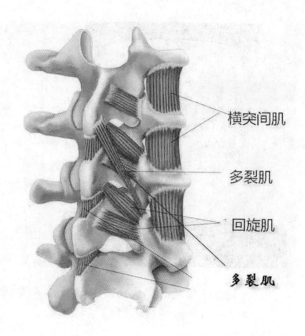

横突间肌

多裂肌

回旋肌

**多裂肌**

图6-43 中流砥柱我守护——中军护卫多裂肌

在腰部，多裂肌紧紧贴在腰椎旁，其生理功能就是保证各个腰椎的紧密连接、并精细分配腰椎所遭受的压力，使从第1腰椎直至第5腰椎的5个椎体能够协调工作——既活动自如，又能年复一年地承担各种作用于腰部的力量。当发生潜在的有害运动时，多裂肌等小肌肉中的肌梭纤维受到刺激，向脊髓传递传入冲动，来自脊髓的反射性传出冲动，会导致多裂肌等收缩，腰部多裂肌大多数肌纤维的纵行走向可使其参与脊柱屈曲、伸展和侧屈，但不直接参与脊柱的旋转，它们的痉挛可以诱发腰椎间盘膨出或者突出。

多裂肌的力线位于腰部曲线的后部，可以起到"弓弦"的作用，使脊柱保持伸展并且增加腰椎的前凸。多裂肌纤维也是位于腰骶结合部（L5-S1）后方的唯一肌肉纤维，由于该部位生理性前倾明显，多裂肌必须产生足够的拉力，才能保证相关椎体不向前滑移。

用进废退——多裂肌又是非常容易萎缩的。它经常因得不到锻炼而出现废用性萎缩，逐步被脂肪组织渗透替代。许多研究显示，在慢性下腰痛的患者身上，经常会发现多裂肌失能的状况，也会在影像学上观察到明显的腰部多裂肌被脂肪组织取代萎缩的现象。一旦功能减弱，出现慢性腰痛就不足为怪了。

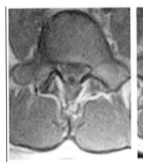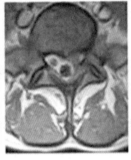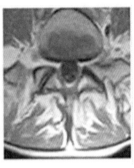

图6-44　不使用，再高深的"武功"也能废掉

　　在慢性下腰痛的患者中，多裂肌损伤是很常见的一种病因，尤其是在进行弯腰负重活动时，很容易导致多裂肌损伤，损伤后会出现肌肉内的张力增大，出现炎症因子及酸性物质积聚、血液循环障碍等情况，导致患者出现局部慢性持续性疼痛，严重的会影响患者弯腰活动。

　　多裂肌损伤经常同腰椎间盘突出症、髂腰韧带损伤及骶棘肌损伤等其他腰部疾病合并存在，避免不合理的劳作，以及进行针对性的康复锻炼，对于多裂肌损伤患者来说是最为重要的。在其他的治疗方法中，笔者首先推荐的是针灸和中药治疗。中医理论认为"肝主筋，肾主骨，脾主肉"，针对多裂肌的萎缩，以补益肝肾、健脾生肌为主要治疗原则的汤药，如"独活寄生汤"等的加减应用，往往有比较理想的效果；针灸的疏通经络、局部刺激对于多裂肌萎缩的恢复也是很有帮助的；对于局部张力大，局部瘢痕粘连形成的患者，针刀的治疗效果也是立竿见影的。

　　"症状"、"体征"、"影像"，三者合一，才是诊断的基础；尤其是看似麻烦的指下查体，往往会是做出疾病鉴别的最直接手段。《腰痛缠绵难愈爱反复，必是腰中有"妖"在"作妖"之"捉妖记"（七）——臀肌"五虎将"，为何助"妖"来作乱》，下期我们手指来破案。

## 二十、臀肌损伤诊疗思路解析

半个多月前，镇上一位老支书因为"左侧腰臀疼痛伴左下肢麻痛半年余"来诊。老支书来诊的目的很明确：判断一下自己是不是患了腰椎间盘突出症，如果是，就准备入院进一步针对性治疗。从老支书提供的检查结果来看，确实是存在下位腰椎间盘突出，而且出现了左侧腰臀部位疼痛及左下肢串麻疼痛，甚至还出现了间歇性跛行，行走百十米就要停下休息，然后才能继续行走。乍一看，这不是典型的腰椎间盘突出症吗？其实不然，一番仔细的指下查体，就让真正的病因露出端倪。

通过查体来看，患者腰椎生理曲度存在，活动度正常，腰椎棘突间及椎旁无明显压痛及叩击痛，反而在左侧腰2、3、4横突尖及左臀部髂外三肌循行部位可扪及明显而广泛的压痛，部分臀部压痛点深处可触及条索样韧性物，双下肢直腿抬高试验（－）。综合分析，老支书又是一位"假腰椎间盘突出症"——真正的病因是腰臀部肌群的慢性损伤，刺激卡压牵拉了坐骨神经及其分支，导致上述腰臀下肢麻痛症状。

事实胜于雄辩，经过1次针对腰方肌及髂外三肌（臀中肌、臀小肌及阔筋膜张肌）的针刀松解治疗后，老支书回家静养。1周后患者电话告知，其左侧腰臀部疼痛、左下肢麻痛及间歇性跛行完全消失。

在临床中，类似容易误诊为"腰椎间盘突出症"的病例并不少见。上周接诊的某青年电工，半年前工作时摔伤腰部，出现腰痛伴右臀部及右小腿前外侧麻痛，行走后加重，系统治疗后腰痛症状基本消失，但仍感右臀部深在性疼痛，并感右小腿前外侧活动后麻痛。做工伤鉴定时，行腰椎核磁共振检查示：腰4/5、腰5/骶1椎间盘突出，腰4/5、腰5/骶1棘间韧带炎性水肿，腰5椎体终板炎。在患者的心目中，他就是因为腰部外伤损伤椎间盘导致的坐骨神经痛，但事实真的是这样吗？明确的诊断还是离不开详细的查体。通过查体发现，患者右臀小肌肌腹部可扪及明显的痛性条索，右腰3横突尖也可触及明显的压痛。综合分析，这名患者除了腰椎的损伤，右腰方肌及右臀小肌也受到了一定损伤，只是这两处损伤没有引起关注罢了。经过针对性的治疗，患者下床时，原来的症状就已经缓解了八九分。

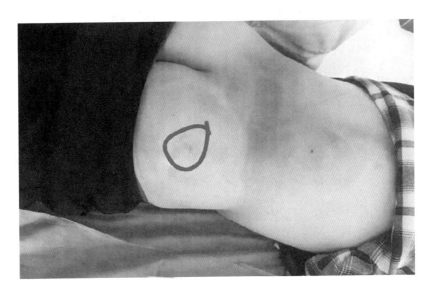

图6-45 右臀小肌、右腰方肌损伤治疗部位

腰痛病之中，有病因单纯者，但更多的是"群妖联合作案"，比如腰方肌与髂外三肌的里应外合，共同作案。联合作案的也不仅仅是髂外三肌，臀部肌群也常常悉数参战，今天我们就一起来了解下与腰痛密切相关的臀肌"五虎将"。

臀为背面腰部下方、大腿上方的隆起部分。臀的上界为髂嵴，下界为臀沟，外侧为阔筋膜张肌，内侧为骶骨和尾骨的外侧缘。臀的外形因大量的脂肪和肥厚的臀肌形成。臀部皮肤较厚，浅筋膜发达，后下部形成脂肪垫，以承托身体坐时的压力。

臀肌分三层：浅层有臀大肌和阔筋膜张肌；中层有臀中肌、梨状肌、上下孖肌、闭孔内肌和股方肌；深层有臀小肌和闭孔外肌。臀部的血管有臀上、下动静脉，神经有坐骨神经和臀上、下神经等。其中与腰痛关系最密切的臀肌"五虎将"是臀大肌、臀中肌、臀小肌、阔筋膜张肌及梨状肌。髂外三肌（阔筋膜张肌、臀中肌和臀小肌）是臀部慢性疼痛中尤为重要的部位，梨状肌在其他博文中已做分享，今天重点探讨其他四肌。

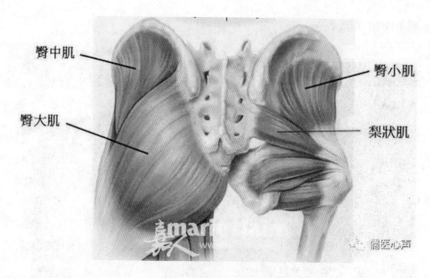

图6-46　臀部肌肉群

　　臀大肌系髋肌后群肌之一，呈宽厚四边形，位于臀皮下，起自髂骨外面和骶骨背面，纤维斜向外下，覆盖大转子，止于股骨的臀肌粗隆。此肌可使大腿后伸并外旋，下肢固定时伸直躯干并防止躯干前倾以维持身体平衡，受源自L5-S2神经的臀下神经支配。由于该肌肥厚，因此为最常用的肌肉注射部位，也就容易造成一种慢性损伤——臀肌挛缩症。该病是由于反复药物注射造成的臀部肌肉及其筋膜纤维变性、挛缩，导致髋关节外展、外旋畸形、屈曲障碍。好发于儿童，多有反复臀肌注射药物史。患者均表现有异常姿势及特殊步态。双侧病变者，站立或行走时呈"外八字"步态，跑步、上楼时更为明显。坐凳时两腿分开不能合拢，下蹲过程中双膝必须分开向外作"划圈"动作，呈典型"蛙式位"。中立位屈髋小于40°，只有外展、外旋才能完成屈髋动作。臀部皮下可摸到坚韧的条索物，向下外延至股骨大转子，屈伸髋关节时，该条索物在大转子表面滑动并有弹响声，有时伴有疼痛。本病主要在于预防，对臀肌挛缩已形成，非手术治疗无效者，轻者针刀治疗效果理想，重者可采用手术治疗。

　　臀中肌位于髂骨翼外面，后部位于臀大肌深层，起于髂骨翼外面，止于股骨大转子。其支配神经源于L4-S1的臀上神经。此肌收缩时能外展和内旋大腿，是髋部主要的外展肌之一。在日常生活中，身体的活动（如行走、下蹲及弯腰等），都容易造成臀中肌的损伤，随着人体的不断运动，损伤部位不断受到牵拉和刺激，使局部变性组织充血、肿胀，局部肌肉出现挛缩、结疤和粘连，从而出现活动受限等一系列相关症状。临床表现为腰臀部酸痛，深夜、晨起、活动时皆痛，劳累、阴凉时加重，半数患者可感到大腿扩散痛，少数可感小腿不适，还有部分患者可有肢体麻、冷和蚁走感。查体时可发现臀中肌有压痛点，压痛点可为一个或多个，在臀中肌前、中及后部均可出现。按压痛点时可出现局部及扩散区痛，也可于局部扪及痛性条索，直腿抬高时患侧可出现臀部及大腿痛，直腿抬高加强试验阳性。

臀小肌起于髂前外侧髂骨骨面，形成扇形扁腱止于大转子前外上部，由臀上神经的下支支配。作为主要外展肌，与臀中肌共同作用，在阔筋膜张肌、梨状肌、缝匠肌、闭孔内肌和臀大肌下部纤维协助下外展髋关节；作为主要内旋肌，臀小肌与臀中肌前部纤维和阔筋膜张肌在协同力量较弱的半腱肌、半膜肌及髂腰肌部分纤维共同作用下内旋髋关节；作为协同肌，臀中肌、臀小肌后部纤维与耻骨肌和髂腰肌等在髋关节外旋中起稳定关节的对抗作用，臀小肌与臀中肌共同协助最强大的臀大肌，可使数十公斤的整个下肢后伸并可抵抗可观的重量。

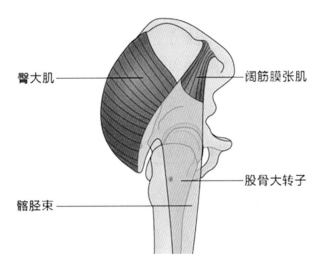

图6-47 阔筋膜张肌

臀小肌损伤常表现为：1.有大腿根部胀痛或牵拉痛；2.下蹲后站立经常有髋关节弹响；3.偶有交锁现象，即突然某一侧髋关节出现僵硬状态，不能屈伸；4.坐位时能准确触及到臀小肌起止点处有压痛性条索；5.有经常或近期做单一下肢动作时间过久史；6.中老年人多见，女性多于男性，右侧多于左侧；7.骨盆正位X光片可显示双侧髋臼与股骨头间隙不等称，即损伤侧间隙窄。8.重症臀小肌损伤者可见髋臼骨化，CT示患者股骨头轻微缺血等。

阔筋膜张肌于大腿上部前外侧，起自髂前上棘，肌腹被包在阔筋膜的两层之间，向下移行为髂胫束，止于胫骨外侧髁，阔筋膜张肌跨越髋关节和膝关节，肌力强壮，有维持人体正常姿态和下肢功能的作用。当臀中肌、臀小肌无力失效时，它开始主动扛起大腿外展的"大任"，是臀肌中标准的"劳模"，久而久之，很容易因劳累造成损伤，具体内容在"髂胫束损伤"中探讨，不再赘述。

腰骶臀慢性软组织劳损——也就是腰部及臀部软组织联合"作案"的案例，在临床中比比皆是。由于影像检查的普及，很多患者因为影像检查中提示存在"腰椎间盘突出"，往往被误诊为"腰椎间盘突出症"，甚至有的进行了不必要的手术治疗。其实导致误诊的主要原因还是医生本身，"症状"、"体征"及"影像"，三者合一，才是诊断的基础，尤其是看似麻烦的指下查体，往往是做出判断的最直接手段。

至此，腰痛病中的肌源性因素笔者已基本分类探讨完毕，下期博文，笔者将继续探讨腰痛病中髂腰韧带、棘上韧带、棘间韧带及黄韧带等韧带损伤的诊治。《腰痛缠绵难愈爱反复，必是腰中有"妖"在"作妖"之"捉妖记"（八）——惊变"玄武门"，"哼哈二将"来"作乱"》，我们下回继续。

## 二十一、髂腰韧带损伤诊疗思路解析

曾经有人问我："你一个搞中医的，怎么对解剖病生理怎么这么感兴趣？"我的回答是："如果张仲景、孙思邈、王清任及张锡纯等先贤仍在世，可能他们的学习热情更高。"医学本来就是相通的，治疗的都是同一个人体，理论和方法不同而已，解剖病生理作为医学的共同基础学科，再加上中医的经典基础理论，才是中西医结合的真正基础，否则只能是空谈。

之前的博文谈腰肌，今天我们再来了解另一种拱卫脊柱的软组织：韧带。先从腰骶门神——髂腰韧带以及髂腰韧带损伤说起。

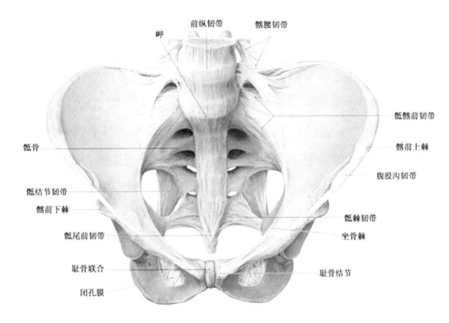

图6-48　守卫玄武门的"哼哈二将"——髂腰韧带

前天接诊了一位患者，男，38岁，因"左腰骶部伴左大腿后外侧疼痛3月余"来诊。患者自述踢了一场足球后，出现左侧腰骶部的疼痛，但只能模糊指出疼痛部位在髂后上棘内侧，用力按压却没有明显的压痛点，腰部转侧时疼痛加重，并时有左大腿后外侧的串痛。那这位患者的病因在哪里呢？其实这就是一例典型的左侧髂腰韧带合并髂胫束损伤。

先来看髂腰韧带长什么样？髂腰韧带为一对肥厚而坚韧的三角形韧带。起于第4、5腰椎横突，呈放射状止于髂嵴的内唇后半，在骶棘肌的深面。髂腰韧带覆盖于盆面腰方肌筋膜的加厚部分，内侧与横突间韧带和骶髂后短韧带相互移行，可以抵抗身体重量。因为第5腰椎在髂嵴的平面以下，这个韧带可以限制第5腰椎的旋转和在骶骨上朝前滑动，对于稳定骶髂关节，具有十分重要的意义。髂腰韧带位置较深，如有病变，定位也是比较模糊的。

髂腰韧带损伤的临床症状可以总结为：第4、5腰椎两侧或一侧深在性疼痛，患者只能指出疼痛部位，而不能指出明确的痛点，腰部屈伸、侧屈及旋转活动受限，搬重物时容易引起疼痛发作。诊断依据：1.有腰部外伤史或劳损史；2.在第4和第5腰椎外侧缘和髂骨内嵴之间的髂角处有深在性压痛；3.患者正坐，向患侧背后转身时髂腰韧带处疼痛加重；4.排除其它疾病。

髂腰韧带损伤在临床上较为多见。它是稳定第4、5腰椎的强有力的结构，也是使髂骨和第4、5腰椎连接更为稳固的基础。第4、5腰椎为人体躯干应力的集中点，腰部伸、屈和侧弯时，髂腰韧带都要受到相应的应力影响。髂腰韧带要稳固，而人体又要活动，因此损伤的机会较多，损伤原因主要为腰部过度屈曲和过度扭转或侧弯。髂腰韧带的急慢性损伤均较常见，但是髂腰韧带的强大，决定了想通过突然的暴力把髂腰韧带拉断，几乎是不可能的；部分韧带纤维的断裂或损伤是较为常见的。

因髂腰韧带在第4、5腰椎横突和髂嵴内侧之间，有骨性组织覆盖，病变后，疼痛深在，且触压不到，给诊断和治疗都带来一定的困难。所以患此病后，治愈比较困难，要想收到良好的治疗效果，要通过医患双方的共同努力。

就在昨天笔者准备发稿的时候，还接诊了本院的一位护士美眉，同样也是一位髂腰韧带损伤患者，不同于上一位患者的是，本例患者属于慢性损伤。之前笔者曾经为其治疗过腰方肌的损伤，而此次发病部位下移，出现的是双侧腰骶部近髂后上棘处的深在性疼痛，弯腰转侧时加重。髂腰韧带前方有腰骶丛神经通过，所以也有了下肢诸如串痛、抬腿乏力等症状出现，不过本例患者的病痛可能更复杂些，长期劳累的工作，已导致其腰方肌、髂腰韧带、骶棘肌下段及相关腰椎间盘都出现了不同程度的损伤，只不过现在髂腰韧带的损伤表现得更严重一些。

上面说过，髂腰韧带损伤不好治，但是不好治也得治，笔者的方法还是中西医结合的综合治疗。时间和休息是治疗该疾病最好的方法，但是，患这种疾病的，多数都是一些体力劳动者，时间和休息对于他们来说都是奢侈品。"治好了干，干坏了再治"，一个解不开的恶性循环，也是所有慢性软组织损伤患者面临的一个现实。

从西医角度来论，非甾体类消炎镇痛药对于缓解疼痛效果可靠，但是疗效不持久。韧带等组织普遍血液循环差，局部药物注射，吸收较差，而且药物只能注射在韧带周围，如果做韧带内的注射，消炎镇痛液中的混悬颗粒会有部分滞留，阻塞本就很纤细的韧带内血管，造成或加重韧带的钙化，远期来看，过大于功。相对而言，中医的治疗方法更加理想些。

此类病痛，属于中医"腰痛"的范畴。该病痛点固定，且多有劳损病史，故病机多为瘀血阻滞，活血化瘀、通经止痛是该类疾病的的治疗大法，王清任的身痛逐瘀汤是临床中比较常用的方剂。

身痛逐瘀汤方药组成：桃仁、红花、当归、川芎、没药、甘草、五灵脂、香附、川牛膝、羌活、秦艽及地龙。王清任在《医林改错》中言："凡肩痛、臂痛、腰痛、腿痛、或周身疼痛，总名曰痹症……古方颇多，如古方治之不效，用身痛逐瘀汤"，换言之，身痛逐瘀汤所治之症，既包括周身性疼痛，也包括某些特定病位的病痛，从其组方看，除桃仁、红花、当归、川芎活血祛瘀，没药、灵脂、香附行血气、止疼痛，牛膝补益肝肾，甘草调和诸药外，更兼有秦艽、羌活、地龙祛风湿、通经络，因而全方具有通经活血、祛风除湿功效。

全虫、蜈蚣、土元及甲珠等虫剂能钻能走能窜，止痛效果尤佳，运用在本类疾病的治疗中，是十分必要的，杜仲、川断及骨碎补等补益肝肾之品既可培元固本，又可续筋接骨，也可以酌情加减。同时，中药外敷也是不错的治疗方法。

中医不仅有药，还有针、灸及器具。针法作为中医的重要组成部分，最拿手的治疗项目就是"痛"和"瘫"了。在本病的治疗中，局部取穴，如夹脊、大肠俞及腰眼等；远端取穴，如后溪、委中及阳陵泉等，远近相配，效果亦佳。雷火灸、督灸及拔罐等治疗手段，治以温通经脉、舒缓经筋、活血止痛，与针药相伍，效果也是比较理想的。

对于慢性髂腰韧带损伤，尤其是合并其他慢性软组织损伤且常规治疗效果不理想的患者，针刀治疗也是个不错的选择。根据痛点位置的不同，操作方法分述如下。

1.偏向于第4、5腰椎横突的，以第4、5横突为依据，从横突末端的骨平面进针，刀口线和骶棘肌平行，针体和背平面垂直刺入；当刀锋到达横突骨平面后，将刀口线转动90°左右，使之与横突的纵轴平行，将刀锋滑到横突顶端，并使针体沿横突纵轴线向外侧倾斜，使针体与腰外侧平面呈30°角，进行切割松解；然后，将刀口线转90°，做切开剥离，二三刀后出针；盖上无菌纱布或方巾，医者一手固定患侧髂嵴，嘱患者向健侧过度侧屈2-3次即可。

2.偏于髂嵴的，以靠近痛点的髂骨边缘为进针点，使刀口线和第5腰椎横突的连线平行，针体与进针部的皮肤平面垂直，刺入达骨面后，使刀锋滑至髂嵴边缘的内唇；然后将针体沿刀口线方向向第5腰椎横突方向倾斜，使之与内侧皮肤平面成15°角；刀锋紧扣髂嵴边缘内唇的骨面，先纵行剥离，再横行剥离，然后将刀口线转动90°，做切开剥离，二三刀后出针；覆盖上无菌纱布或方巾，医者一手固定患侧髂嵴，嘱患者向健侧过度侧屈2-3次即可。

对于髂腰韧带损伤的治疗，即便手段再丰富，医生也不能总揽一切，患者的全力配合也是很重要的，也许患者有这样那样的难处，但是没有充足的休息，效果总是要打折扣的。医生不是"神"，也永远成不了"神"。《腰痛缠绵难愈爱反复，必是腰中有"妖"在"作妖"之"捉妖记"（九）——筋牵骨，骨拉筋，筋骨同病先治筋》，我们下回继续。

## 二十二、腰椎周围韧带损伤诊疗思路解析

"骨正筋柔，气血以流"，这八个大字，对于精习中医伤科的亲们一定是再熟悉不过了。什么意思呢？通俗点说，古人认为骨骼端正，筋脉柔顺，气血流畅，才是身体健康的重要基础条件。

"骨正筋柔，气血以流"出自《素问·生气通天论》，文中云："是故谨和五味，骨正筋柔，气血以流，腠理以密，如是则骨气以精。谨道如法，长有天命。"解读下这部分条文：因此要谨慎地调和五味，使骨骼强健端正，筋脉柔和调顺，经络气血通畅，腠理坚固致密，这样才能使筋骨精强有力。所以重视养生之道，并且依照正确的方法加以实行，就会长期保有旺盛的生命力。

《素问·生气通天论》中还有另外一段文字："是以圣人陈阴阳，筋脉和同，骨髓坚固，气血皆从。如是则内外调和，邪不能害，耳目聪明，气立如故。"解读条文如下：所以圣人通过使阴阳平衡，无所偏胜，从而达到筋脉调和，骨髓坚固，血气畅顺。这样，则会内外调和，邪气不能侵害，耳目聪明，气机正常运行。

通过《黄帝内经》中的条文中我们可以看出，古人早在两千多年前就充分认识到了，只有骨骼强健端正、筋脉柔和调顺、经络气血通畅、腠理坚固致密，才能算是拥有强健的体魄。

从现代医学角度来看，古人眼中的"筋脉"要包括现代医学中的肌肉、韧带、血管、神经及椎间盘等软组织，腠理包括皮肤、皮下组织及筋膜等器官组织，在笔者的近期博文《腰痛捉"妖"记系列篇》中，腰部肌肉病变及髂腰韧带损伤基本探讨完毕，不再赘述，今日重点探讨棘上韧带、棘间韧带、黄韧带、后纵韧带、前纵韧带、横突间韧带及腰肋韧带等的解剖、损伤及治疗，腰背筋膜病变择日探讨，这些都属于中医的"筋病"范畴。

中医的伤科治疗的范畴大体就分两种病：骨病和筋病。"筋出槽"、"骨错缝"是中医伤科认知范畴的病理基础，"骨正筋柔"也罢，"筋柔骨正"也好，治疗目的都是一致的，只不过是研究手法的同仁们更愿意相信，把骨错缝解决了，筋肉也就随之变柔顺了。那种"抬着进来，走着出去"的患者，往往会成为我们研究手法的同仁们炫耀的资本；但事实上，除了部分急性发病（如小关节紊乱）的患者，更多的所谓"骨错缝"、"半脱位"的患者，今天你给他正好了，明天就可能又回到原位。为什么会是这样呢？因为病变挛缩的软组织还在那牵拉着，只有把局部痉挛的肌束疏解开，粘连挛缩的软组织松解掉，卡压的神经刺激解除了，无菌性炎症消除了，微循环障碍改善了，再结合正规的正骨手法，才能最大程度地解决由此带来慢性疼痛问题。所以笔者一直坚持"在筋守筋，在骨守骨，筋骨同病，先筋后骨"的观点。局部与整体相结合，标本兼治，筋骨同治，不死守单一疗法，有针对性地选择治疗方法或联合治疗，以真正达到"骨正筋柔"，"筋柔骨正"的目的。

言归正传，继续话筋。在继续今天的韧带话题以前，还是先分享病例，不过这次的病例主角是笔者本人。

18年前，笔者还在基层医院工作，工作重点除了中医方面，就是慢性疼痛类疾病的治疗。基层医院条件有限，连一个正规的治疗床都没有，每天几十名患者的针刺加手法治疗，只能在普通病床上进行。普通病床很矮，长期的弯腰操作，让笔者出现了下腰部正中持续酸痛的症状，尤其是弯腰工作时尤为严重，痛点很明确，就在腰5/骶1棘突间，典型一个"棘间韧带损伤"。病因及诊断很明确，但是自己又不能给自己治，只能带病坚持。同年到北京学习，白求恩医科大附属医院的温海涛教授讲课，温教授带了一个跟班"大朋友"，帮他调试电脑投影仪等设备，这哥们说是"不修边幅"一点也不为过，衣衫不整，衣服上油溃一块连着一块，同班的学员们都在嘲笑这哥们怎么这么邋遢，但笔者从他的学习态度看出来，这哥们不简单。私下沟通了下，原来这老哥做疼痛这行已有好多年，并开办了好几家诊所，跟着温教授四处讲课，就是为了提高技术。笔者鼓足勇气让这哥们治疗了一次所患的"棘间韧带损伤"，十几秒的针刀治疗，没有局麻，等学习班结束，笔者的腰已经痊愈，到现在过去18年了，也没有任何感觉。只是遗憾的是，当年没有现在这么多的通讯手段，不知道失去联系的老哥现在怎么样了。

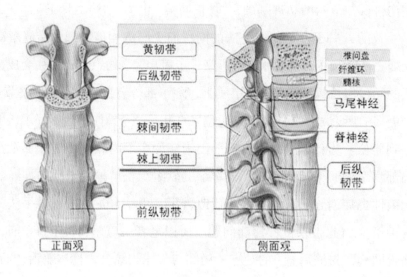

图6-49 复杂的腰部韧带

了解腰部韧带损伤及治疗，还是要从解剖开始。笔者按棘上韧带、棘间韧带、黄韧带、后纵韧带、前纵韧带、横突间韧带及腰肋韧带的顺序逐一分解。

棘上韧带起自C7棘突，向下延伸至L3或L5，多数人L4-L5间的棘上韧带纤维已很少，L5-S1间则无棘上韧带，其空间由骶棘肌腱纤维左右交叉附着代替，腱纤维束之间有弹力纤维横行连接并向附于棘突。当脊柱前屈时纤维被拉直，伸时复原，故棘上韧带具有一定的弹性，但过屈不当可受到损伤。

棘上韧带损伤多是由于外伤或劳损而致棘上韧带撕裂或炎性反应变性及钙化所致。多见于青壮年体力劳动者，治疗不彻底时，常会迁延成慢性劳损，引起腰背部疼痛；损伤局部的疼痛多较为剧烈，尤以前屈时痛觉更甚，后仰时可减轻；腰部活动明显受限，尤以前侧弯屈及旋转受限为明显。检查可发现局部不红不肿，疼痛和压痛局限于棘突和棘上韧带处。

棘间韧带连接上、下两棘突，沿棘突根部至尖部，前面连接黄韧带，后方移行于棘上韧带。棘间韧带在腰部宽而厚，呈方形，其功能是加强脊椎间的牢固性，并可限制脊椎过度前屈，如脊椎突然过度前屈可损伤此韧带。

下腰段棘上韧带缺失可使该处活动度增大，但却形成了一个结构上的薄弱区，在腰前屈时该处承受很大的张力。绝大多数人在腰前屈接近最大限度时，骶棘肌不再收缩，这时巨大的张力依次由棘间韧带、多裂肌束和关节囊承受，因此，下腰段棘间韧带损伤的机会比较大。

棘间韧带损伤的原因主要为急性腰部外伤致脊柱前屈力量过度导致棘间韧带受力，产生的暴力使棘间韧带肌腱组织撕裂；或者长期反复弯腰，慢性应力作用使得棘间韧带慢性劳损、局部肌腱组织变性或退变。其次少部分为锐器所致的组织损伤疤痕形成，如医源性损伤中椎管麻醉穿刺损伤棘间韧带组织，其机制类似于急性外伤，不过这种中路进针的方式已逐渐被侧路进针方式所代替，这种医源性损伤已不常见。

棘间韧带损伤的常见临床表现为：多无外伤史；腰痛长期不愈，以弯腰时明显，但在过伸时也可因病变的棘间韧带受到挤压，引起疼痛；部分患者疼痛可向骶部或臀部放射。检查时在损伤韧带处棘突间有压痛，但无红肿。部分棘间韧带损伤可通过B超或MRI证实。

棘上韧带与棘间韧带损伤的病理基础多为：棘上、棘间韧带处于紧张状态下，由于外伤或劳损，产生了小的撕裂、出血或渗出，这种损伤性炎症刺激到分布至韧带的脊神经后内侧支的细小分支，即可发生腰痛。病程长者，韧带可因退变、坏死而钙化，棘上韧带与棘突连接部可因退变、破裂而从棘突上滑脱。此外，因暴力所致棘上、棘间韧带破裂，在伤后固定不良而形成较多瘢痕，也是该类疾病慢性腰痛的原因。

治疗上，不管是棘上韧带损伤还是棘间韧带损伤，急性期一般多采用保守治疗：适当卧床休息，尽量避免弯腰负重或反复弯腰活动；疼痛严重者可服用非甾体类消炎镇痛药；也可以短期腰围固定，减少腰部活动，以利于棘间韧带损伤恢复。在上述治疗的基础上临床可以配合物理治疗。

小针刀治疗对于慢性棘上、棘间韧带损伤有着良好的治疗效果，根据针刀医学关于慢性软组织损伤的理论，棘上、棘间韧带损伤后，局部形成粘连、瘢痕和挛缩，造成腰部动态平衡失调，而产生上述临床症状。根据上述理论，棘上、棘间韧带损伤患者，用针刀将病变部位的粘连及瘢痕切开，使局部软组织重新修复，恢复腰部的动态平衡，就可收到良好的治疗效果。严重者也可局部注射低浓度的糖皮质激素，有利于减轻局部炎性水肿及减少修复过程中瘢痕的形成。

黄韧带是脊柱椎管内的维持脊柱稳定性的一个韧带组织结构，它属于脊柱后柱的支持结构之一。黄韧带从上位椎弓板的下缘和内面，连至下位椎弓板的上缘和外缘，参与围成椎管的后壁和后外侧壁，从上往下依次增厚，向外侧黄韧带附着部可延伸到椎间关节囊，向内侧则一直延伸到中线椎板形成棘突处，两侧黄韧带在中线汇合处留下一窄长纵行间隙，有静脉从椎管内经此间隙回流到脊柱后外侧的椎静脉丛。穿刺针刺入黄韧带时的阻力骤减感和刺穿后的消失感均较显著，临床中常以此作为是否刺入硬膜外隙的依据。

从组织结构来看，黄韧带由大量弹性纤维构成，黄韧带的这种组织学特性决定了其特有的弹性：即在受到拉伸时可延展变长变薄；在椎板互相靠近时，又可短缩，不至形成褶皱而突入椎管。黄韧带附着之处按其组织结构可分为四个区，即纤维区、纤维软骨区、含矿物质区和骨区。由纤维区到骨区可理解为是一个逐渐骨化的过程，这是黄韧带骨化的内在基础。由于各种导致韧带退行性变的因素的作用，最终使骨区向韧带区扩展，使黄韧带由于结构的改变失去弹性而增厚变硬。

与黄韧带相关联的疾病中，最常见的就是黄韧带肥厚了。黄韧带肥厚的病因或发病机制尚未完全清楚，可能与椎间隙变窄造成的堆积、慢性退变、外伤、炎症或代谢障碍等因素有关。腰椎退行性变时，黄韧带受到的异常应力很高，其弹力纤维会变性或断裂，而长期的损伤及修复过程必然使黄韧带肥厚纤维化，最终将导致黄韧带钙化。

黄韧带肥厚标准为：颈椎一般是小于1.5mm，腰椎小于4mm，胸椎小于2mm，黄韧带肥厚的最终结果是造成椎管狭窄，特别是侧隐窝引起始部的狭窄，会导致马尾神经受压及神经根压迫症状。退变肥厚的黄韧带弹力纤维减少，胶原纤维代偿性增多，纤维排列紊乱，并出现较明显的变性及钙化；而胶原含量显著增高，是黄韧带肥厚的主要原因。

　　黄韧带肥厚好发于老年人，病程长，可有急性加重过程；好发于腰4–腰5椎板之间，使马尾神经及神经根受到压迫；神经根可双侧受累，也可单侧受累；临床症状与腰椎管狭窄的症状相似，常以下腰部疼痛为主，休息后可缓解或消失，可有神经源性间歇性跛行。

　　黄韧带肥厚的治疗方法并不多，笔者常用的治疗方法是先行硬膜外神经阻滞，操作结束后，将16号弯头穿刺针退至黄韧带背侧，沿椎板边缘进行铲剥松解，以达到减张减压的目的。只要操作规范，安全可靠。具体操作在相关博文中描述，不再赘述。严重黄韧带肥厚造成椎管狭窄的患者，也可行外科手术治疗。

　　后纵韧带位于椎管内椎体的后方，窄而坚韧。起自枢椎并与覆盖枢椎椎体覆膜相续，下达骶骨，与椎间盘纤维环及椎体上下缘紧密连接，而与椎体结合较为疏松，有限制脊柱过度前屈的作用。其长度与前纵韧带相当，与椎体相贴部分比较狭细，但在椎间盘处较宽，后纵韧带可限制脊柱过分前屈及防止椎间盘向后脱出。

　　在长期应力的作用下，后纵韧带可能发生钙化压迫脊髓，从而产生一系列的临床症状：颈椎后纵韧带钙化，可压迫脊髓，导致四肢无力，下肢麻木，行走有踩棉花感等症状；胸椎后纵韧带钙化，可能出现下肢无力，腹部及下肢麻木等症状；腰椎后纵韧带钙化，可能产生一侧或者双侧肢体的麻木无力。治疗上，如果后纵韧带钙化没有压迫脊髓或者神经根，也没有临床症状，通常只需要观察，无需治疗；但如果出现了神经症状，保守治疗几乎是无效的，通常都需要进行手术治疗。

　　前纵韧带由三层并列的纤维构成。浅层纤维可跨越3–4个椎体，中层纤维可跨越2–3个椎体，深层纤维仅连结相邻两个椎体；它与椎间盘和椎体边缘紧密相连，但与椎体之间则连结疏松，向下延伸至第1或第2骶椎；前纵韧带内层纤维与椎间盘的层纤维环和椎体的骺环相连，但不进入椎体。前纵韧带整个看来是一条长而宽的纤维带，在椎体前凸处纤维增厚，具有限制脊柱过伸的作用。

　　与后纵韧带相似，前纵韧带也经常会出现钙化现象，椎节的退变逐渐导致前纵韧带松弛，出现韧带–骨膜下出血及髓核前移，在形成椎节前方骨刺的同时，局部韧带亦随之钙化并渐而骨化。此病理过程常持续多年，最后引起椎节活动度的减少，甚至椎节完全骨化而呈融合状态。此种现象亦可视为人类机体自我防御保护性反应的一种形式，以此减缓病变椎节的病理性进展。

前纵韧带钙化一般无需治疗，就目前而言，也没有什么针对性的治疗手段，只能是对症保守治疗。

横突间韧带连接相邻的两个横突，在颈椎部常缺如，于胸椎部呈细索状，腰椎部呈膜状。主要作用是限制脊椎向对侧过度弯曲及加强椎间连结的功能。某些脊柱损伤可波及此韧带。经常从事有固定的腰脊柱前屈姿势工作的人群，在用力的同时伴有腰脊柱的旋转和侧屈，此时，在一侧的横突间韧带承受压力最大，如果动作不协调，可导致其损伤，并且会引起比较明显的单侧下腰部疼痛。

腰肋韧带是位于胸腰筋膜中层上部，第12肋与第1腰椎横突之间的增厚部分。腰肋韧带常因腰部频繁的屈伸运动损伤，常易被诊断为胸腰筋膜炎——其实这种诊断并不是没有道理，腰肋韧带本就是胸腰筋膜的增厚部分。笔者将在之后的腰背筋膜相关博文中共同分析。

腰痛的病因复杂，其中的肌源性因素及韧带源性因素，笔者已结合临床病例汇总分类探讨完毕。当然，腰痛的病因远不止这些，还有筋膜源性因素、骨性因素、椎间盘性因素、无菌性炎症因素及神经卡压因素等等。除此以外，从中医学的角度来说，还有风寒湿等外因，肝肾亏虚等内因，经络不通、气血瘀阻、筋出槽、骨错缝等病因存在。笔者将继续结合个人心得探讨分享。《腰痛缠绵难愈爱反复，必是腰中有"妖"在"作妖"之"捉妖记"（十）——筋牵骨，骨拉筋，松筋正骨只为骨正筋柔》，下期继续。

## ▶▶ 二十三、腰椎关节错位诊疗思路解析

脊椎骨，爱错位，手法复，效果好，效虽高，要谨慎，冰与火，两重天，不见片，慎动手，寰枢椎，尤谨慎，老年人，骨疏松，骨肿瘤，不少见，拽脖子，要小心，颈椎骨，非毛巾，拧过劲，要人命，明诊断，定扳点，巧用力，不蛮干，莫强求，弹响声，做到位，效亦佳，复位前，要放松，针刀可，针灸

行，软亦治，硬亦调，相协作，效率高。

上面这段"三字经"，是笔者2014年在北京跟随牟新老师学习手法时的涂鸦之作，在笔者的治疗体系中，各种针具、中药、手法是最重要的治疗手段，腰痛的治疗中也不例外。在《腰痛捉"妖"记系列篇》中，我们不妨也穿插些手法治疗的探讨，探讨之前先讲故事。

笔者最早接触手法是在2008年。那年笔者在山东省第一康复医院学习针灸，针灸科的郑主任犯了眩晕，反复发作，经久不愈，康复科的杨福主任让郑主任趴在床上，检查后说，"你这病的病根是骨盆歪了"——头晕的病因竟然是骨盆歪了，这是什么"歪"道理？但事实胜于雄辩，经过手法治疗后，郑主任的眩晕症状再也没有发作过。这次治疗给了笔者很大震撼，但是由于各种原因，笔者未能跟诊杨主任，直到后来遇到牟老师，才圆了手法梦。

手法治疗疾病，中西医皆有所出，清代吴谦等所著《医宗金鉴·正骨心法要旨》中云："识其部位，一旦临证，机触于外，巧生于内，手随心转，法从手出"，可谓是中医历代先贤的心得总结。中医的手法治疗，不仅仅包括我们所常见的推拿按摩，还包括难度更大的针对以"筋出槽"、"骨错缝"为病理基础的理筋正骨手法，以及对骨折的闭合复位手法等等。在没有影像支持的条件下，传统中医正骨人凭借从小培养的手感，以及代代相传的经验，创造了一个又一个的奇迹。

近代中医正骨达人中最有名的可能就要数"双桥老太太"——罗有明了。罗老太本无名，周总理夫人邓颖超曾因腰部扭伤躺在床上不能行动，多方治疗仍无效；经罗老太一次治疗后，症状完全消除。周总理高兴地说："你在北京很有名，全国也有名，就叫'罗有名'吧。"后来罗老太处于谦虚考虑，就将"名"改为"明"，"总理赐名"也被传为佳话。

1983年，前国家主席李先念外出访问前，突然扭伤腰部，疼得不能走路，躺下后连身也不能翻，罗老太按压指诊后行正骨手法，不足两分钟症状就完全消失。"一掌击、一脚踢"，"借病人之力、用病人之实"，罗老太善于在不经意之间，用简单的手法治好病人的骨伤病，老太太90多岁还在看病，105岁时无疾而终。笔者的一位患者曾有幸接受过罗老太的治疗，据患者描述，老太太当年已经90多岁了，看似瘦弱的老太太，手法极其轻巧，一声清脆的弹响，瞬间就把他的颈椎错位给矫正了。

传承中医正骨是极其困难的事情，中医正骨大贤们的手感都是从小训练出来的，像罗老太就是从3岁开始摸骨训练的。在北京学习时，我的老师与一位中医正骨高手相熟，他们一派，从小兜里都揣着羊骨头，这种手感，可不是几年的科班教育能够培养出来的。院校出来的，哪怕是推拿专业的博士，也未必有很高的正骨水准，师承家传才是中医正骨的最佳途径。

西医也是有手法治疗的，其中最为出名的就是美式整脊手法了。美式整脊历史只有100多年，但是在其最鼎盛的时候，整个美国有美式整脊学院70多所。美式整脊可不是单纯凭借手感，影像学检查是其重要的辅助手段，建立在影像学基础上的"半脱位"，是美式整脊手法的理论基础，美式整脊主要就干一件事，就是让"半脱位"的关节，恢复到正常的解剖位置。美式整脊上世纪末传入我国，我的老师牟新，就是比较早的一批学习者和传播者了。

笔者与牟老师相识于2013年的一次针刀培训班，牟老师给我们上了两天课，说实话，两天下米，笔者听的是一头雾水，什么也没学到。2015年笔者到北京求学，再次找到牟老师。牟老师宅心仁厚，明星富豪高价请他做保健，借口推辞；福利院的残疾老人来诊，分文不取；笔者去求学时，没花一分钱学费，连吃饭都是跟牟老师同桌。牟老师水平极高，他的舅舅是山东四大名中医之一。毕业于山东中医药大学的牟老师中西医理论基础极其深厚，从小练武又造就了强壮的体魄，手法操作得心应手。他对患者极其负责，每名患者在整脊前都要由他的学生进行半个小时的手法推拿，等全身肌肉放松后，自己再行手法操作，从骨盆、腰椎、胸椎、颈椎，整个脊柱的手法操作一气呵成，效果极其理想。

从北京学习回来，笔者的第一个手法操作对象是我爱人。我爱人经常会出现一过性的眩晕发作，晕得厉害的时候直接就摔倒在地上，我一直坚信她的主要病因就是上段颈椎的关节错位，但是没有手法操作功底的笔者一直无法治疗。学习归来，笔者即刻上手，只听一声清脆的弹响……6年过去了，她的眩晕再也没有发作过。相比牟老师而言，在手法方面，笔者可谓是"弱鸡"；但是因笔者擅长各种针具、中药及手法等的联合应用，也就极大地弥补了这一方面的不足。

慢性腰痛患者，作乱之"妖"除了前期博文中描述的一众肌肉、韧带等软组织外，往往还伴有骨组织的"协同作案"，也就是"筋骨同病"。"筋病"不再赘述，"骨病"的诊断笔者多会结合影像资料。影像学的介入，不管是对于精确诊断，还是排除畸形或其他意想不到的病变，都是极有好处的；没有影像学的介入，盲目的手法治疗，是极其危险的。"不见片，不动手"，既是对患者的保护，也是对医生的保护。

对于"骨病"的手法治疗，我们也不能过于盲目自信，因为在很多情况下，患者已经形成的骨骼错位是很难扳动的，强行手法操作，只会造成不必要的损伤，所以手法适应症的选择尤为重要。中医正骨高手那种长期训练下达到的"手摸心会"的感觉，一般人是很难达到的；但是现代医疗条件下的影像学检查，往往可以弥补我们这方面的一些不足。在明确诊断，选择好适应症后，以影像学为引导，合理地配合使用药物、针具，再结合手法操作，往往能收到理想的效果。

在腰痛的治疗中，有的情况下，单纯使用手法治疗就能取得极好的治疗效果，比如腰椎小关节紊乱。

人体的腰椎，其后关节出上位椎骨的下关节突及下位椎骨的上关节突所构成。小关节面有软骨覆盖，具有一小关节腔，周围有关节囊包绕，其内层为滑膜，能分泌滑液，以利关节运动。腰椎关节突关节面的排列则为半额状位及半矢状位，其横切面近似弧形，伸屈、侧屈及旋转均较灵活。因为腰骶部活动范围较大，所以腰骶后小关节亦较松弛。

当腰部突然闪扭、弯腰前屈或旋转运动时，小关节间隙张开，关节内负压增大，滑膜即可进入关节间隙中。如果伸屈时关节滑膜被夹于关节间隙，就会造成小关节的滑膜嵌顿或小关节半脱位。滑膜也可因关节的挤压而造成严重的损伤。因滑膜和关节囊有丰富的感觉和运动神经纤维，故可引起剧烈的疼痛和反射性肌痉挛。如不及时解脱嵌顿，就会产生慢性严重腰痛和关节炎。

在这种情况下，手法治疗是本病的有效疗法。但是，本病发作时，往往会伴随腰椎肌肉的保护性痉挛，强行手法操作不但未必能够收到理想效果，甚至可能造成不必要的肌肉损伤。笔者通常的做法是先行针灸治疗，取穴以远端取穴为主，常包括：后溪、腰痛穴、第二掌骨同息穴、昆仑及太阳经首尾穴等，并嘱患者平卧情况下，带针缓慢晃动身体，半小时后起针，大多情况下，患者腰痛都会得到不同程度的减轻。此时再施行手法，往往能收到立竿见影的疗效。

"在筋守筋，在骨守骨，筋骨同病，先筋后骨"，不管是针、药，还是手法，我们治疗的最终目的还是"骨正筋柔，气血以流"。

在《素问·生气通天论》中，除了要求人体要尽可能达到"骨正筋柔，气血以流"的状态，还要做到"腠理以密"。腠理包括了现代医学范畴中的皮肤、皮下组织及浅筋膜等器官组织，腰部的腠理是不是也会出现病变呢？《腰痛缠绵难愈爱反复，必是腰中有"妖"在"作妖"之"捉妖记"（十一）——腰痛，只因你穿了"紧身衣"》，我们下回继续。

## ▶▶ 二十四、腰背肌筋膜炎诊疗思路解析

最近在博文中，跟亲们逐一探讨了腰部肌群和韧带的常见疾病及治疗，但亲们有没有发现笔者似乎漏了一组肌肉——背阔肌。背阔肌在腰部主要是以腱膜形式存在的，与其他筋膜组织共同构成了胸腰筋膜，所以在今天的文章中一起探讨。

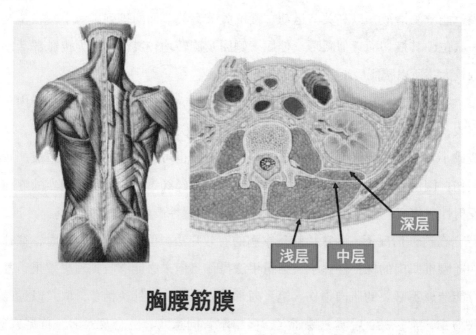

图6-50　肌筋膜就是人体的"紧身衣"

肌筋膜组织在祖国医学的范畴中，属于哪个层面的呢？属于腠理还是经筋呢？答案还在经典之中，笔者查阅了部分资料，在此和大家共享。

腠，又称肌腠，即肌肉的纹理，或肌纤维间的空隙；理，皮肤纹理，即皮

肤上的缝隙。东汉·张仲景在《金匮要略·脏腑经络先后病脉证》中云："腠者，是三焦通会元真之处，为血气所注；理者，是皮肤脏腑之文理也。"《素问·疟论》中云："卫气之所发，必开其腠理。"《素问·阴阳应象大论》中亦云："清阳发腠理。"

通过阅读经典可知，腠理与三焦相通，三焦中的元气和津液向外流入腠理，以濡养肌肤，并保持着人体内外气液不断交流。腠理是外邪入侵人体的门户，在正常情况下，卫气充斥于腠理之中，能够控制和调节腠理的开合，并抵御外邪的侵袭。祖国医学范畴中的腠理，当包括西医范畴内的皮肤、皮下组织以及与肌肉间隙交接处的结缔组织等，浅筋膜的部分功能也当属于腠理的范畴。

再来看中医对经筋的理解。明·张介宾提出："十二经脉之外而复有经筋者，何也？盖经脉营行表里，故出入脏腑，以次相传；经筋联缀百骸，故维络周身，各有定位。虽经筋所盛之处，则唯四肢溪谷之间为最，以筋会于节也。筋属木，其华在爪，故十二经筋皆起于四肢指爪之间，而后盛于辅骨，结于肘腕，系于关节，联于肌肉，上于颈项，终于头面，此人身经筋之大略也。"

从上文中我们可以看出，现代医学中的韧带、支持带、筋膜、关节囊及滑膜等韧性组织大都属于祖国医学"经筋"的范畴。简言之，除浅筋膜的部分病变外，大部分筋膜组织的病变都属于经筋病。

结合现代医学知识来看，经筋病的病理基础主要是经筋性结构受创或慢性劳损后，经筋性组织出现保护性挛缩、扭转、牵拉或位移；或经筋性组织内产生一系列挤压、积聚、粘连、瘢痕、挛缩等病理性改变；或经筋性组织内循环系统产生阻碍，致经脉气血瘀滞、神经传导不畅及紊乱，并相互影响，形成恶性循环，最终导致临床各类经筋性病症的出现。

十二经筋是十二经脉之气濡养筋肉骨节的体系，是十二经脉的外周连属部分。正如《素问·痿论》所云："宗筋主束骨而利机关也。"经筋为病，早在《灵枢·经筋篇》中，就有了详尽的描述，几乎每一段经筋病的结尾部分，都有给出了治疗原则，内容几乎完全相同："治在燔针劫刺，以知为数，以痛为输。"什么意思呢？就是说："经筋病的治疗方法，是用火针以极快的速度刺入并旋即出针，针刺的强度以患者出现针感为标准，以患者所述疼痛之处作为针刺的腧穴。"

除了火针，在经筋病的临床治疗中，毫针局治疗，刺血拔罐，以及建立在铍针基础上的小针刀疗法等，都是笔者比较常用的治疗方法。这些治疗方法同样也可以运用于筋膜病的治疗之中。

再回到我们今天的主题——以腰背肌筋膜炎为主的腰背肌筋膜病，先看局部解剖。

筋膜如同人体身上的一件紧身衣，为了加强保护，在腰区的胸腰筋膜明显增厚，并分为浅、中、深三层。浅层最厚，位于骶棘肌的表面，与背阔肌、下后锯肌的起始腱膜融合，向下附着于髂嵴和骶外侧嵴，内侧附着于腰椎棘突和棘上韧带，外侧在骶棘肌外侧缘与中层愈合，形成骶棘肌鞘；中层位于骶棘肌与腰方肌之间，内侧附于腰椎横突尖和横突间韧带，外侧在腰方肌外侧缘与深层愈合，形成腰方肌鞘；深层较薄，位于腰方肌的前面，又称腰方肌筋膜。三层筋膜在腰方肌内侧缘会合而成为腹内斜肌和腹横肌的起点。

由于腰部过度的活动，以及风寒湿等外邪的侵入，腰背筋膜常出现一系列临床症状，主要表现为腰背部弥漫性钝痛，尤以两侧腰肌及髂嵴上方更为明显，局部疼痛、发凉、皮肤麻木、肌肉痉挛和运动障碍等。疼痛特点是：晨起痛，日间轻，傍晚复重；长时间不活动或活动过度均可诱发疼痛；病程长，且因劳累及气候变化而发作。查体时患部有明显的局限性压痛点，触摸此点可引起疼痛和放射。有时可触到肌筋膜内有结节状物，此结节称为筋膜脂肪疝。

腰背筋膜炎亦称腰背肌筋膜疼痛综合症、肌纤维组织炎等，腰背部肌肉、筋膜受损后，常会出现微小的撕裂性损伤，修复不良就会发生纤维化改变，纤维样组织增多、收缩，使软组织内处于高张力状态，挤压局部的毛细血管和末梢神经出现症状。

另外，除了运动损伤之外，寒冷和潮湿也常常是该病的诱发因素。寒冷可以使腰背部肌肉血管收缩，缺血、水肿会引起局部纤维浆液渗出，潮湿可使皮肤代谢功能失调，使皮下及筋膜处血流减缓而引起微血管的充血，瘀血，渗出增加，最终形成纤维组织炎。也就是上面所述的寒湿之邪侵袭腠理。

从临床上的查体中我们也可以发现，腰背肌筋膜炎的痛点多在肌肉的起始点处，肌肉收缩时，最容易在筋膜的起始部产生机械性损伤，诱发无菌性炎症，久之就会出现条索性硬结。查体时，患者能在广泛的痛区中明确地指出最痛点，我们称之为激痛点，也就是上文提到的《灵枢·经筋篇》中的"以痛为输"。该点多为末梢神经卡压处，按压该点时，疼痛常可向邻近部位扩散，或随着肌肉的走向、筋膜的延伸放射。

在治疗上，除了适当休息，注意保暖，局部热敷，防止受凉等基本治疗外，对于疼痛程度较重的急慢性患者，西医方面也可服用消炎镇痛药（如美洛昔康、布洛芬等）、肌肉松弛药（如美索巴莫、氯唑沙宗等）；中医方面以活血化瘀、祛风除湿类的中药及针灸对该病的治疗有着良好效果。

在腰背肌筋膜炎治疗中，病因治疗尤为重要，温针、火针、针刀、银质针及神经阻滞都是比较好的治疗方法。银质针和温针、火针对改善病变局部末梢血液循环、肌肉放松等方面，针刀对解除周围神经卡压、松解粘连挛缩肌肉、减轻局部组织内高张高压等，神经阻滞对消除局部无菌性炎症，都有比较确切的疗效，临床中可根据实际情况灵活采用。

不同的医生对疾病的理解是不同的，这取决于各自的医学基础、理念观点、治疗手段及外部环境等因素。中医治病，遵循的是"阴阳五行、六经八纲"，是"整体观念"指导下的"辨证论治"；西医治病，是依据"解剖病生理"和各类辅助检查等的"循证"治疗。就"腰痛"而言，西医骨科医生则更看重于偏于需要手术治疗的创伤类疾病，像大部分属于慢性软组织损伤性疾病类的腰痛，一般会被分散到疼痛科、筋伤科、康复科或针灸科等科室了。这些科室的治疗中，最提倡的治疗方法就是把治疗软组织作为首要任务的"治软不治硬"。软组织的致病因素除了笔者在前面博文中提到的肌肉、韧带及筋膜之外，还包括哪些呢？恐怕最重要的就是神经因素了。《腰痛缠绵难愈爱反复，必是腰中有"妖"在"作妖"之"捉妖记"（十二）——腰痛？也许你患的就是神经病（上）》，下回继续。

## 二十五、腰痛神经性因素诊疗思路解析（上）

书接上文，本篇"腰痛"单论神经。

腰椎的神经构成是十分复杂的，不同的神经分支引起的病变也是不完全相同的。诊断是治疗的基础，解剖是诊断的基础。翻阅相关资料，本文内容借鉴的多是邵福元教授的《颈肩腰腿痛应用解剖学》和刘宗良教授的《骨科疼痛应用解剖》中的解剖学资料。

　　腰骶尾部神经包括第12胸神经、诸腰神经的后支、在腰大肌内的腰丛及其分支、骶、尾神经以及腰、盆部交感神经干等。其中，腰神经共5对，发自脊髓的腰节，各自穿出椎间孔后，即分为后支和前支；骶神经5对，尾神经1对，各在骶管内分为后支和前支。

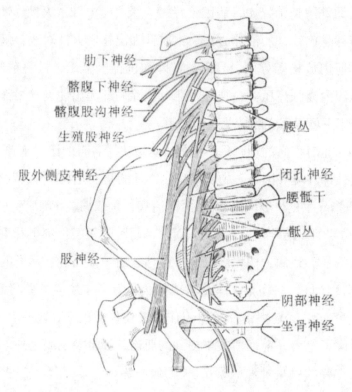

图6-51　密集的腰部神经

### （一）腰骶尾神经后支

　　腰神经的后支：腰神经后支及分支之间均有广泛吻合，可视为腰后丛，其后支在横突间内侧肌的内侧向后行，即分成内侧支和外侧支。各腰神经后支的内侧支，皆分布于多裂肌。下3对腰神经，还发出细支到骶部的皮肤。上3对腰神经后支的外侧支，斜行向外，支配附近的骶棘肌；其后外侧支连同第12胸神经的后外侧支，分出皮支，穿背阔肌腱膜，在竖脊肌的外侧缘，跨过髂嵴后部，至臀部皮下，称臀上皮神经。第1腰神经的外侧支较小，分布于臀中肌表面的上部；第2腰神经的外侧支，分布于臀中肌表面下部和臀大肌浅层；第3腰神经的外侧支最深，向下可达臀沟部；第4腰神经外侧支细小，终于骶棘肌下部；第5腰神经外侧支，分布于骶棘肌，并同第1骶神经相交通。

骶神经的后支：上4对经骶后孔穿出，第5对在骶尾后韧带之间从骶管裂孔穿出。上3对穿出处被多裂肌覆盖，也分为内侧支和外侧支。第4、5骶神经的后支无分支。上3对骶神经后支的外侧支相互间、并与第5骶神经后支的外侧支之间，在骶骨背面结合成袢。从此袢发支，到骶结节韧带后面，又形成第二列神经袢。从第二列袢分出二至三个皮支，穿臀大肌和固有筋膜，至浅筋膜内，分布于从髂后上棘至尾骨尖端的臀部内侧皮肤，称为臀中皮神经。骶神经内侧支细小，终于多裂肌。

尾神经的后支，经骶管裂孔，并穿过骶管下部的韧带分出，不分叉，同第5骶神经的后支结合成袢，从袢发出皮支，分布于被盖尾骨部的皮肤。

### （二）腰骶尾神经前支

腰神经的前支，由上而下逐渐粗大。腰丛由第12胸神经前支的一部分、第1-3腰神经前支和第4腰神经前支的一部分组成。位于腰大肌深面，自腰大肌外侧缘走出，除就近发出分支支配腰方肌和髂腰肌之外，还发出下列分支：髂腹下神经、髂腹股沟神经、股神经、闭孔神经、生殖股神经及股外侧皮神经。上述分支分布于股的前部和内侧部，以及腹股沟区。分支分布区域包括：

髂腹下神经：自腰大肌外缘发出，沿腰方肌的前面外下行，在髂嵴上方穿入腹内斜肌和腹横肌间前行，在皮下环上方浅出，分布于下腹部肌肉及皮肤。

髂腹股沟神经：在髂腹下神经的下方，从髂前上棘处穿入腹内斜肌和腹横肌间，自皮下环浅出，分布于腹股沟浅环附近皮肤及下腹壁肌肉。

股外侧皮神经：起自于L2、L3神经前支，在腰大肌中份外侧缘斜向外下方，经髂肌前面即位于髂筋膜中，在髂前上棘内侧下方1.0cm-1.5cm处穿出腹股沟韧带的下方至股部，在离髂前下棘以下5cm-10cm处穿出大腿阔筋膜，分布于股前外侧皮肤。

股神经（腰丛最大的神经）：经腰大肌与髂肌之间，在腹股沟中点稍外侧经腹股沟韧带深面、股动脉外侧，至大腿。皮支分布于大腿前面皮肤，肌支分布于股四头肌、缝匠肌及耻骨肌。终支称隐神经，随股动脉（大腿部）及大隐静脉

（小腿部）至足的内侧缘，分布于髌下、小腿内侧面和足内侧缘的皮肤。

闭孔神经：自腰大肌内侧缘走向小骨盆，穿闭膜管，至大腿内收肌群、闭孔外肌及大腿内侧面皮肤。

生殖股神经：从腰大肌前面穿出，至阴囊或大阴唇及附近的皮肤，并支配提睾肌。

第4腰神经的小部分和第5腰神经合成腰骶干，参加骶神经丛的组成。

骶神经的前支：上4对经骶前孔进入骨盆，第5对在骶骨和尾骨之间进入骨盆。各支的大小不一，上部者大，愈往下愈小。这些神经的前支，相互结合，形成骶丛。

尾神经的前支：同第5骶神经的前支形成尾丛，第4骶神经的前支以一小部分加入尾丛。第5骶神经前支，从骶管裂孔穿出，在骶骨角的下侧，绕骶骨外侧转向前，穿尾骨肌至盆面，同第4骶神经前支的降支结合成小干，在尾骨肌的盆面下降。尾神经前支从骶骨裂孔穿出，绕尾骨的外侧缘，穿尾骨肌，在尾骨肌盆面和第4、5骶神经前支所合成的干结合，形成尾丛。从尾丛分出肛尾神经，分布于尾骨附近的皮肤。

腰骶干、骶、尾神经前支共同组成骶丛，在骨盆内梨状肌前面，发出如下分支：1.臀上神经，出梨状肌上孔至臀中、小肌及阔筋膜张肌。2.臀下神经，出梨状肌下孔至臀大肌。3.阴部神经，出梨状肌下孔，经坐骨小孔、坐骨直肠窝，至会阴诸肌、肛门外括约肌及会阴部、肛门和外生殖器的皮肤。4.坐骨神经，出梨状肌下孔至臀大肌深面，经坐骨结节和股骨大转子之间，至大腿后面，在股二头肌与半腱肌、半膜肌之间下行，至腘窝；在腘窝上方分为胫神经和腓总神经。胫神经行程：腘窝与腘血管伴行至小腿，在深、浅层屈肌之间，经内踝后至足底；沿途分为腓肠内侧皮神经（小腿后面皮肤）、足底内侧神经及足底外侧神经（足底皮肤及肌肉）。腓总神经行程：沿腘窝外侧壁，绕腓骨颈至小腿，分为腓浅神经和腓深神经；腓浅神经行于腓骨长、短肌之间（发出肌支至腓骨长、短肌），自小腿中、下1/3交界处浅出，分布于小腿外侧面、足背及趾背的皮肤；腓深神经行于胫骨前肌与趾长伸肌间，由胫骨前肌与拇长伸肌间至小腿前群肌肉及足背肌、第1趾间隙背面皮肤。

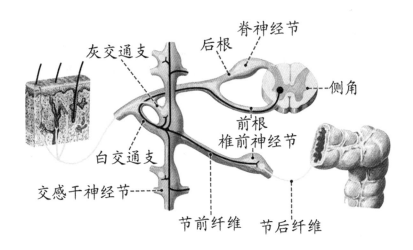

图6-52　交感神经干与脊神经通过灰白交通支相互沟通

## （三）交感神经干

腰部交感神经干由L1-L4的腰神经节及其间的节间支相连而成。位于腹膜后、腰椎体的前外侧，沿腰大肌的内侧缘下降，较少情况下交感干被该肌内侧缘覆盖。右侧交感干沿下腔静脉外侧下降或部分被下腔静脉所掩盖，左侧则在腹主动脉外侧被左腰淋巴结遮掩，并与主动脉相邻。腰交感干的位置较胸交感干更接近正中线，上端经膈的腰肋内侧弓与胸交感干相连，下端经髂总血管后方入盆腔与盆交感干相连接。两侧腰交感干之间常借横行的交通支相连接。在腰交通支和腰神经前根内，常可发现有中间神经节存在。腰交感神经节发出节后纤维进入脊神经参与形成腰丛和腰骶丛。

盆部交感神经干由骶部和尾部组合而成，位于骶骨前面，骶前孔的内侧。上端与腰部连接，下端在尾骨前面左右交感干会合，终于单一的奇神经节，或称尾神经节。骶部交感神经节，一般有4个，至少3个，多至6个。尾部只有一个尾神经节。神经节之间以节间支串联成干。两侧骶交感节之间有横支相连。骶神经节和尾神经节无白交通支，其节前纤维来自下3个胸神经和上2个腰神经的白交通支，在交感干内下降至骶、尾神经节。交感神经元后，各神经节的灰交通支至骶神经和尾神经。

腰部的组织结构十分复杂，当肌肉、韧带及筋膜等软组织损伤或椎体旋转、脊柱侧弯及关节错位等骨性位置改变时，都可以刺激、卡压及损害相关支配神经，而相关神经的损害也可以刺激所支配的肌群等软组织出现保护性痉挛，二者之间可相互影响，使病因持续存在。腰骶部神经行径路线很长，在各自行进的过程中，都分别经过骨纤维孔、骨纤维管或穿越胸腰筋膜裂隙，如果这些组织结构出现损伤，导致病变及变性，就会使孔道变窄，压迫通过的血管和神经，出现腰臀腿痛等相关症状。那这些症状需要如何鉴别和治疗呢？且看下回——《腰痛缠绵难愈爱反复，必是腰中有"妖"在"作妖"之"捉妖记"（十三）——腰痛？也许你得了"神经病"（下）》。

## ▶ 二十六、腰痛神经性因素诊疗思路解析（下）

上文说到，由于腰部的组织结构十分复杂，腰骶部神经及其分支在整个行径路线上，经过骨纤维孔、骨纤维管或穿越胸腰筋膜裂隙时，容易受到病变组织结构的卡压；其更细小的分支，在穿行分布于肌肉、韧带、筋膜时，同样也会受到痉挛、粘连及挛缩的病变软组织的卡压，而出现腰臀腿痛等相关症状。这些症状可以单独出现，但更多的是与腰椎间盘突出症、各种急慢性软组织损伤及关节错位等疾病合并出现，并且软组织病变与神经病变可以相互影响。打蛇打七寸，如何斩断这个恶性循环，才是我们最应该做的。本篇继续探讨腰痛病因中的神经性因素——神经卡压综合征。

神经卡压综合征是个大命题，是指周围神经受到某周围组织的压迫，而引起的疼痛、感觉障碍、运动障碍及电生理学改变。病变多位于一些特定解剖部位，如骨-纤维管，或无弹性的肌肉纤维缘、腱弓等神经通道关键卡压点，该处受压神经难以回避、缓冲，属骨-纤维管、室压迫综合征之一。

神经卡压在腰痛病的发病中广泛存在，腰骶丛神经行径路线很长，在椎体附近容易受到卡压的部位包括：椎间盘与黄韧带间隙、侧隐窝、上关节突旁沟、椎弓根下沟及椎间孔。腰骶神经根的血供较外周神经贫乏，当有致压因素存在时，腰骶神经根可因张力增加和牵拉而发生缺血性损害。除此之外，腰骶丛神经在循行过程中，任何周围软组织变化均可刺激或压迫神经，引起相关症状出现。

比较常见的腰骶神经卡压综合征包括：梨状肌综合征、腰脊神经后支卡压综合征、臀上皮神经卡压综合征、股神经卡压综合征及股外侧皮神经卡压综合征等。梨状肌综合征卡压的是坐骨神经，之前我们结合临床病例专门探讨过，不再赘述，今天我们继续探讨其它几种与腰部神经有关的卡压综合征。

## 一、腰脊神经后支卡压综合征

腰脊神经后支卡压综合征听起来很陌生，临床上却是非常常见的病症。腰脊神经后支在通过椎间管外口的骨纤维管后分为内、外侧支，后内侧支行于横突背面，穿过乳副突骨－纤维管后达脊柱后方；后外侧支要经过比后内侧支更为复杂的路径下行。腰脊神经后支全部行程中最容易受到卡压的部位包括出孔点、横突点、入肌点、出肌点、出筋膜点及入臀点，这些部位受到卡压或牵拉，可产生局部或牵拉性腰腿痛。腰脊神经后支的内侧支卡压常引起脊柱正中及棘突、棘间及其两侧区域疼痛；而外侧支卡压综合征则常与急慢性腰背软组织损伤、腰臀部脂肪疝、胸腰段脊椎压缩性骨折后遗腰背痛或腰背部小关节紊乱等疾病同时出现；后外侧支入臀后为皮支，皮支受卡压产生的症状和体征则称为臀上皮神经卡压综合征或称臀上皮神经损伤。

疼痛是该病最突出的症状。腰背痛、腰臀痛或一侧臀部痛者最多见，有时，患者对于疼痛的剧烈程度的描述令人难以置信，以患者的话说，"腰痛得就像断了一般"，部分患者疼痛可直达大腿后部和踝上部。我们把患者所指出的自觉疼痛部位，不论有、无压痛，均称之为"痛位"。"痛位"就是脊神经后支卡压综合征所产生的放射痛区域，绝大多数患者所指出的"痛位"，除脂肪疝、肌疝等可触及到皮下的痛性结节且压痛可能很明显外，压痛一般很轻微。

休息痛也是该病特点之一，患者夜间可因疼痛而醒来；或者在早晨4点－5点时被痛醒；或者疼痛使患者夜不能寐，越是夜深人静，越是苦不堪言。

患者常常对疼痛部位描述含糊不清，指出的疼痛位置时，往往并不明确。患者为减轻疼痛，常习惯保持一定的强迫体位，站立位时稍弓身的体位最常见，或者轻度过伸位；如卧位则只有仰卧位最能缓解疼痛。

由于疼痛常常会造成活动受限，慢性患者一般活动轻度受限；急性病人活动极度受限，既不能屈伸，也不敢走动，只有仰卧而不加移动才可缓解疼痛，尤其不敢扭动身体，若变动体位则十分困难。

臀上皮神经卡压综合征也称臀上皮神经损伤、臀上皮神经嵌压、臀上皮神经炎、臀上皮神经病等。臀上皮神经受损而产生的腰、腿、臀疼痛综合症，临床上也并不少见。

臀上皮神经由L1-L3脊神经后外侧支组成，大部分行走在软组织中，在出孔点、横突点、入臀点及髂嵴骨纤维管处造成卡压、嵌顿损伤会引起一系列疼痛、麻木综合征。也有部分臀上皮神经卡压是由于上腰段的小关节紊乱引起，通过手法或神经阻滞可以缓解神经支的卡压症状。

臀上皮神经卡压综合征其主要临床表现包括：1.多有腰臀部外伤史或感受寒凉史；2.腰臀部疼痛，可呈刺痛、酸痛或撕裂样疼痛，可有向大腿后方的牵涉痛，但疼痛多不过膝关节；3.部分患者可出现臀上区皮肤感觉障碍，弯腰受限，不能屈髋或直立，行走困难；4.压痛点深部可触及条索状隆起的肌束，慢性患者可有臀部肌肉萎缩；5.腰部肌肉紧张、痉挛，腰部前屈受限；6.如触及上腰段棘突偏斜、条索状韧带剥离硬结或棘突侧方压痛并向臀部放射提示可能存在上腰段关节紊乱；7.X线片无特异性表现。

## 二、股神经卡压综合征

股神经卡压综合征，其临床表现多先出现感觉障碍，大腿前侧及小腿、足内侧皮肤感觉减弱或消失，伸膝无力，股四头肌萎缩，膝反射弱或消失，下腹部或腹股沟部深压痛，有时触及肿物。常合并股外侧皮神经卡压综合征，出现股外侧皮肤感觉功能障碍。

## 三、股外侧皮神经卡压综合征

股外侧皮神经在出骨盆入股部有成角，当肢体活动、体位不当时，或因骨盆骨折、肿瘤、异物、石膏压迫、手术切取髂骨的局部瘢痕粘连或因外伤或血友病患者发生的髂腰肌筋膜内血肿等，神经受到持续性牵拉、摩擦或挤压等时，会造成局部组织水肿、瘢痕形成及肌肉筋膜鞘管增厚，使股外侧皮神经受到卡压而产生一系列综合征。

股外侧皮神经卡压综合征的临床表现包括：股前外侧麻木，有针刺或灼样疼痛，但不过膝关节，患侧臀部可有麻木感，部分患者还可伴有股四头肌萎缩，行走时疼痛加重，卧床休息症状可缓解。

神经卡压综合征在腰骶部极为常见，神经的多重卡压理论认为神经卡压综合征的产生可能缘于神经干多处受到压迫，即使每处的压迫均不足以产生临床症状，但加在一起则完全可能造成功能障碍。要注意的是，临床上产生症状的神经卡压，不可单纯盯着一点，必须考虑是否存在其他卡压点。

在治疗上，神经卡压综合征基本上均适合针刀松解治疗。相对于开放性手术，针刀松解术的损伤更小，且临床疗效十分确切。具体腰部针刀治疗操作，另外单篇论述。

腰椎五骨成一柱，肌肉韧带紧缚束，

颈胸腰骶人为分，实为整体一脊柱，

间盘居中临椎管，腰骶神经有径路，

穿肌越骨循孔道，多有卡压多楚痛，

针刀松解损伤小，效果不逊大手术，

腰痛多因软组织，治软是条通天路，

管内病因管内治，轻易不做开放术，

关节紊乱亦常在，治筋亦勿忘正骨，

正骨先从骨盆起，骶髂关节为首务，

骨正筋柔气血流，蛛丝马迹勿疏忽，

万般法则万般术，只为腰痛早康复。

不知不觉，腰痛"捉妖记"已写到了十四篇，但负重老"妖"——骶髂关节，以及腰中之"妖王"——椎间盘，还没有写到。下篇就是你了：《腰痛缠绵难愈爱反复，必是腰中有"妖"在"作妖"之"捉妖记"（十四）——能动还是能冻，神秘的骶髂（上）》。

## ▶ 二十七、骶髂关节错位诊疗思路解析

腰椎诸骨，骶髂最苦。骶髂关节将骶骨与髂骨紧紧联系在一起，成为整条脊柱的基石，犹如技巧运动中的底座托举大力士，骶髂关节除了要维持腰椎基本的技巧性运动，还要承受整个上半身的压力。作为腰骶部最大最紧密的负重关节，骶髂关节是稳如磐石还是能够活动呢？解剖学派和手法学派的专家们争论得不可开交。我们今天来共同探讨与思考"骶髂关节错位"、"强直性脊柱炎"这些源于骶髂关节的病变。

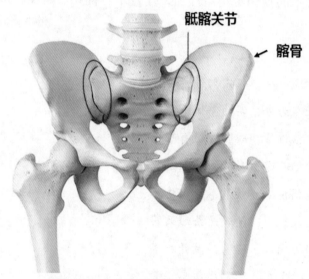

骶髂关节承载上半身全部重量

图 6-53

骶髂关节由髂骨的耳状面与骶骨的耳状面构成，其关节面凹凸不平，互相嵌合十分紧密，关节囊紧张而坚韧，并有许多坚强的韧带加固。骶髂骨间韧带位于关节面的后上方，连结于相对的骶骨粗隆和髂骨粗隆之间，骶髂前韧带和骶髂后韧带分别加强于关节的前后方。骶髂关节腔狭小，呈裂隙状，因而骶髂关节活动性很小，有利于支持体重和传递重力。骶髂关节承受三方面的力，即躯干的重力、两下肢向内向上的支撑力以及耻骨联合的内聚力，这些力的静态和动态的协调是维持正常骶髂关节结构的主要力学因素。

在从事手法专业的同行眼中，骶髂关节不仅能动的，而且经常会出现错位，

建立在"骶髂关节错位或半脱位"理念基础之上的手法复位，治疗好了一大批骶髂关节错位患者。而李义凯教授等解剖学专家则提出了不同的看法：他们认为，在大多数情况下，骶髂关节是动不了的。

李义凯教授曾对148例符合骶髂关节错位诊断的病例进行体格检查、辅助检查以及治疗等方面的研究，最终发现，在这些患者中，有58例符合臀中肌筋膜炎诊断、50例符合强直性脊柱炎诊断、20例符合致密性髂骨炎诊断、10例符合腰椎间盘源性腰骶痛诊断、其余10例为不明原因的骶髂关节病变。这说明，骶髂关节错位这一诊断标准，并不是特指某一个症状，而是一组可以引起腰骶痛疾病所共有的症候群。此外，李教授曾带领学生进行尸体解剖，即便将腰骶骨盆一起煮烂，骶髂关节也很难人为扳动，要借助利斧等工具才能勉强分离开。让手法同行坚信骶髂关节能够错位的重要佐证——复位成功的弹响声，李义凯等解剖学专家认为，是来源于腰骶关节，而非骶髂关节。

骶髂关节非常稳定，一般没有强大外力是不会错位的，这一点，笔者也是赞成的；但骶髂关节在某些特定条件下，也足以造成错位。如弯腰搬取重物时姿势不当；跌倒时臀部着地；肩担重物时突然身体失去平衡、重心转移，骶髂关节间隙张开，关节内负压增高，将滑膜吸入关节腔内，阻碍了关节的自行复位，关节周围的关节囊、韧带被拉紧，进而使该关节不能自行复位，最终形成骶髂关节错位。

此外，在妇女妊娠期间，骶髂关节是逐渐张开的，中国人同西方人不同，十分重视坐月子。除了恢复气血平和，防止外邪乘虚而入等原因，让妊娠期张开的骶髂关节缓慢地恢复到原来的解剖位置上，也是其中一个重要原因。如果分娩后不注意防护，过早或过度活动，骶髂关节没有恢复到正常解剖位置，也会造成骶髂关节错位。

除了青少年患者，在中老年人群中，也可能发生骶髂关节错位，这是由于慢性劳损、内分泌失调、韧带松弛及关节退变等原因，从而使关节松弛而引起本病。年老、体弱多病、肥胖、活动量少或长期久坐，使骶髂关节负重增加，肌张力减弱，拉应力下降，导致骶髂关节失去正常稳定性，是这一人群产生骶髂关节骨错位的主要原因。

解剖学专家从尸体解剖的角度出发，认为骶髂关节是无法活动的，笔者认为其中可能存在一种误区。患者是活体的，活体的肌肉、韧带及关节囊等关节附属组织具有一定的弹性，因此骶髂关节存在微小的活动度；但在尸体上，相关软组织已经变得僵硬，并束缚于本来活动度不大的骶髂关节上，骶髂关节自然就不易分开了。

另外，骶髂关节的复位发力点同腰椎小关节错位复位发力点是不同的，骶髂关节复位成功的弹响声更沉闷，而腰椎关节的复位声要清脆得多。

在欧洲和北美，手法医学早就对骶髂关节错位有了较为系统的认识，因此，欧洲形成了一套完整的诊断标准，简称为"欧洲诊断标准"，可以为该病的诊断提供很好的参考，具体内容如下：

①多有外伤史或孕产史；②单侧或双侧骶髂关节及臀外上方疼痛，且有压痛，翻身疼痛加重；③骶髂关节周围肌肉痉挛，下肢活动受限，不能久坐久行，歪臀跛行；④检查可见患侧骶髂关节肿胀，较健侧凸起或凹陷；⑤患侧髂后上棘的内下角有压痛、叩击痛，有时可触及痛性结节；⑥双下肢量比检查以观察双下肢足跟量比差，0.5cm以上有诊断价值，1cm以上有确诊意义，通常不超过2cm；⑦两侧髂前、后上棘不对称，髂嵴不平，骶嵴不居中或骶沟不对称；⑧骨盆分离、挤压试验阳性，骶髂关节"4"字试验阳性，下肢后伸试验阳性，单足站立试验阳性；⑨骨盆X线平片示，患侧骶髂关节间隙略为增宽，关节面排列紊乱，耻骨联合略有上下移动，晚期患者可见关节边缘增生或骨密度增高。两侧髂嵴左右不等高，髋骨左右不等宽，闭孔左右不对称，骶骨不居中。CT诊断可见明显关节间隙不对称。

骶髂关节错位的骨盆平片，我们常形象地称为"大耳朵、小眼睛"或"小耳朵、大眼睛"，"耳朵"指的是髂骨，"眼睛"指的是闭孔。影像资料、临床症状及详细的指下查体，是确诊骶髂关节错位的"三驾马车"。客观的讲，从事手法工作的同行们，对骶髂关节错位的诊断、治疗及疗效评价方面，多依靠主观判断，而忽略客观指标，也是不健全的。

骶髂关节错位主要分为向前错位和向后错位。前错位主要发生于下肢伸髋屈膝的位置上，如剧烈奔跑、跳远或劳动中一腿伸髋屈膝，用肩推重物时，大腿前部的股四头肌强力收缩向前猛力牵拉髂骨，同时由于同侧骶髂关节后面韧带的作用，使骶髂关节向后旋转，导致髂骨向前下错位；后错位主要发生于下肢屈髋伸膝的位置上，如跨越沟壕、弯腰搬取重物时，大腿的后部肌肉强力收缩，牵拉髂骨向后，躯干、脊柱及骶骨向对侧前方旋转时，导致髂骨向后上错位。

　　手法整复是治疗骶髂关节错位最便捷有效的方法，其机理主要在于使错动嵌卡的小关节，在手法外力的被动作用下，通过活动小关节，解除嵌卡，使其复位，以恢复正常的生理功能。要整复骶髂关节错位，首先要判断是前错位还是后错位，然后使用不同方法使其复位。手法治疗是反旋转及推动髂骨，向与原来暴力相反的方向进行，临床常用复位手法有：仰卧单膝压腹法、俯卧足跟压臀法、侧卧牵抖冲压法、按骶搬髂法、脚蹬手拉复位法等。对慢性病变，先在腰骶部具有明显压痛区域处进行针刀松解，之后再进行手法复位治疗，效果会更佳。选择两种常用手法操作，简释如下：

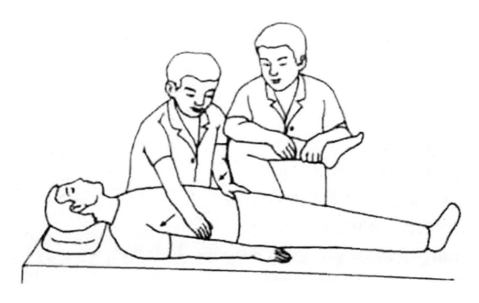

图6-54　骶髂关节前错位复位手法

　　骶髂关节前错位，可采用仰卧单膝压腹法进行复位：①体位：患者仰卧，健侧下肢平伸，患侧下肢屈髋屈膝，助手双手置于患者腹部（以保护季肋部不被压伤）；②手法：医者一手扶住膝盖，另一手握持踝部，令患者深吸气后屏气，医者趁势将膝部压向对侧季肋部方向，连续弹压3次。此时常可闻及腰骶部复位声响，术毕。

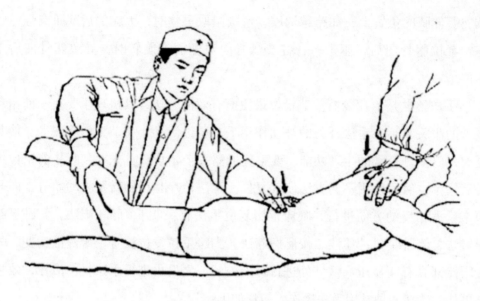

图6-55　骶髂关节后错位复位手法

骶髂关节后错位，可采用俯卧足跟压臀法进行复位：①体位：患者俯卧，患侧屈膝，足跟接近臀部；②手法：医者一手抵住患侧骶髂关节，一手握持踝部，将足跟压向臀部。在操作过程中，可握住踝部将髋关节同时内旋、下压或外旋、下压，此时常可闻及骶髂关节复位声或手下有滑动感。

手法治疗成功的标志：复位时多数可听到关节沉闷的"咔嚓"声响或关节轻度移动感。术后检查两侧髂后上棘在一水平线上，即两侧髂嵴等高、双下肢等长，患者痛减。

不久前，笔者接诊了一位初三女生，该女生身材高挑，喜欢打排球，在3个月前的一次排球训练后，感觉右侧腰骶部酸痛不适，走路总是觉得右下肢有种向外撇的感觉，未在意，未作特殊处理。因上述症状持续存在，后来诊。查体发现：患者右骶髂关节"4"字试验阳性，右侧髂后上棘的内下角压痛、叩击痛明显，双下肢量比检查右下肢足跟较对侧短约1cm。骨盆X线平片提示：两侧髂嵴左右不等高，髋骨左右不等宽，闭孔左右不对称，骶骨不居中。诊断：右骶髂关节后错位，行手法复位，随着一声沉闷的响声，患者下床后，右侧腰骶部酸痛不适及右下肢外撇感均消失。

骶髂关节错位后，除了骶髂关节周围韧带紧张痉挛，产生腰骶部的疼痛外，还极易产生一些神经症状，如坐骨神经痛、会阴部神经痛等复杂的疼痛表现，甚至出现月经不调、尿频、尿急、遗尿及阳痿等，常久治不愈。在之前的博文中，笔者也曾列举数例骶髂关节错位特殊案例，如：某四十多岁女性，闭经三月，常规针药结合治疗，月经不下，后重新查体发现患者存在明显的长短腿，诊断为"骶髂关节错位"，予以手法复位，月经很快就下来了；再如：某高中女学生，月经紊乱并伴有尿频尿急症状，但是尿常规等辅助检查无明显异常，常规治疗无效，查体诊断为"骶髂关节错位"，手法整复后，上述症状逐渐消失。

骶髂关节病变，除了"骶髂关节错位"外，"强直性脊柱炎"更是让人谈虎色变。几乎所有的"强直性脊柱炎"均累及骶髂关节，患上该病如同中了"寒冰绵掌"一般，甚至在数年时间内，就可从骶髂到腰跨胸循颈至头颅，将整个脊柱悉数"冻住"，这种可怕的疾病，往往在发现并确诊的时候，已经错过了最佳治疗时期，为什么我们不能早诊断早治疗呢？《腰痛缠绵难愈爱反复，必是腰中有"妖"在"作妖"之"捉妖记"（十五）——能"动"还是能"冻"，神秘的骶髂（下）》，我们下回继续。

## 》二十八、强直性脊柱炎诊疗思路解析

大约两年前，我在骨疼痛科病区住院部工作的时候，接诊了1位门诊收治的"腰椎间盘突出症"患者。患者30多岁，虽然已经结婚，可谓是一典型"妈宝男"，凡事必由其母做主，包括腰痛的诊断治疗。患者是因"腰骶部疼痛半年余"来诊的，此前经多家医院行相关检查，诊断为腰4/5、腰5/骶1椎间盘突出，并因此放弃工作，专心养病治病，但辗转多家医院，治疗效果均不理想。入院后依旧按"腰椎间盘突出症"治疗数日，效果仍不明显。会不会是诊断出了问题呢？笔者有些疑惑，再次追问病史、翻阅辅助检查资料及仔细查体，最终发现了端倪。

仔细分析，患者的腰骶痛与一般"腰椎间突出症"患者的疼痛性质是不同的，"腰突"患者是活动后疼痛加重，休息后缓解；但该患者的腰痛却恰恰相反，晨起时腰部僵硬，休息后腰痛加重，稍微活动有所减轻，而患者大部分时间就是在病床上玩手机，即便疼痛也不愿下床活动。仔细查体发现：患者双侧骶

髂关节后侧存在深部叩击痛，实验室检查提示ESR及CRP升高。患者会不会是"早期强直性脊柱炎"？跟患者及母亲交流病情时，却遭到其母亲坚决否认，"不可能，我儿子不可能得这种病"。但事实是残酷的，随后CT下骶髂关节骨损害和HLA-B27阳性的检查结果便证实了这一诊断，患者也不得不接受了现实。

其实，强直性脊柱炎的患病率并不低，据调查，其发病率约占人群中0.3%左右，男女之比为10比1，发病高峰年龄在20-30岁。其起病缓慢，初发时的症状多为腰背疼痛，尤其早晨起床时会感到腰部发僵，活动后可缓解，不能久坐，由于发病年龄多为青少年或青壮年，患者总以为是"腰背筋膜炎"、"腰肌劳损"或"腰椎间盘突出症"等病症，错过最佳的诊断治疗时期。即便是医务工作者，很多人对该病的早期诊断也不是十分清晰，按照现行的强直性脊柱炎诊断标准，符合确诊条件的患者大多已经是中晚期的患者了。根据李义凯教授统计资料显示，目前国内初发时即被确诊者不过6.3%，3年内确诊患者仅为43.2%，更有患者甚至15年以上才得以确诊。

隐匿发病，病程长，发病多样，造成了强直性脊柱炎的诊断困难，部分患者辗转于临床各科，常被多次误诊为其他疾病，文献报道早期误诊率高达65%-76%。过分依赖影像检查以及标准过于严格，是导致失治误治的最主要原因之一。

如何尽早识别强直性脊柱炎，尽可能的减少误诊呢？首先我们来了解一下强直性脊柱炎的临床表现及诊断依据。

强直性脊柱炎的病因至今仍不十分清楚，有人认为与体内内分泌失调或代谢失调有关，也有人认为与自身免疫和遗传因素有关。例如，在强直性脊柱炎患者的第一代亲属中，发生强直性脊柱炎的危险性比一般人群高出20-40倍。

1. 初期症状

强直性脊柱炎一般起病比较隐匿，对于16-25岁青年，尤其是青年男性，早期可无任何临床症状，有些患者在早期可表现出轻度的全身症状，如乏力、消瘦、长期或间断低热、厌食或轻度贫血等。由于病情较轻，患者大多不能及时发现，致使病情延误，失去最佳治疗时机。

2. 关节病变表现

强直性脊柱炎患者多有关节病变，且绝大多数首先侵犯骶髂关节，以后上行发展至颈椎。少数患者先从颈椎或几个脊柱段同时受侵犯，也可侵犯周围关节，早期病变处关节有炎性疼痛，伴有关节周围肌肉痉挛，有僵硬感，晨起明显。也可表现为夜间痛，经活动或服止痛剂缓解。随着病情发展，关节疼痛减轻，而各脊柱段及关节逐渐出现活动受限和畸形，晚期整个脊柱和下肢变成僵硬的弓形，向前屈曲。

（1）骶髂关节炎　约90%强直性脊柱炎患者最先表现为骶髂关节炎，以后上行发展至颈椎。表现为反复发作的腰痛，腰骶部僵硬感，间歇性或交替出现两侧腰痛或两侧臀部疼痛，可放射至大腿，无阳性体征，直腿抬高试验阴性，但直接按压或伸展骶髂关节可引起疼痛。有些患者无骶髂关节炎症状，仅X线检查发现有异常改变。约3%强直性脊柱炎患者颈椎最早受累，以后下行发展至腰骶部；7%强直性脊柱炎患者几乎脊柱全段同时受累。

（2）腰椎病变　腰椎受累时，多数患者表现为下背部和腰部活动受限，腰部前屈、背伸、侧弯和转动均可受限。体格检查可发现腰椎棘突压痛，腰椎旁肌肉痉挛；后期可有腰肌萎缩。

（3）胸椎病变　胸椎受累时，表现为背痛、前胸和侧胸痛，最常见为驼背畸形。如肋椎关节、胸骨柄体关节、胸锁关节及肋软骨间关节受累，则呈"束带状"胸痛，胸廓扩张受限，吸气、咳嗽或打喷嚏时胸痛加重。严重者胸廓保持在呼气状态，胸廓扩张度较正常人降低50%以上，因此只能靠腹式呼吸辅助。由于胸腹腔容量缩小，常导致心肺功能和消化功能障碍。

（4）颈椎病变　少数患者首先表现为颈椎的炎症，先有颈椎部疼痛，沿颈部向头部及臂部放射。颈部肌肉开始时痉挛，后逐渐萎缩，病变可发展至颈胸椎后凸畸形。头部活动明显受限，常固定于前屈位，不能上仰、侧弯或转动。严重者仅能看到自己足尖前方的小块地面，不能抬头平视。

（5）周围关节病变　约半数强直性脊柱炎患者有短暂的急性周围关节炎，约25%有永久性周围关节损害。一般多发生于大关节，下肢多于上肢。肩关节受累时，关节活动受限，疼痛更为明显，梳头、抬手等活动均受限。侵犯膝关节时则关节呈代偿性弯曲，使行走、坐立等日常生活更为困难。极少侵犯肘、腕和足部关节。

此外，耻骨联合亦可受累，骨盆上缘、坐骨结节、股骨大粗隆及足跟部可有骨炎症状，早期表现为局部软组织肿、痛，晚期有骨性粗大。一般周围关节炎可发生在脊柱炎之前或以后，局部症状与类风湿关节炎不易区别，但遗留畸形者较少。

3.关节外表现

强直性脊柱炎的关节外病变，大多出现在脊柱炎后，偶有骨骼肌肉症状之前数月或数年发生关节外症状。强直性脊柱炎可侵犯全身多个系统，并伴发多种疾病。

（1）心脏病变 以主动脉瓣病变较为常见。临床有不同程度主动脉瓣关闭不全者约1%；约8%发生心脏传导阻滞，可单独发生或与主动脉瓣关闭不全同时存在，严重者因完全性房室传导阻滞而发生阿-斯综合征。当病变累及冠状动脉口时，可发生心绞痛。少数患者可发生主动脉肌瘤、心包炎或心肌炎。

（2）眼部病变 长期随访，25%的强直性脊柱炎患者有结膜炎、虹膜炎、眼色素层炎或葡萄膜炎，后者偶可并发自发性眼前房出血。虹膜炎有周围关节病者常见，少数可先于脊柱炎发生，易复发，病情越长发生率越高，但与脊柱炎的严重程度无关。眼部疾病常为自限性，有时需用皮质激素治疗，有的未经恰当治疗可致青光眼或失明。

（3）耳部病变 在发生慢性中耳炎的强直性脊柱炎患者中，其关节外表现明显多于无慢性中耳炎的强直性脊柱炎患者。

（4）肺部病变 少数强直性脊柱炎患者后期可并发上肺叶不规则斑点状纤维化病变，表现为咳痰、气喘，甚至咯血，并可能伴有反复发作的肺炎或胸膜炎。

（5）神经系统病变 由于脊柱强直及骨质疏松，易发生颈椎脱位和脊柱骨折，从而引起脊髓压迫症。如发生椎间盘炎则引起剧烈疼痛。强直性脊柱炎后期可侵犯马尾，发生马尾综合征，导致下肢或臀部神经根性疼痛，骶神经分布区感觉丧失，跟腱反射减弱，膀胱和直肠等运动功能障碍。

（6）淀粉样变 为强直性脊柱炎少见的并发症。

（7）肾及前列腺病变 强直性脊柱炎极少发生肾功能损害，但有发生IgA肾病的报告。

4.辅助检查

（1）电子计算机断层扫描（CT）

对于临床怀疑而X线不能确诊者，可以行CT检查，它能清晰显示骶髂关节间隙，对于测定关节间隙有无增宽、狭窄、强直或部分强直有独到之处。

（2）磁共振（MRI）

MRI是最敏感、最具特异性的骶髂关节炎检测手段，可直接显示软骨异常，包括软骨信号强度和形态异常改变。软骨异常为诊断早期骶髂关节炎较为可靠的征象，软骨的炎性改变，可继发骶、髂骨的骨髓水肿，此二者也是骶髂关节炎最早期的改变之一。软骨破坏后可出现软骨下骨侵蚀，早期位于髂骨侧骨皮质，随后侵蚀灶逐渐增多、变大，可累及骶骨侧骨皮质。

（3）X线检查

对强直性脊柱炎的诊断有极为重要的意义，98%-100%病例早期即有骶髂关节的X线改变，是本病诊断的重要依据。早期X线表现为骶髂关节炎，病变一般从骶髂关节的中下部两侧开始。开始多侵犯髂骨侧，进而侵犯骶·骨侧，可见斑点状或块状，髂骨侧明显；继而可侵犯整个关节，边缘呈锯齿状，软骨下有骨硬化，骨质增生，关节间隙变窄；最后关节间隙消失，发生骨性强直。

骶髂关节炎X线诊断标准分为5期：0级为正常骶髂关节；Ⅰ期为可疑骶髂关节炎；Ⅱ期为骶髂关节边缘模糊，略有硬化和微小侵袭病变，关节间隙无改变；Ⅲ期为中度或进展性骶髂关节炎，伴有一项（或以上）变化：近关节区硬化、关节间隙变窄/增宽、骨质破坏或部分强直；Ⅳ期为关节完全融合或强直伴或不伴硬化。

脊柱病变的X线表现，早期为普遍性骨质疏松，椎小关节及椎体骨小梁模糊（脱钙），椎体呈"方形椎"，腰椎的正常前弧度消失而变直，可引起一个或多个椎体压缩性骨折。病变发展至胸椎和颈椎椎间小关节，间盘间隙发生钙化，纤维环和前纵韧带钙化、骨化、韧带骨赘形成，使相邻椎体连合，形成椎体间骨桥，呈最有特征的"竹节样脊柱"。

综上所述，由于骶髂关节结构较复杂，还存在较多的变异，关节面呈不规则扭曲走向，在X线平片上重迭多，不易显示微小病变，不利于疾病的早期诊断，故传统X线检查敏感性较低。CT在显示诊断强直性脊柱炎的细小改变方面，有相对较高的敏感性，因此提高了病变的检出率，其优势主要表现在对关节病变的细微征象如轻度的骨质硬化、模糊、侵蚀及关节间隙的轻度变窄、不对称显示更加确定，从而有利于临床早期确诊。但对于临床早期诊断骶髂关节疾病，MRI对关节软骨改变的显示明显优于X线平片和CT，其敏感性比X线、CT高，能发现强直性脊柱炎骶髂关节滑膜软骨的早期改变，能够在软骨发生形态学改变之前，诊断骶髂关节区是否存在炎性改变，提高了早期诊断骶髂关节炎的敏感性和准确性。但由于MRI显示骨皮质不敏感且空间分辨率较CT差，故在观察骨皮质侵蚀、缺损及硬化的敏感性方面不如CT，且在骶髂关节炎分级方面也不如CT敏感。

5.实验室检查

白细胞计数正常或升高，淋巴细胞比例稍增加，少数患者有轻度贫血（正细胞低色素性），血沉可增快，但与疾病活动的相关性不大，而C反应蛋白则较有意义。血清白蛋白减少，α1和γ球蛋白增加，血清免疫球蛋白IgG、IgA和IgM可增加，血清补体C3和C4常增加。约50%患者碱性磷酸酶升高，血清肌酸磷酸激酶也常升高。血清类风湿因子阴性。虽然90%～95%以上强直性脊柱炎患者HLA-B27阳性，但一般不依靠HLA-B27来诊断强直性脊柱炎，HLA-B27不作常规检查。

6.诊断标准

目前，强直性脊柱炎的诊断多通用1984年修订的纽约标准：（1）腰痛、僵硬3个月以上，活动改善，休息无改善；（2）腰椎额状面和矢状面活动受限；（3）胸廓活动度低于相应年龄、性别的正常人。放射学标准：双侧骶髂关节炎达到或超过11级或单侧骶髂关节炎111—W级。符合放射学标准和1项以上临床标准，可确诊为强直性脊柱炎。其诊断标准中要求X线存在明确的检查中骶髂关节炎。但符合该标准的患者多为中晚期，已失去治疗的良好时机，往往会遗留脊柱强直、关节畸形等改变，病情已不可逆转。

南方医科大学李义凯教授团队多年来一直致力于早期强直性脊柱炎的诊断，在以往相关文献报道的基础上，通过临床实践和研究，制定了新的诊断标准。笔者早年曾求学于李义凯教授处，对李教授的治学理念及技术水平颇为叹服，本文也多处引用李教授的资料数据。修订后的诊断标准：（1）40岁以前发生的原因不明性腰腿痛/不适；（2）隐匿发病；（3）病程＞1周；（4）晨僵、静止或夜间痛，活动后缓解；（5）"4"字试验阳性及骶髂关节和骶骨部叩击痛；（6）骶髂关节影像学检查有炎性改变。在（5）的基础上符合（1）-（4）中的1项临床标准即可考虑为强直性脊柱炎；在（6）的基础上符合1项临床标准，即可确诊为强直性脊柱炎。

某种意义上，强直性脊柱炎可以定义为兼有其他症状的非特异性骶髂关节炎，临床上几乎所有病例均累及骶髂关节。体格检查在发现早期骶髂关节炎有非常重要的意义，如"4"字试验、骶髂叩击试验等。

腰骶部疼痛、不适、僵硬或腰椎活动受限及胸廓活动减少是其典型的临床表现，也是本病最常见和最具特征性的症状和体征。疼痛多为持续性夜间痛或晨起痛或晨僵，而晨僵、休息后疼痛加重以及活动后疼痛缓解是强直性脊柱炎最常见的早期症状，尤其是40岁以下的青壮年，因引起临床医生足够的重视。

强直性脊柱炎的早期诊断必须建立在详细的问诊和体格检查之上，然后在加以针对性的骶髂关节方面的体格检查及必要的辅助检查，才可以明显提高早期强直性脊柱炎的诊断率。

诊断之后再谈治疗。强直性脊柱炎的西医药物治疗包括：（1）非甾体类抗炎药；（2）柳氮磺胺吡啶；（3）甲氨蝶呤；（4）肾上腺皮质激素；（5）生物制剂（如注射用重组人Ⅱ型肿瘤坏死因子受体抗体融合蛋白等）。生物制剂是目前治疗强直性脊柱炎等脊柱关节疾病的最佳选择之一，有条件者可考虑选用。

除了西医治疗方法外，针刀、手法、中药及针灸在强直性脊柱炎的治疗中也有非常理想的效果。

小针刀松解术以及美式整脊手法对于本病的治疗，可以及时有效的控制症状，延缓及防止病情的发展和畸形的产生。"以动防残"，是强直性脊柱炎治疗的一个重要宗旨，小针刀松解术及美式整脊手法结合运用，就是通过延缓或阻断脊柱小关节的融合，以达到治疗目的。笔者在北京军区总医院跟诊我的手法老师牟新教授时，见过牟老师用美式整脊手法结合患者自我锻炼，治疗了很多强直性脊柱炎患者，效果非常理想。

小针刀松解术在强直性脊柱炎的治疗中主要分两部分：脊柱周围软组织松解术和髋关节周围松解术。脊柱周围软组织松解术主要针对的是：棘间韧带、横突间韧带、横突间肌、骶棘肌及脊柱关节突关节等，每次松解3-5个椎体，由下往上以此延展，每周一次；髋关节周围松解术主要以松解大转子上附着的软组织及髋关节囊以达到减张减压的目的，必要时，可刺入骨皮质，使骨内压力得到释放。

针刀术后配合手法是极其必要的，但是手法宜轻柔，不可过于暴力，强直性脊柱炎患者多同时伴有不同程度的骨质疏松，手法不当，极有可能造成严重的不良后果。北京针刀总医院在早年前的强直性脊柱炎针刀治疗中，就曾发生过术后手法过重而造成患者截瘫的可怕事件，不可不防。

针灸疗法，具有调和气血、活血通络、扶正祛邪、散寒止痛的作用，不管是毫针治疗还是火针治疗，都具有较好的治疗效果。治疗选穴主要以督脉、足太阳膀胱经第一侧线穴位、夹脊穴为主，可选2～3组穴位，交替针刺。

针灸疗法除了针，还有灸，尤其是督灸，督灸对强直性脊柱炎的功效，主要体现在益肾温阳、破瘀散结、通痹止痛等方面。在督灸操作之前，沿督脉及两侧夹脊穴撒敷以麝香、肉桂、丁香及斑蝥等药物制成的督灸粉，效果尤佳。

中药治疗强直性脊柱炎，也有很多的病例报告。临床上常将强直性脊柱炎分为两大类型，即肾督阳虚、寒湿瘀阻型和肾督阴虚、湿热瘀滞型。前者治宜温肾壮督、散寒通络，选药可用鹿角霜、淫羊藿、生黄芪、补骨脂、骨碎补、生地黄、熟地黄、露蜂房、制川乌、制草乌、桂枝、蜈蚣及鹿衔草等。后者治宜滋养肝肾、清热化瘀，选药可用生地黄、龟板、枸杞子、当归、赤芍、丹皮、鸡血藤、地龙、僵蚕、青风藤及炙全蝎等。阴阳虚损分辨不明或阴阳俱损的患者，可采用补肝肾，益气血，疏风散寒，活血止痛为主的治疗方法。其常用方药包括：葛根、白芍、当归、黄芪、川芎、桂枝、姜黄、狗脊、川续断、补骨脂、独活、桑寄生、络石藤、千年健、老鹳草、党参、全蝎、地龙、延胡索及威灵仙等。偏湿热去桂枝、姜黄，加苍术、黄柏；脊背僵硬强直、活动受限加鹿角胶、龟板胶等。

腰椎五骨，能够叠加而立于骶骨之上，并呈一定的曲度有序排列，靠的是椎周肌肉、韧带、筋膜等软组织的束缚，然而下位腰椎椎体作为由定转动的枢纽地带，很多患者经常会在影像显示出椎体滑脱的病理表现，这是什么原因造成的呢？《腰痛缠绵难愈爱反复，必是腰中有"妖"在"作妖"之"捉妖记"（十六）——没有受伤，我的腰椎怎么就滑脱了？》我们下回继续。

## 二十九、腰椎滑脱症诊疗思路解析

2000年悉尼奥运上，著名举重运动员占旭刚怒吼着举起了接近体重3倍的重量蝉联奥运冠军时，整个中国都沸腾了，当人们在惊叹大力士们惊人的力量时，却很少有人看到他们背后的艰辛和风险。有一组数据让人触目惊心，几乎100％的举重运动员都有不同程度的腰椎峡部裂、腰椎滑脱及腰椎间盘突出，排球、羽毛球等项目中的运动员发病率也同样非常高，这些体格强魄的运动员们的腰怎么就变得如此"脆弱"了呢？今天我们就来探讨一下"腰椎滑脱症"的诊断与治疗。

相对于"腰椎间盘突出症"而言，"腰椎滑脱症"的名气就要小得多，很多人只是在进行腰椎影像学检查时，才发现有腰椎滑脱的存在，不少人会不由地产生这样的疑惑："我没有受伤，我的骨头怎么就裂开了，腰椎怎么就滑脱了呢？""我年轻时腰好好的，怎么临老了，就出现腰椎峡部裂并腰椎滑脱了呢？"

什么是"腰椎滑脱症"呢？

正常人的腰椎按生理曲度，呈上下有序排列，如果由于各种原因导致其中一个腰椎的椎体相对于邻近的下一个椎体向前（较多）或向后（较少）滑移（前后错位），就称为腰椎滑脱。当然，不是所有的腰椎滑脱都称之为"腰椎滑脱症"，只有其中引起临床症状者才称为"腰椎滑脱症"。

为什么会出现腰椎滑脱呢？

1.先天性发育不全

腰椎在人体生长发育时有椎体及椎弓两大骨化中心，其中在每侧椎弓又分为两个骨化中心，其中一个发育为上关节突和椎弓根，另外一个发育为下关节突、椎板和棘突的一半，如果两者之间没有愈合，就会导致先天性峡部不连，也称为峡部裂。其实它们之间并不是真的"不连"或者"裂开"，只是在"不连"或"裂"的部位连续的不是骨骼组织，而是纤维软组织，这类组织在做影像学检查时，可被射线穿透，因此会显示为"不连"或"裂"，也相当于在局部形成假关节样改变。当椎体出现变位时使其连续性延长，以致上位椎体、椎弓根、横突和上关节突一同在下位椎节上方向前移位者，称为腰椎峡部崩裂合并腰椎滑脱。另外也可因骶骨上部或L5椎弓发育异常而产生滑脱，但这种情况下其峡部并无崩裂。

2.创伤

急性外伤产生的急性骨折可导致腰椎滑脱。

3.疲劳骨折或慢性劳损

人体处于站立时，下腰椎负重较大，导致前移的分力作用于骨质相对薄弱的峡部，长期反复作用可导致疲劳性骨折或慢性劳损。

4.退变性因素

由于长时间持续的下腰段不稳或应力增加，使相应的小关节磨损，发生退行性改变，关节突变得水平，加之椎间盘退变、椎间不稳、前韧带松弛，从而逐渐发生滑脱。

5.病理性骨折

多由于全身或局部肿瘤或炎症病变，累及椎弓、峡部及关节突，使椎体后结构稳定性丧失，发生病理性滑脱。

腰椎滑脱的力学机制和病理机制有哪些呢？

根据腰椎椎弓峡部是否存在骨不连，腰椎滑脱可分为真性腰椎滑脱和假性腰椎滑脱，临床上绝大多数腰椎滑脱发生于L4-L5或L5-S1。这是因为，脊柱每一运动节段均存在剪切力，而在腰骶部因椎间隙倾斜，剪切力尤为明显，上一椎体对下一椎体存在着向前滑移、旋转的趋势。在生理载荷下，腰椎保持相互间的正常位置关系有赖于关节突关节、完整椎间盘的纤维环、周围韧带、背伸肌收缩力量和正常的脊柱力线的维持。任何一种或数种抗剪切力机制的减弱或丧失，如椎间盘髓核脱水、纤维环松弛、间隙变窄、韧带松弛、椎周肌力减弱、椎间不稳或小关节突退变等，均将导致腰骶部不稳，久之便产生了滑脱的病理过程。相关腰椎解剖结构的破坏，可刺激或挤压神经，引起不同的临床症状。

腰椎滑脱的影象学改变有哪些呢？

1.X线片表现

（1）前后位片：不易显示峡部病变。通过仔细观察，可能发现在椎弓根阴影下有一密度减低的斜行或水平裂隙，多为双侧，宽度约1-2mm。明显滑脱的患者，滑脱的椎体因与下位椎体重叠而显示高度减小，椎体倾斜、下缘模糊不清、密度较高，与两侧横突及骶椎阴影相重叠，称为Brailsford弓。滑脱腰椎的棘突可向上翘起，也可与下位椎体之棘突相抵触，并偏离中线。

（2）侧位片：能清楚显示椎弓崩裂形态。裂隙于椎弓根后下方，在上关节突与下关节突之间，自后下斜向前下，边缘常有硬化征象。病变一侧者侧位片显示裂隙不完全或不清楚，两侧者显示较清楚。侧位片可显示腰椎滑脱征象，并能测量滑脱分度及分级。

国内常用的是Meyerding分级，即将下位椎体上缘分为4等份，根据椎体相对下位椎体向前滑移的程度分为I-IV度。

Ⅰ度：指椎体向前滑动不超过椎体中部矢状径的1/4者。

Ⅱ度：超过1/4，但不超过2/4者。

Ⅲ度：超过2/4，但不超过3/4者。

Ⅳ度：超过椎体矢状径的3/4者。

（3）斜位片：可清晰显示峡部病变。在椎弓崩裂时，峡部可出现一带状裂隙，称为苏格兰（Scotty）狗颈断裂征或长颈犬（Greyhound）征。其前下方常位于骶骨上关节突顶点上数毫米，偶尔可位于顶点的稍前方。

（4）动力性X线片：可判断滑移的活动性，对判断有无腰椎不稳价值较高。腰椎不稳的X线诊断标准有过伸、过屈位片上向前或向后位移＞3mm或终板角度变化＞15°，正位片上侧方移位＞3mm；椎间盘楔形变＞5°。过屈时可使峡部分离，有助于诊断。

2.CT扫描、MRI及脊髓造影

CT对峡部病变的诊断率较高。另外，CT不仅能够观察椎体和椎间盘的异常，而且可以清楚显示椎体后部小关节结构和软组织异常。腰椎滑脱的CT表现主要有：（1）双边征；（2）双管征；（3）椎间盘变形，即出现滑脱水平的纤维环变形，表现为前一椎体后下缘出现对称的软组织影，而下一椎体后下缘无椎间盘组织；（4）峡部裂隙出现在椎弓根下缘平面，走行方向不定，边缘呈锯齿状。三维CT或矢状面多幅重建可以明确椎间孔变化及滑脱程度。

核磁共振检查（MRI）可观察腰椎神经根受压情况及各椎间盘退变程度，有助于确定减压和融合范围。

哪些人容易得腰椎滑脱症呢？

在我国，腰椎滑脱约占人口总数的4.7%-5%，峡部崩裂引起的真性滑脱约占15%，发病年龄以20-50岁较多，占85%；发病男性多于女性，男女之比为29:1。在我国腰椎滑脱常见的部位是L4-L5及L5-S1，其中腰5椎体发生率为82-90%。

腰椎滑脱症有什么临床表现呢？

出现腰椎滑脱后，并不是所有的人都会出现症状，即使出现症状，每个人的症状也不尽相同，在腰椎滑脱的病理基础之上，再出现相关症状，我们才能称之为"腰椎滑脱症"。一般而言，常见的症状包括如下几方面：

1.腰骶部疼痛：疼痛性质多为钝痛，可在劳累后出现，也可在一次扭伤之后持续存在。站立、弯腰时加重，卧床休息后减轻或消失。

2.坐骨神经受累表现：当峡部断裂处的纤维结缔组织或增生骨痂压迫神经根，或前移的椎体牵拉神经根时，部分患者会出现下肢放射痛和麻木。

3.间歇性跛行：当腰椎滑脱合并腰椎管狭窄时，多可出现间歇性跛行。

4.马尾神经受牵拉或受压迫症状：当腰椎滑脱严重，甚至压迫到马尾神经时，部分患者会出现下肢麻木、乏力、鞍区麻木，大小便功能障碍等马尾神经症状。

5.当腰椎棘突前移时，部分患者腰部会出现阶梯感。腰椎滑脱更严重的患者甚至能够看到腰部凹陷、腹部前凸，甚至躯干缩短、走路时出现摇摆。

腰椎滑脱症如何治疗呢？

腰椎滑脱症的治疗包括两方面，一是保守治疗，二是手术治疗。据统计，在所有腰椎滑脱症的患者之中，需要手术治疗的只有10%。腰椎滑脱手术治疗的目的是解除神经的牵拉和压迫；固定住腰椎使其更加稳定。手术的适应症包括：Ⅱ度以下的腰椎滑脱，且出现顽固性腰背部疼痛，或原有的下腰痛症状加重，通过正规的保守治疗无效，严重影响患者生活和工作；伴发腰椎间盘突出或腰椎管狭窄，出现下肢根性放射痛及间歇性跛行，或出现马尾神经受压的症状；病程长，有逐渐加重趋势；Ⅲ度以上的严重腰椎滑脱。

腰椎滑脱症的保守治疗并无太多特殊之处，可参考笔者博文中关于腰椎间盘突出症及腰椎椎管狭窄症的治疗。但腰椎滑脱多伴有腰椎不稳的情况，适当配带腰部护具，可以减轻腰部的负担，缓解症状。

腰椎是由五块不规则的骨头摞在一起搭建而成，由于各种病理因素的存在，椎体之间常会产生各种的错位，本文所述的腰椎滑脱就是一种矢状位上的前后移位，除此之外，冠状位上的旋转移位以及脊柱的侧弯、扭曲畸形也非常常见，那这种情况的出现，我们是熟视无睹，还是积极处理呢？如果进行处理，又该如何做呢？《腰痛缠绵难愈爱反复，必是腰中有"妖"在"作妖"之"捉妖记"（十七）——弯成这样了，还有的治吗？》下回继续。

## ▶▶ 三十、脊柱侧弯"诊疗思路解析

春节前，发小14岁的闺女因"腰背部疼痛半年余"来诊。小姑娘不能久坐，不能过度活动，甚至夜间睡觉也会痛醒，掀开衣服一看，病因便基本明确，小姑娘脊柱胸腰段呈C字形侧弯，影像学检查也证实了其"脊柱侧弯"的诊断。更严重的是，小姑娘腰1、2椎体侧缘呈先天性骨性融合，曾因先天性心脏病做过一次大手术的小姑娘，不得不又要面对一次大手术。幸运的是，手术很成功，春节期间再次见到时，她的腰背疼痛已经基本消失了。小姑娘的脊柱侧弯是先天性因素造成的吗？14岁之前怎么就没有发现呢？引起脊柱侧弯的病因有哪些呢？一定都要手术治疗吗？弯成这样了，还有的治吗？我们本期来探讨脊柱侧弯的诊断与治疗。

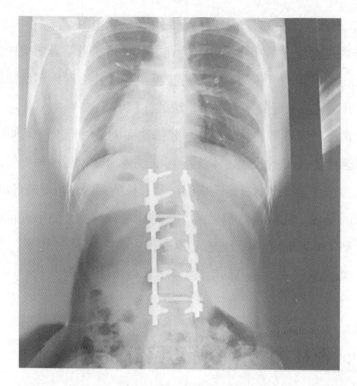

图6-56　小姑娘的腰是直了，但是付出的创伤也是巨大的

脊柱侧弯又称脊柱侧凸，它是一种脊柱的三维畸形，包括冠状位、矢状位和轴位上的序列异常。正常人的脊柱从后面看应该是一条直线，并且躯干两侧对称，如果从正面看有双肩不等高或从后面看有后背左右不平，就应怀疑"脊柱侧弯"。当正位全脊柱X线片显示cobb角大于10°的侧方弯曲，即可诊断为脊柱侧弯。

脊柱侧弯是危害青少年和儿童的常见疾病，轻度的脊柱侧弯通常没有明显的不适，外观上也看不到明显的躯体畸形。但较重的脊柱侧弯则会影响婴幼儿及青少年的生长发育，使身体变形，常可表现为：双肩及髂前上棘高度不等，脊柱偏离中线，肩胛骨一高一低，一侧胸部出现皱褶皮纹，肋骨及胸部畸形，前弯时双侧背部不对称及"剃刀背"畸形等，引起局部的疼痛不适症状，严重者可以影响心肺功能，甚至累及脊髓而造成瘫痪。

脊柱侧弯不是青少年的专属病，老年人发病比例也很高，因脊柱承重功能明显下降，导致相应功能障碍，包括下肢、上肢临床症状在内的多种临床症状。只是病因有所不同，应尽可能地分清，采用针对性的治疗方法，使得治疗更为有效。

脊柱侧弯按照病因可以分为功能性和器质性两种，或称非结构性和结构性。

非结构性脊柱侧弯是指某些原因引起的暂时性侧弯，一旦原因去除，即可恢复正常，但长期存在者，也可发展成结构性侧弯。一般这种患者在平卧时侧弯常可自行消失，拍摄X线片，脊柱骨均为正常。

**（一）非结构性脊柱侧弯常见病因包括：**

1.姿势性侧弯；

2.腰椎不稳、椎间盘突出症、肿瘤等原因引起；

3.双下肢不等长引起；

4.髋关节挛缩引起；

5.炎症刺激（如阑尾炎）；

6.癔症性侧弯。

**（二）结构性脊柱侧弯**

1.特发性

最常见，占总数的75%-85%，根据发病年龄不同，可分成三类：

（1）婴儿型（0-3岁），又分为①自然治愈型；②进行型。

（2）少年型（4-10岁）。

（3）青少年型（>10岁-骨骼发育成熟之间）。

上述三型中又以青少年型最为常见。

2.先天性

（1）形成不良型，分为①先天性半椎体；②先天性楔形椎。

（2）分节不良型。

（3）混合型，同时合并上述两种类型。

先天性脊柱侧弯是由于脊柱在胚胎时期出现脊椎的分节不完全、一侧有骨桥或者一侧椎体发育不完全或者混合有上述两种因素，造成脊柱两侧生长不对称，从而引起脊柱侧弯。此类患者往往同时合并其他畸形，包括脊髓畸形、先天性心脏病、先天性泌尿系畸形等，开篇所述的病例就属于这种情况。

3.神经肌肉性

可分为神经源性和肌源性，是由于神经或肌肉方面的疾病导致肌力不平衡，特别是脊柱旁肌左右不对称所造成的侧弯。常见的原因有小儿麻痹后遗症、脑瘫、脊髓空洞症及进行性肌萎缩症等。

4.神经纤维瘤病合并脊柱侧弯。

5.间质病变所致脊柱侧弯。如马方综合征、先天性多关节拘缩症等。

6.后天获得性脊柱侧弯。如强直性脊柱炎、脊柱骨折、脊柱结核、脓胸及胸廓成形术等胸部手术引起的脊柱侧弯。

7.其他原因。如代谢性、营养性或内分泌原因引起的脊柱侧弯。

影像学检查是脊柱侧弯的重要诊断依据。

（1）X线片检查最为重要，站立位的脊柱全长正侧位摄片可以区别侧弯的原因、分类以及弯度、部位、旋转、骨龄及代偿度等。

（2）CT扫描可以很好地显示骨性畸形，尤其是脊柱三维重建CT可以很好显示先天椎体畸形。

（3）磁共振（MRI）可以很好地显示脊髓病变。

诊断清楚了，接下来就是治疗。脊柱侧弯的治疗分为两大类，即保守治疗和手术治疗。笔者不是手术医生，今日只谈保守治疗方案。

非结构性脊柱侧弯是保守治疗的主要人群，常见的保守治疗方法包括各种针具、手法、理疗、石膏及支具等。在大部分西医人眼中，甚至大部分西医学教材中，针具和手法等治疗方法都是靠后的，甚至只字不提，支具治疗是西医大夫认为的最主要和最可靠方法。不可否认，对于首诊30°－40°，或首诊不足20°，但每年加重超过5°的青少年特发性脊柱侧弯，可以尽早进行支具治疗。支具治疗对于青少年特发性脊柱侧弯效果较好，对于成人效果不佳，但就笔者的临床经验而言，各种针具及手法的运用，缓解及消除临床症状也是比较可靠的，甚至部分结构性脊柱侧弯的临床症状的消除，都有很好的治疗效果。

通过临床观察，我们可以发现，脊柱在侧弯的同时多伴有椎体的旋转，也就是说，脊柱侧弯的本质不是单纯的侧向弯曲，而是脊柱发生了螺旋扭曲。在非结构性脊柱侧弯的患者人群中，如果把他们的脊柱椎骨单个分开，你会发现，其实每一块椎骨都是正常的，但摞在一起，就出现了旋转侧弯的畸形改变。

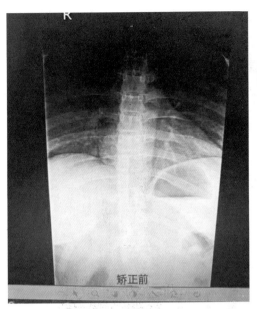
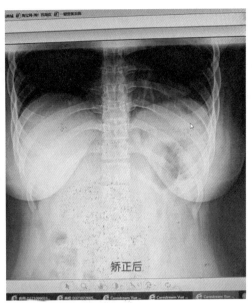

图6-57 脊柱侧弯针刀加手法治疗前后对比

正如前文所述，脊柱侧弯的病因很复杂，但是肌肉软组织因素在脊柱侧弯的发病原因中，也不应该被我们所忽视，而各种针具的治疗就是针对软组织因素的。举个例子，我们把手中的毛巾拧干，毛巾会出现扭曲，螺旋扭曲的脊柱何尝不是这样呢？把两头用力拧的手松开，毛巾也就顺直了，通过小针刀等把椎周软组织松解后，再结合针灸治疗活血通络，舒缓经筋，手法理顺脊柱关节，很多非结构性的脊柱侧弯就能得到很好的改善。即便是结构性的脊柱侧弯，出现了腰背的疼痛，也可以通过针具治疗，松弛椎周肌肉，使穿行其中的神经卡压牵拉得以解除，临床症状也能得到很好的缓解。

脊柱侧弯还有一个重要原因就就是脊柱不稳定。当人体出现椎体压缩性骨折等骨性改变、骨盆倾斜、椎间盘突出、肌肉韧带松弛及椎旁肌群的力平衡失调等病理因素时，人体为了保持稳定，就会通过各种方式进行代偿，当脊柱中的某块椎骨发生位移时，身体没有办法主动把它复位，只能采用各种方法来代偿，其中一种重要的代偿方法就是旋转椎骨，结果就出现了脊柱旋转侧弯。小时候我们经常玩一种摞象棋的游戏，比试谁摞的高，当摞到一定高度，棋子就会出现扭曲，我们只有通过反方向的调整，才能在保持稳定的同时，增加棋子的高度，其实都是一个道理。这种情况在老年人群中尤其常见。但是我们是不是要把旋转侧弯的脊柱捋直了呢？在现实中，这类人群除了脊柱侧弯，往往还伴随着严重的骨质疏松、骨质增生或韧带钙化等情况，几乎没有人会去冒这么大的风险进行手术治疗。没有手术机会，剩下的就是保守治疗，针具、中药、理疗等治疗手段就有了用武之地。举几个临床病例。

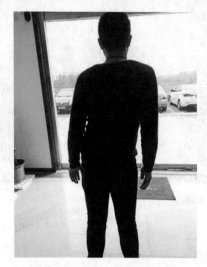 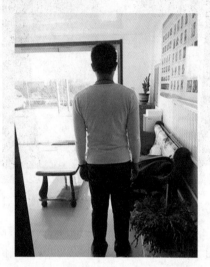

图6-58　非结构性脊柱侧弯治疗前　图6-59　非结构性脊柱侧弯治疗后

病例一，代某，男，35岁，因"腰痛1月余"于2015年11月28日来诊。患者自述10多年前曾从高处坠落，伤及腰部，未在意，平卧休息数日后痊愈。于1月前不慎扭伤腰部，当时即感腰部疼痛，屈伸转侧不利，翻身起床困难，无双下肢放射痛，曾经当地中医院行相关检查，诊断为"腰椎间盘突出症"，建议手术治疗，后在当地诊所行推拿及口服药物治疗，病情无明显好转，来诊。查体：患者双肩左低右高，脊柱呈S形侧弯，左腰方肌第12肋缘下、左髂缘腰3、4横突尖附着点压痛（+），腰4、5棘突尖压痛（+），左侧冈下三肌压痛（+）。腰部CT检查提示腰4/5椎间盘向后膨出3mm。综合分析，基本排除"腰椎间盘突出症"诊断，考虑患者腰痛发作与以腰方肌为主的椎周肌群痉挛损伤，病变肌群牵拉造成的腰椎小关节紊乱有关。行相关部位针刀松解，术后行美式整脊全脊柱整复，患者感疼痛明显减轻，继以身痛逐瘀汤加减内服，以善其后。

2015年11月29日，患者电话告知，"腰部疼痛好了很多，身体感觉不斜了。"嘱其行左侧腰方肌拉伸锻炼。

2015年12月31日，患者再次复诊，已无腰痛症状，脊柱形态恢复正常。

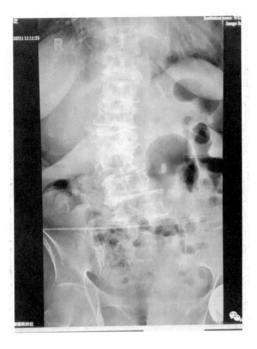

图6-60 先天性结构性脊柱侧弯

病例二，高某，女，39岁，工人，因"腰痛10余年，加重伴右膝痛2年"于2018年11月19日以"1.腰椎间盘突出症2.脊柱侧弯3.脊髓灰质炎后遗症"收住入院。

专科检查：脊柱下胸段及腰段呈明显左凸侧弯畸形，腰椎活动度检查：腰部前屈30°疼痛（＋），后伸10°疼痛（＋＋），右侧屈25°疼痛（＋），左侧屈25°，左右旋转30°，L3-5棘突间及椎旁右侧压痛（＋），叩痛（－），右侧腰方肌肋缘、髂嵴附着点压痛（＋），无明显放射痛，左下肢较右下肢短缩约3cm，左臀部及左下肢肌肉萎缩，肌力4级。

入院后结合症状、体征、影像、舌脉综合分析，该患者先天畸形所造成的器质性改变已无法纠正，出现的一系列疼痛症状，与脊柱严重畸形造成的椎周软组织慢性损伤，尤其是右侧腰方肌的扭曲牵拉有关，小针刀松解术通过对软组织的松解，相对纠正了力线失衡，解除了对相关神经的刺激，同时结合中药内服补益肝肾、活血通经，针灸治疗通阳理气、舒筋活络等治疗，患者腰痛症状基本消失，随访一年无复发。

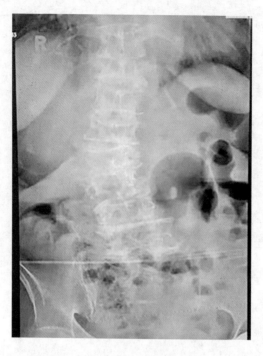

图6-61　老年结构性脊柱侧弯正位片

病例三，邓某，女，78岁，因"腰背部疼痛3月"于2021年5月11日来诊并入院。患者往有腰椎压缩性骨折病史，现感腰背部疼痛，不能久坐久行。查体：脊柱腰段呈右凸侧弯畸形，双侧腰方肌肋缘、髂嵴、腰2/3/4横突尖附着点压痛（＋），胸9至腰4椎体两侧广泛性压痛（＋）。行相关部位针刀松解，并辅以针灸、中药外敷内服，经半月治疗，患者腰背疼痛逐渐缓解。

以上三个病例，笔者均是从软组织入手，结合针药手法，最终达到了临床症状缓解或消失的目的。病例一属于非结构性脊柱侧弯，最终不仅临床症状消失，脊柱形态也得以恢复正常。病例二、三属于结构性脊柱侧弯，虽然畸形没有得到纠正，但是临床症状消失，也达到了治疗目的。但保守疗法只是能够解决一部分患者的病痛，开篇所述的那位小姑娘，因为存在先天畸形，且侧弯度数较大，临床症状较重，只能接受手术治疗了。

到今天为止，笔者结合临床实践及肤浅经验，将临床常见腰痛类疾病的肌肉、韧带、筋膜、神经、关节紊乱等椎周病变因素依次探讨完毕，剩下的就是椎管内因素了。《腰痛缠绵难愈爱反复，必是腰中有"妖"在"作妖"之"捉妖记"（十八）——"腰椎间盘突出"不全是"腰椎间盘突出症"，这锅，我可背不起（上）。》我们下回继续分享。

## 三十一、腰椎间盘突出症诊疗思路解析（上）

上个周，外地的老姑到我家小住了几天，老姑要去拜会多年未见的老友，便开车送了过去。老友姓王，70多岁，一位巨大腰椎间盘突出症患者，13年前曾经我诊治过，但是，王老爷子此时的状态，比起13年前，简直是天壤之别，笔者今天就从"腰椎间盘突出症"说起。

2008年，王老爷子刚退休不久，常年的矿山工作，让他患上了严重的"腰椎间盘突出症"，因为是回忆性病例，具体影像资料并未保存，只记得是一个巨大间盘突出，加上严重腰痛伴下肢麻痛，多家医院的态度基本一致：符合手术指征，需要手术。13年前，腰椎间盘微创手术并未开展，开放手术的创伤及风险让患者望而却步，"先保守治疗看看"，老爷子抱着一丝希望住进我们医院。当时患者的状态笔者历历在目：严重腰痛伴下肢麻痛，翻身起床困难，到卫生间需要拿一个塑料椅子，挪三步坐一下。笔者当时的治疗方法在相关博文中多有涉及，硬膜外神经阻滞疗法消除椎管内无菌性炎证；小针刀治疗松解椎周软组织，纠正整体动态平衡失调；针灸治疗舒缓经筋，活血通络；中药内服理气活血，通经止痛。经过一系列的综合治疗，患者的症状逐渐缓解，后来定居于威海华夏城，还时不时的开荒种点菜。这次相见，距离上次发病已经超过13年，王老爷子的"腰椎间盘突出症"几乎可以用痊愈来描述。本来打算还要陪老姑到文登办点事，但老爷子夫妇几乎是将我"赶走"了，"这点小事，就不麻烦年轻人了，逛一天，我这腰腿也没事的。"

类似的"腰椎间盘突出症"病例还有很多，例不厌多，笔者再回忆性记录两例10几年以前的病例。

病例一，女性，三十多岁，笔者老家一位云南籍的小媳妇，因出现严重腰痛伴下肢麻痛的症状，加上影像学提示的"腰椎间盘突出"，经当地医院收治入院欲行手术治疗。这个小媳妇可真是个"传奇"，已经到了手术台上，却突然想起了我，愣是不做手术了，哭着喊着办理了出院，让老公背着找到了我。当时我也就是一名30岁出头的小大夫，而且在基层医院，接诊这样的患者，真可谓是"压力山大"，但是，就是依靠综合性的保守疗法，患者的症状完全消失。出院后的小媳妇，上山下河，农村的活儿一样不落，还开着商店，甚至还从事着收白菜、收花生的体力活儿。10几年过去了，这位手术台上逃出来的"腰椎间盘突出症"患者，几乎没有腰痛的烦恼。

病例二，笔者一位远房亲戚，男性，30多岁，生活很是不幸，媳妇脑出血生活几乎不能自理，还有一位时年8岁的女儿，可偏偏"屋漏偏逢连夜雨"，他又患上了严重的"腰椎间盘突出症"，患者除了严重的腰痛，疼痛的患侧下肢比对侧短了一大截儿，我们医院门诊的小台阶，患者是一阶一阶爬上去的，"去的医院都说要做手术，但是这手术我是真做不得啊，经济吃不起是一方面，万一出点什么意外，这家可真是完了"。接诊这样的患者，对于当年年轻的我，一是感动于患者的信任，二是无形的压力，硬着头皮治吧，针、药、手法，虽然多少还有点残留症状，患者最终还是收到了满意的效果。出院后，患者一直在船厂打工——海边的朋友都清楚，船厂工作，体力很大，但这么多年过去了，患者还能应付下来。他的健康也是一家人的希望，如今女儿长大了，妻子也能够照顾自己了，生活也步入了正轨。

上面三个病例，其实算不上是真正的病例记录，顶多算是几个医案故事罢了，这样的医案故事，在笔者的从业经历中，举不胜举，倒并不是标榜笔者的医术有多高，只是想说明：所谓的"腰椎间盘突出"，可并不全是"椎间盘突出症"，即便是"腰椎间盘突出症"，手术也未必是唯一出路，不单纯着眼于椎间盘，从整体找病因，并针对性治疗，往往可以收到很好的效果。腰椎间盘虽然顶着"腰中之'妖王'"的大名，但"腰椎间盘突出症"这锅，真心不该让椎间盘独自来背，其中缘由，我们下回探讨，先接着讲故事。

在医学发展史上，是谁首先提出"腰椎间盘突出症"这个诊断名词呢？上世纪三十年代以前，在医学领域中是没有"腰椎间盘突出症"这一概念和名称的，但当时的西医医生已经普遍观察到大量存在腰椎神经根受压迫并产生下肢神经症状的病例，不少患者被直接拉上手术台，发现在腰椎神经根出口的位置存在明确的"致压物"，将致压物切除后，很多患者的症状得到了明显的缓解。而这种"致压物"，被认为是发生于椎间隙的"骨软骨瘤"或"内生软骨瘤"。

1932年的一天，美国波士顿Fenway医院的实习医生Barr和带教老师麻省总医院的神经外科医生Mixter，像往常一样进入手术室，为一名"腰椎椎管内肿瘤"的患者实施了手术治疗，术后病理诊断为"内生软骨瘤"。但是，Barr不同于普通的实习医生，他提出将手术摘除的"内生软骨瘤"与正常椎间盘组织进行病理比较，Mixter同意了这一要求。结果出乎他们的意料——病理结果显示两者结构完全相同。他们继续对麻省总医院以往20余类似病例所取病理组织进行了重新认定，结果发现当初所有被诊断为"内生软骨瘤"的病理组织其实均为椎间盘组织。之后的事情应该是让所有医生都羡慕和向往的：1934年，Mixter和Barr联合署名，在著名医学杂志《新英格兰医学杂志》上发表了题为《累及椎管的椎间盘破裂》的论文，实习生Barr也在两年后，因其在"椎间盘突出症"的诊断上的突破性贡献，破格提升为副教授。Mixter和Barr的发现，引发了学术界对于"腰椎间盘突出症"的狂热研究，随着临床及基础研究不断深入，之后几十年，一个属于骨科的"椎间盘时代"开启了。

"椎间盘突出症"的发现充满了传奇色彩，但腰椎间盘"妖王"盛名的加冕，却徒增了几分悲凉与无奈。自从有了"腰椎间盘突出症"这个诊断，越来越多的骨科医生将"腰痛+坐骨神经痛"，与"腰椎间盘突出症"连上了线，甚至画上了等线。再之后，由于X光、CT及核磁共振等影像技术的发展，给骨科医生们装了一双透视眼，更能够直观准确地判断椎间盘突出的部位和程度，虽然影像技术是诊断的利器，但也让医生们变得更加"懒惰"。患者因为腰腿痛到门诊就诊，很多医生不去详细问诊，也不去做基本的查体，检查单一开，结果报告一出："腰椎间盘突出"，再加上"腰痛"、"坐骨神经痛"的症状，"腰椎间盘突出症"的诊断就算坐实了。于是乎，临床中所谓的"腰椎间盘突出症"越来越多，腰痛是椎间盘突出，腿痛是椎间盘突出，关键还有影像学的"神助攻"，椎间盘成了比窦娥还冤枉的"妖王"、"背锅侠"。更悲催的是，"摘"，似乎成了过去几十年所谓的根治"腰椎间盘突出症"的不二手段。

"腰椎间盘突出症"真的有那么多吗？首先笔者是坚决反对的。在笔者的科普博文中，曾多次列举病例验证，所谓的"腰痛"加"坐骨神经痛"加影像学提示的"腰椎间盘突出"，未必就一定是"腰椎间盘突出症"。从笔者有限的治疗经验来看，即便是"腰椎间盘突出症"，椎间盘也不是唯一的治疗点，甚至根本不用动椎间盘，也能收到很好的治疗效果。中医虽然没有"腰椎间盘突出症"的诊断名词，但是中医治好了无数的腰痛病，其中也不乏"腰椎间盘突出症"患者，但中医人没有去动椎间盘，没有哪根针是扎在椎间盘上的，也没有人把突出的椎间盘给按了回去。

除了中医人，很多西医的手术医生也常在执业生涯的晚期反省"椎间盘手术的"合理性。中国软组织外科学之父——宣蛰人教授，他研究发现，椎间盘摘除手术很多存在着近期疗效不甚理想，远期疗效极不理想，术后残余痛无法解除，术后综合征比例甚高等情况，而且影像学检查结果与症状体征严重不符，因此认为椎间盘突出95%以上与腰腿痛是没有必然关系的，椎间盘突出致痛理论受到极大怀疑和挑战，最终形成和创立的宣蛰人软组织外科学，颠覆了西方医学近百年的指导理论，推翻了"椎间盘突出症王朝"，否定了百余种阴差阳错的诊断。但是，在与手术派医生们沟通中，更多的仍是不屑和轻视，"椎间盘突出才是真正的病因"，这种根深蒂固的观点，只能仁者见仁智者见智了。

《腰痛缠绵难愈爱反复，必是腰中有"妖"在"作妖"之"捉妖记"（十九）——"腰椎间盘突出"可不全是"腰椎间盘突出症"，这锅，我可背不起（中）。》我们下期接着聊。

## 》三十二、腰椎间盘突出症诊疗思路解析（中）

书接上回。在上篇文章中，笔者通过追溯"腰椎间盘突出症"的发展史，并列举自身经历的部分案例，以及软外创始人宣蛰人教授的观点，来证实："腰椎间盘突出"并不是诊断"腰椎间盘突出症"的唯一依据，腰椎间盘也并不是唯一的治疗点，真正的"腰椎间盘突出症"没有那么多，"腰痛"加"坐骨神经痛"加影像学上的腰椎间盘突出，也未必就是"腰椎间盘突出症"。那什么才真正的"腰椎间盘突出症"呢？又该如何鉴别、诊断与治疗呢？我们逐一来进行探讨。

什么是"腰椎间盘突出症"呢？一般认为，腰椎间盘各部分（髓核、纤维环及软骨板），尤其是髓核，出现不同程度的退行性改变后，在外力因素的作用下，椎间盘的纤维环破裂，髓核组织从破裂之处突出（或脱出）于后方或椎管内，导致相邻脊神经根遭受刺激或压迫，从而产生腰部疼痛，一侧下肢或双下肢麻木、疼痛等一系列临床症状，称为"腰椎间盘突出症"。

单从定义上来看，突出的腰椎间盘无疑是罪魁祸首，手术摘除作为一种根治的治疗手段并无过错，但实际上，宣蛰人教授等先贤们，在经历了大量的腰椎间盘手术及椎周软组织松解术并对比后发现，大多数腰痛并发"坐骨神经痛"病例是由腰椎管外软组织损害引起的，只不过其自觉征象和阳性体征与椎管内病变的临床表现及体征相同罢了。笔者在以往文章中列举了临床中大量误诊为"腰椎间盘突出症"的病例，也是对宣蛰人教授观点的证明。宣蛰人教授通过临床研究及实践发现，突出的椎间盘对神经根造成的压迫，只是表现为不同程度的麻木或麻痹，除了椎管外软组织损害因素，只有当硬膜外和神经根鞘膜外脂肪罹患无菌性炎性病变时，才会引起腰腿疼痛等这些客观症状。

宣蛰人教授也认为，"腰椎间盘突出症"就是一个阴差阳错的诊断名称，但这个诊断名称已经为人们所熟知，所以在传统的认识上，对"腰椎间盘突出症"的发病机制、诊断进行了进一步完善，也得到了业内很多人的认可。但是在治疗上，宣蛰人教授与很多同行产生了很大分歧，尤其是在与同时代针刀创伤人朱汉章教授的理念上，分歧尤为严重，暂按下不表。先来重温下腰椎间盘的解剖知识。

腰椎间盘位于两个椎体之间，是一个具有流体力学特性的结构，由髓核、纤维环和软骨板三部分构成，其中髓核为中央部分，纤维环为周围部分，包绕髓核，软骨板为上、下部分，直接与椎体骨组织相连，整个腰椎间盘的厚度为8mm-10mm。20岁以前腰椎间盘有血管分布，其后逐渐消失，其水分含量也逐年降低，胎儿时纤维环和髓核的水分含量分别为80%和90%。30岁时分别降至60%和75%。

髓核为一粘性透明胶状物质，约占椎间盘横断面的50%-60%。在儿童时期髓核与纤维环分界明显，但进入老年时期髓核水分减少，胶原增粗，纤维环与髓核分界不明显，被包绕在纤维环中，通过形变将椎体传来的压力放射状散开，在腰椎运动时起类似轴承的作用。正常人的高度一日之内有变化，这与髓核的水分的改变有关。晚间较晨起时矮1.5cm-2.4cm，在老年人变化较少。

此外，髓核在椎体与软骨终板之间起液体交换作用，其内含物中的液体可借渗透压扩散至椎体，髓核的营养依靠软骨终板渗透，后者与海绵质骨密切相连，椎体的海绵质骨有丰富的血供与软骨终板之间无间质骨相隔，压力的改变可使椎体内的液体进行交换。

软骨板为透明的无血管的软骨组织，在椎体上下各有一个，其平均厚度为1 mm，在中心区更薄呈半透明状，位于骨后环之内。软骨终板内无神经组织，因此当软骨终板损伤后，既不产生疼痛症状，也不能自行修复。椎体上下无血管的软骨板如同膝、髋关节软骨一样，可以承受压力，起保护椎骨，缓冲压力，连接椎体和椎间盘之间的营养交换的作用。

纤维环分为外、中、内三层，外层由胶原纤维带组成，内层由纤维软骨带组成，纤维环的前侧部分和两侧部分最厚，几乎等于后侧部分的两倍，后侧部分最薄，但一般也有1-2层纤维，纤维环斜行紧密分层排列，包围髓核，构成椎间盘的外围部分，像一盘旋的弹簧，使上下椎体相互连接，并保持髓核的液体成分，维持髓核的位置和形状。纤维环可能因为长期姿势不当或外部冲击造成松动，一旦纤维环松动，髓核就发生移位刺激神经，这就成为通常所说的"腰椎间盘突出症"。

在"腰椎间盘突出症"的发病机制上，传统观念中的机械压迫机制、宣蛰人教授提出的炎证机制、神经体液机制以及针刀医学和正骨手法学派认可的动态平衡失调机制等，都是客观存在的，而且经常会合并存在，简析如下：

1.机械压迫机制：突出的椎间盘对神经根、马尾神经、硬脊膜等产生压迫，使其静脉回流受阻，毛细血管血流减少，影响神经根的营养，进一步增加水肿，从而增加了神经根对疼痛的敏感性，这是引起腰腿痛的主要原因。但大量研究表明，这一观念并不能解释所有临床表现，很多患者在影像学资料上可见严重的腰椎间盘突出，压迫明显，而临床症状轻微。所以说，机械压迫并不是腰腿痛的唯一原因。

2.炎性反应机制：在手术中常可发现神经根炎性充血水肿。原因在于破裂的椎间盘会释放出许多化学刺激性物质，导致受累的神经根或脊神经节发生炎症反应。此时神经根对疼痛敏感度增加，即使没有突出髓核的直接压迫，也会出现腰腿痛的症状。宣蛰人教授也支持这种观点，他认为，只有当硬膜外和神经根鞘膜外脂肪罹患无菌性炎性病变时，才会引起腰腿疼痛等症状。

3.神经体液机制：生物化学物质和神经肽在疼痛感受中起着重要作用。背根神经节是机体内多种神经肽的制造场所和输送站，椎间盘纤维环、后纵韧带、关节囊部位富含神经肽。损伤时神经肽类物质释放，可直接刺激周围的感受器引发疼痛。

4.动态平衡失调机制：人体是一个整体，腰椎间盘只是人体腰段连接上下椎体之间的一个弹性缓冲组织，当腰椎周围软组织出现变性、粘连、挛缩或瘢痕等病理损害时，进而牵拉骨组织，导致椎体旋转、侧弯或错位，椎间隙压力增大，受力不平衡等，继而在不恰当外力的诱因作用下，造成了椎间盘的突出。椎间盘突出在很多情况下，是人体动态平衡失调的后果，至于针刀学派认为的"肌牵骨"，还是手法学派认可的"骨拉肌"，谁先谁后并无意义，这也是针刀治疗和手法治疗"腰椎间盘突出症"的共同机理。据统计，腰椎间盘突出症以腰4/5、腰5/骶1发病率最高，约占95％，为什么会出现这种结果，就是因为腰骶部是腰段应力最集中的部位。

继续总结下"腰椎间盘突出症"的临床特征：

### （一）症状

1.腰痛

是大多数患者最先出现的症状，发生率约91％。由于纤维环外层及后纵韧带受到髓核刺激，经窦椎神经而产生下腰部感应痛，有时可伴有臀部疼痛。

2.下肢放射痛

虽然高位腰椎间盘突出（腰2/3、腰3/4）可以引起股神经痛，但临床少见，不足5％。绝大多数患者是腰4/5、腰5/骶1间隙突出，表现为坐骨神经痛。典型坐骨神经痛是从下腰部向臀部、大腿后方、小腿外侧直到足部的放射痛，在喷嚏和咳嗽等腹压增高的情况下疼痛会加剧。放射痛的肢体多为一侧，仅极少数中央型或中央旁型髓核突出者表现为双下肢症状。

3.马尾神经症状

向正后方突出的髓核或脱垂、游离椎间盘组织压迫马尾神经，其主要表现为大、小便障碍，会阴和肛周感觉异常。严重者可出现大小便失控及双下肢不完全性瘫痪等症状，临床上少见。

## （二）体征

### 1.一般体征

（1）腰椎侧弯。这是一种为减轻疼痛的姿势性代偿畸形。视髓核突出的部位与神经根之间的关系不同而表现为脊柱弯向健侧或弯向患侧。如髓核突出的部位位于脊神经根内侧，因脊柱向患侧弯曲可使脊神经根的张力减低，所以腰椎弯向患侧；反之，如突出物位于脊神经根外侧，则腰椎多向健侧弯曲。

（2）腰部活动受限。大部分患者都有不同程度的腰部活动受限，急性期尤为明显，其中以前屈受限最明显，因为前屈位时可进一步促使髓核向后移位，并增加对受压神经根的牵拉。

（3）压痛、叩痛及骶棘肌痉挛。压痛及叩痛的部位基本上与病变的椎间隙相一致，80%~90%的病例呈阳性。叩痛以棘突处为明显，系叩击振动病变部所致。压痛点主要位于椎旁1cm处，可出现沿坐骨神经放射痛。约1/3患者有腰部骶棘肌痉挛。

### 2.特殊体征

（1）直腿抬高试验及加强试验。患者仰卧，伸膝，被动抬高患肢。正常人神经根有4mm滑动度，下肢抬高到60°－70°始感腘窝不适。腰椎间盘突出症患者神经根受压或粘连使滑动度减少或消失，抬高在60°以内即可出现坐骨神经痛，称为直腿抬高试验阳性。在阳性患者中，缓慢降低患肢高度，待放射痛消失，这时再被动屈曲患侧踝关节，再次诱发放射痛称为加强试验阳性。有时因髓核较大，抬高健侧下肢也可牵拉硬脊膜诱发患侧坐骨神经产生放射痛。

（2）股神经牵拉试验。患者取俯卧位，患肢膝关节完全伸直。检查者将伸直的下肢高抬，使髋关节处于过伸位，当过伸到一定程度出现大腿前方股神经分布区域疼痛时，则为阳性。此项试验主要用于检查腰2/3和腰3/4椎间盘突出的患者。

### 3.神经系统表现

（1）感觉障碍。视受累脊神经根的部位不同而出现该神经支配区感觉异常。阳性率达80%以上。早期多表现为皮肤感觉过敏，渐而出现麻木、刺痛及感觉减退。因受累神经根以单节单侧为多，故感觉障碍范围较小；但如果马尾神经受累（中央型及中央旁型者），则感觉障碍范围较广泛。

（2）肌力下降。70%~75%患者出现肌力下降，腰5神经根受累时，踝及趾背伸力下降；骶1神经根受累时，趾及足跖屈力下降。

（3）反射改变。此亦为本病易发生的典型体征之一。腰4神经根受累时，可出现膝跳反射障碍，早期表现为反射活跃，之后迅速变为反射减退；腰5神经根受损时对反射多无影响；骶1神经根受累时则跟腱反射障碍。反射改变对受累神经的定位意义较大。

### （三）辅助检查

1.腰椎X线平片

单纯X线平片不能直接反应是否存在椎间盘突出，但X线片上有时可见椎间隙变窄、椎体边缘增生等退行性改变，是一种间接的提示。部分患者可以有脊柱偏斜、侧弯，椎休旋转，关节错位等改变。此外，X线平片可以发现有无结核、肿瘤等骨病，有重要的鉴别诊断意义。

2.CT检查

可较清楚地显示椎间盘突出的部位、大小、形态、有无钙化和神经根、硬脊膜囊受压移位的情况，同时可显示椎板及黄韧带肥厚、小关节增生肥大、椎管及侧隐窝狭窄等情况，对本病有较大的诊断价值，目前已普遍采用。

3.磁共振（MRI）检查

MRI无放射性损害，对腰椎间盘突出症的诊断具有重要意义。MRI可以全面地观察腰椎间盘是否病变，并通过不同层面的矢状面影像及所累及椎间盘的横切位影像，清晰地显示椎间盘突出的形态及其与硬膜囊、神经根等周围组织的关系，另外可鉴别是否存在椎管内其他占位性病变。但对于突出的椎间盘是否钙化的显示不如CT检查。

4.其他

电生理检查（肌电图、神经传导速度与诱发电位）可协助确定神经损害的范围及程度，观察治疗效果。此检查主要用于排除一些疾病，起到鉴别诊断作用。

### （四）病理分型

1.膨隆型

纤维环部分破裂，而表层尚完整，此时髓核因压力而向椎管内局限性隆起，但表面光滑。

2.突出型

纤维环完全破裂，髓核突向椎管，仅有后纵韧带或一层纤维膜覆盖，表面高低不平或呈菜花状。

3.脱垂游离型

破裂突出的椎间盘组织或碎块脱入椎管内或完全游离。此型不单可引起神经根症状，还容易导致马尾神经症状。

4.Schmorl结节

髓核经上下终板软骨的裂隙进入椎体松质骨内，一般仅有腰痛，无神经根症状。

综上所述，"腰椎间盘突出症"临床诊断的主要依据有：

（1）腿痛重于腰痛，并呈典型坐骨神经分布区疼痛，或伴有麻木。

（2）直腿抬高试验阳性及屈踝加强试验阳性，屈颈试验阳性。

（3）具有肌肉萎缩、运动无力、反射减弱、感觉减退四种神经体征中的两种。

（4）X线片、脊髓造影、CT或MRI等影像学检查，以及肌电图检查对诊断有重要参考价值。

但是，即便是符合了上述大部分诊断依据甚至全部，仍不能完全确定其就是腰椎间盘突出引起的"腰痛+坐骨神经痛"症状。为什么呢？我们继续来分析。

"腰痛+坐骨神经痛"是"腰椎间盘突出症"的主要症状，但是能够造成"腰痛+坐骨神经痛"症状，远不止"突出腰椎间盘对神经根的刺激"一种病因。正如宣蛰人教授所言，大多数腰痛并发"坐骨神经痛"病例是由腰椎管外软组织损害引起的，只不过其自觉征象和阳性体征与椎管内病变的临床表现及体征相同罢了。椎管内因素与椎管外因素并存，也是再常见不过的事情，如果仅仅盯着椎间盘突出治疗，而忽视外周治疗，效果一定是局限的，这也是笔者从大量的临床实践中总结出来的一点经验。

直腿抬高试验的阳性，也可能是假阳性。大腿后侧肌群的紧张，同样可以造成直腿抬高试验的假阳性表现，臀中肌综合征、梨状肌综合征等，同样也可以在直腿抬高过程中出现下肢麻痛症状。要想做好鉴别，唯有依靠详细的指下查体和综合评判。

　　肌肉萎缩、运动无力、反射减弱及感觉减退等神经体征的出现，是相关神经损害的直接表现，但是腰骶丛神经从椎管内分出之后的整个行径途中，都是有可能存在卡压的：盘黄间隙及侧隐窝是突出椎间盘最容易卡压的部位；除此之外，椎间孔外口、梨状肌间隙或上下口、股后肌群间隙及小腿三头肌群间隙等都是容易出现卡压的部位。"双卡"、"多卡"现象在临床中比较常见，如果仅仅关注椎管内的卡压，而忽视外周的卡压，很容易造成误诊漏诊，失治误治。

　　就影像学检查而言，如果对所有成年人群都进行一次相关检查，可能大部分人都存在着不同程度的椎间盘突出，但有的人即使突出很严重，却未必出现临床症状。腰腿痛症状的严重与否，与椎间盘突出的大小并不成正比，而在于对于神经根的刺激程度。打个比方，椎管就像房子，住了一家三口人（脊髓、双侧神经根），突然来了一位亲戚（突出的椎间盘）要住在这里，如果四者能够处理好之间的关系，即便这位亲戚是位大胖子，也能够和谐共处，无非每个人的空间小了些；但如果关系处理不好，即便是一位瘦子，也会出现严重的不和谐，造成一系列的神经刺激症状出现。单纯依据影像学来诊断，是最常见的误诊原因。

　　诊断永远是治疗的前提，只有明确的诊断，才有清晰的治疗。治疗"腰椎间盘突出症"，首先要分辨清病因在椎管内还是椎管外，尽量明晰病变的具体位置，做到治疗有目标；椎管内外病因并存者，要分清病因主次，先治主因，再治次因，尽量先解除外周致病因素，再观察是否需要椎管内治疗；关注局部，勿忘整体，椎管内炎症的消除，椎周病变软组织的修复，动态平衡的恢复，经络气血的畅通，都是我们所不能忽视的问题。

　　手术永远只是我们的备选方案，只有经过系统综合保守治疗无效的"腰椎间盘突出症"患者，才是我们考虑手术治疗的对象。人体没有哪一部分是多余的，哪怕是病损的椎间盘。

　　《腰痛缠绵难愈爱反复，必是腰中有"妖"在"作妖"之"捉妖记"（二十）——"椎间盘突出"可不全是"椎间盘突出症"，这锅，我可背不起（下）》。我们下期谈治疗。

# 三十三、腰椎间盘突出症诊疗思路解析(下)

"腰椎间盘突出症,就是一个阴差阳错的诊断",宣蛰人教授这句话不无道理。"腰椎间盘突出症,从名称就能看出,是腰椎间盘突出引起的症状群,不治椎间盘治什么?"医生"理所当然",患者"理所当然",但就是这样的"理所当然",造就了一系列的"阴差阳错"的诊断、"阴差阳错"的治疗。加冕"妖王",腰椎间盘这个背锅侠着实有点冤,其中缘由,笔者在此前的文章中已做详细分析,不再赘述,今日只谈治疗。

不管中医还是西医,诊断永远是治疗的前提,只有有了清晰的诊断思路,才有明确的治疗方向。西医在"阴差阳错"的手术治疗中,发明了"阴差阳错"的"腰椎间盘突出症"诊断名称,并用几十年的时间打造了一个"阴差阳错"的"椎间盘时代"。随着手术的大量开展,越来越多的西医同行们发现了其中的"阴差阳错","大多数腰痛并发坐骨神经痛病例是由腰椎管外软组织损害引起的,只不过其自觉征象和阳性体征与椎管内病变的临床表现及体征相同罢了",软外科的西医同行们率先发出这样的感慨。

为了减少"阴差阳错",减少手术创伤,变开放为微创,变椎管内治疗为椎管外治疗,严格把握手术适应证,探索各种保守治疗方法,西医同行们也在不懈的努力着。从上世纪末开始,"腰椎间盘突出症"的各种微创治疗及保守治疗开始了百花齐放,皮质激素硬膜外注射、各种腰椎牵引设备、银质针及小针刀等各种针具松解术、胶原蛋白酶或木瓜蛋白酶髓核化学溶解法、等离子射频消融术、经皮髓核切吸术、髓核激光气化术以及经皮椎间孔镜下椎间盘摘除术等各类技术如雨后春笋般竞先绽放。但是,除了各种针对外周软组织的针具松解外,大部分微创治疗技术还是针对了椎间盘,虽然手术创伤小了,但是椎间盘的针对性并未减弱。

中医不细研椎间盘,所谓的"腰椎间盘突出症",在中医人眼中,自有中医人的看法。中医讲求"整体观念、辨证论治",中医治的是证,而不是病,诊断依据有八纲辨证、六经辨证、六淫外邪及瘀血痰浊等,治疗手段有中药、针灸、手法等。中医人眼中,只有人体这个整体,没有哪一味中药是专治"腰椎间盘突出症"的,没有哪一根针是扎到椎间盘上的,没有哪一种手法是把椎间盘按回去的，但是中医治痛几千年，也治好了无数的腰腿痛，其中也包括了大量的"腰椎间盘突出症"。

中医从整体来论治，西医从微观探究竟，诊疗思路虽不同，但治疗目的是一致的，治疗的是同一个人体，在"腰椎间盘突出症"的治疗上，中西医不是相互冲突的，而是相互弥补的。没有一种疗法能够包打天下，一种疗法永远是另一种疗法的补充。就目前而言，在"腰椎间盘突出症"的治疗原则上，中西医观点倒是相对一致的，"能保守不手术、能微创不开放"，只有经过系统综合保守治疗无效的"腰椎间盘突出症"患者，才考虑手术治疗方案。

"腰椎间盘突出症"的治疗方案就包括两种："手术治疗"和"非手术治疗"，"非手术治疗"也就是我们所常说的"保守疗法"，"保守疗法"分为"西医类保守疗法"和"中医类保守疗法"两种，我们逐一分解。

### （一）西医类保守疗法

西医讲求"循证医学"，重在循因治病，突出的腰椎间盘仍是很多西医同行的治疗重点。笔者认为，循因治病没有错，治疗"腰椎间盘突出症"，首先要分辨清病因在椎管内还是椎管外，尽量明晰病变的具体位置，做到治疗有目标；椎管内外病因并存者，要分清病因主次，先治主因，再治次因；椎管内病变固然重要，但从临床实践来看，外周软组织病因更为常见，也有大量临床病例证实很多时候椎管内外病因是并存的，尽量先解除外周致病因素，再观察是否需要椎管内治疗；关注外周，除了关注软组织病变，还要关注骨结构的改变，恢复动态平衡，需要软硬组织的共同调整。

1.绝对卧床休息

尤其初次发作时，应严格卧床休息，强调大、小便均不应下床或坐起，这样才能有比较好的效果。卧床休息3周后可以佩戴腰围保护下起床活动，3个月内不做弯腰持物动作。此方法简单有效，但较难坚持。临床症状缓解后，应加强腰背肌锻炼，以减少复发的几率。

2.药物治疗：

（1）口服非甾体类消炎止痛药 如布洛芬、尼美舒利、洛索洛芬钠或双氯芬酸钠等，这类药物通过有效地控制局部的无菌性炎症，减轻炎性水肿而达到止痛的目的。

（2）口服肌肉松弛剂 如盐酸乙哌立松、美索巴莫、氯唑沙宗等，该类药物能够有效缓解肌肉的紧张，促进疼痛症状的改善。

（3）甘露醇静脉滴注 甘露醇注射液能够有效的缓解神经根的炎性水肿，从而达到缓解临床症状的目的。

（4）营养神经的药物 如甲钴胺，甲钴胺是一种内源性辅酶B 12，可以促进轴突运输功能和轴突再生，使延迟的神经突触传递和神经递质减少恢复正常，抑制神经退变，具有营养神经，促进神经恢复的作用。

3.牵引治疗 腰椎间盘突出症的牵引治疗，目前大多是采用电脑式的牵引机进行牵引。其机理是利用牵引力与反牵引力作用于腰椎，使腰椎间隙增大，尤其是腰3–骶1椎间隙。根据研究表明，腰椎间隙在牵引后，较牵引前宽增加1.5mm–2.5mm，椎间隙的增宽可使其内成为负压，加之后纵韧带的紧张，有利于突出的脊髓部分还纳或改变其与神经根的关系，也可有利于组织充血，水肿的吸收，消退，还可以缓解肌肉的痉挛，减轻椎间压力，对患者的疼痛缓解起到良好的作用。

4.皮质激素硬膜外注射 皮质激素是一类长效抗炎剂，可以减轻神经根周围炎症和粘连。该疗法也是北美脊柱外科学会A级推荐的治疗腰椎间盘突出神经根病方法之一。一般采用长效皮质类固醇制剂+0.5%利多卡因注射液行硬膜外注射，每周一次，3次为一个疗程。

5.银质针及内热针治疗 银质针疗法主要是借鉴了中医九针中的缇针和长针发展而来，经过我国软组织外科学奠基人宣蛰人教授与王福根教授等专家总结推广，进行密集型针刺的一种独特疗法。银质针针体采用85%的白银加合金制作，直径大概在1.1mm，长度大概在15–18cm。通过密集型的针刺，既有强烈的镇痛作用，又有远期的治疗效果。尤其是对于经过一般的治疗、物理治疗和药物治疗难以奏效的顽固性疼痛，往往能够取得很显著的疗效。内热针是在银质针基础之上的改良版，是将特制针具根据治疗需要刺入人体腧穴或肌肉处，并视患者病情加热针具至不同温度的一种治疗技术。银质针和内热针具有松解并修复痉挛变性的肌肉组织，促进局部血液循环，减轻肌筋膜的张力和无菌性炎症，促进肌细胞再生和再血管化，从而使肌筋膜痉挛变性缺血情况得以改善的作用,对于"腰椎间盘突出症"的椎管外软组织损害具有较好的治疗效果。

6.物理治疗 主要目的是镇痛消炎、舒缓肌肉、松解粘连、促进腰部及患肢功能的恢复。常用的物理因子有：超短波、直流电药物离子导入、低频调制的中频电、红外线及蜡疗等。

### （二）中医类保守疗法

"腰椎间盘突出症"属于中医的"腰痛"、"痹病"的范畴，经络不通、气血不和、外邪侵袭、肝肾亏虚等是该病的常见病机，中医治疗的方法也很多，如中药、针灸及推拿等，但总的治疗原则离不开一个"整体观念、辨证论治"。中医治疗该类疾病不仅仅是盯着椎间盘局部，更多的是关注整体，"不通则痛"，"不荣亦痛"，不通则通，不荣则补，通经活络、调气和血、散邪固本就是该病的中医治疗原则。

1.中药内服外用 根据辨证论治原则，该病可分为血瘀气滞、寒湿痹阻、湿热痹阻、肝肾亏虚等不同类型，身痛逐瘀汤、肾着汤、四妙散、独活寄生汤等都是常用的基本方，以四子散等为底方的中药外用方剂也具有较好的治疗效果。

2.针灸治疗 针灸治疗的取效与否主要在于配穴和针刺手法，插秧式的针刺操作往往不能收到良好的治疗效果。

3.推拿加正骨手法治疗 传统的中医推拿手法具有较好的舒缓经筋、活血通络效果，结合现代影像技术的正骨手法，可将错位椎体复位，使椎间孔和椎管的容积也相应变大，能有效改变突出的髓核和神经根的相对位置，解除或者减轻压迫。手法复位并不一定追求髓核的完全回纳，只要改变突出物与被压迫神经根的位置关系，减轻或解除机械性压迫，患者的临床症状往往可以得到极大的改善。

4.小针刀治疗 严格意义上讲，小针刀治疗虽然属于中医针刺的治疗范畴中，但是其治疗机理更多还是建立在解剖病生理基础之上的。笔者采用小针刀治疗"腰椎间盘突出症"，并不是针对突出的椎间盘，而是通过以下两种途径取得疗效。一是在腰骶丛神经循行路线上，对于造成相关神经卡压刺激的椎周、腰骶及下肢病变软组织进行松解，解决"腰椎间盘突出症"的"外周卡压"问题，从而达到缓解疼痛的目的；二是通过松解部分紧张挛缩的软组织，再配合正骨手法，纠正腰椎的整体力线失衡，而达到恢复动态平衡的目的。

任何治疗都需要建立在安全有效的基础之上，在某些小针刀从业者的操作治疗中，存在通过椎间孔外口松解纤维隔、切割推纳椎间盘及椎管内操作松解粘连等操作，遭到了很多西医骨科同行的反对，笔者不做此类操作，对此不做评价。

### （三）手术治疗

（1）手术适应证：①病史超过三个月，严格保守治疗无效或保守治疗有效，但经常复发且疼痛较重者；②首次发作，但疼痛剧烈，尤以下肢症状明显，患者难以行动和入眠，处于强迫体位者；③合并马尾神经受压表现；④出现单根神经根麻痹，伴有肌肉萎缩、肌力下降；⑤合并严重椎管狭窄者。

（2）手术方法 近年来，传统的开放性手术方式如经后路腰背部切口，部分椎板和关节突切除，或经椎板间隙行椎间盘切除术等，有逐渐被经皮椎间孔镜下椎间盘摘除等微创外科技术取代的趋势，但严重的椎间盘突出症，尤其是合并腰椎不稳、腰椎管狭窄的患者，需要同时行脊柱融合术等开放手术治疗。

手术永远只是我们的备选方案，只有经过系统综合保守治疗无效的"腰椎间盘突出症"患者，才是我们考虑手术治疗的对象。人体没有哪一部分是多余的，哪怕是病损的椎间盘。《腰痛缠绵难愈爱反复，必是腰中有"妖"在"作妖"之"捉妖记"（二十一）——高高在上的突出》，下回继续。

## ➤➤ 三十四、高位腰椎间盘突出症诊疗思路解析

周二的中西结合医护一体化查房如期进行，非常巧合的是，同一间病房住着三位年龄相仿的女性患者，均存在"高位腰椎间盘突出"，但是三位患者的具体表现及治疗方法却不尽相同，汇总一下，分享给大家。

病例一，患者梁某香，女，54岁，因"腰部疼痛30年余，加重伴左下肢麻痛半年"于2021年4月25日收住院。患者入院时主要表现为腰部疼痛，翻身转侧加重，不能久坐、久站及久行，伴左下肢麻木，麻木范围局限于膝关节上方大腿前侧区域，无间歇性跛行，纳眠可，二便正常。查体：腰椎生理曲度变直，无明显侧弯畸形，腰椎活动度正常；腰3/4棘突间压痛（＋），叩击痛（＋），椎旁压痛不明显，双下肢无畸形，未见明显肌萎缩，左膝关节上方大腿前侧区域感

觉减退，四肢肌力、肌张力正常，双下肢直腿抬高试验（－）。辅助检查：2021－04－26威海中医院腰椎MRI示：符合腰椎退行性变，L2/3、L3/4、L4/5、L5/S1椎间盘膨出及黄韧带肥厚致L3/4椎管狭窄，椎体终板炎MR平扫表现。

结合症状、体征及影像，患者腰椎间盘突出症、腰椎椎管狭窄诊断成立，虽然患者有多节间盘突出，但责任间盘当为腰3/4，也就是笔者重点治疗的区域。入院后行腰3/4节段硬膜外神经阻滞暨黄韧带松解术，在穿刺的过程中，通过穿刺针对黄韧带测量，该患者的黄韧带厚度超过1cm，属于标准的黄韧带肥厚，药物注射完毕，退出穿刺针至黄韧带背侧，再用穿刺针进行黄韧带松解，以减轻椎管内压力，松解过程中，可明显听见因黄韧带变性所发出的咔咔声响，黄韧带松解结束后，再行相关节段椎周针刀松解，具体操作步骤见笔者的相关论文，不再赘述。

术后，患者相关症状明显减轻，再辅以针灸加中药治疗，中药煎剂以独活寄生汤加减。7日后，再行腰3/4节段对侧黄韧带松解及硬膜外神经阻滞治疗，通过约半月的治疗，患者腰痛症状基本消失，仅感左大腿前侧轻微麻木，出院回家服药静养。

病例二，张某燕，女，58岁，因"腰部疼痛20余年，加重伴左侧臀部疼痛麻木1年余"于2021年5月16日收住院。入院时患者主要表现为腰部疼痛不适，以左侧腰部为重，伴左臀部疼痛麻木，遇寒后症状加重，休息后缓解，无下肢放射痛，纳眠可，大小便正常。查体：腰椎生理曲度变直，无畸形，腰3/4棘突间压痛（＋）、叩击痛（＋），胸10－腰4椎体左侧骶棘肌中段按之硬、广泛压痛（＋），左腰方肌肋骨缘、腰3－4横突尖、髂骨缘附着点压痛（＋），左梨状肌肌腹部压痛（＋），双下肢无畸形，感觉、肌力及肌张力正常，双下肢直腿抬高试验（－）。辅助检查：2019－11－06威海卫人民医院MRI示：腰椎退行性变，腰3椎体前1°滑脱；腰3/4，4/5椎间盘突出，腰3/4水平椎管狭窄。

综合分析，该患者的腰臀痛症状，除了椎管内因素外（责任间盘仍为腰3/4），椎周软组织因素也不容忽视，尤其是左侧骶棘肌、腰方肌及梨状肌的病变。患者同时伴有椎体不稳，原则先以外周治疗为主，行小针刀松解外周病变软组织（左侧骶棘肌、腰方肌及梨状肌），术后患者即感腰臀疼痛缓解大半，这就更加证实了笔者的判断——患者的腰臀部疼痛的主要原因为慢性腰臀软组织损伤，而腰3/4的椎间盘突出及椎管狭窄只是次要病因罢了；后期继续辅助针灸中药治疗，患者病情逐渐好转。

病例三，曲某莲，女，58岁，因"腰痛4月余"于2021年5月12日收住院。这位患者的求医之路有点曲折：患者4月余前抬重物时突感腰部剧烈疼痛，不能弯腰转侧，不敢咳嗽，翻身起床困难，不能久坐久行，无下肢麻痛，经当地医院行腰椎CT检查，未发现明显异常，嘱回家静养，两月后病情无改善来诊。来诊时笔者查体发现：患者腰3/4棘突间压痛、叩击痛明显，再次仔细查看患者的腰椎CT，发现患者腰3椎体前缘有压缩性骨折存在，故建议患者到专科医院治疗，患者随即到文登整骨医院就诊，专家给出的答复仍然是静养。之后患者腰痛症状仍无明显好转，并出现左侧腹部的串痛，无奈之下，再次来诊。来诊时查体：腰椎生理曲度变直，腰2/3、腰3/4、腰4/5棘突间压痛（＋），腰3/4棘突间叩击痛（＋），椎旁压痛不明显，双下肢感觉、肌力、肌张力正常，双下肢直腿抬高试验（－）。辅助检查：2021－05－12威海市中医院腰椎核磁共振示：符合腰椎退行性病变，L5/S1椎间盘损害，L3椎体楔形变，L1椎体血管瘤，L4椎弓崩裂并椎体滑脱MR表现。

综合分析该患者病情，从患者提供的病史及相关检查来看，腰3压缩性骨折是确实存在的，但是患者在当时的不当动作中，除了造成椎体的骨折外，也可能同时损伤了椎周软组织，就该患者而言，腰3/4椎间盘损害的可能性最大，为什么这么说呢？因为结合影像资料，患者损伤的是腰3椎体，同时患者也存在着腰4椎弓的崩裂和椎体滑脱，那么腰3/4椎间盘受到损伤的可能性极大，即便没有明显的间盘突出，但是椎间盘液完全可以通过破损的纤维环外溢，造成或加重局部的无菌性炎症，无菌性炎症又会刺激到窦椎神经、脊神经前后支等，产生腰痛、腹痛等症状。所以该患者的治疗重点还是腰3/4的椎管内炎症。先后两次的硬膜外神经阻滞治疗，患者的腰腹痛症状基本缓解，这也更加验证了笔者的推断。

"腰椎间盘突出症"按部位分，分为"高位腰椎间盘突出症"和"低位腰椎间盘突出症"。"高位腰椎间盘突出症"是指L1/2、L2/3、L3/4椎间盘突出，刺激或压迫临近组织而出现一系列的临床症状，它的发病率仅为5％左右，并且多以L3/4椎间盘突出为主，而"低位腰椎间盘突出症"（L4/5，L5/S1）则占腰椎间盘突出症发患者群中的95％以上。"高位腰椎间盘突出症"半数以上的病例有外伤史，既往做过低位腰椎间盘手术的，也极易可能诱发高位腰椎间盘突出。

"高位腰椎间盘突出症"和"低位腰椎间盘突出症"表现出的临床症状不同，主要与其刺激损害的神经不同有关。"高位腰椎间盘突出症"刺激的神经，主要包括两组。一组是由第12胸神经前支的小部分、第1-3腰神经前支和第4腰神经前支的一部分组成的腰丛神经，腰丛除就近发出分支支配腰方肌和髂腰肌之外，还发出下列分支布于股的前部和内侧部，以及腹股沟区。①髂腹下神经和髂腹股沟神经；②股神经；③闭孔神经；④生殖股神经；⑤股外侧皮神经。另外一组就是腰脊神经后支，腰神经后支分布至腰区、臀区的皮肤和深层肌，腰神经后支损伤较为多见，是导致腰腿痛的常见原因之一。腰神经后支分为内侧支和外侧支，内侧支主要支配背伸肌和脊柱，第1-3腰神经后支的外侧支参与组成臀上皮神经，腰神经后支及其分支的损伤和卡压，是引起不过膝的腰腿痛的主要原因。

"高位腰椎间盘突出症"，由于腰椎间盘突出症的症状、体征不明显，误诊、漏诊率所占比例很高，可达30％-40％，应引起足够的重视。其主要表现为上腰痛和放射痛，多为腰腹股沟痛和前大腿痛，其中一些可以到达小腿内侧，不同于"低位腰椎间盘突出症"引起的小腿前外侧、后侧及足部的麻痛症状。

"高位腰椎间盘突出症"一般可以采取非手术疗法，取得较好效果，只有反复发作，出现明显的神经损害表现的才考虑手术治疗。

如果患者接受了腰椎间盘手术治疗，术后仍然存在临床症状未完全消除，或者腰腿疼痛根本没有得到缓解，再或者腰椎间盘手术后再复发，那么，我们该做如何处理呢？《腰痛缠绵难愈爱反复，必是腰中有"妖"在"作妖"之"捉妖记"（二十二）——悲催，摘了椎间盘，腰腿疼痛依旧，我该怎么办？（上）》，下回继续。

## ▶ 三十五、腰椎术后综合征诊疗思路解析（上）

据美国多项流行病学调查研究，在人的一生中，腰痛的发生率大约为60％-

85%，"腰痛"在所有患者的就诊原因中排在第二位，而所谓的"腰椎间盘突出症"则在其中占据了很大一部分。从"腰椎间盘突出症"这个诊断名称在手术治疗中被发现，到上世纪的"椎间盘开放手术时代"，再到现在的"内镜技术微创时代"，手术一直是"椎间盘突出症"的重要治疗手段。然而，影像技术日新月异，腰椎病变的定性、定位日趋精准，各种辅助手段层出不穷，新的手术方式不断问世与成熟，但是在临床中仍经常会出现术后症状和体征未完全缓解，或暂时缓解后又出现症状甚至加重的现象。这是什么原因造成的呢？又该如何处理呢？

先来看一个医生和患者都不愿看到的诊断名称："腰椎手术失败综合征"。上世纪80年代，有人首次提出"腰椎手术失败综合征"（FBSS）这一概念，这一概念最先来自于对于美国腰椎手术失败案例的反省。据统计，美国在1997年有30多万例腰椎手术，到了2002年就超过100万例，然而，手术治疗的成功率只有50%-60%。其中一项关于因"腰椎间盘突出症"行椎间盘切除术后随访10-22年的研究表明：74.6%患者仍有腰痛，12%患者需要再次手术治疗。

客观的讲，目前中国的医疗技术水平相比美国仍处于落后状态，虽然没有可靠数据披露出中国腰椎间盘突出手术的成功率，但应该是大概率不超过美国。近年腰椎间盘手术已经进入了"内镜时代"，经皮椎间孔镜下髓核摘除术等微创手术虽然具有创伤小，手术时间短，术后恢复快等优势，但据有关统计，其术后优良率却略低于传统开窗手术。也就是说，虽然腰椎手术微创化、精准化了，但是，让手术医生和患者难以面对的是，手术的总体优良率并未得到提高。这是什么原因呢？我们继续来分析。

国内外认可的"腰椎手术失败综合征"定义为：腰椎术后仍持续存在或复发腰背痛、伴或不伴坐骨神经痛的一类症候群。有学者报道其发生率为腰椎手术的10%-40%。

"腰椎手术失败综合征"不仅可发生在手术失败的病例中，而且也可发生在手术完全成功的病例中。其被扣上"失败"帽子的原因，主要是腰椎手术结果未达到患者术前的期望值。因此，就出现了一种现象：不做手术的患者和某些研究学者一直在宣判"手术的失败"。但是，骨科或脊柱外科医师很少应用这个刺眼的诊断。从字面来理解，这个诊断名称确实充满了责难和误导，很容易引起

"不必要"的医疗纠纷，所以有学者建议，将"腰椎手术失败综合征"更改为"腰椎术后症状持续存在综合征"或"腰椎术后综合征"，以引导患者更多的着眼于未来。

笔者不是"开刀医生"，在临床治疗中也一直试图通过各种综合保守治疗尽可能避免患者的手术创伤和风险，但笔者也一直认为，手术是治疗腰椎间盘突出症的重要手段和坚强后盾，骨科或脊柱外科医师在该领域的努力和奉献值得尊重，即便手术没有达到预期的效果，也不能磨灭他们在其中做出的贡献，所以笔者在临床中一直坚持使用的是"腰椎间盘突出症术后"或"腰椎术后综合征"的诊断名称。笔者的观点很明确，学术可以争论，但绝对不是无谓的讥讽和争吵。

那为什么会出现这么多的"腰椎术后综合征"呢？结合业内诸多专家学者的观点和笔者的肤浅心得，将导致"腰椎术后综合征"的原因汇总分为以下几大类：

1.患者自身因素

在临床接诊中，笔者经常会遇到患者这样的提问："大夫，我这病能去根吗？""去根"是大部分患者的心理期待，但是现实的是，90％以上的疾病都是无法"去根"或痊愈的，对于"腰椎间盘突出症"来说，健康的椎间盘已经破损，就目前的医疗水平而言，是无法复原的。"保守疗法"是在避免或减缓现有椎间盘进一步损害的基础上，通过合理的治疗，消除或缓解临床症状；"手术疗法"通过切除突出的椎间盘以解除神经根的压迫和刺激症状。笔者曾多次提到，所谓的"腰椎间盘突出症"可不止腰椎间盘一种病因，即便是手术成功的切除了突出的椎间盘，其他兼杂病因或继发性病因导致的临床症状可能依旧存在，这也就成了患者眼中的"不去根"。

在现代社会的高压状态下，很多人伴有抑郁症、焦虑症、应对障碍、躯体化障碍及疑病症等社会心理问题，这类人群发生"腰椎术后综合征"的几率大大高于正常人群。对同时存在腰椎结构性病变及社会心理问题的患者来说，腰椎病变所带来的长期疼痛会增加其心理不适与心理压力，即使通过手术纠正了结构性病变，手术效果也往往达不到其心理预期。

在很多情况下，即便腰椎手术非常成功，但是如果不注意防护，病痛依旧可以卷土重来。笔者常常用这样通俗的语言来解释："原装出厂的椎间盘都会出问题，经过大修的椎间盘想比原装出厂更结实，可能吗？"人从爬行的行走姿势，变成了直立行走，区区百万年，腰骶部是最没有进化成功的部位之一，腰骶部间盘既要承担上半身的压力，还要承受腰椎旋转屈伸带来的扭力，"突出"也就不可避免的出现了。如果人类像大猩猩一样直立行走与爬行相兼合，或者再进化几十万年，可能"腰椎间盘突出症"这种毛病就不会再纠缠我们了。

2.临床诊断出现误诊或漏诊

简单的说，现行"腰椎间盘突出症"的诊断标准就是：腰痛+坐骨神经痛+相关体征+影像学证据。如果接诊医生能够严格执行上述诊断必须步骤，并加以综合分析，少一些"自信"，多一份"谨慎"，那"腰椎间盘突出症"的误诊漏诊就会减少很多。影像学的长足发展，让临床医生增添了"火眼金睛"，但依赖性也逐渐形成，忽略传统的详细问诊及体格检查，想当然地把影像学结果与临床症状连上线，误诊漏诊在所难免。

临床研究发现，神经根具有极强的抗压性，而且，渐增的慢性机械性压迫产生的神经刺激，最多就是不同程度上的麻木而不是疼痛。影像学上显示的腰椎间盘突出虽然存在，但未必对神经根产生压迫或刺激，更何况神经根在椎管内还存在着很大的逃逸空间。同时，即便是能够对神经产生压迫，但未必就会产生症状。用西安仲德骨科医院柳健教授的话说："突出的椎间盘就像一块落到屋子里的大石头，只要不是堵在门口，你绕着走就行了。"所以大部分的"腰椎间盘突出"是不需要治疗的，"莫须有"的罪名，椎间盘背的太多了。

在临床中，经常存在这种情况，患者确实存在腰椎间盘突出的影像证据，而且，也伴有"腰痛+坐骨神经痛"的临床表现，但是正如笔者在之前博文中所提到的，即便存在腰椎间盘突出，但患者的腰腿痛却经常是由椎管外因素引起的，或者患者同时存在椎管内和椎管外两种病因。属于前者的，手术治疗基本就意味着失败；属于后者，手术结果就是临床效果不能完全达到预期。误诊漏诊又盲目地选择手术方式，结果可想而知。

3.手术前未进行系统综合的保守治疗，手术适应征选择欠严谨。

什么是"腰椎间盘突出症"系统综合的保守治疗呢？客观的讲，很少有人在能够全面掌握，更多的医学同行只是局限在本专业的意识领域之内。骨科医生眼中的保守疗法更多的是封闭；疼痛科医生，尤其是麻醉出身的医生更关注于硬膜外神经阻滞、腰大肌间沟神经阻滞等治疗方法；从事针刀、银质针及拨针等针具操作的医生看重的是椎管外软组织的病理损害；针灸医生则往往放弃了解剖病生理方面的依据，根据中医经络理论进行针灸治疗；中医内科医生则是辨证施治，中药内服加外敷；手法医生重视的是"骨正筋柔，气血以流"；理疗康复医生重视的是各种理疗设备和功能训练。诚然，每个专业的医生都治疗了不少患者，但事实上，即便是放眼全国，能够放弃专业偏见和争执，真正做到跨科联合，做到1+1+1再+1的专业保守团队也并不多。

一种保守疗法失败了，就意味着要选择手术吗？其实我们还可以尝试几种治疗方法的联合应用。每一种疗法都不可能包打天下，每一种疗法都是另一种疗法的补充，系统综合的保守治疗不是简单的治疗方式叠加，而是通过综合分析，明确病因，再针对性的选择治疗方法。比如，椎管内因素引起的，我们可以选择硬膜外神经阻滞；椎管外因素引起的，我们可以选择针刀或银质针开路，针灸理疗善后；伴随骨关节错位的配合手法或器械牵引，改善椎间盘与神经根的位置关系；急性炎性水肿期输注甘露醇脱水；全程治疗期间，配合中药内服外用活血通经，补益肝肾；有残留症状的，可以配合穴位埋线等等。通过系统治疗而避免了手术的患者数不胜数，在之前文章中也列举了很多临床病例，不再赘述。

笔者认为，只有明确了病因，又真正做到了多科联合的系统性综合性治疗而无效的"腰椎间盘突出症"患者，才是我们手术的对象。手术适应证把握不严谨，过多相信腰椎影像学表现，忽视患者的症状和体征鉴别，而冒然为患者进行手术，即便技术水平再高，治疗效果也未必能够满意。

4.手术者自身操作技术因素

笔者不是手术医生，不便评价，此条略过。

5.术后原因

（1）手术并发症

手术本身就伴行着风险，椎间隙感染、硬膜外血肿、假性脊膜膨出、脑脊液漏、神经损伤、植入物刺激、小关节综合征和假关节形成等，都是有可能出现的并发症。

（2）硬膜外继发性病变

椎管内硬膜外纤维化瘢痕增生被认为是"腰椎术后综合征"的重要原因之一。椎管内硬膜外纤维化、瘢痕、增生及粘连是腰椎管手术的基本病理变化，谁也无法改变。纤维化瘢痕及粘连等可造成神经牵拉，也可影响神经根的血供，造成神经缺血、缺氧等营养障碍，这些都是发生"腰椎术后综合征"的原因。

（3）术后腰椎生物力学改变

脊柱稳定性问题亦日益受到人们的高度重视，腰椎两个后方的小关节和一个前方的椎间关节（即椎间盘）构成三关节复合体，在脊柱的稳定性中起到重要作用，无论是退变、创伤，还是医源性损伤均可致三关节复合体受累，进而通过连锁反应影响脊柱的稳定性。国内外学者均已证实，椎间盘或髓核受损或切除后，必然导致椎间盘高度变小，椎间隙变窄，从而导致腰椎前部结构应力下降，后部结构应力上升，腰椎承载后出现异常活动和不对称活动，脊柱的生物力学随之紊乱，腰椎稳定性受到破坏，而引起腰椎不稳。此外，椎弓根螺钉固定不当会导致腰椎前凸丢失，过度牵拉腰背肌群，使其发生痉挛、萎缩，并最终诱发肌筋膜炎；手术自身创伤也会损伤腰部软组织，造成肌肉组织纤维化，引起腰部疼痛、无力，进一步影响和加重腰椎的稳定性。这些都会成为"腰椎术后综合征"的参与因素。

（4）腰间盘切除术后椎管狭窄

腰间盘切除术后椎管狭窄是"腰椎术后综合征"的一个主要原因。一是部分患者术前就已经合并椎管狭窄，据统计，腰椎间盘突出同时合并椎管狭窄者约占37.6%，但术者只注意椎间盘突出而忽略了椎管狭窄的存在，尤其是忽略了侧隐窝狭窄，以致术中没有同时解除椎管狭窄问题。二是由于椎间盘髓核摘除后引起了腰椎不稳等生物力学功能紊乱，加重了腰椎的退行性变，而全椎板切除后大量瘢痕的形成，也可导致纤维性管腔狭窄而压迫神经引起临床症状。

6.复发性因素

文献报道腰椎间盘切除术后复发率为5%~11%，通过分析，复发可能与以下几个方面因素有关：手术技巧、间盘切除量的大小及术后腰部损伤等。腰椎间盘突出部分只是近椎体后方变性碎裂髓核的集中区，特别是年轻患者髓核组织含水分较多，髓核呈糊糊状，髓核切除难以干净。靳安民教授等研究认为髓核摘除不彻底主要原因是椎管显露不清、变性髓核组织摘除不够或手术操作过粗等。残留的髓核因术后椎间压力的不平衡和椎间活动的增加，不仅会变性加重，而且易脱出椎间隙造成新的神经压迫。

腰椎间盘术后综合征也可能发生于一次正确而彻底的手术之后。椎间盘髓核被摘除后所遗留的空隙逐渐由纤维软骨样组织所填充，这些纤维软骨样组织及退变组织均可能通过纤维环的裂隙而突入椎管，而且，术后过早地下地活动，将影响椎间盘取出后纤维化并逐渐变为致密稳定的愈合过程，这些纤维化瘢痕组织完全有可能产生新的刺激压迫症状。

此外，病程中原有腰痛伴两腿交替痛，术前检查（包括CT和MRI）证明突出在病侧，手术时只作了突出侧的突出组织切除及侧隐窝减压，结果因术后椎间隙狭窄，对侧纤维环膨出又造成新的神经根刺激压迫。

所以，腰椎间盘切除术后，尤其在术后早期应注意腰椎的保护，避免过早、过多负重以及剧烈运动。同时也应加强腰背肌和腹肌功能锻炼，以增加局部稳定和使病变间隙周围软组织建立新的平衡。

"腰椎术后综合征"的出现，是所有医生和患者都不愿意看到的，但是，现实就是这样残酷，在我们接受腰椎手术治疗的同时，就必须承担这样的风险。凡事都要向前看，如果我们不幸成为"腰椎术后综合征"的中招者，我们该怎么办呢？《腰痛缠绵难愈爱反复，必是腰中有"妖"在"作妖"之"捉妖记"（二十三）——悲催，摘了椎间盘，腰腿疼痛依旧，这是为什么，我该怎么办？（下）》，下期继续。

## 三十六、腰椎术后综合征诊疗思路解析（下）

上期文章中说到"腰椎术后综合征"，引起了很多患者和同行的关注和探讨。其实在写这篇文章之前，笔者一直是很纠结的，因为要涉及太多医生不愿说，患者不愿看到的客观现实。但是，现实就是这样残酷，医疗技术水平虽然一直在进步，却改变不了进行医疗行为就必须承担一定医疗风险的现实；就必须面对一些疾病我们无法根治的现实；就必须面对在手术与非手术之间如何艰难抉择的现实；就必须面对一旦出现这些我们不愿看到的现实时，怎么来勇敢而智慧地应对的现实。凡事都要向前看，如果我们真的不幸成为"腰椎术后综合征"的中招者，我们该怎么办呢？

首先，我们要减少这种事情发生的几率。不管医生还是患者，都不要妄想把手术作为根治"腰椎间盘突出症"等腰痛类疾病的不二神术，不管你的手术方案多成熟，多微创，但手术的风险和并发症是永远存在的，手术治疗是我们的坚强后盾，但应该是我们的最后选择而不是唯一选择。

腰椎手术更多的是针对椎管内病变，如何做好椎管内外病因的鉴别，严格把握术前手术适应征尤为至关重要。在之前的文章中笔者也曾反复强调与分析，但现实是，即便是骨科或神经科专业医生，也经常会做出错误的判断，为什么会这样呢？过度依赖核磁共振、CT等影像学检查，缺乏详细的指下查体，没有做好椎管内外病因的鉴别，盲目的自信，加上患者过度追求"根治"的心理预期和索求，这些都是其中的原因。

在临床上，存在腰部影像提示腰椎间盘突出+腰痛+坐骨神经痛+相关阳性体征，并以"腰椎间盘突出症"收治的患者当中，其病因大体可以分为五类：一是单纯腰椎椎管内软组织病变引起；二是单纯椎管外软组织病变引起；三是腰椎椎管内外软组织病变并存，但以椎管内软组织病变为主；四是腰椎椎管内外软组织病变并存，但以椎管外软组织病变为主；五是其他病变引起，如：骨关节错位、坐骨神经自身病变等。符合手术适应征的，大多只能在病因一和三之中选择，而在这其中，大部分患者通过系统综合保守治疗是可以缓解临床症状的，真正符合手术指征的，严格意义上来说，寥寥无几。

再论系统综合保守治疗，在接诊"腰椎间盘突出症"最多的骨科和神经外科是怎么个情况呢？毫不避讳的说，大部分西医同行们对于中医以及手法学派的治疗方法是不信任、不推荐的，保守治疗在他们眼中，更多的是静养卧床、甘露醇脱水、神经阻滞、口服消炎镇痛药及神经营养剂等等，这些疗法效果不明显，往往就意味着保守治疗失败，手术就要提到日程之上了。其实，恰恰是这些做法，将很多本可以通过系统综合保守治疗收到良好疗效的患者拒之门外。

什么是系统综合保守治疗呢？笔者认为，系统综合保守治疗就是在明确病因的基础上，综合运用中西医非手术治疗手段，针对性治疗与整体治疗相结合，使临床症状缓解或消除的系统治疗方案。没有哪一种疗法可以包打天下，每一种疗法都是另一种疗法的补充，"手拉手"的综合疗法才能更全面地针对病因系统治疗。以"腰椎间盘突出症"为例，我们通过综合分析，判断出其具体病因为上述五大病因的哪一种类型，椎管内病变为主的，硬膜外神经阻滞等治疗方法开路，辅以甘露醇脱水、中药内服、针灸理疗等；椎管外病变为主的，选择治疗靶点，使用针刀、银质针针对性治疗后，再辅以手法、针灸、中西药物等；骨关节错位为主的，手法复位改善椎间盘与神经根的位置关系，再配合其他治疗方法。各种方法联合运用，足以让90％以上的患者避免手术。

中医治疗手段治痛几千年，治好的腰痛患者无数，其中不乏"腰椎间盘突出症"患者；针刀等针具在软组织损伤性疾病的治疗中效果斐然；手法治疗在国外开展的如火如荼，美式整脊学院高峰期在美国有70多所……但是，这些都不足以进入很多西医同行的法眼。诚然，因这些疗法收效的腰痛患者中，也不全是真正的"腰椎间盘突出症"，但是"腰椎间盘突出症"本身就是一个模糊、阴差阳错的诊断，站在更高的格局之上，让系统性综合保守治疗方法充分施展，使大部分患者得以确诊，得到缓解、治愈，再来审视未愈的患者是否需要手术治疗，可能这才是最正确的选择。

如果我们接受了腰椎手术治疗，术后临床症状缓解不明显或者部分缓解，又该怎么办呢？莫要慌，还是先来找病因。

笔者前面说过，"腰椎间盘突出症"有五大病因类型，如果是病因三或者四，也就是腰椎椎管内外软组织病因并存的，手术解决了椎管内病因，那残留的症状有可能就是椎管外病因引起的，继续仔细查体，明确病变部位，通过针刀松解加针灸、中药内服等巩固性治疗，大部分症状也是可以缓解的。在骨疼痛病区工作时，这种情况最为常见，在"腰椎间盘突出症"患者中，经常存在着"多卡"现象，手术只是解决了椎管内卡压，但是椎管外卡压，就得依靠其他治疗手段解决了。

除了椎管外病因，引起"腰椎手术术后综合征"的另外一个重要病因就是椎管内病因了。椎管内病因的存在，倒不全是手术做的不成功，即便是一次完善而彻底的椎间盘手术，椎管内病因也完全是可以出现的。不管是局部的粘连、瘢痕刺激或椎间盘的再突出，还是椎间盘液的外漏、局部循环障碍或代谢产物积聚等原因，产生椎管内无菌性炎症都是刺激神经根而引起腰腿痛症状未除或复现的主要直接原因，消除神经根周围的炎性水肿是最直接的应对之策。硬膜外或侧隐窝神经阻滞加三氧注射，甘露醇脱水等，临床效果普遍不错。

腰椎后方的两个小关节和前方的椎间关节构成三关节复合体，腰椎间盘摘除术后，必然导致椎间盘高度变小，椎间隙变窄，从而导致腰椎三关节复合体的前部结构应力下降，后部结构应力上升，腰椎周围软组织束缚力失衡，脊柱腰段的生物力学紊乱，而引起腰椎不稳。想要失稳的腰椎再稳定可不是太容易的事情，一是需要椎周软组织的功能代偿，二是需要骨质增生、韧带钙化等骨性稳定因素的形成。紧张痉挛的肌群松下来相对容易，松弛的肌群想要紧起来，就不太容易了，这种情况下，笔者推荐的治疗方法就是针灸加中药内服外用，再加上必要的理疗及康复锻炼，除此之外，需要的就是患者的自我保护和时间上的等待了。

腰椎手术自身创伤造成椎周肌肉软组织纤维化及瘢痕形成，卡压刺激穿行的相关神经；手术造成的腰椎前凸丢失，过度牵拉腰背肌群，诱发的痉挛、萎缩及筋膜炎等，针对不同的病因，我们可以分别对待。紧张挛缩的软组织病变可行小针刀松解治疗，松弛萎缩的肌肉软组织病因可以接受针灸及康复锻炼及理疗等治疗。前者，收效是比较迅速的；后者，就要慢得多了。

椎管内硬膜外纤维化、瘢痕、增生及粘连是腰椎管手术的基本病理变化，谁也无法改变。纤维化瘢痕及粘连等除了可造成神经牵拉，还可以影响神经根的血供，造成神经缺血、缺氧等营养障碍，导致腰腿痛症状再现。此外，椎间盘的再突出、相邻间盘的突出形成或加重，都可以造成新的神经压迫与刺激症状。出现这些情况，行相邻节段的硬膜外神经阻滞，通过药物浸润，或许能够产生一定的治疗效果，再结合其他的保守治疗方法，以观察治疗效果，如果效果不明显，再手术就成了我们不得不考虑的事情了。

再手术是我们最不愿意看到的结果，但是在很多情况下，系统性保守治疗也是无能为力的。哪些"腰椎术后综合征"患者是需要再手术治疗的，笔者不是手术医生，只能请更专业的骨科或脊柱外科医生进一步解答了。

笔者的文章多以实时病例为引，结合相关资料和临床心得，信笔而作，难免有错谬之处，请亲们指正。《腰痛缠绵难愈爱反复，必是腰中有"妖"在"作妖"之"捉妖记"（二十四）——真假"腰椎间盘突出症"，我该如何来鉴别？》，我们下回继续。

## 三十七、腰椎间盘突出症鉴别诊断思路解析

"不冤枉一个好人，也绝不放过一个坏人"，这可能是司法界最常说的一句话了，医生看病，又何尝不是这样的道理呢？"腰椎间盘突出症"作为"腰痛病"中的重中之重，鉴别诊断尤为重要。在临床上，即便是腰部影像提示明确存在"腰椎间盘突出+腰痛+坐骨神经痛+相关阳性体征"，以"腰椎间盘突出症"收治的患者当中，也往往存在误诊误治。不做好鉴别诊断，病因不明确，治疗上则极易谬之千里。突出的椎间盘是"妖王"还是"背锅侠"，只能靠我们的"火眼金睛"来分辨。

再次重复强调，临床中，我们需要治疗的是"腰椎间盘突出症"，而不是"腰椎间盘突出"，能够引起"腰椎间盘突出症"的病因有五类：一是单纯腰椎椎管内软组织病因；二是单纯椎管外软组织病因；三是腰椎椎管内外软组织病因，但以椎管内软组织病因为主；四是腰椎椎管内外软组织病因并存，但以椎管外软组织病因为主；五是其他病因，如：骨关节错位、坐骨神经自身病变等。整理近日收治的一位典型"腰椎间盘突出症"患者的病例，简析如下。

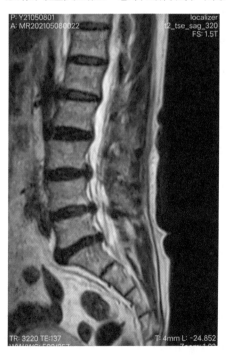

图6-62 多节段的腰椎间盘突出，责任间盘是哪一节呢？

患者于某，男，68岁，因"腰痛伴右下肢麻痛1年，加重约1月"于2021年5月8日来诊。患者于1年前过度劳作后出现腰部疼痛，未在意，后逐渐出现右下肢麻痛，可串及小腿前外侧及足背部，经内服中药治疗及休养后，症状逐渐减轻。约1月前，上述症状再次加重，且疼痛程度较之前更加严重，咳嗽即可诱发右下肢串麻痛，可放射至小腿前外侧及足背部，患者翻身转侧困难，不能平卧，只能左侧卧，不敢直腰，不能久站久行，勉强连续行走不超过百米，经服药治疗效果不显，来诊。查体发现：患者生理曲度存在，无腰椎侧弯及后凸，腰4、5棘突间压痛（++）、椎体右侧压痛（+），右侧腰2、3、4横突尖压痛（++），右髂外三肌肌腹部广泛压痛（++），直腿弯腰、伸腰活动受限，可诱发右下肢"放射痛"，右直腿抬高试验40°即可引出右下肢"放射痛"、左90°无征象，右胫神经弹拨试验（+），舌淡暗，苔薄白，脉沉弦。腰椎核磁共振提示：符合腰椎退行性病变，L3/4、L4/5、L5/S1椎间盘突出致椎管狭窄MR平扫表现（见上图）。

病例回顾暂且打住，我们思考几个问题：一、该患者的"腰椎间盘突出症"诊断的依据是什么？二、患者的病因是以椎管内病变为主，还是以椎管外病变为主？三、核磁共振提示患者存在多节段的椎间盘突出，那哪一节段是责任间盘呢？四、确定病因后，我们如何治疗呢？

相对而言，这个患者在所有"腰椎间盘突出症"患者中，还是比较典型的，诊断依据清晰，鉴别并不难。该患者有典型的"腰痛+坐骨神经痛"症状，并存在间歇性跛行，查体可见：腰4/5棘突间压痛（++）、椎体右侧压痛（+），右侧腰2、3、4横突尖压痛（++），右髂外三肌肌腹部广泛压痛（++），直腿弯腰、伸腰活动受限，可诱发右下肢"放射痛"，右直腿抬高试验40°即可引出右下肢"放射痛"，右胫神经弹拨试验（+）。腰椎核磁共振提示多节段椎间盘突出致椎管狭窄影像。这些足以支持其"腰椎间盘突出症"的诊断，并基本可以判断其病因主要为椎管内病变。但这个患者也是存在椎管外软组织病变因素的，其腰2、3、4横突尖存在的压痛，多为右侧腰方肌的病变，而不是椎管内因素造成的，原因很简单：三节段的椎间盘突出都不能对支配腰方肌的神经产生直接刺激。右髂外三肌肌腹部的广泛压痛，是椎管内原因造成的，还是独立的椎管外软组织损害造成的呢？两种情况都是可能存在的，鉴别也不难。行椎管内治疗后，如果上述部位的疼痛消失，就证明是椎管内病变引起的；如果疼痛不消失，那就是合并椎管外软组织病变，我们再行局部小针刀松解治疗即可。

　　患者存在多节段的椎间盘突出，哪一节段是责任间盘呢？我们接着来分析。腰椎间盘突出多压迫的是同序列节段的下位神经根，即L3/4椎间盘突出压迫的多是腰4神经根，其引起的是股神经痛，疼痛范围一般为大腿前内侧、膝前部及小腿前内侧；L4/5椎间盘突出压迫的多是腰5神经，疼痛沿臀部、大腿后侧放散到小腿前外侧及足背部和趾；L5/S1椎间盘突出则压迫的是骶1神经根，其下肢放射痛可达小腿后侧、足跟、足底部或足外侧。对号入座，该患者的责任间盘极有可能就是突出的L4/5椎间盘。

　　诊断清楚了，下一步就是治疗。患者入院后，先行腰4/5节段硬膜外神经阻滞，消除责任节段椎管内无菌性炎症，并行椎旁和右腰方肌的小针刀松解，以减轻椎管内压力，并配合针灸中药治疗，针灸选穴：瞳子髎（右）、足窍阴（右）、腰4-5夹脊（双）、腰阳关、命门、肾俞（双）、大肠俞（双）、后溪（双）、环跳（右）、委中（右）、阳陵泉（右）。中药内服以身痛逐瘀汤加减。经过上述治疗，患者的疼痛症状很快就得到了缓解。

　　"腰椎间盘突出症"病因复杂，尤其是椎管内外病因同时存在的病例更需谨慎鉴别，在之前的文章中多有探讨，不再重复，感兴趣的亲们可翻阅前文。

　　《腰痛缠绵难愈爱反复，必是腰中有"妖"在"作妖"之"捉妖记"（二十五）——得了"腰椎椎管狭窄症"，我们应该怎么办？》结合临床病例，我们下回继续来探案。

## ▶▶ 三十八、腰椎椎管狭窄症诊疗思路解析

　　"腰"是什么？简单点说，腰就是五块奇形怪状的骨头，之间垫上椎间盘，搭在底座（骶骨）之上，摞在一起后围成三组孔道（椎管和椎间孔），中间穿行着脊髓、神经和血管，周围包绕着肌肉、韧带和关节囊等软组织，最后套上一件皮外套（筋膜、皮下组织和皮肤）。"腰痛"是什么？"腰痛"就是上面这些软硬组织自身出现功能性或器质性改变，或者互相之间的匹配关系出现问题，而表现出来的一系列临床综合症。俗话说："清官难断家务事"，治疗"腰痛"又何

尝不是如此呢？单纯的单组织病变或功能性的病变治疗起来还相对简单些，复杂的多组织病变或器质性病变就要难治得多了。今天我们要探讨的"腰痛病"中的"腰椎椎管狭窄症"就是一种"难治之症"。

之前的文章中，曾反复强调过，"腰椎间盘突出症"治疗的不是"腰椎间盘突出"，而是表现出来的"症"；"腰椎椎管狭窄症"的保守治疗也是一样，治疗的重点不是"椎管"，而是在"腰椎椎管狭窄"基础之上表现出来的"症"。如何治疗呢？还是先从诊断、病因及解剖病生理谈起。

腰椎椎管狭窄症是指各种原因引起的腰椎骨与软组织（关节突关节、椎板、黄韧带及椎间盘等）发生形态与组织结构的变化，导致中央椎管、神经根管或椎间孔处狭窄，使神经根和（或）马尾神经受到压迫，引起一系列临床症状的疾病。该病严重影响患者生活和工作，原本多见于老年人，但近年来出现了部分年轻化的趋势，这与人们的日常生活习惯有着不可分割的关系。

腰椎椎管狭窄症根据病因分为原发性腰椎管狭窄（3%）和继发性腰椎管狭窄（97%）。原发性腰椎管狭窄症是由于先天椎管发育不全，以致椎管本身和神经根管矢状径狭窄，使脊神经根或马尾神经遭受刺激和压迫，出现一系列临床症状。常见病因为：1.先天性小椎管；2.软骨发育不良；3.先天性椎弓峡部裂及滑脱；4.先天性脊柱裂。

继发性腰椎管狭窄症是由于后天因素（退变、外伤、失稳、畸形、新生物或炎症等）造成腰椎管内径小于正常值，产生一系列症状与体征。常见病因为：1.腰椎间盘突出：当腰椎间盘突出时，突出的椎间盘会占用管腔的位置，从而导致椎管狭窄。2.黄韧带、后纵韧带肥厚：当脊柱出现退化不稳定时，黄韧带及后纵韧带受到的应力增高，常常会导致其变性或断裂，而长期的损伤、修复过程必然使黄韧带、后纵韧带增厚；同时，椎间盘病变或脱水导致椎间隙变窄，也会出现后纵韧带和黄韧带短缩肥厚，前后韧带肥厚就会导致椎管管腔空间变小，从而导致椎管狭窄。3.腰椎小关节增生：正常的腰椎小关节包括相邻两个椎体的上下关节突关节，其表面有软骨覆盖，活动也比较自如；当脊柱发生病变后，关节表面的软骨磨损，出现骨与骨之间的摩擦，产生骨质增生；这些增生的骨质占用椎管或椎间孔的位置，从而出现椎管狭窄。4.椎体滑脱：当椎体发生错位滑脱时，因为上下椎管前后移位，使椎管进一步变窄。5.脊柱外伤导致的畸形。

6.脊柱侧弯以及其他一些骨病。

腰椎管狭窄症的临床表现为：

1.间歇性跛行：患者直立或行走时，下肢有逐渐加重的疼痛、麻木、沉重或乏力等不同的感觉，以至于不得不改变姿势或停止行走，蹲下或休息片刻后症状可减轻或消失，继续站立或行走，症状再次出现而被迫再次休息。因反复行走与休息，其行走的距离则逐渐缩短。

2.下腰痛：大多数腰椎管狭窄症患者都有下腰痛的病史或伴有下腰痛。疼痛一般比较轻微，卧床休息则减轻或消失，腰前屈不受限制，后伸活动往往受限，但也有的病例疼痛局限在腰及臀部。

3.神经根压迫症状与体征：神经根管狭窄引起相应的神经根受压迫或受刺激症状及体征。有些患者表现为间歇性跛行，另一些表现为持续性放射性神经根刺激症状，多为酸痛、麻痛、胀痛或窜痛，疼痛的程度不同。神经根症状的部位与受压神经根有关，表现为相应的神经分布区感觉减弱、痛觉异常、肌肉力量减弱及腱反射异常。

4.马尾神经压迫症：腰椎管狭窄症可导致马尾神经受压迫，出现马鞍区的症状与体征以及括约肌的症状，严重时可出现大小便及性生活障碍症状等。

腰椎管狭窄患者体征特点包括：患者常有脊柱侧弯，病处压痛，椎旁肌肉痉挛，腰后伸受限，腰过伸试验阳性是本症的重要体征。患侧足趾肌力减弱，膝、踝放射减弱或亢进，受压神经支配区感觉减退。有些患者下肢肌肉萎缩、无力、鞍区麻木或肛门括约肌松弛，直腿抬高试验可疑。

腰椎管狭窄症的辅助检查及特点：

腰椎CT及MRI检查是目前最常用的检查方式。CT检查可显示椎管及根管断面形态，但不易了解狭窄全貌；MRI检查更可显示腰椎椎管的全貌。根据CT或磁共振等影像学结果，椎管横径或矢状径小于13 mm为相对狭窄，小于11 mm为绝对狭窄。

腰椎管狭窄症的主要鉴别诊断：

1.腰椎间盘突出症是最容易与该病混淆的疾病，但在临床上伴发比例相当高，二者之间的最大区别是：腰椎间盘突出症一般不具备间歇性跛行、主诉与客观检查不符及腰部后伸受限三大症状。腰椎间盘突出症屈颈试验和直腿抬高试验多为阳性，而腰椎管狭窄则为阴性。此外，腰椎管狭窄症在影像学上与腰椎间盘突出症有较明显的区别，即腰椎管狭窄症在CT、核磁共振、脊髓造影等检查中均显示椎管矢状征小于正常，而腰椎间盘突出症则无。

2.腰椎管狭窄症表现为神经性间歇性跛行，与血管性间歇性跛行（如血栓闭塞性脉管炎）有所不同，需重点区别，主要有以下几方面：

（1）神经性间歇性跛行足背动脉搏动良好，血管性间歇性跛行足背动脉搏动减弱或消失。

（2）神经性间歇性跛行下肢可有节段性感觉障碍，血管性间歇性跛行为袜套式感觉障碍。

（3）神经性间歇性跛行步行距离随病程延长而逐渐缩短，血管性间歇性跛行则不明显。

（4）必要时，可行动脉造影检查，神经性间歇性跛行动脉良好，血管性间歇性跛行可显示动脉腔狭窄区。

腰椎管狭窄症的治疗：

腰椎管狭窄并不等同于腰椎管狭窄症。很多人片子上可以看到腰椎管狭窄，但没有不适症状，这种情况是不需治疗的。只有当影像上有腰椎管狭窄，并有相应症状，我们才称之为腰椎管狭窄症，这时候才需要进行治疗。

（一）保守治疗：

1.基本治疗：卧床休息是最基本且非常有效的治疗方法。卧床后局部静脉回流改善，无菌性炎症反应消退，椎管内的狭窄得以缓解，加上腰背肌群的放松，主观症状就会得到缓解。

另外可使用腰围，目的在于加强脊柱稳定性，防止腰椎的过度活动，对滑脱继发椎管狭窄者效果较好。但长期应用腰围可促使腰肌萎缩，会导致腰围依赖，因此，应避免长期使用腰围。

2.西医治疗：

（1）药物治疗：

①非甾体抗炎药：主要用于急性期的消炎镇痛，应用药物包括布洛芬、美洛昔康及洛索洛芬钠等，可部分缓解症状。

②脱水药：可以有效地消除神经根的水肿，减轻症状，如甘露醇等。

③营养神经类药：如甲钴胺等。

（2）硬膜外神经阻滞治疗：笔者之前曾在腰椎间盘突出症的椎管内治疗部分推荐过这种治疗方法，作为一种有效的治疗方法和鉴别诊断方式，笔者将在之后治疗篇中单独探讨。

（3）手术治疗：

①严重的腰椎管狭窄症的治疗以手术为主，对椎管及神经根管准确而彻底的减压是治疗成功的关键。

②术前应明确定位，减压的区域应是引起相应的临床表现的部位，对所有狭窄节段和部位进行充分减压。

③在彻底解除压迫因素的前提下，尽可能少地破坏结构，尽量保持脊柱的稳定性。

④对于多节段椎管狭窄患者，减压术后对脊柱稳定性影响较大时，应同时作腰椎内固定。

⑤腰椎管狭窄合并腰椎不稳的患者，在彻底减压同时亦可行腰椎内固定术。

⑥术中发现硬膜囊增厚、纤维化等病变时，应切开硬膜，行神经探查及松解术。

3.中医治疗：中医并无腰椎椎管狭窄症诊断，治疗主要参考"腰痛病"的治疗原则。中医学认为，肝主筋，肾主骨，椎间盘、韧带、关节囊等属筋，椎管属骨，椎管狭窄症多为筋骨同病，病机多为肝肾亏虚。故本病多为虚证或虚中夹实证，治疗上以补益肝肾为主，兼以祛邪，独活寄生汤是临床中非常常用的底方。中医的治疗手段上除了药，还包括针和灸，也将在治疗篇中单独探讨，不再赘述。

4.腰椎管狭窄症的康复训练：

康复训练的意义主要在于：缓解症状；增加腰椎稳定性；防止神经根粘连；减轻椎间压力；促进植骨或周围组织修复；防止静脉血栓形成；促进血液循环，防止皮肤受损；提高手术疗效，恢复潜在功能。训练方法包括：物理治疗、运动疗法及心理治疗等。

5.腰椎椎管狭窄症的预防和保健措施：

（1）腰的保护：睡床要软硬适中，使腰肌得到充分休息；避免腰部受到风、寒等侵袭；避免腰部长时间处于一种姿势，肌力不平衡，造成劳损。

（2）腰的应用：正确用腰，搬抬重物时应先下蹲，用腰时间过长时应改变腰的姿势，多做腰部活动，防止逐渐发生劳损，因工作性质而用腰过度或已产生轻度劳损时，应早用腰痛宁胶囊等药物，避免劳损进一步加剧，而最终引起腰椎退性改变。

（3）腰部保健运动：坚持腰的保健运动，经常进行腰椎各方向的活动，使腰椎始终保持生理应力状态，加强腰肌及腹肌练习，腰肌和腹肌的力量强，可增加腰椎的稳定性，对腰的保护能力加强，防止腰椎发生退行性改变。

在近期的出院患者中，男女各有一名典型的腰椎椎管狭窄症患者，治疗方案相似，治疗效果迥然不同，简析如下。两例患者均年过七旬，均存在间歇性跛行。男性患者以"下腰部酸痛伴双下肢麻痛并进行性加重"来诊，病史不到2年，查体阳性体征不明确，但是CT检查明确存在先天性椎管狭窄并伴有腰椎间盘突出，属绝对狭窄；女性患者以"腰痛伴双小腿后侧麻痛"来诊，病史5年，虽有椎间盘突出及腰椎椎管狭窄征象，但是神经根还有逃逸空间，属相对狭窄。两位患者都采用了中西医结合的治疗方法，男性患者虽有一定的缓解，但总体治疗效果不甚理想，准备考虑手术治疗；女性患者虽病史较长，但治疗效果非常理想，下肢麻痛症状及间歇性跛行完全消失。腰椎椎管狭窄症的收效与否，与多种因素有关，但存在先天性器质性改变的病例，效果往往不会太理想。

腰椎椎管狭窄症除了与腰椎间盘突出症高比例并存，还常常与不同程度的腰椎椎体滑脱或脊柱侧弯相伴随，上述病症在前期文章中已做探讨，不再赘述。

截止到目前，笔者结合临床实践及肤浅经验，将临床常见腰痛类疾病的解剖病生理基础、诊断及鉴别诊断、病因病机、中西医治疗及预后等，以《腰痛缠绵难愈爱反复，必是腰中有"妖"在"作妖"之"捉妖记"》为题，逐一进行探讨，已有二十五篇。其实，引起腰痛的病因还有很多，比如泌尿系结石、腰椎结核、恶性肿瘤或妇科炎性疾病等，将不再一一分解。老家有句俗话："编筐编篓，重在收口"。收口阶段，笔者将自己常用的各种腰痛治疗手段分类汇总，以"注射疗法篇"、"针刀疗法篇"、"毫针疗法篇"、"中药疗法篇"、"整脊疗法篇"五篇分篇论述。《腰痛缠绵难愈爱反复，必是腰中有"妖"在"作妖"之"捉妖记"（二十六）——注射疗法篇》，我们下回继续。

# 三十九、腰痛病注射疗法解析

笔者的临床随笔《腰痛缠绵难愈爱反复，必是腰中有"妖"在"作妖"之"捉妖记"》系列篇，因为工作原因，一度中断，随着科室工作逐渐步入正轨，笔者将在工作之余继续笔耕不止，把腰痛各种常用保守治疗手段按"注射疗法篇"、"毫针疗法篇"、"针刀疗法篇"、"中药疗法篇"及"整脊疗法篇"等分篇汇总探讨。探讨之前，给大家分享一下我为我们治未病中心设计的科室标志。

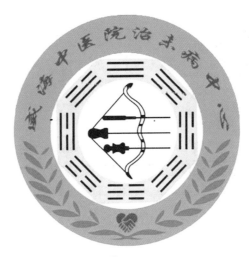

图 6－63

图中蓝色代表威海，八卦代表中医，五色寓于其中，红为心火，青为肝木，黄为脾土，白为肺金，黑为肾水，意喻五行，弓弦代表弓弦力学，弓箭代表九针、针刀、埋线针等各种针具，绿叶代表中药，两手交叉代表手法，寓意"承古纳新、中西结合、针药手法并用"，结合本科室"辨证论治、辨病论治、辨经论治、辨构论治"四要旨临证理念，为打造威海市中医院全科特色鲜明的中医经典病区而增添一抹靓丽色彩。

回归主题，先来分享几个近日接诊病例。

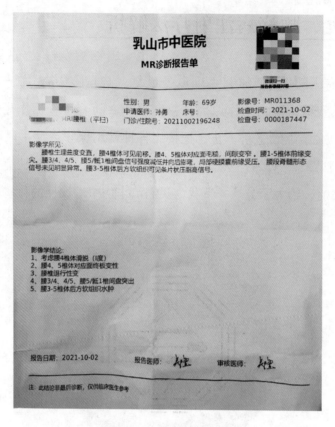

图6-64 严重的腰痛病

病例一，高某某，男，69岁，因"腰痛10余年，加重伴双下肢麻痛2月余"来诊。症状可见：患者存在着严重的间歇性跛行；查体可见患者腰3-骶1棘突间处压痛、叩击痛（++），腰4/5椎体两侧关节突关节处深在性压痛（+），双下肢直腿抬高不足50°；影像检查可见患者存在椎体滑脱、椎体终板炎及多节段椎间盘突出等多种椎管内致病因素。综合分析，引起患者腰腿麻痛的最直接原因就是椎管内因素。在来诊之前，患者虽然也接受过多种治疗，但效果并不十分理想。从临床经验来看，这种情况的病证，最理想、最直接的保守治疗方法就是椎管内注射。经过两次的硬膜外神经阻滞治疗，患者的症状迅速缓解。

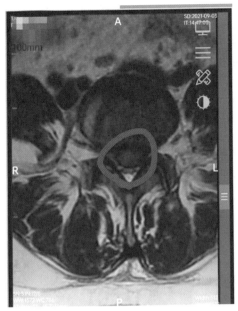

图6-65　巨大的腰间盘突出，近乎塞满了椎管

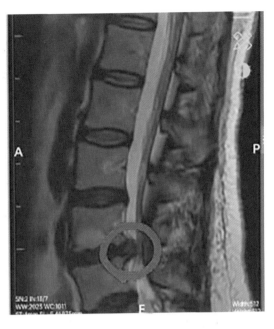

图6-66　腰椎间盘突出虽巨大，但未必一定要手术

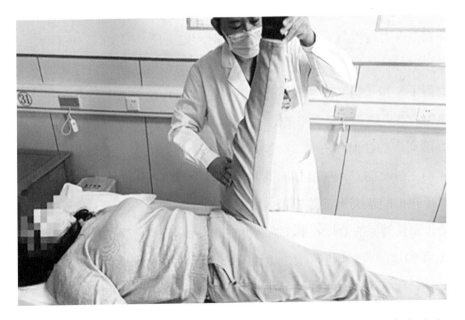

图6-67　直腿抬高由不足40°变为90°，是首次治疗后1周的复查结果

病例二，谭某某，女，47岁，因"左下肢麻痛3月余"来诊。在来诊之前，患者经腰椎核磁共振检查诊断为"腰椎间盘突出症"，而且影像提示突出的椎间盘巨大，结合患者的体征及左下肢直腿抬高试验不足40°，多家医院给出的结

论是必须手术治疗，而且建议开放性手术。对于手术治疗方案，谭女士是很抵触的，于是尝试多种保守治疗，但效果普遍不理想。来诊当日，予以相关节段椎管内注射治疗及小针刀椎间孔外口松解，仅仅一次的治疗，患者的临床症状迅速缓解。7日后复诊，左下肢直腿抬高试验已经超过80°。

病例三，该患者令笔者很感动，这是一位千里之外的医学同行，三甲医院主任医师，在火车上躺了十几个小时到威海请笔者诊治。作为笔者的医学前辈，因为在网上看到笔者的拙作，便联系到了我。同上两位患者一样，前辈也是被下肢麻痛困扰了数月，但保守治疗却没有收到效果。结合症状（下肢麻痛、间歇性跛行）、体征（长短腿、髂外三肌条索压痛、直腿抬高试验阳性）、影像学资料（腰4/5椎间盘突出）等综合分析，前辈属于椎管内外病因并存。经过相关节段的硬膜外神经阻滞＋黄韧带松解＋小针刀外周松解＋手法调脊柱，几天以后，前辈的临床症状已经缓解了八成以上。

在腰痛病的保守治疗方法中，笔者所常用的就是开篇所述的六种基本方法，注射疗法作为疼痛治疗的主要西医治疗技术，同中医各类治痛技术相辅相成，互为补充，极大地提高了临床疗效。于亚洲、史可任、宋文阁、柳登顺………，一大批注射疗法先贤们，通过不断的临床实践与摸索，使注射疗法的安全性和疗效得到了一步步提高。笔者最开始开展的注射疗法，就是从几位先贤的影像及书籍中一点点学习汇总而来的。

在腰痛病的注射疗法中，硬膜外腔注射、骶管注射、椎间孔外口注射、腰大肌间沟注射及痛点注射是临床最常用的几种注射技术，其中，硬膜外腔注射治疗对于腰椎间盘突出症等椎管内病因的治疗效果尤为显著，上述三个病例便是明证，而且类似的治疗效果在临床上也并不稀奇。

笔者20年前曾兼职麻醉医师，粗粗统计，笔者从那时至今，进行的椎管内注射操作，应该不下4000例，笔者的论文《四联综合疗法治疗腰椎间盘突出症的临床分析》，就是对这种技术进行改良后的总结。这种椎管内注射技术，从上世纪问世到现在，曾经救治了大量腰椎间盘突出症患者，使数不清的患者规避了手术治疗。但是，硬膜外注射作为一种临床操作难度比较大的治疗技术，有着严格的适应证和准入制度，只有少数麻醉医师或疼痛科医师才能操作，如何准确的选择合理的适应证，如何配合其他技术的临床应用，也是对临床医生诊疗水平的考验。由于专业特点及其他各种原因，即便是很多医生同行，也不是十分了解这项技术，真正能够有机会接受这种治疗的患者并不多。

借鉴《硬膜外阻滞疗法中国专家共识（2020版）》的相关知识。硬膜外腔注射又称硬膜外阻滞，是指在盲探、放射线或超声引导下，将药物注入硬膜外腔扩散浸润到相应神经节段，阻滞背根神经节、相应脊神经或其分支的神经传导通路，以缓解或治疗疼痛。同时也具有抗炎、消肿和粘连松解等作用。局麻药物注入硬膜外腔后可作用于脊神经，如脊神经背支、交通支，阻断疼痛信号传导，降低感觉神经细胞的兴奋性，从而降低伤害性放电，抑制中枢敏化的形成。硬膜外阻滞治疗椎间盘突出所致疼痛时可以通过注射糖皮质激素，减少椎管内炎症介质的产生和释放，降低炎性刺激、抑制根性疼痛。炎性反应的降低可减轻神经根或神经根周围组织的水肿，同时也增加神经根管的空间，从而缓解神经根的压迫起到缓解疼痛作用。

诊断是治疗的基础，解剖是诊断的基础，想要熟练地掌握注射治疗，没有清晰的立体解剖概念是不大可能的，先来看硬膜外的解剖学特点。

成年人脊柱是由椎骨（7块颈椎、12块胸椎、5块腰椎、1块骶椎及1块尾椎）、关节及韧带组成。椎间盘牢固连结于相邻椎体间，既坚韧又富有弹性，具有缓冲脊柱承载重量及活动时产生的冲击和震荡的作用。脊柱周围强壮的韧带和肌肉具有稳定脊柱和调节脊柱运动的作用。在脊柱侧面还有相邻上下椎弓根之间的椎间孔，其间有脊神经和血管通过。硬膜外穿刺相关的脊椎解剖结构如下。

1.棘上韧带

棘上韧带是附着于各个椎骨棘突尖端的纵行韧带，上起自第7颈椎棘突尖，向下延伸到骶正中嵴，两侧与背部筋膜相延续，前方与棘间韧带相连接。在颈部棘上韧带向后扩展成三角形矢状位的膜状结构，称为项韧带。棘上韧带组织较致密，针尖穿过时阻力较大，该韧带在老年人常出现钙化，硬膜外穿刺时可避开该韧带采用旁正中入路。

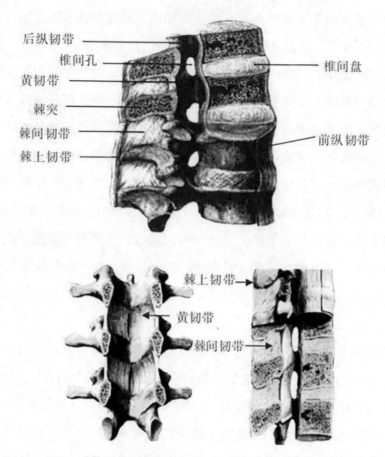

注：去除部分椎体的骨皮质、骨松质和脊髓等组织后可

图6-68　脊柱的正侧面观

2.棘间韧带

棘间韧带是连接相邻棘突间的薄片状韧带，位于成对的棘突间肌深面，向前与黄韧带、向后与棘上韧带相连。棘间韧带的纤维向后下倾斜排列，连于上一棘突的基底部与下一棘突的尖端之间。腰部较为发达。

3.横突间韧带

横突间韧带是连接于相邻椎骨横突间的细索状韧带，不同部位的横突间韧带的形态不同。腰部较厚且致密，其与周围组织分界较明确，有些甚至为孤立的膜状条带，在最下2个腰椎水平，横突间韧带参与构成髂腰韧带。横突间韧带内下方有腰神经，此韧带增生肥厚可压迫此神经，这也是导致腰腿痛椎管外因素的常见病因之一。

4.黄韧带

黄韧带是连接相邻椎弓板间的短韧带，由黄色的弹力纤维构成，坚韧且富有弹性，参与构成椎管的后壁。黄韧带上缘附着于上一椎板前面下2/3，下缘附着于下位椎板的上缘和背部。黄韧带前面光滑、凹陷，后中央部与棘间韧带相连，向外至关节突关节内侧缘，其内侧缘构成椎间孔的软组织性后壁。黄韧带组织致密厚实，腰部黄韧带最厚，针穿过时可有落空感，腰段较明显，临床常将此作为穿刺针到达硬膜外腔的重要标志之一。黄韧带肥厚可导致椎管狭窄，在老年人黄韧带可发生弹性消失和钙盐沉积现象。

5.脊神经

脊神经共31对，其中颈神经8对，胸神经12对，腰神经5对，骶神经5对和尾神经1对。脊神经是由前根和后根合成，前根系运动神经，有一部分交感神经；后根系感觉神经。脊髓中间带有副交感神经细胞。故当局麻药注入硬膜外腔后，可以阻滞感觉、运动以及支配内脏的交感和副交感神经。

硬膜外神经阻滞适应证

1.按照病程分类

①急性痛：外伤性剧烈疼痛、侵袭性大的手术、伴发于某种治疗的剧痛均成为适应证。即术后痛、外伤痛；输尿管结石、胆道结石、胰腺炎；带状疱疹、急性神经根症；冻伤、雷诺综合征、急性血栓症；栓塞疗法。

②慢性痛：神经病理性疼痛，如带状疱疹后神经痛、神经根性疼痛及肋间神经痛等；脊柱源性疼痛，如腰椎间盘突出症、腰椎管狭窄症及神经根粘连等；缺血性疼痛，如冻伤、雷诺综合征等；其他，如心绞痛、心肌梗死、冠心病、心律失常、甲状腺功能亢进、交感神经链综合征及癌性疼痛等。

2.按照脊神经阻滞部位分类（除疼痛治疗外，亦适用于手术麻醉）

①高位硬膜外阻滞于C5～T6之间进行穿刺，阻滞颈部及上胸段脊神经，适用于甲状腺、上肢及胸壁部位的疼痛。

②中位硬膜外阻滞穿刺部位在T6～T12之间，常用于腹部疼痛。

③低位硬膜外阻滞穿刺部位在腰部各棘突间隙，常用于下肢及盆腔部疼痛。

④骶管阻滞经骶管裂孔进行穿刺，阻滞骶神经，适用于肛门、会阴部疼痛。

### 硬膜外神经阻滞禁忌证

1.中枢神经系统疾病特别是脊髓或脊神经根病变，麻醉后有可能长期麻痹，应列为绝对禁忌，对脊髓的慢性或退行性病变、颅内高压患者也应列为禁忌。

2.全身性严重感染，穿刺部位有炎症或者感染者，穿刺有可能使致病菌带入硬膜外间隙引起感染者。

3.高血压患者只要心脏代偿功能良好，高血压本身不构成禁忌，但如果并存冠状动脉病变，则应禁用。如果收缩压在160 mmHg以上，舒张压超过110 mmHg，应慎用或者不用硬膜外阻滞。

4.休克患者应绝对禁忌用硬膜外阻滞。休克处于代偿期，症状并不明显，但在硬膜外阻滞后可能突然出现血压骤降，甚至心脏停搏。

5.低凝状态，近期使用抗凝药物未停用足够长时间者，凝血机制紊乱如血小板计数<80×109/L，凝血酶原时间（PT）延长3s，活化部分凝血活酶时间（APTT）延长10s。

6.精神病、严重神经官能症以及小儿等不合作者，除非术前已用基础麻醉，一般不采用硬膜外阻滞。

7.局麻药过敏者。

8.缺乏呼吸道管理经验者。

### 阻滞药物

1.局部麻醉药

局部麻醉药物是硬膜外阻滞的主要药物，利多卡因是目前应用最多的局麻药，笔者常用的浓度基本控制在0.5%左右，以减少毒副作用的产生，其主要作用有：①阻断痛觉神经的传导，因司痛觉的神经纤维无髓鞘或有薄髓鞘，局麻药很容易阻断其传导起到镇痛作用；②阻断疼痛的恶性循环，这种局部或区域性的镇痛作用可切断疼痛所致的肌肉痉挛和疼痛的进一步加剧；③改善循环，阻断交感神经节及周围混合神经内交感神经纤维的功能，使其支配区的血管扩张，供血增加；④消炎作用，在改善局部血液循环的同时，能使局部的代谢产物经血液循环带走，减少局部酸性物质集聚，从而起到消炎与镇痛作用。

2.糖皮质激素

糖皮质激素为辅助用药，硬膜外注射可消除神经根水肿，抑制前列腺素等炎性致痛物质生成，笔者目前主要选用的是复方倍他米松注射液。

3.维生素类药物

此类辅助用药，具有增加神经、肌肉、肌腱及韧带等软组织的营养，促进其功能的恢复作用，包括维生素B1、维生素B6及维生素B12等。

4.化学类药物

气态医用臭氧具有强氧化性，一定浓度的臭氧对人体免疫系统具有激活和调节作用，可以增强人体的免疫机能，还具有较强的抗炎和镇痛作用。

硬膜外神经阻滞方法

1.穿刺体位

临床上一般采用侧卧位。

2.穿刺点的选择

根据患者不同治疗要求选取不同椎间隙，腰骶部穿刺主要参考两点：①两侧髂嵴最高点的连线为第4腰椎棘突或腰3-4棘突间隙；②骶裂孔和骶角。

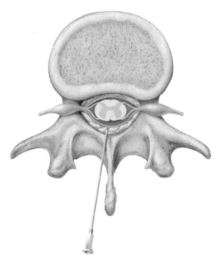

注：穿刺针避开棘上韧带和棘间韧带,经黄韧带进入硬膜外间隙

图5　硬膜外穿刺侧入法示意图

图6-69　硬膜外穿刺侧入法示意图

3.穿刺方法

盲探穿刺法是临床最常用的穿刺方法，包括直入法和侧入法。

①直入法。在选定棘突间隙靠近下棘突的上缘处做皮丘，然后再逐层浸润，

可用15G锐针刺破皮肤和韧带，再将硬膜外穿刺针沿针孔刺入。针的位置必须在脊柱的正中矢状位线上。针尖经皮肤皮下棘上韧带棘间韧带黄韧带等组织层次，穿透黄韧带有阻力骤然消失感，提示进入硬膜外间隙。

②侧入法。侧入法是在棘突间隙旁开1.5cm处进针，穿刺针与皮肤成75°角对准棘突间孔刺入，避开棘上韧带和棘间韧带，经黄韧带进入硬膜外间隙。

**硬膜外神经阻滞主要并发症**

1.穿破硬膜

①原因。穿破硬膜的原因有操作因素及患者因素两方面。操作因素：初学者由于对椎间韧带的不同层次的针刺感体会不深，难免发生穿破；穿刺时图快进针过猛，有时不免失误；穿刺针斜面过长，导管质地过硬，都增加穿破硬膜的可能性。患者因素：由于反复创伤、出血或药物的化学刺激，使硬膜外间隙因粘连变窄，穿刺针穿过黄韧带后往往也可一并穿破硬膜；脊柱畸形或病变，腹内巨大肿块或腹水，脊柱不易弯曲而造成穿刺困难；反复试探性穿刺时有可能穿破硬膜；老年人韧带钙化，穿刺时用力过大，常在穿过黄韧带后滑入蛛网膜下腔，故老年人穿破率比年轻人高2倍。

②预防。每次都要按正规操作规程施行；不要过分依赖各种硬膜外腔指示装置；操作者知识及经验对确定穿刺针进入硬膜外腔更重要；熟练掌握各种入路的穿刺方法，遇困难时可随意改换进针方式以求顺利成功；熟练从容，不盲目追求速度，其中最为重要的是第一次试验量，避免误入蛛网膜下腔。

③穿破后处理。一旦硬膜被穿破，最好改换其他方法，如神经阻滞。

2.全脊麻

穿刺针误入蛛网膜下腔而未能及时发现，超过脊椎麻醉数倍量的局麻药注入蛛网膜下腔，可产生异常广泛的阻滞，称为全脊麻。临床表现为全部脊神经支配的区域均无痛觉、低血压、意识丧失及呼吸停止，全脊麻的症状及体征多在注药后数分钟内出现，若处理不及时可能发生心脏停搏。

正规执行硬膜外神经阻滞操作，出现全脊麻的几率极低。因为硬膜外穿刺时，多选用16号或18号硬膜外穿刺针，该穿刺针针径较粗，如果误入蛛网膜下腔，多可见脑脊液外漏征象而中止操作，且注射用药多为低浓度麻醉剂，即便少量进入，一般也不会导致全脊麻。但是值得注意的是，神经阻滞注射用药常含激素、维生素等其他用药而不是单纯的麻醉药，如果误入蛛网膜下腔，常可导致寒战、发热、心悸，甚至抽搐意识丧失等情况发生，笔者早年就见过数例同仁操作失误案例，印象深刻。

导致误入蛛网膜下腔还有一个常见原因，就是很多同仁采用细麻醉针操作，此类麻醉针针径较细，针尖较尖锐，突破感不强烈，如果针尖部分穿破硬膜囊而未全部进入，回吸时常因为活瓣效应，硬膜囊阻塞针孔抽不出脑脊液，注药时，阻塞解除，药物则可误入蛛网膜下腔而发生意外。笔者在疼痛科工作时，有同仁进行此类操作，注入臭氧时发生气颅，事后分析，极有可能就是这种原因。

3.异常广泛阻滞

注入常规剂量局麻药后，出现异常广泛的神经阻滞现象，但并非是全脊麻，阻滞范围虽广，但仍为节段性，需处理呼吸循坏抑制现象。

4.脊神经根损伤与脊髓穿刺伤

脊髓穿刺伤，因继发性水肿使其临床表现比实际损伤的程度要严重得多。治疗措施包括脱水治疗，可减轻水肿对脊髓内血管的压迫，减少神经元的损害；皮质类固醇能防止溶酶体破坏，减轻脊髓损伤后的自体溶解，应及早应用。

脊髓损伤后果严重，应强调预防为主，L2以上穿刺尤应谨慎小心，穿刺过程有异感或疼痛，应退针观察，切忌注入局麻药或置管，避免扩大损伤范围。

5.硬膜外血肿

形成血肿的直接原因是穿刺针尤其是置入导管的损伤，促使出血的因素如患者凝血机制障碍及抗凝治疗。

①预后。取决于早期诊断，在8h内手术清除血肿效果较好；手术延迟者常致永久残疾，故争取时机尽快手术减压是治疗的关键。

②预防。对有凝血障碍及正在使用抗凝治疗的患者，应避免应用硬膜外麻醉；对一般患者硬膜外穿刺及置管应细致轻柔，遇有出血可应用生理盐水多次轻柔冲洗，每次用量5ml，待回流液血色变淡后，改用其他麻醉方法。

6.感染

硬膜外腔及蛛网膜下腔感染是最严重的并发症。

①硬膜外腔感染病原菌以葡萄球菌最为多见，细菌侵入途径有：污染的麻醉用具或局麻药；穿刺针经过感染组织；身体其他部位的急性或亚急性感染灶，

细菌经血行播散感染硬膜外腔。

②蛛网膜下腔感染多在硬膜外阻滞后4h左右出现脑脊膜炎症状，即寒战、头痛、发热及颈项强直；脑脊液混浊，白细胞增多，涂片常难发现细菌，应根据感染细菌类型，给予抗生素治疗。

**治疗目标与疗程**

1.优效。症状、体征消失，恢复生活及工作，无神经根受压情况。

2.良效。症状、体征基本消失，偶感腰腿轻度酸胀不适，能从事一般工作和轻体力劳动。

3.差效。症状、体征稍缓解，仅能从事少量轻体力劳动。

4.无效。症状、体征无缓解，不能工作。

腰椎间盘突出症的治疗3～4次为1个疗程，每次间隔1周为宜；如需重复治疗，间隔1个月后实施第2个疗程。

早期带状疱疹的治疗1～2次，每次间隔1周为宜。

带状疱疹后遗症的治疗3～4次为1个疗程，每次间隔1周为宜；如需重复治疗，间隔1个月后实施第2个疗程。

注意事项

1.详细了解病情，在阻滞前向患者说明方法、目的、效果及注意事项，使患者对操作有所了解，取得患者信任，消除恐惧心理。

2.备好急救用品，如呼吸机、心电监测仪、气管插管、吸引器及各种抢救药品。

3.维持患者相应操作体位，抚慰患者，消除患者紧张情绪。

4.完备操作器械，并检查操作器械有无缺失、损坏，术前查对药品。

5.操作过程全程遵循无菌原则，严格按照操作指南规范进行操作，条件允许，可在C型臂透视或B型超声引导下行操作。

6.术后患者应去枕平卧，6h后改半卧位。

7.如患者有恶心、呕吐，头应偏向一侧，防止呕吐物吸入气管。

8.观察神志，T、P、R、BP的变化。血压要每小时测1次。连续4次平稳后改为每4小时1次。

9.麻醉作用消失后查双下肢温觉、触觉是否正常，运动功能是否恢复，如双下肢不能活动，应考虑硬膜外血肿压迫脊髓的可能，应及时处理。

10.如有头痛、头晕，应观察原因。

11.注意观察硬膜外腔有无感染，如有感染情况应及时处理，使用抗菌药物及细菌培养。

从患者的整体、远期及安全考虑，硬膜外阻滞疗法应以局麻药为主，配以少量类固醇类药物、维生素B族为宜，防止注药种类过多、过杂。

硬膜外腔注入糖皮质激素所致并发症主要是因类固醇抑制免疫状态引起感染以及类固醇制剂中含有的刺激性化学物质（整菌剂、赋形剂）可引起无菌性、炎症性并发症。

切勿忘记硬膜外腔组织结构复杂，误用一些不该用的药物会引起神经毒性、脱髓鞘、动脉炎、静脉血栓、增生性及粘连性改变。

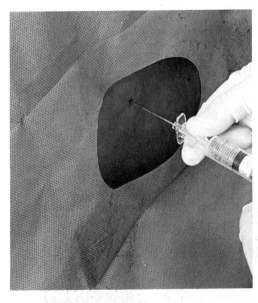
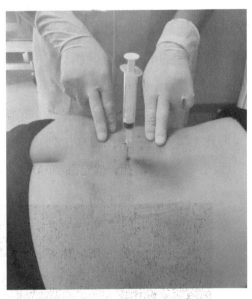

图6-70　硬膜外神经阻滞操作　　　　图6-71　侧隐窝注射

硬膜外神经阻滞能够取得较好的临床效果，除了药物的自身作用外，还有一方面原因往往被人们所忽视，就是硬膜外针本身对黄韧带的减张减压作用。通常情况下，黄韧带的厚度超过5mm就可视为黄韧带肥厚，很多患者的椎管狭窄往往是椎间盘和黄韧带前后夹攻的后果。笔者的操作经验是，选择罹患椎体节段，一般取患侧在下的侧卧位进行操作，当对腰椎椎管狭窄伴黄韧带肥厚的患者进行硬膜外神经阻滞穿刺过程中，根据穿刺针的刻度，对黄韧带的厚度就有了基本掌握，注射操作结束后，将穿刺针退至黄韧带背后，再沿椎板边缘对肥厚黄韧带进行切割松解，深度以不超过测得的黄韧带厚度为宜，此类操作即可保证疗效，又可保障安全，但对操作者的技术熟练程度及立体解剖认知水平要求较高。

除了上述的硬膜外神经阻滞技术，腰椎病的治疗还可以采用侧隐窝注射、骶管注射、椎间孔外口注射、腰大肌间沟注射及痛点注射等几种注射技术，其技术操作及机理多有重叠之处，不再一一赘述。

最后提供近期侧隐窝注射配合小针刀治疗案例一例：石某，女，53岁，因"反复发作性腰部疼痛2年余，加重伴右下肢麻痛3周"来诊。入院查体：患者腰5/骶1棘突间处压痛、叩击痛（++），腰5/骶椎体右侧关节突关节处深在性压痛（++），右下肢直腿抬高试验只有30°。腰椎核磁共振提示：腰椎生理曲度变直，序列欠规整，椎体边缘呈棘状骨质改变，椎间盘T2WI信号减低，L5/S1椎间盘向后明显突出，相应水平硬膜囊及神经根受压，右侧椎间孔及侧隐窝填充，椎管前后径约6mm。脊髓圆锥与L1持平。诊断意见：符合腰椎退行性变，L5/S1椎间盘突出致椎管狭窄MR表现。结合症状、体征、影像，患者的"腰椎间盘突出症"诊断基本明确。针灸加中药加理疗等保守治疗方法，患者均已尝试过，病情几无缓解。一次侧隐窝注射加小针刀椎周及椎间孔外口松解，患者的症状几近消失，直腿抬高试验已达到90°，今天是术后第4天，患者基本情况良好。

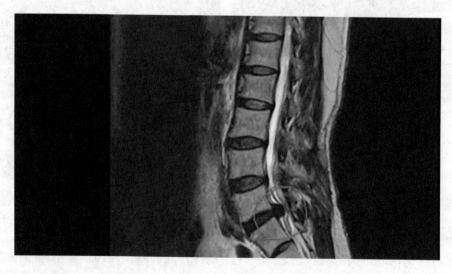

图6-72 核磁共振提示：L5/S1椎间盘突出致椎管狭窄MR表现

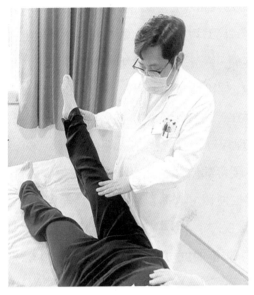 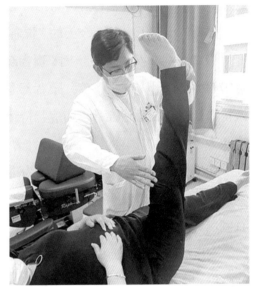

图6-73 治疗前直腿抬高试验只有30° 图6-74 治疗后直腿抬高试验已达到90°

在腰痛病治疗中，针具治疗是笔者最为常用的治疗手段。针具就是手指的延伸，手指达不到的层面，往往是针具大显神威的地方，小针刀是笔者最倚仗的针具之一。《腰痛缠绵难愈爱反复，必是腰中有"妖"在"作妖"之"捉妖记"（二十七）——针刀疗法篇》，我们下回聊聊小针刀。

## 四十、腰痛病针刀疗法解析

各种针具治疗是临床"治痛"的常用手段，本着"治痛"就要"通"的原则，上世纪末本世纪初，大量微创针具涌入江湖，笔者曾经为一位使用"拨针"的朋友写过两幅打趣对联，对联一：上联 痛是不通痛就捅 下联 捅就不痛捅就通 横批 不痛就捅；对联二：上联 针捅真痛痛就捅 下联 真痛针捅捅就通 横批 痛就捅捅。一时之间，江湖之上，广为流传。

上文笔者聊针具，对治疗"腰痛病"的注射疗法进行了简单汇总探讨，本篇继续探讨"腰痛病"另外一种重要治疗手段——针刀疗法。

昨天是周末，在院的刘阿姨很早就打来电话，告诉笔者困扰她数年的腰痛经过一次小针刀治疗就缓解了很多，这让她兴奋不已。让科里的大夫把刘阿姨的病史简单整理了一下，今天的"腰痛病"针刀疗法解析，就从这个案例说起。

患者张某，女，67岁，因"腰背部疼痛3年余"于2023年9月13日入院。患者于约3年前，从高处跌落，腰背部着地，当时即感腰背部疼痛，未在意，未做特殊处理，之后感腰背疼痛症状持续存在，后曾于威海市立医院行相关检查，诊断为"腰背肌筋膜炎"，住院行针刀、理疗等治疗，病情无明显好转，来诊。刻下症见：患者腰背部疼痛，右侧为重，腰背部俯仰转侧受限，不能久坐久行，翻身起做时疼痛尤为严重，纳可，眠差，二便调。查体：患者约胸11至腰4棘突右侧骶棘肌肌束紧张，压痛明显，右侧腰2、3、4横突尖及右髂骨上缘腰方肌附着点压痛明显。辅助检查：腰椎平片示：腰椎曲度可，腰椎可见骨质增生，椎间隙可，椎体未见明显滑脱。腰椎退行性变，请结合临床及其他检查。腰椎MR示：符合腰椎退行性变，L4/5椎间盘突出致椎管狭窄，腰后软组织水肿MR表现。入院后诊断为右侧骶棘肌、腰方肌损伤，行小针刀治疗一次，患者病情明显好转。

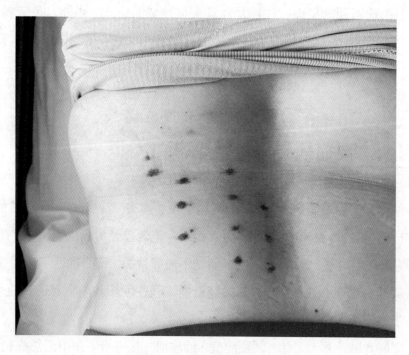

图6-75 小针刀治疗点

解析下该案例笔者的小针刀治疗思路及过程。本案患者有明显的腰背部外伤病史，损伤后没有得到良好的休养及治疗，局部软组织在后期的修复过程中，逐步形成粘连、瘢痕、挛缩等病理改变，刺激卡压周围相关神经出现相应疼痛症状，影像学检查提示的相关椎体侧缘增生则是因为椎周软组织挛缩牵拉所产生的拉应力、椎间盘突出产生的涨应力以及人体为增加腰椎的稳固性而产生的退行性改变造成的，腰椎MR提示的L4/5椎间盘突出致椎管狭窄，则与本案症状无直接关联。

本病治疗的重点在腰椎右侧的关节突关节、骶棘肌、腰方肌，治疗过程如下：①脊柱旁开第1侧线3点，针刀直达关节突关节层面，行关节囊及椎周稳定肌松解；②脊柱中线旁开第2侧线4点，针刀达胸最长肌肌腹层面，行纵疏横剥后调转刀口线，横切1-2刀；③脊柱旁开第3侧线4点，针刀刺入达右腰2、3、4横突尖及髂骨上缘层面，横突尖点行环行松解，髂骨上缘纵疏横剥后调转刀口线，横切1-2刀。小针刀治疗结束，行理筋及整脊手法，以力求恢复局部的动态平衡。

"治软不治硬"，是小针刀疗法的基本治疗准则。作为"针"与"刀"的结合体"，在"腰痛病"的治疗中，通过对病变软组织的治疗，收到了极好的效果。它既可以像毫针一样刺激腰部腧穴，而且其刺激强度更大，能更好地疏通经脉、理气活血，不仅仅对于腰痛，对于痛经、肾绞痛、脊柱源性腹痛等疾病，效果也是不错的。小针刀也可以发挥"刀"的功效，施术过程中，针刀浅层操作可以松解腰部筋膜组织、棘上韧带；中间层操作可松解棘间韧带、竖脊肌、腹外斜肌、下后锯肌等软组织；深层可松解黄韧带、关节突关节囊、乳突副突间韧带、横突间韧带、多裂肌、回旋肌、横突间肌、腰方肌等部位。通过松解病变部位的粘连、瘢痕及挛缩，改善局部血液微循环，解除周围神经的卡压，促进病变部位病情恢复，适当配合手法，从而调整腰部的生物力学失衡，最终达到动态平衡的状态。

腰椎间盘突出症作为常见的"腰痛病"病因，小针刀治疗是笔者常用的治疗手段，效果普遍较为理想。但是在针刀治疗点的选择上，有部分针刀学者将椎间孔内口和侧隐窝作为针刀松解部位，笔者是不赞成的，此处的小针刀操作风险极大。原因如下：①局部丰富的动静脉丛一旦被划破，极易引起局部大出血或血肿形成；②硬膜囊被划破则极易出现脑脊液外漏和低颅压性头痛；③试图通过针刀盲视下进行松解，难度和风险极大，即便在开放性手术视野下进行椎间盘和神经根的粘连松解都十分困难，即便勉强松解成功，再粘连的可能性也是极大的；④很多针刀从业者试图通过针刀还纳椎间盘，几乎是不可能的事情；⑤椎管内针刀操作需要严格性的无菌操作，一旦出现感染，就会造成灾难性的后果。

现将笔者在腰椎间盘突出症的诊疗过程中，常用的针刀治疗点及操作要点汇总如下：

结合患者症状、体征、影像学检查，首先确定责任间盘，责任间盘相关椎体及上下相邻椎体椎周病变软组织、关节突关节、腰骶丛神经循行部位卡压点以及造成腰椎力线失衡的其他异常应力点，可作为小针刀松解的重要治疗点。

（1）责任间盘相关椎体棘突间和棘突上治疗点

操作规程：患者采用俯卧位，相关腰椎棘突尖定点，针刀体与皮肤垂直，刀口线与脊柱纵轴平行，刺入约0.5cm达棘突尖，行纵疏横剥数针，再沿棘突下缘进针0.5-1cm，将棘间韧带刺切数刀，退针刀至棘突尖，沿棘突两侧刺切数刀，松解棘肌，然后出针。

（2）责任间盘相关椎体两侧关节突关节及椎间孔外口治疗点

操作规程：患者采用俯卧位，相关腰椎棘突中点旁开3-4cm定点，刀口线与脊柱纵轴平行，针刀体与外侧皮肤呈60°角，刀尖斜向脊柱侧刺到关节突骨面，纵疏横剥并刺切数刀，松解关节囊，然后提针，刀刃稍向外倾斜（柄向脊柱方向倾斜），刀尖到达横突根部上缘，当有落空感时，说明已到达椎间孔外口，用提插方法切割2-3刀，再沿横突上缘骨面，切开剥离横突间肌和横突间韧带后出针。如有脊神经后支卡压刺激症状，可探寻至横突根部，行乳突副突间韧带针刀切割松解。

髂腰韧带起止点、骶棘肌起点及肌腹部阳性点

操作规程：患者采用俯卧位。①髂腰韧带起点：腰4、5棘突旁开4cm，刀口线与脊柱纵轴平行，针刀体与皮肤垂直刺入，针刀探寻到达腰椎4、5横突尖，提插切割2-3刀；②髂腰韧带止点：髂腰韧带髂后上棘止点处，刀口线与脊柱纵轴平行，进刀后到达髂后上棘骨面，针刀沿髂后上棘内侧骨面进针约2cm，提插切割2-3刀；③骶棘肌起点：骶正中嵴作为进针点（可选数个进针点，之间间隔

2cm），刀口线与脊柱纵轴平行，针刀体与皮肤垂直，针刀直达骶正中嵴骨面，在骨面上纵疏横剥2-3刀；④骶棘肌肌腹部阳性点：刀口线与脊柱纵轴平行，到达骶棘肌阳性点肌腹部层面，纵疏横剥2-3刀，必要时横切1-2刀出针。

（4）腰方肌起止点

操作规程：患者采用俯卧位，腰方肌肋骨缘、腰1-4横突尖、髂骨上缘附着部位阳性点为针刀治疗点。刀口线与脊柱纵轴平行，针刀体与皮肤垂直，探寻到达肋骨下缘、横突尖、髂骨上缘骨面，调转刀口线，与腰方肌肌纤维走行方向垂直，提插切割2-3刀，出针。

（5）臀部肌群周围神经卡压点

操作规程：患者采用俯卧位。①梨状肌处坐骨神经粘连点，选择髂后上棘和尾骨连线中点与股骨大转子尖连线中点作为进刀点。使刀口线与人体纵轴平行，针刀尖刀达梨状肌下孔处，提插2-3刀即可，如患者下肢有串麻感，是为触及到坐骨神经，应停止操作，改变针刀方向后再操作。②髂外三肌等臀部肌群阳性点，刀口线与肌肉走行平行，针刀尖达髂骨骨面，纵疏横剥并提插切割2-3刀。

（6）下肢坐骨神经循行路线卡压点

操作规程：患者采用俯卧位或侧卧位，松解部位常包括髂胫束、股后肌群、胫前肌群、小腿三头肌肌群部位阳性点。刀口线与人体纵轴平行，针刀达肌腹层面，纵疏横剥并提插切割2-3刀出针。

其他影响骨盆、脊柱力线失衡的软组织因素

操作规程：结合患者症状、体征、影像，确定病位、病性，并根据针刀操作规范制定具体操作流程，部分患者需要进行全脊柱的力线失衡调整。

以上各部位针刀操作结束，均需行针眼按压3-5分钟，以防出血。

腰椎间盘突出症患者通过小针刀对椎周软组织以及坐骨神经干周边软组织的松解，可以达到松解粘连、缓解痉挛、消除瘢痕、改善局部血液循环、纠正脊柱力线失衡、解除对神经的压迫和刺激、直接破坏局部的感受器等作用，再结合必要的手法整复，大多可以收到理想的治疗效果。

小针刀疗法入易而精难，看似简单，其实并不然。学习小针刀，如同小老鼠抬木锨，大头在后面，有效的小针刀治疗，不仅仅要靠娴熟的操作技巧，更需要建立在扎实的解剖、明确的诊断基础之上，没有解剖和诊断支持的小针刀操作是不可想象的，而解剖和诊断功力的夯实绝非易事，千里之行始于足下，与针刀同仁们共勉。

在中医所有治疗针具中，治疗范围最广泛、传承最完整、生命力最顽强的当属毫针无二，《腰痛缠绵难愈爱反复，必是腰中有"妖"在"作妖"之"捉妖记"（二十八）——毫针疗法篇》，我们下回聊毫针。

## ▶ 四十一、腰痛病毫针疗法解析

凡刺之要，官针最妙，诸针之宜，各有所为，长短大小，各有所施，标本结合，方显其功，不得其用，病弗能移，理论指导，各有所指，一针一理，岂能乱为，毫针经络，拨针筋膜，针刀解剖，均有所依，诸针虽能，各有所缺，论有百家，仍有不足，一针万能，绝不可信，一论全释，纯属吹牛，只有互补，没有万能，消者瞿瞿，孰知其要，闵闵之当，孰知其良，粗者守形，上者守神，古之圣贤，尚且如此，我等小技，万不如一，损伤最小，疗效最好，理之能释，方为大能，古往大贤，多有所专，专攻之前，群览百篇，博极而专，圣中之贤，素问灵枢，医之经典，天人合一，整体观念，天文地理，五运六气，诸子百科，涉猎众多，论针论药，只为人体，谈气说血，全为疗效，针之不宜，药之所及，针药有缺，手法来补，不是叠加，而是加减，诸方联用，方显大功。

在"腰痛病"的治疗中，各种针具、中西药物、中外手法各占据其重要地位，"注射疗法"和"针刀疗法"大部分是以西医理论为指导理论，今天我们再从中医学的角度，探讨"腰痛病"的中医治疗手段——毫针疗法。

清代医家喻嘉言曾言："凡治病，不明脏腑经络，开口动手便错"。针灸治疗腰痛，必先明经络与病机。总体来说，腰痛的发病则与督脉、足太阳膀胱经、足少阳胆经关系最为密切，基本病机以虚、寒、湿、瘀为主。

《素问·骨空论》中云："督脉为病，脊强反折"；《素问·刺腰痛论》亦云："足太阳脉令人腰痛，引项脊尻背如重状……少阳令人腰痛，如以针刺其皮中，循循然不可以俯仰……";《医学衷中参西录·论腰痛治法》记载:"凡人之腰痛,皆脊梁处作痛,此属督脉主之";《普济方·针灸》记载:"凡腰痛引项脊尻背如重状者,病在足太阳脉也"。可见腰痛与督脉、足太阳膀胱经、足少阳胆经密切相关,大部分治疗腰痛的穴位也与这三条经脉有关。腰痛病因不外乎"不荣则痛"、"不通则痛","结合其虚、寒、湿、瘀的病机特点"。基本可以确立腰痛病的针灸治疗原则为"扶正祛邪、通经止痛"。

腰痛按病程分为急性腰痛和慢性腰痛,急慢性腰痛的配穴原则有所不同。急性腰痛更偏重于循经远端取穴,如脊中痛选穴人中;脊柱两侧痛选穴后溪、委中及昆仑;腰部疼痛或麻木串连下肢,以足太阳、足少阳循行经脉部位多见,首尾取穴攒竹(代睛明)、至阴或瞳子髎、足窍阴,强通足太阳、足少阳经经脉,以上配穴,均可配合动气针法,往往效如桴鼓。

慢性腰痛更偏重于局部取穴与循经取穴相结合,如命门、腰阳关、夹脊、肾俞、大肠俞、秩边、环跳、风市、阳陵泉、承山、飞扬及昆仑等,都是常用的穴位。亦可结合病机,随证配穴,如寒湿腰痛加命门、腰阳关;瘀血腰痛加膈俞、血海及三阴交;肾虚腰痛加志室、太溪等。

不论急慢性腰痛,都尽可能地遵循先远端、后局部的针刺顺序,比如先刺后溪、昆仑及腰痛穴,再刺肾俞、大肠俞,最后再循经取穴,如秩边、环跳、风市及阳陵泉等,这也是笔者的扎针经验,腰痛如此,其他疾病亦可如此。

方有方义,穴有穴解,举例一二。

1. 夹脊穴。属经外奇穴,位于督脉与足太阳膀胱经第一侧线之间,可调节局部气血输注与脏腑功能,疏导督脉与太阳经,为通脊要穴。《素问·缪刺论》中云:"邪客于足太阳之络,令人拘挛背急,引胁而痛,刺之从项始,数脊椎、侠脊,疾按之,应手如痛,刺之傍三痏,立已。"因此,针刺夹脊可有效通调脊柱及其周边部位的气血经络,达到振奋阳气、通经活络、化瘀止痛的目的。

2. 委中穴。又名郄中,是腰背足太阳经两分支在腘窝的汇合点,为足太阳膀胱经之合穴,《四总穴歌》中有"腰背委中求"之语,《素问·刺腰痛》篇中曰:"足太阳脉令人腰痛,引项脊尻背如重状,刺其郄中太阳正经出血"。因此委中放血或针刺,可治多种急性腰痛,具有活血化瘀,通络止痛之功。

3. 阳陵泉。八会穴之筋会,属足少阳胆经,具有舒筋和壮筋之用。

4.肾俞。足太阳循脊旁络肾，而腰为肾之府，肾俞又是肾的背俞穴，针刺可补益肾气，活血化瘀、通络止痛。

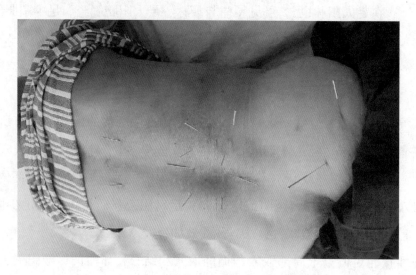

图6-76　腰突症针灸治疗图片

针灸刺法选穴不同，操作亦不同。攒竹、至阴、瞳子髎及足窍阴等穴浅刺留针；命门、腰阳关可平刺对刺；肾俞、大肠俞及委中等穴位均直刺，患者须有得气感；肝俞透肾俞可选芒针顺经平刺，施以补法；秩边、环跳等穴位采用芒针直刺，引出下肢放射性串麻感，不捻转，不接电针。

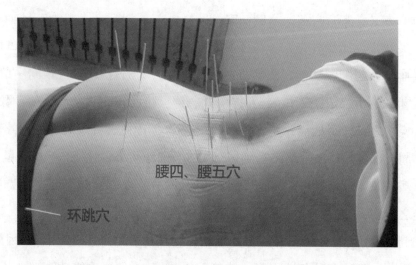

腰四、腰五穴

环跳穴

图6-77　四腰穴、五腰穴及环跳穴定位图片

部分穴位定点随体位而异，需引起重视，如环跳穴，侧卧位时，取骶管裂

孔与股骨大转子连线中外1/3处；俯卧位时，则定点骶管裂孔与股骨大转子连线中外1/2处方可。

除了按经络及病机选穴，也可结合解剖部位选穴配穴。山东省中医院原针灸科主任张登部教授，以腰4、5椎间孔外口位置定点为四腰穴（平第四腰椎棘突旁开2寸）、五腰穴（平第五腰椎棘突旁开2寸），芒针深刺，引出下肢串麻感，对于坐骨神经根性痛，效果明显。

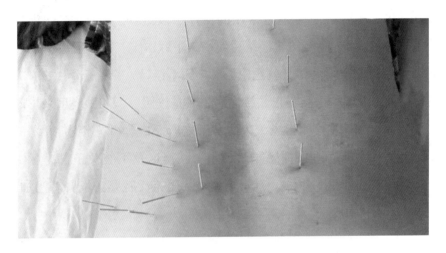

图6-78　腰方肌损伤的针灸治疗

腰方肌损伤患者，可定点腰方肌肋骨边缘、横突尖及髂骨缘附着处阳性点，长针刺至腰椎横突骨面水平，行捻转提插补泻手法，以得气为要。腰痛病伴双侧髂外三肌、髂胫束、小腿三头肌及胫前肌群痉挛性疼痛较为常见，可行长针条索内透刺，捻转提插得气后留针，均可收到理想疗效。

诊断决定治法，治疗决定疗效，以"辨经论治、辨证论治、辨病论治、辨构论治"的"临证四要旨"为指导思维，是笔者毫针临床治疗中的重要环节。传统针灸思维与现代医学理论体系相结合，深刻认识疾病，明确病位，明晰病性，精准选穴，合理施术，才能充分发挥毫针起效快、疗效佳、安全性高、副作用少的优点。

针药不分家，圣如张仲景、孙思邈、葛洪等中医大贤，都是针药并用的高手。《腰痛缠绵难愈爱反复，必是腰中有"妖"在"作妖"之"捉妖记"（二十九）——中药疗法篇》，我们下回聊中药。

## 四十二、腰痛病中药疗法解析

刚毕业那会儿，在乡镇医院工作，镇外山中有座庙宇，山中苦寒，很多僧人都患有腰腿疼痛性疾病，僧人们经常会让我给开些中药治疗。作为年轻的小医生，组方配药十分生疏，而且给出家人开药，虫类药物是不能使用的，但即便如此，往往也能收到很好的效果，这也让初出茅庐的我，信心增长了不少。随后的岁月里，中药一直是笔者常用的治疗手段之一。外出游学时曾做一对联——上联：左持针右握刀先通经络后纠衡　下联：补阳气泻阴浊内调脏腑外舒筋　横批：上得针堂下得药房。就题论题，今天不谈针，只谈药。

在现行大部分的中医教材上，腰痛病主要是按照以下四种类型来辨证施治。

1.寒湿腰痛：多因劳汗当风、久居寒湿之所而成。可见腰痛怕冷，活动不利，酸胀沉重，阴雨天或腰部感寒后加重，甚至连及下肢关节部，脉沉而迟，舌淡白苔滑腻。治宜驱寒除湿，通络止痛。选用羌活胜湿汤或肾着汤加减。寒冷甚者，可加入制附子、肉桂、细辛温经散寒。

2.湿热腰痛：多因感受湿热之邪或寒湿郁久化热而发。症状为腰痛有灼热，或伴见下肢膝踝关节疼痛，脘腹痞闷，头身困重，口苦口黏，口渴不欲饮，舌红，舌苔黄腻，脉滑数。治宜清热祛湿、通络止痛。选用加味二妙散或四妙散加减。

3.血瘀腰痛：多因劳损、外伤等引起，症状为腰痛剧烈，疼痛拒按，日轻暮重，针刺样，痛有定处，动则加剧，舌质紫暗，有瘀斑、瘀点，脉涩。治宜活血化瘀、通络止痛。选用身痛逐瘀汤加减。

4.肾虚腰痛：多因腰部劳累，久病不愈所致，常见于中老年患者。症状为腰痛隐隐，腰膝酸软，双下肢乏力，劳累后加重，休息时减轻。阳虚者兼面色㿠白，肢体浮肿，畏寒肢冷，腹泻，舌淡胖，苔白润，脉沉；阴虚者兼健忘失眠，头晕头胀，耳鸣耳聋，烦躁，手心烦热，汗出，口燥咽干，舌红少苔，脉细数。阳虚者宜温补肾阳，选用右归饮或肾气丸加减；阴虚者宜滋补肾阴，选用左归饮或知柏地黄丸加减。

上述四种腰痛类型中，肾虚腰痛笔者一般不习惯用左归丸或右归丸，而更习惯使用独活寄生汤加减，作为一个能够祛风湿、止痹痛、益肝肾、补气血的良方，临床治疗效果还是比较突出的。

独活寄生汤出自唐代孙思邈的《备急千金要方》，书中云："治腰背痛，独活寄生汤。夫腰背痛者，皆犹肾气虚弱，卧冷湿地当风所得也，不时速治，喜流入脚膝，为偏枯冷痹缓弱疼重，或腰痛挛脚重痹，宜急服此方。"

本方作为治疗肝肾两虚、气血不足之慢性腰痛常用方，方中重用独活为君，辛苦微温，善治伏风，除久痹，且性善下行，可疗腰痛伴下肢麻痛属风寒湿邪者。臣以细辛、防风、秦艽、桂心，细辛入少阴肾经，长于搜剔阴经之风寒湿邪，又除经络留湿；秦艽祛风湿，舒筋络而利关节；桂心温经散寒，通利血脉；防风祛一身之风而胜湿，君臣相伍，共祛风寒湿邪。佐桑寄生、杜仲、牛膝补益肝肾而强壮筋骨；当归、川芎、地黄、白芍养血和血，寓"治风先治血，血行风自灭"之意；人参、茯苓、甘草健脾益气，且白芍与甘草相合，尚能柔肝缓急，以助舒筋。甘草调和诸药，兼使药之用。

独活寄生汤药味较多，但记住并不难，只需记住一句歌诀："细牛肉饺寄独女，八珍方中无白术"。当年背歌诀时，产生一种疑问："孙思邈在独活寄生汤中，为什么单单要去掉八珍方中的白术呢？"直到多年以后才找到答案，原来是自己太肤浅了。独活寄生汤出自唐代，直到宋代十全大补汤中才有了八珍汤完整的影子，也就是说独活寄生汤诞生的时代，还没有八珍汤一方。

再来解读下另一张治疗腰痛的常用方——身痛逐瘀汤。该方出自《医林改错》，方药组成包括：秦艽、川芎、桃仁、红花、甘草、羌活、没药、当归、灵脂、香附、牛膝、地龙。《医林改错注释》对本方是这样解释的：方中秦艽、羌活祛风除湿；桃仁、红花、当归、川芎活血祛瘀；没药、灵脂、香附行血气，止疼痛；牛膝、地龙疏通经络以利关节；甘草调和诸药。在临床治疗中，笔者一般会将羌活换成独活，因为羌活善走上，而独活善走下，也经常将独活寄生汤与身痛逐瘀汤合方加减，治疗慢性腰腿痛，效果还是不错的。

再给大家推荐一个治疗慢性腰痛效果特别神奇的方子，该方源自杨桂华，山东中医杂志1991；（3）：52，方药组成以虫剂为主：穿山甲、川牛膝、全蝎、甘草各20克，桃仁、红花各10克，川楝子12克，蜈蚣6条。以上药烘干研末，分成三十份，早晚各一份，黄酒送服，上药量为1疗程量。

纵观治疗腰痛的各种方剂，方药组成其实也并不复杂，主要包括四类药：

理气活血类、祛风散寒除湿类、补益肝肾类和补益气血类，这也是腰痛方剂随证加减的基础，简单汇总如下：

①理气活血化瘀类：如桃仁、红花、赤芍、三七、五灵脂、香附、川楝子、甲珠等；

②祛风散寒除湿类中药：比如附子、细辛、干姜、桂枝、防风、独活、蜈蚣、全虫等；

③补益肝肾类：如桑寄生、杜仲、牛膝、鹿衔草、狗脊、菟丝子、山萸肉等；

④补益气血类：如黄芪、党参、白术、茯苓、当归、熟地等。

笔者临床中一直坚持以"临证四要旨"为指导思维，针药手法相结合为治疗手段，对各类疾病进行综合分析、综合治疗，手法治疗对于整个治疗体系构建也是不可或缺的，《腰痛缠绵难愈爱反复，必是腰中有"妖"在"作妖"之"捉妖记"（三十）——整脊疗法篇》，我们最后谈手法。

## 》 四十三、腰痛病整脊疗法解析

> 左手辗转能腾挪，右手针刀来飞舞，
>
> 外松肌肉筋膜皮，内调关节与筋骨，
>
> 朱师十六字真言，针刀还需手法补，
>
> 脊柱相关疾病多，针刀开路整脊辅，
>
> 美式整脊近百载，调脊遍及老妇孺，
>
> 国内有师韦以宗，勤求中医正骨术，
>
> 龙氏又添新技术，二老功绩不可辱，
>
> 针药手法来结合，共护人体顶梁柱。

作为"腰痛病"重要的治疗手段，"针药手法相结合"治疗体系三剑客之一的手法，在《腰痛"捉妖记"》系列篇中多有叙述，本篇只作整体探讨，不作具体操作等细节论述。

笔者探讨的手法治疗，主要包括传统中医手法（创伤骨折整复手法不在本篇探讨范围内）和美式整脊手法，相比美式整脊手法100多年的历史，传统中医手法的历史则显得更加久远。

早在2000多年前的《素问·生气通天论》中曾云："是故谨和五味，骨正筋柔，气血以流，腠理以密，如是则骨气以精。"亦云："是以圣人陈阴阳，筋脉和同，骨髓坚固，气血皆从。如是则内外调和，邪不能害，耳目聪明，气立如故。"由此可见，古人很早就充分认识到了，只有遵循阴阳协调的规律，做到合理的膳食起居运动，才能保证骨骼强健端正、筋脉柔和调顺、经络气血通畅、腠理坚固致密，才算是拥有"内外调和，邪不能害"的强壮体魄。

"骨正筋柔，气血以流"，"筋脉和同，骨髓坚固，气血皆从"，经典条文中充分体现了"筋骨并重、气血并重、结构功能并重"的中医整体观念。在临床实践中，"筋出槽、骨错缝"，作为传统中医手法诊疗过程中的一种特色理论，又能够很好地指导中医手法在临床中的运用。

传统中医手法主要分为作用于人体软组织类的理筋手法（如拿法、推法及压法等）、点压穴位类手法和作用于人体骨与关节的正骨手法（如腰部斜扳法、腰部背伸法、骨盆牵引法及直腿抬高法等）。在中医数千年的发展历史中，中医大贤们以此为基，总结出了诸多手法操作要领。从整体而言，"松筋、理肌、正骨"，将预热手法、治疗手法有条不紊的结合在一起，是传统中医手法操作的三部曲，但具体操作，则是百花齐放，各有不同。

如清代医家吴谦在《医宗金鉴》中云："故必素知其体相，识其部位，一旦临证，机触于外，巧生于内，手随心转，法从手出。"并总结了"摸、接、端、提、推、拿、按、摩"等传统中医正骨八法；当代罗氏正骨手法总结了"透、轻、巧、柔"，"准、稳、轻、快"等操作要领，以"正筋"、"正骨"、"正肌肉"为治疗基本方法，重视"力点、量、角度"的协调，临床中依据患者身体的整体情况和临床诊断选择相应的手法治疗；龙氏正骨将中医正骨、推拿与现代脊柱生理解剖学、生物力学结合进行手法的革新，形成一套针对脊椎软组织损伤、脊椎关节错位、关节滑膜嵌顿、椎间盘突出等治疗脊椎病的手法，这种手法既治骨又治软组织，具有稳准、轻巧、无痛、安全，疗效确切的特点。

再来看一下建立在现代医疗体系下的美式整脊与传统中医手法有什么区别。

传统中医手法是一门技术，来源于临床实践，注重"触诊摸骨"，以师带徒为主要传承模式，从小入手锻炼，以经验相传，想成为一名"手摸心会"的高手并不容易；美式整脊是一门学术，以解剖病生理理论为基础，以影像学为治疗依据，治疗更具有科学性和安全性，相对于中医正骨，美式整脊更容易"速成"。

美式整脊的起源可追溯至1895年，当其创始人帕默（D.D.Palmer）医生在一次以磁疗师的身份给一位工人治疗感冒时，偶然为他正位脊椎却意外治愈了其十多年的耳聋。此事引发了帕默对整脊治疗的深入思考，经过不断地学习研究后，他发现人的神经系统和器官的关系十分密切，由此他创立了一个学说——脊骨神经医学，并在1897年创建了整脊医学院。2005年，世界卫生组织公布《脊骨神经医学基础培训与安全性指南》，将脊骨神经医学定义为"一门关于神经-肌肉-骨骼系统疾病及其对于整体健康影响的诊断-治疗-和预防的医疗卫生行业"，确定了这是一门关于脊椎的治疗专业。

脊骨神经医学与中医在很多方面"不谋而合"，两种理论都认同：脊柱与人体脏腑关系密切，脊柱支撑着整个身体，旁挂着人体的五脏六腑，脊椎错位压迫神经会引发各种症状，也会影响到脏腑功能。从中医经络角度来看，脊柱正中有"阳脉之海"的督脉，两侧足太阳膀胱经第一侧线中的背俞穴，与脊骨神经医学相关疾病的解剖位置和诊断治疗也高度重合。早在2000多年前，中医就已经开始运用以背俞穴治疗各种脏腑疾病，效果斐然，只是没有应用脊骨神经医学的理论来解释罢了。

相对于传统中医手法，美式整脊在诊断上具有明显的优势。传统中医手法在诊断上靠的是"手摸心会"式的摸骨，盲目性较大；而美式整脊的诊断有影像学的支持，通过影像学分析脊椎结构偏位，结合动静态触诊，来评判脊椎整体问题，其诊断更加明确与安全。有人说，"摸骨十年不如看片十分钟"，也不无道理。所以说，影像学这一课，传统中医手法的同仁们，一定要补齐。

只有诊断明确了，治疗才有精准性。传统中医手法与美式整脊各有特点和优势，在此前的文章中多有描述和临床病例展示，两者的结合更容易形成完整的治疗体系，传承与创新，在手法治疗中，也一个永不过时的话题。

## ▶▶ 四十四、腰椎小关节紊乱诊疗思路解析

几天前，本已趋于缓和的新冠疫情在局部又有所反复，被封过一次的民众们敏感的神经再度紧张。返回医院的途中，满眼见到的都是疯狂的购物、匆忙的脚步，超市成了最火爆的场所，菜、米、油、盐一扫而空，真应了朋友圈中流传的那句话："新冠病毒没让我紧张，但你们这种疯狂的购物真把我给吓到了"。

大长腿的王美女也迷迷瞪瞪的成了抢菜大军的一员，幸运的是，菜她抢到了；不幸的是，腰却不敢动了。当王美女扶着腰到门诊来看病时，一脸的尬笑，"平时我的腰好好的，怎么抢了个菜，就不敢动了呢？" 20多岁的王美女满眼的疑惑。一番详细的指下查体之后，美女的诊断已经明确，造成她腰痛的原因就是直腿弯腰抢菜动作造成的"腰椎小关节紊乱"。什么是"腰椎小关节紊乱"呢？我们先来认识一下腰椎的解剖构成和发病机理。

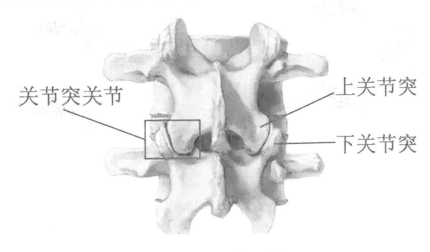

图6-79　腰椎小关节

腰椎是维持人体直立活动和承重的重要部位，共有5个椎体组成，椎体之间靠椎间盘、两侧的小关节，以及韧带、关节囊等组织连接。腰椎小关节，又称为椎间关节、关节突关节，由上一椎体的下关节突和下一椎体的上关节突构成，小关节面有软骨覆盖，具有一小关节腔，周围有关节囊包绕，其内层为滑膜，能分泌滑液，以利关节运动，周围包绕关节囊，并有丰富的神经末梢分布其上。腰椎小关节位于椎间盘后方，左右各一，与椎间盘形成三角稳定关系，

对于腰椎支撑功能具有重要作用。腰椎关节突关节面的排列为半额状位及半矢状位，其横切面近似弧形，均可较灵活地参与到腰椎伸屈、侧屈及旋转活动当中。因为腰骶部活动范围较大，所以腰骶后小关节亦较松弛。我们临床中最常见的腰椎曲度变直，腰椎关节突关节后侧间隙是变宽张开的，这种状态下的腰椎关节更加不稳固，也是腰椎小关节紊乱常见的病变基础之一。当腰部突然闪扭、弯腰前屈和旋转运动时，小关节间隙张开，关节内负压增大，滑膜即可进入关节间隙中，关节滑膜被夹于关节间隙，就会造成小关节的滑膜嵌顿或小关节半脱位。滑膜也可因关节的挤压而造成炎性水肿等病理损伤，滑膜和关节囊有丰富的感觉和运动神经纤维，会诱发剧烈的疼痛和反射性肌痉挛，如不及时解脱嵌顿，时间长了，就会产生慢性腰痛和小关节炎等继发性病理变化。

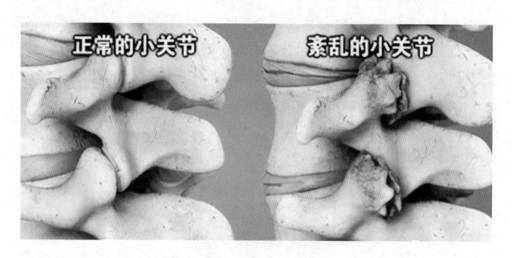

图6-80 腰椎小关节紊乱

"腰椎小关节紊乱"的症状常包括：剧烈的腰痛，可放射到臀及大腿，一般不超过膝关节；因为剧烈腰痛而保持固定姿势不敢活动；变换体位及姿势可缓解疼痛，如向前弯腰可减轻；小关节区深压痛，下肢无神经系统的病理体征。

"腰椎小关节紊乱"属于祖国医学中的"腰痛"、"筋伤"等范畴。其病位在督脉及足太阳膀胱经，"筋出槽，骨错缝"，经络气血运行不畅是该病发作的主要病机。"痛则不通，通则不痛"，是中医对"腰椎小关节紊乱"等此类"形伤"病形象的描述。

早在2000多年前的《黄帝内经》中对该病便有了较深刻的理解。《灵枢·经脉》中云："骨为干，脉为营，筋为刚，肉为墙……"；《素问·痿论》中云："宗筋主束骨而利关节也……"；《素问·五藏生成》中亦云："诸筋者，皆属于节……"。在《素问·生气通天论》中，古人也提出了中医治疗此类疾病的大法，那就是："骨正筋柔，气血以流……"，而针灸和手法，就是实现"骨正筋柔"最常见的中医治疗手段。

　　针灸治疗取效与否，配穴与施术方法是关键。针灸配穴是在经络学说、整体观念与辨证论治原则指导下，贯穿着理、法、方、穴、术全部内容的一种取穴方案，遵循"经脉所过，主治所及"这一中医针灸根本治疗原则，结合了"循经取穴"和"辨病选穴"的特点。该类疾病的针灸配穴主要包括：远端取穴为主、局部取穴为主、"局部+远端"的远近配穴为主三种，具体穴位归经主要集中在督脉、足太阳膀胱经、足少阳胆经三条经脉之上，也包括部分的经外奇穴，比如：后溪、人中、委中、承山、阳陵泉、肾俞、大肠俞、命门、腰阳关及腰痛穴等等。施针方法以平补平泻或泻法为主，"远端取穴"则可配合动态针法。以开篇患者为例：患者平卧于治疗床上，取穴后溪（以后溪穴附近手太阳经脉上阳性点为佳）、腰痛穴、第二掌骨桡侧中段附近阳性点，一手四穴，行平补平泻针法，并嘱患者水平位晃动腰部；施术毕，留针20分钟，继续水平晃动腰部；起针后，患者腰痛明显缓解，再施以腰部斜扳手法，患者腰痛症状尽消，活动自如。

　　在该类疾病的治疗中，手法治疗也是常用有效疗法之一。但是，本病发作时，往往会伴随着腰椎肌肉的保护性痉挛，强行手法操作未必能够收到理想效果，甚至可能造成不必要的肌肉损伤，而在针灸或推拿放松手法后的整脊治疗，往往效果更加理想。常见的手法治疗包括如牵抖法、坐位旋扳法及斜扳法等等。针灸治疗疏经通络，促进气血流通，缓解疼痛；手法整复缓解腰部肌肉紧张，纠正腰椎小关节紊乱，使腰椎恢复正常的生物力学平衡，两者配合，协同发挥作用，对于腰椎小关节紊乱的治疗，效果显著。

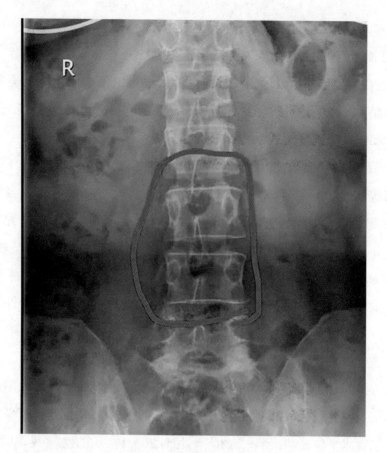

图 6-81　腰椎椎体右旋

在王美女接受治疗的几天内，接连接诊了数例此类患者，凡急性损伤患者，基本一次而愈；但反复腰椎关节紊乱发作，又没有得到有效治疗的患者，治疗周期就要长些。对于此类患者，则需要结合影像资料，确定罹患椎体及旋转方向，行针灸、针刀松解后，再行整脊复位，则可以收到较持久、较稳固的治疗效果。疫情期间承担志愿者工作的孙大姐，素有慢性腰痛病史，抬重物时又不慎扭伤腰部，因腰臀及下肢麻痛持续不缓解来诊，经过上述方法治疗了10余天，症状才得以缓解。孙大姐的腰痛，就是因为既往的腰椎错位没有得到及时有效纠正，在此基础上，又发生了新的损伤，缓解椎周肌肉的痉挛，纠正旋转错位的椎体及小关节，孙大姐的腰痛慢慢得到了缓解。

"在筋守筋，在骨守骨，筋骨同病，先筋后骨"，不管是针、药、还是手法，我们治疗的最终目的还是"骨正筋柔，气血以流"，守护我们的腰椎，中医人一直在努力。

## 四十五、第三腰椎横突综合征诊疗思路解析

40岁的李女士被腰痛困扰了好几年：不能久坐，不能持久弯腰做家务，甚至洗头都很困难，辅助检查问题不大，平时工作体力也不重，吃药效果也不好。到底是怎么回事呢？借着陪老母亲到笔者处看病的机会，李女士也让笔者诊察了下她的腰痛。一番详细的指下查体后，李女士的病因清晰了然。当告知其病因只是一个点的时候，患者有些愕然，规培进修的学生们也是将信将疑。仅仅数秒钟的一针小针刀治疗，下床后的李女士惊讶地发现：自己的腰痛症状消失了，也能弯腰了——原来困扰自己数年腰痛的病因真的只是这一个点。那李女士的病因是什么呢？这就是今天我们探讨的主要话题——第三腰椎横突综合征。

"第三腰椎横突综合征"临床并不少见，它是诱发腰痛或腰腿痛的常见病因之一。在腰椎的五组横突之中，第三腰椎横突位于腰椎中部，比其他腰椎横突的后伸曲度更大，向侧方延伸最长，两侧腰椎横突连线形成以第三腰椎横突尖为顶点的纵长菱形。由于第三腰椎横突较长，附着于此处的肌肉、筋膜及韧带才能有效地保持脊柱的稳定性及正常的活动。较长的横突又能增强肌肉的杠杆作用，肌肉收缩牵拉机会多，拉力最大，当这些组织异常收缩时，横突末端首当其冲。这种解剖特点构成了末端易受损伤的解剖学基础。

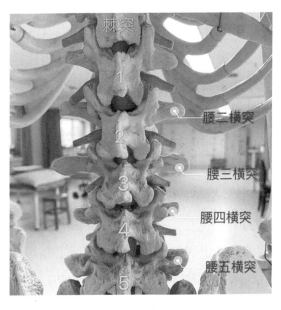

图6-82　第三腰椎横突是所有腰椎横突中最长的

在正位上，第三腰椎处于腰椎生理前凸弧度的顶点，为承受力学传递的重要部位，易受外力作用的影响，因此容易受损伤而引起该处附着肌肉撕裂、出血、瘢痕粘连及筋膜增厚挛缩，使血管神经束受摩擦、刺激和压迫而产生症状。

第三腰椎横突及相邻腰椎横突末端附着的肌肉及筋膜主要有腰方肌、腰大肌、骶棘肌、腹横肌、背阔肌及腰背筋膜。坚强的腰背筋膜深层附着于腰椎横突末端、季肋及髂嵴，腹横肌移行于腰背筋膜而附着于横突，与腰椎横突接续的肌肉筋膜与躯干活动有密切关系，腹内压的变化也可通过腹横肌而影响到横突末端的组织。

"第三腰椎横突综合征"多见于从事体力劳动的青壮年，男性多发，常诉有轻重不等的腰部外伤史。本征主要症状为腰部疼痛，疼痛因人而异，有的疼痛非常剧烈，有的则为持续性钝痛。疼痛的性质一般是牵扯样的，也有呈酸痛状的。疼痛往往在久坐、久站或早晨起床以后加重。症状重者还可沿大腿向下放射的疼痛，至膝以上，极少数病例疼痛可延及小腿的外侧，但并不因腹压增高（如咳嗽、喷嚏等）而加重。查体可发现第三腰椎横突尖端有明显的局部压痛，部位固定，是本综合征的特点；有的病例可触及第三腰椎横突较长，其尖端处可触及条索状硬结。

从立体解剖学的角度来看，第三腰椎横突尖距离腰部皮肤的直接距离一般超过5cm，因此在治疗上，理疗及外敷药物的效果有限。注射疗法如果采用一般注射针头，长度大部分在3.4cm左右，不容易达到病灶位置；即便采用长注射针头，由于受限于腰三横突的深度及术者解剖水平，也往往不能取得理想的治疗效果。而且，注射疗法多只能减轻或消除局部的无菌性炎症，却无法消除肌肉筋膜的瘢痕粘连，即便收到效果，病情也极易反复。

当保守疗法无效时，早期的骨科医生甚至会考虑手术切除过长的横突尖及周围的炎性组织，但该治疗方法从诞生之日起就一直存有争议，到目前为止，这种手术方法基本废止。小针刀疗法是"第三腰椎横突综合征"比较理想的治疗手段之一，是如何治疗的呢？

首先，我们要清醒的认识到，小针刀治疗实际上是用微型带刃针进行的非直视下闭合性手术，施术者要有雄厚的精细解剖学基础，熟悉常见软组织的体表定位、入路层次、施术深浅及手下质感等，必须了解病变部位的病理和生物力学变化，施术时能够准确避开主要的神经、血管及器官，将手术的感觉形象化、空间化、具体化，在盲视下准确有效地施使小针刀的各种松解术。

"第三腰椎横突综合征"的小针刀治疗机理就是通过小针刀刃在横突尖端的切割、纵疏横拨，充分松解横突尖部病变软组织的瘢痕、粘连及挛缩，达到彻底治疗的目的。小针刀治疗"第三腰椎横突综合征"具有以下特点：1.操作简便，安全，可靠；2.损伤小，恢复快；3.痛苦小，见效快；4.远期效果好，不易复发；5.不需住院，费用低。因此，只要诊断明确，正确掌握其适应证，熟悉操作手法，便会达到理想的治疗效果。

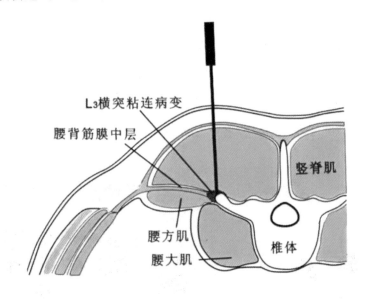

图6-83　"第三腰椎横突综合征"小针刀治疗

具体治疗方法如下：嘱患者取俯卧位，在第三腰椎横突尖部周围严格消毒，铺洞巾，术者左拇指紧压横突尖部，右手持小针刀在拇指边缘刺入，刀口线与人体纵轴线平行，针身与皮肤成90°角，当针刀接触骨面或病灶时，先沿横突尖部纵行切开，然后针刀沿骨面横形铲拨，手下感觉横突尖端处肌肉与骨之间有松动时即为粘连全部松解，可快速拔出针（操作时间一般不超过1分钟）。多数患者一次治愈；因病程长而未愈者，5~6天后进行第二次治疗，治疗不超过3次。术后24小时后令患者作适度弯腰屈背活动，防止再度粘连。

精确的诊断和扎实的解剖基础是小针刀疗法取效的根本。盲视状态下操作的小针刀，对操作者综合能力要求极高，操作者要对立体精细解剖、手法十分精通，能够准确诊断出病变具体层次（肌肉、韧带、筋膜还是骨面），并不是简单的哪痛就扎哪。"第三腰椎横突综合征"针刀治疗如此，其他疾病针刀治疗也是如此。

## 四十六、腰椎间盘突出症鉴别诊断案例解析（一）

在之前的文章中，笔者曾明确亮出观点：腰臀及下肢疼痛麻木，即便有腰椎间盘突出的影像学检查结果支持，病因也未必全在椎管内，椎管外因素往往会占据很重要的地位，详细查体是必不可少的重要鉴别手段，并举例佐证。发文后引起很多患者的共鸣，当然，也有部分手术派亲们提出质疑。在此笔者不做争辩，继续举例佐证，篇幅有限，暂举例三则。

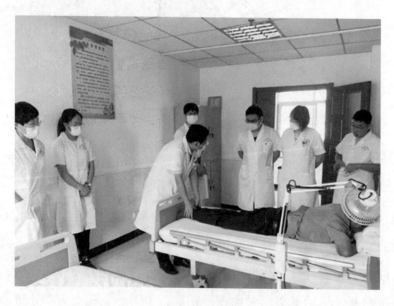

图6-84　详细的查体是诊断的基础

病例一，近九旬赵姓老太，笔者接诊前十多年，因"长期腰臀疼痛伴右下肢串麻疼痛"，行相关检查诊断为"腰椎间盘突出症"，并于某知名三甲医院行开放性手术，椎间盘取了，钢板钉棒也固定了，但是老太太的病痛依旧，没有任何改善。笔者接诊前两年，倔强的赵老太再次接受腰椎间盘手术，这次做的是等离子消融术，术后失望如初。此后赵老太又尝试了封闭、药物等多种治疗方式，依旧无效。到笔者接诊的时候，坐着轮椅的老太太，右下肢明显萎缩，加上体态肥胖，已基本不能独立行走了。

能治吗？笔者也是信心不足，虽然老太太带来一大摞的检查报告单，但还是要先来一遍详细的指下查体，查体发现，除了右下肢的肌群萎缩，患者腰部阳性体征并不明显，相反的是整个右侧臀部、股外、胫前肌群广泛性压痛，甚至达到痛不可压的地步，并可扪及大量条索及硬结，接下来怎么治疗呢？继续治疗腰椎？显然是行不通的——调整治疗思路，不治腰椎治下肢，针刀为主，针灸、中药为辅。行针刀松解病变软组织时，如同扎到橡皮筋样謇涩，针刀扎进去甚至有拔不出来的感觉，经过七八次的针刀逐层松解，患者紧张挛缩的病变肌群逐渐松软下来，腰臀下肢疼痛也慢慢减轻直至消失，最后老太太甚至能够拄着手杖自由活动了。

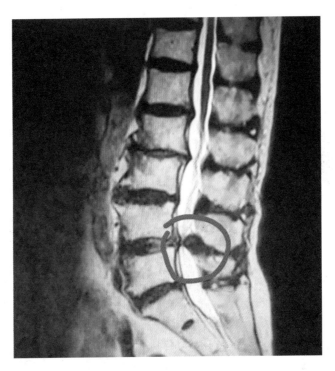

图6-85　再严重的影像学检查也不是唯一的诊断依据

病例二，同样的近九旬老太，同样的数十年下肢麻痛病史，同样的间歇性跛行，同样的直腿抬高试验阳性，甚至更甚，直腿抬高不足50°，核磁共振如图所示——硬膜囊被压的如葫芦状。备受困扰的老太太决定行手术治疗，但家里人担心手术后的一系列并发症，坚决不同意，最后"皮球"被踢到到我们这些保守治疗者的面前。能不能治好是另一回事，明确诊断前，一番详细的指下查体是必不可少的。与上位老太太不同的是，患者臀、股前外、胫前及小腿后侧肌群并无明显阳性体征，反而股后侧腘绳肌群痉挛如绷紧的琴弦，大腿后侧有"琴弦"拽着，直腿抬不高就不奇怪了，坐骨神经循行于腘绳肌深侧，紧张的腘绳肌同样会刺激到坐骨神经干而引起下肢麻痛。

病因找到了，治疗就有了针对性，一番针刀松解后，患者直腿抬高明显改善，下肢麻痛明显缓解且可耐受，顺利出院。

病例三，现在尚未出院的于老哥，年过六旬，往有腰椎间盘突出症病史10余年，因"左下股麻痛不能行走1周"来诊。由于疼痛，来诊时患者进诊室的姿势很怪异，扶腰、翘臀、屈膝，走两步就要蹲下，自述腰臀下肢剧烈麻痛难以忍受，尤以小腿前外侧冰凉刺骨的寒凉感，让他彻夜难眠，患者当时已经下定了决心："不行就手术吧"。

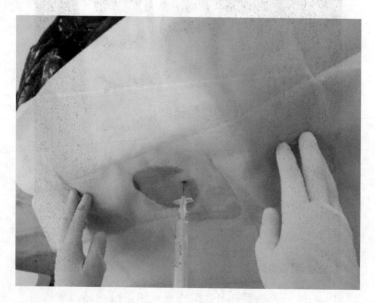

图6-86　针对椎管内病因的椎管内治疗

仔细查体，结合患者症状、体征、影像及舌脉，"腰椎间盘突出症"的诊断基本明确，考虑患者同时存在椎管内、外两种致病因素——这也就是近年所逐步被认识的"多卡"现象，首日行椎管内治疗加椎周小针刀整体松解术，患者病痛减轻一半，但下肢小腿前外侧冰凉刺骨的寒凉感无明显减轻；第二次针刀治疗，行患侧相应节段椎间孔外口"L型针刀松解术"，患者自述："小腿外侧的血管像是自来水管打开了，一股热流直接流了下来"，起床的时候，患者的冰凉刺骨的寒凉感几近消失；第三次针刀治疗，针对的是残留的臀部牵扯样疼痛以及下肢阵发性的串麻感，松解病变臀中肌的两针直接诱发出下肢的串麻，松解完毕后，臀部疼痛及下肢麻感基本缓解。现在于老哥已能自如行走，腰腿麻痛基本消失，仅残留外踝上方一点点的麻木感，继续针灸及中药善后。接诊到现在，我们的治疗时间不过10天左右。

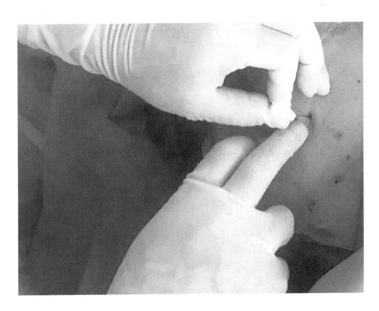

图6-87　主要针对椎管外病因的小针刀松解治疗

病因到底在不在腰椎间盘，一直是业内争执不休的问题。中国软组织外科学之父——宣蛰人教授研究发现：椎间盘切除手术的远期疗效极不理想，术后残余痛很难解除，术后综合征比例甚高，影像学检查结果与症状体征严重不符，椎间盘突出致痛理论受到极大怀疑和挑战。宣蛰人教授认为椎间盘突出95%以上与腰腿痛没有必然关系，椎管外广泛的软组织损害，产生无菌性炎症，导致全身慢性疼痛，才是真正的主要的根本病因。宣老通过超大量的临床研究（软组织松解手术6700多例、银质针治疗6000多例、压痛点推拿40000例），最终形成和创立了宣蛰人软组织外科学。该学说颠覆了西方医学近百年的错误理论，推翻了"椎间盘突出症王朝"，否定了百余种阴差阳错的诊断。笔者跟诊的白求恩医科大学附属医院的温海涛教授，以及我院从事40多年骨科手术的邓老院长，重温当年做过的大量椎间盘手术时，都会反省当年很多手术是不是真的有必要；笔者时常与手术派的医生们沟通，但多对此学说轻视和不屑。"椎间盘突出才是真正的病因"，这种根深蒂固的观点，只能仁者见仁智者见智了。

学术争论的裁判不在医者，真正有发言权和分辨权的只有患者。

## 四十七、腰椎间盘突出症鉴别诊断案例解析（二）

近日收住院的一位患者，反馈给我一个很好的信息：上个月收治的那位腰臀疼痛腿麻木数年的邵老哥基本痊愈了，原来走几十米就要停下歇息一会儿，现在步行数公里到海边也没有什么问题。为了治疗上述病痛，邵老哥花费了数万元医疗费，除了一次次的信心被打击，没有收到任何效果。那患者是怎么被治好的呢？此处卖个关子，先看另一个病例。

前几天，参加西医全科医生培训的一位学员带她的母亲来看病，老大姐很慈祥，照顾残疾的女儿几十年，出来看病还带着女儿。老大姐的病痛，跟上面的那位邵老哥很相似，除了腰臀疼痛，右下肢的持续性麻木尤为显著，可放射到足背，不能过度行走，行相关查体，腰3至骶1棘间及椎旁轻叩击痛，臀及下肢未扪及明显阳性体征，右下肢直腿抬高70°，初步诊断为"腰椎间盘突出症"，完善腰椎相关检查（见报告单），也支持上述诊断，但有一个细节引起我的注意，就是患者的发病诱因。患者女儿有残疾，不时地会跌倒，可怜天下父母心，老大姐怕伤到女儿，就会下意识的伸出自己的右腿来阻挡铺垫。1年前，患者开始出现腰臀疼痛伴右下肢麻木，尤其是抬腿时右下肢的麻木尤为严重，会不会下肢肌肉拉伤诱发的坐骨神经症状呢？但查体也没发现明显阳性体征啊？怀着这样的疑惑重新查体，结果发现，在右侧臀中肌、臀小肌肌腹部位存在深压痛——改变治疗方案，治疗重点从腰变为臀，行小针刀松解术，术后患者下床活动，右下肢的麻木已完全消失，令患者惊喜不已，接下来的几天，行针灸、中药等巩固性治疗，患者的症状基本消失。

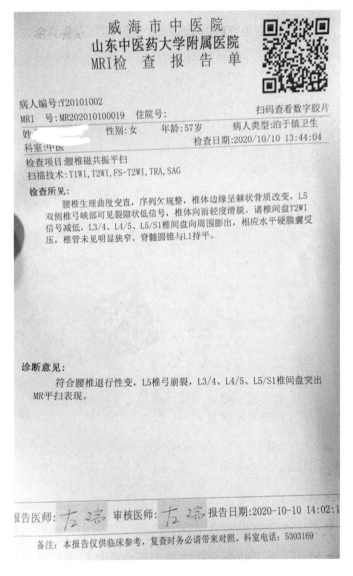

图6-88　核磁提示存在多节段腰椎间盘突出

再回顾邵老哥的病例：邵老哥腰臀疼痛，伴双下肢串麻，行走几十米就要坐在休息，不能走上坡或上楼梯，影像学提示存在腰椎间盘突出及椎管狭窄。症状有了，影像学也支持，诊断该不会有错吧？但按这个思路反复治疗，却未见寸功，问题出在哪呢？重新查体，真正的原因就露出了尾巴——患者双腰方肌、双髂外三肌存在严重阳性体征。按此思路行腰臀针刀整体松解术，患者的症状逐渐好转，直至消失。

那为什么之前的医生没有发现这些病因呢？差就差在之前的接诊医生，太过于相信患者的症状和辅助检查结果，而缺少了一次仔细的查体。患者无不遗憾地说："要是早有一位医生能够仔仔细细的给我查一次体，也许我就不用走这么多弯路了"。

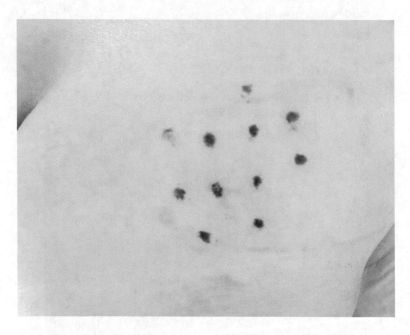

图6-89　小针刀松解术操作部位

下肢麻木找髂外三肌？专业内的亲们可能会问了，支配下肢的坐骨神经来源于腰骶神经丛，从椎管经椎间孔出来，经腰大肌间沟，循梨状肌下缘，出坐骨大孔，再逐步分支支配下肢相关肌肉群。可坐骨神经的的循行路线也没有直接触及髂外三肌啊？髂外三肌的病变又怎么会引发坐骨神经的病变呢？

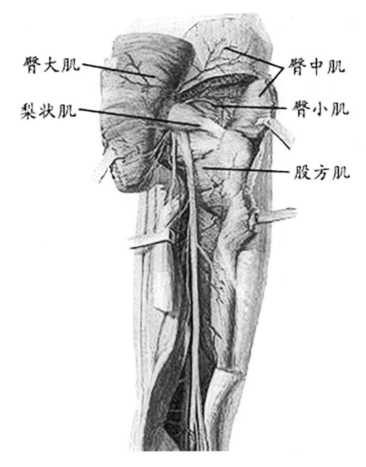

臀大肌

梨状肌

臀中肌

臀小肌

股方肌

图6-90　臀部局部解剖图片

确实，这个问题也曾经困扰了我多年，直到参加尸体解剖学习班，心中才豁然开朗。曾经有位老师说过这样一句话："解剖是按人画的，但人不是按解剖长的"。在彩色解剖图谱上，髂外三肌和臀大肌、梨状肌是一块一块分离的，与坐骨神经直接接触的是梨状肌，貌似与髂外三肌关系不大，但实际上，这些肌群是靠肌筋膜紧紧粘连在一起的，髂外三肌的损伤，会存在局部的无菌性炎症、粘连、瘢痕或挛缩，这些病理性改变的存在，也会牵拉梨状肌，因此刺激坐骨神经而出现症状就不奇怪了。针刀松解后，挛缩的肌肉得到放松，对神经的刺激卡压解除了，症状逐渐消失也就成了自然而然的事情了。

像上面两位患者，临床中并不少见，但很多都被误诊为"腰椎间盘突出症"，差在哪里？差就差在接诊医生一次仔仔细细的指下查体上。

医者仁心，也要细心。

# 四十八、腰椎间盘突出症鉴别诊断案例解析（三）

今天复诊的一位患者，反馈的消息令人欣慰，欣慰的不仅仅是因为患者病情得以缓解，更欣慰的是，消除了患者因患有腰椎间盘突出需要进行手术的担忧。事情还要从1周前说起。

前几天有位老患者电话咨询我，说他的一位兄弟患了严重的腰椎间盘突出症，需要进行手术治疗，想咨询一下相关事宜。"腰椎间盘突出未必一定要手术，90％以上的腰椎间盘突出症都是可以通过保守治疗得到缓解的，而且腰椎间盘突出症的诊断，需要'症状、体征、影像'三者相结合，综合判断，绝不能单凭一张片子就给患者扣上必须手术的帽子"，我再次重申了我的观点，经过一番解释与沟通，患者决定再来我们医院确诊一下。

患者年纪不大，男性，工人，20多岁，身高接近两米，体型瘦削，从提供的核磁共振检查来看，标准的腰5/骶1间盘巨大突出，之前接诊的大夫，根据患者较严重的腰痛症状加上影像学腰间盘巨大突出的检查结果，建议手术治疗。这手术一定要做吗？我们接着看下小伙子的详细症状，以及指下查体情况。

小伙子有长期较严重的腰痛，不能持续弯腰，翻身转侧受限，自述可能与其反复弯腰提重物的工作性质有关。确实，接近两米的大个子，还要反复弯腰，腰间盘损伤的几率比较大，但是患者还有一个症状，就是同时伴有左侧腹股沟区域的持续烧灼样疼痛，仔细检查，局部并没有疱疹类的皮损出现。再看查体，患者下腰部并没有明显的压痛叩击痛，反而是在左侧腰2、3横突尖及胸腰结合段左侧的胸最长肌部位压痛明显，并且，患者没有直腿抬高试验阳性等体征。至此，笔者明确地跟患者表示："你的腰痛跟腰椎间盘突出关系不大，暂时不考虑手术"。

见到患者将信将疑，笔者耐下性子，把自己的判断给他一一进行分析。

其一，症状与影像不符。有资料报告98.5％腰椎间盘突出症发生在腰4/5或腰5/骶1椎间盘，该患者突出的腰间盘也在腰5/骶1。但是，该部位的间盘突出，作为其主要症状的腰部疼痛，一般以腰骶部为著，常伴有一侧下肢或双下肢麻木、疼痛等，多位于大腿后侧、小腿后外侧和足外侧；也可同时伴有下肢无力、软瘫或双下肢及会阴部感觉障碍，大小便失禁，间歇性跛行等。但该患者的腰痛部位在上腰段，以左侧为重，伴有症状是左侧腹股沟区域的烧灼样疼痛。

第二，查体结果与影像不符。患者没有明显的腰骶部阳性体征，也没有直腿抬高试验阳性等体征，直腿抬高试验作为常用的一项检查方法，在坐骨神经痛、腰间盘突出症患者的阳性率可达90%以上，在一定程度上可以反映坐骨神经痛、腰椎间盘突出症病情轻重和神经根受压程度。相反，该患者主要查体表现是左侧腰2、3横突尖及胸腰结合段左侧的胸最长肌部位的压痛，与腰5/骶1突出没有太多直接联系。

第三，病痛区域支配神经不同。影像学中提示的腰5/骶1间盘突出，刺激的多是骶1神经根，而该患者除了腰痛外，最直接的症状就是左侧腹股沟区域的烧灼样疼痛了，这里并不是骶1神经所管辖的区域。支配腹股沟区的神经主要有三：髂腹下神经、髂腹股沟神经和生殖股神经，三股神经无一例外都是腰丛神经的分支，而不是骶1神经所在的骶丛。

髂腹下神经由第12胸神经和第1腰神经的纤维组成，此神经自腰大肌外侧缘上部穿出，在腰方肌和肾之间斜向外下达髂嵴上方进入腹内斜肌和腹横肌之间前行，并在此分为外侧支和前皮支。髂腹股沟神经主要来自第1腰神经前支，在髂腹下神经的下方，所行方向与其大致相同。生殖股神经来自腰1-2神经前支，平腰2处穿出腰大肌，行走于腰大肌的腹侧，沿腰大肌内缘行走，进入腹股沟管内环前分出股支和生殖支。此三股神经在任何循行部位受到刺激，均可引起腹股沟区域的疼痛症状。结合患者的查体情况及工作性质，该患者嫌疑最大的是左侧胸最长肌及腰方肌的损伤。

空口无凭，疗效说话。经过上述阳性点三针的针刀松解，患者的症状缓解大半，仅残留轻微的腰部及左腹股沟区域不适，结合脉证，予以中药内服善后，巩固疗效。

医者不仅需要仁心，也要有火眼金睛，做侦探式的医生，减少"冤假错案"，也是我们医者一门不可或缺的功课。

## 四十九、脊椎压缩性骨折案例解析

来自青岛50多岁的冷阿姨，最近被腰背疼痛折磨得很烦恼，仅仅因为搬动老娘不小心抻了一下腰，便出现了腰背部持续性疼痛，转侧加重，俯身功能受限等症状，到当地医院进行了腰椎影像学检查，未发现明显异常，口服活血药及止痛药效果不明显，在别人的介绍下来到我们科就诊。

中医看病讲究"望闻问切"，西医看病讲求"视触叩听"，诊疗思路都是一致的，就是需要凭借各种途径收集的病情资料来做出最终的判断，但也往往会因为一个细节的疏漏，造成疾病的误诊误治。

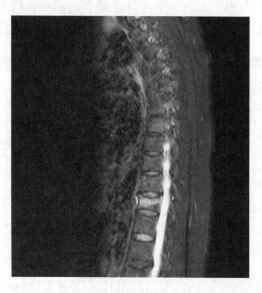

图6-91　小针刀松解术操作部位

冷阿姨来诊后，笔者经过一番详细的指下查体，发现她的诊断可能出现了疏漏——患者腰椎区域并无明显的阳性体征，却在胸11椎体存在明显的叩击痛——患者的"腰痛"极有可能是"假腰痛"。接下来的影像检查进一步证实了笔者的判断，患者的真正病因是"胸11压缩性骨折"。骨科的会诊意见是：要么手术治疗，要么绝对卧床加抗骨松、止痛等对症保守治疗，冷阿姨最终选择的是保守治疗。在保守治疗方面，中医的针药结合综合治疗便显示出了优势，短短1周的时间，冷阿姨的腰背疼痛症状就基本缓解了。

几乎是同时段就诊的，来自朝鲜的金老太病情就要复杂得多。金老太来诊时的诊断已经非常明确：腰4椎体压缩性骨折。首诊的骨科大夫给出的意见是手术治疗，但被金老太一口回绝了，因为这已是老太太第三次的脊椎压缩性骨折，前两次接受的就是手术治疗，而这次老太太决定尝试下中医的针灸治疗。金老太除了腰4椎体区域的叩击痛，还有从胸10至腰5椎体两侧区域广泛性的压痛，甚至左侧臀部的髂外三肌区域也存在着广泛压痛，除了严重的骨质疏松，老太太还患有严重的肝病和胃病，不想口服药物，仅仅接受单纯的针灸治疗。10余天的治疗后，金老太的臀部疼痛基本消失，腰痛也缓解了大半，但是一次不小心的摔倒，让她腰骶部的疼痛又开始加重了。如果你认为金老太的腰痛只是腰4压缩性骨折症状的加重，那就错了——再次查体时发现，金老太出现叩击痛的是腰5椎体，复查证实了笔者的判断，金老太的骨折部位又增加了一处：腰5椎体压缩性骨折。这真是"悲催她妈给悲催开门，悲催到家了"。继续坚持治疗，患者病情逐渐好转后回家静养治疗。

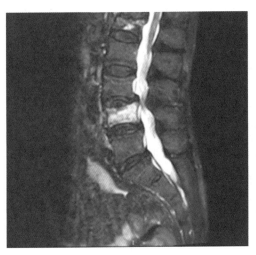
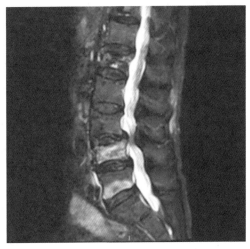

图6-92　首诊提示腰4椎体存在压缩性骨折

图6-93　复查时发现，腰4骨折处水肿明显减轻，但腰5椎体出现新的压缩骨折

　　接着探讨两个话题，什么是脊椎压缩性骨折呢？脊椎压缩性骨折的针灸治疗，中医又是如何选穴配穴呢？

　　脊椎压缩性骨折是脊柱骨骼压缩而发生的骨折，压缩性骨折可发生在脊柱的任何部位，但通常发生在胸腰椎移行区域，这是因为该部位的椎骨负担相对较重，应力相对集中。大多数压缩性骨折发生在骨质疏松的椎骨中，这与骨质疏松症或其他骨质减弱疾病有着密切关系。

脊椎压缩性骨折的临床表现有腰背痛，局部压痛，叩击痛，胸腰部活动受限，翻身、起床疼痛加剧。一般无下肢感觉或肌力减退。但是如果椎体压缩程度和脊柱畸形严重，也可出现神经功能损害表现，严重时可引起瘫痪。

脊椎压缩性骨折是脊柱外科临床中常见的一种骨折类型，西医的治疗方案有以下几种：

1.老年性脊椎压缩性骨折：给予保守治疗或手术治疗。保守治疗一般让患者卧床，给予腰背部垫枕，同时口服活血接骨类药物，并行功能锻炼。如选择手术可在PVP或PKP治疗中，注入骨水泥强化椎体，使患者早期下床活动。

2.青壮年脊椎压缩性骨折：根据骨折压缩的轻重给予保守治疗或手术治疗。保守治疗为患者卧床腰背部垫枕，功能锻炼或药物应用；手术治疗一般采取经皮复位内固定。

而中医治疗除了中药内服外敷，针灸治疗则是独有的一种治疗方式，止痛效果尤为突出，上述两位患者都没有口服止痛药，腰背疼痛也得到了很好的缓解。通过查体我们可以发现，引起患者腰背疼痛的原因除了椎体的损害外，椎周软组织的保护性痉挛以及相应神经刺激引起的肌痉挛，也是另外一个重要的致痛原因，而针灸治疗对于肌痉挛的缓解是十分有效的。

笔者给出的配穴方案包括：相应及相邻椎体的督脉穴、夹脊穴、背俞穴、大杼、绝骨、阳陵泉、委中、太溪、肝俞、膈俞、命门、腰阳关及阿是穴。配穴方义如下：

相应及相邻椎体的督脉穴、夹脊穴、背俞穴及阿是穴，为病位之所在，直达病所；大杼、绝骨、阳陵泉及膈俞分别为八脉交会穴之骨会、髓会、筋会与血会，可骨、髓、筋、血同补；委中为足太阳膀胱经之合穴，"四总穴歌"中有"腰背委中求"之说；太溪、肝俞、命门及腰阳关，可同补肝肾，填精益髓，诸穴合用，可通可补，临床应用，效果显著。

## 五十、阴部神经痛案例解析

69岁的丛阿姨整整痛苦了4年。4年前患有抑郁症的她跟家人生了顿闷气后，便莫名其妙地出现了前阴部疼痛，此后反复发作。最初，羞于启齿的丛阿姨只是咬牙坚持，但实在是坚持不住了，便顾不得脸面四处求医，但治疗效果却不甚理想。大约半年前，经某三甲医院行射频消融微创治疗，丛阿姨的阴部疼痛消失了；但3个多月后疼痛卷土重来，甚至更加严重，有些心灰意冷的丛阿姨便来到我们科碰碰运气。

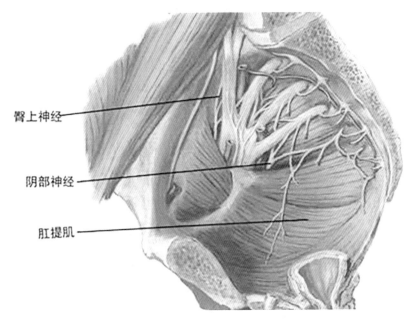

图6-94　阴部神经

从西医角度来讲，丛阿姨的诊断是十分明确的——阴部神经痛，该病为阴部神经支配区域内的难治性疼痛疾病，往往无器质性病变，属于一种神经病理性疼痛，但目前其具体的发病机制尚不明确。

从解剖学角度分析，阴部神经为躯体感觉神经，由S2、S3、S4神经前支组成，与阴部内动脉伴行，自梨状肌下缘离开骨盆，再绕过坐骨棘后方经坐骨小孔重返盆腔，并于肛提肌下方沿坐骨肛门窝的外侧壁穿过阴部管达会阴部。其在坐骨直肠窝内发出以下分支：1.会阴神经（浅支及深支），支配会阴部的肌肉和阴囊或大阴唇；2.直肠下神经，主要支配肛门部及肛门外括约肌等；3.阴茎（阴蒂）背神经，走行在阴茎（阴蒂）的背侧，支配阴茎（阴蒂）。

阴部神经痛可能由于中枢神经疾患、神经通路或终端器官疾病引起，在阴部神经循行部位有卡压、外伤或炎症刺激等均可造成阴部神经痛。阴部神经可能在骶棘韧带和骶结节韧带之间或经阴部神经管的时候受到卡压，也可能因盆底肌肉过度活动而受到压迫；终末器官病理情况，如肿瘤、子宫内膜异位症、慢性便秘或脱垂，均可引起神经的压迫或过度伸展，引起阴部神经痛。

阴部神经痛本身即是一种诊断，现如今并没有特异的体征和试验来确诊，诊断往往需要详细的病史和体格检查。接诊丛阿姨时，笔者除了详细了解了症状、病史及治疗经过，还进行了细致的指下查体，而就是这被很多人忽视了的查体，为丛阿姨的诊治打开了思路。查体发现：丛阿姨骶骨左侧缘约平3、4骶后孔梨状肌附着点处压痛明显，这就提示了阴部神经在此处极有可能受到了痉挛挛缩的软组织卡压。

阴部神经痛，中医又是怎样认识的呢？查阅了相关资料，该病相当于中医古籍中的"阴户痛"、"吊阴痛"。关于外阴疼痛病证之论述，首见隋·巢元方《诸病源候论》："阴痛之病，由胞络伤损，致脏虚受风邪……其风邪乘气冲击而痛者，无疮，但疼痛而已"，"脏气宿虚，因产风邪乘于阴，邪与血气相搏，在其腠理，故令痛；血气为邪所壅痞，故肿也"，"肾气虚损，为风邪所侵，邪气流入于肾经，与阴气相击，真邪交争，故令阴痛。但冷者唯痛，挟热则肿。其汤熨针石，别有正方，补养宜导。"指出阴痛的病因有胞络损伤、子脏虚、肾虚，以致风邪乘虚入侵经脉，邪气与血气相搏，正邪交争而发病，并提出治疗以补养宣导为法。在《女科秘要》中也论述了"经来吊阴痛"的病名及证治。但丛阿姨因之前曾服用中药治疗无效，拒绝了中药治疗。

中医除了药，还有针，就该患者的病证而言，不能忽视的一条重要经脉就是足厥阴肝经，《素问·经脉》篇中谓足厥阴肝经："循股阴入毛中，过阴器，抵小腹"。足厥阴肝经之别："足厥阴之别，名曰蠡沟……其别者，径胫上睾，结于茎"。肝主筋，前阴者，宗筋之所聚也，前阴疼痛，与足厥阴肝经脉气不利有着直接关系，而且大家不要忘了，引起丛阿姨前阴疼痛的原因，就是生了一顿闷气。肝主疏泄，郁怒伤肝，肝气郁结，疏泄不利，气血津液循行失序，脏腑经络运行不畅，而诱发本病。

结合症状体征，笔者给出的针灸处方如下：蠡沟（双）、三阴交（双）、秩边（左）、次髎（左）、中髎（左）及下髎（左）。选穴蠡沟、三阴交是以中医为据，辨经取穴，蠡沟穴为足厥阴之别，善治少腹肿、疝痛、睾丸卒痛等，三阴交穴为足三阴经交会穴，与肝脾肾三脏经脉相通，针刺此穴可激发经气，促进阴部经络的气血畅通，达到化瘀止痛的目的；选穴秩边、三髎则为借西医解剖之据，辨构论治，从阴部神经起始、肌肉卡压点论治。仅仅治疗一次，丛阿姨的疼痛症状大减，经过10天左右的治疗，丛阿姨的难言之隐完全消失。

"辨证论治、辨经论治、辨病论治、辨构论治"，笔者称之为"临证四要旨"，作为中西医结合的重要手段，每每在临床中起到很好的指导作用，感兴趣的亲们不妨一试。

## ▶ 五十一、骶尾痛案例解析

百花萧杀我花开，
笑看草木皆枯败，
傲放枝头独一色，
铮铮铁骨生俱来。

喜欢牡丹的雍容华贵，喜欢兰花的清丽优雅，喜欢梅花的傲然气概，更喜欢菊花的铮铮铁骨，不过，信笔写下的这首《咏菊》，是送给一起下基层的肛肠科专家韩冰主任的。这里的"此花非彼花"，不必尽言，聪明的亲们，你们懂的。

韩主任主治"菊花病"，而"菊周病"则有可能就属于笔者的治疗范畴，今天分享一个看似不起眼的"菊周病"病例——"骶尾痛"。

60多岁的车阿姨，大约1年前搬抬重物时不慎跌倒，骶尾部着地，当时即感尾骨周围疼痛难忍，坐下或由坐位起身时疼痛尤为明显，常规检查并未发现明显异常，服用各种药物未见寸功。检查没有什么事儿，坐下来只能一侧屁股偏坐一会儿，这可愁坏了车阿姨，抱着试试看的态度，来到我们医院。

诊断很明确，这就是个"骶尾痛"。能够引起"骶尾痛"的原因有很多，畸形、盆腔炎、肛周感染、尾骨自身骨髓炎及骶尾部肿瘤等等，但最常见的原因还是各种急慢性损伤，如跌倒时臀部着地、局部直接受拳击或足踢等，部分患者同时也可伴有骶尾骨骨折。本病往往迁延难愈，严重影响患者的精神、情绪及工作。

有病就得治，但看怎么治。常规治疗包括：减少步行，卧床休息，温热水坐浴，骨折并有向前移位者可经肛门指检复位，口服非甾体类消炎止痛药及局部理疗、按摩等方法，也可用气垫、气圈，防止压迫，缓解症状，或者是改变坐姿，养成长期用大腿坐的习惯，以减少臀部承重。经上述保守疗法治疗效果不显，也可由麻醉科医师行骶管神经阻滞术治疗。但实际上，这些治疗方法，大多只是缓解症状，而无法达到痊愈。

就该病例而言，车阿姨有明确的外伤史，常规检查排除骨折等情况，其"骶尾痛"最可能的直接病因就是骶尾部的软组织损伤，但损伤的部位具体在哪里呢？还是得靠详细的指下查体。

通过带上手套仔细查体，车阿姨骶尾部疼痛的部位进一步精确到尾骨左侧软组织附着点处。随后的治疗就变得简单了许多，仅仅一次的小针刀治疗，困扰车阿姨的"骶尾痛"就基本缓解，现在的车阿姨终于可以端正坐下来了。

# 第七章 四肢百骸

## 一、周围神经卡压综合征诊疗思路探议

早在2000多年前的《灵枢·刺节真邪篇》中有这样一段话："一经上实下虚而不通者，此必有横络盛加于大经之上，令之不通，视而泻之，此所谓解结也"。这段经文提出了两个著名的概念："横络"和"解结"。古人们认为，一条经脉上面充实而下面空虚，在二者之间，一定是有一条"横络"卡压在经脉之上，就像一座堤坝一样阻塞了气血的流通，怎么办呢？找到这条"横络"的所在位置，通过各种治疗手段，解除"横络"的卡压，让气血自由流通，这就是"解结"。

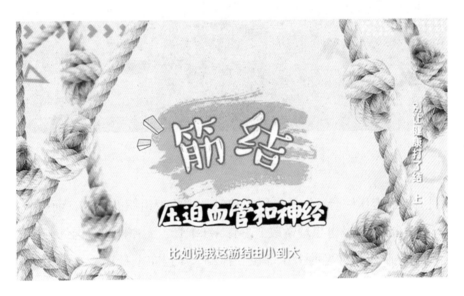

图7-1 横络盛加于大经之上，就会成为卡压

《灵枢·刺节真邪篇》中"横络"和"解结"的概念，为临床中应用"经筋理论"治疗痹证、伤筋等疾病奠定了理论基础。从狭义上讲，"横络"就是指经脉、经筋走行上出现的局部条索、筋结等病变；"解结"就是解除"横络"对经脉、经筋的痹阻和卡压。"解结"作为"经筋理论"治疗痹证的重要治则，指的并非是一招一式，而是指切可以解除"横络"卡压的方法。善用药者，用药行气活

血、解郁通络、去菀陈莝；善用手法者，以手法松筋正骨、活血通络、疏经散结；"善用针者，取其疾也，犹拔刺也，犹雪污也，犹解结也，犹决闭也"（《灵枢·九针十二原》中原文）；其实，再往大里说，各种西医的微创或开放手术方法又何尝不是"解结"之法呢？

从西医的角度来看，"横络"又是什么呢？肌肉、韧带、筋膜、腱弓等软组织内的痛性结节、条索状包块、粘连挛缩的瘢痕、增厚钙化的变性组织、关节内增生肥厚的关节囊、关节内组织粘连索带、关节内血肿机化组织、剥脱的软骨等等，都属于"横络"的概念范畴之中。"周围神经卡压综合征"就属于典型"横络"致病范畴之中。

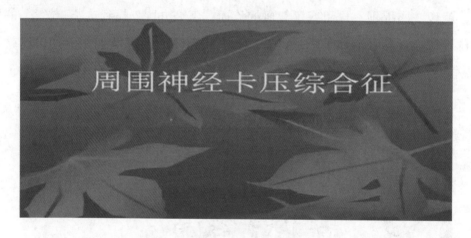

图7-2 "周围神经卡压综合征"就是"横络"卡于"大经"之上

"周围神经卡压综合征"是指周围神经受到临近组织的压迫，而引起疼痛、感觉障碍、运动障碍及电生理学改变。骨-纤维管、无弹性的肌肉纤维缘及腱弓等神经通道是临床最常见的卡压部位。神经卡压遍布全身，笔者在此前的博文中多有描述，简单罗列一下：枕大神经卡压综合征、枕小神经卡压综合征、肩胛上神经卡压综合征、肩胛背神经卡压综合征、肋间神经卡压综合征、四边孔综合征、旋前圆肌卡压综合征、肘管综合征、桡管综合征、腕管综合征、正中神经返支卡压综合征、脊神经后支卡压综合征、臀上皮神经卡压综合征、梨状肌综合征、股神经卡压综合征、股前外侧皮神经卡压综合征、腓总神经卡压综合征、腓浅神经卡压综合征、跖管综合征等等。

上述神经卡压综合征貌似罗列的很全面，但实际上，这也只是"神经卡压综合征"中的"单卡"而已，卡的多是一股神经，或者是一股神经的某一部位受到卡压，而通过对临床中神经卡压现象的观察，可以发现大量的"双卡"甚至"多卡"现象广泛存在。

临床中发现，当近端神经轻度卡压时，常不会引起明显的临床症状，但当该神经远端同时被卡压时，就会出现疼痛过敏等症状。有时虽然每处压迫不足以产生任何症状，但它们叠加起来就可能出现症状。神经卡压后多会出现如下病理改变：①压迫损伤神经；②压迫神经内的微血管，使得神经缺血损伤；③破坏神经轴浆双向运输；④神经束膜外膜增生，形成永久性瘢痕，成为继发性卡压因素。

上述临床观察及研究提示我们，当病人出现明显的躯体疼痛症状时，尤其是上下肢的串麻疼痛，需要注意"双卡"或"多卡"综合征的问题。如果只治疗其中的一点，临床疗效将大打折扣，甚至无效。治疗时，必须通过仔细的查体，循相应神经寻找是否存在多处卡压点，再予以"解结"，才能收到良好的治疗效果。列举几个临床病例。

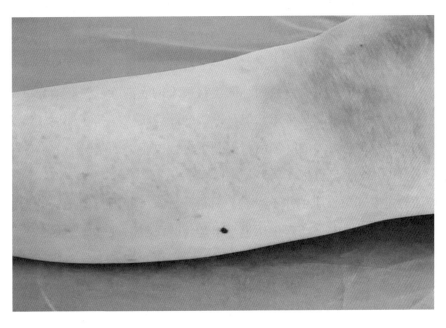

图7-3 徐某腓总神经卡压点

徐某，女，64岁，因"颈腰痛5年，加重伴左侧上下肢麻痛半年"于2021年

4月14日入院。患者入院时自述其颈项部及腰骶部酸痛不适，伴左侧上下肢的麻木疼痛，左上肢的麻痛范围为肘关节、前臂掌侧至手诸指，左下肢的麻痛以左小腿前外侧为重。入院后颈腰椎核磁共振检查提示：颈腰多节段椎间盘突出并椎管狭窄，结合临床查体中颈腰椎相应椎体周围的压痛，诊断为："颈腰综合征"。先予以颈段小针刀整体松解术，术后配合针灸、中药治疗，患者左上肢麻木症状逐渐消失，但左上肢疼痛及左下肢麻痛症状没有明显改善。

2021年4月20日查房，再次仔细查体发现，患者左旋前圆肌起点及肌腹处压痛明显，左腓骨头前下方也可扪及明显阳性压痛点，考虑除存在椎周软组织卡压，还存在左旋前圆肌对正中神经及左趾长伸肌对腓总神经的卡压。予以针刀阳性点松解后，患者上述症状迅速缓解并逐渐消除。

上肢麻痛循颈椎，下肢麻痛找腰椎，看似合情合理，其实并不尽然。上面这个病例，就是一例典型的神经多卡综合征。如果我们仅仅盯着颈腰椎治疗，恐怕很难收到理想的效果。

在疼痛科工作的时候，经常会遇到颈腰椎间盘突出症经等离子射频或椎间孔镜手术后肢体麻痛缓解不理想的患者，经过仔细查体，往往会在肢体神经循行部位找到一处或多处神经卡压点，针刀松解后，肢体麻痛症状迅速缓解，其实，这都是神经多卡现象。手术虽然解决了椎管内的卡压，但是椎管外乃至肢体处的卡压却没有得到解决，故而临床症状很难彻底消除。曾经治疗过一位近九旬老太，经历两次椎间盘手术，但是下肢麻痛症状依然，在外周软组织卡压点的逐次松解后，老太太的麻痛症状得到了极大改善，入院时需要做轮椅，出院时已经可以扶杖行走了。

神经的多卡现象临床中并不少见，只是并没有引起同行们足够的重视。比如，腕横韧带已对正中神经产生压迫，但是暂时没有出现临床症状，一旦同时出现颈椎病变或胸廓出口综合征等导致颈项段卡压，就多会出现典型的腕管综合征了。

再如顽固性网球肘，很多情况是除了桡神经或骨间背神经在肱骨外上髁的小分支受到卡压外，还同时存在臂丛神经循行路线上的卡压（如颈椎间盘、斜角肌等），上段卡压不解除，顽固性网球肘很难治愈，一旦上段得到松解，网球肘症状就会随之缓解，若多处卡压，则需多处松解，才能收到根治性效果。

## 二、肩周炎"诊疗思路探议

古有肩痛漏肩风，风寒痹阻络不通，
针灸推拿皆有效，诸多不能收全功，
缠绵难愈肩不举，愁煞杏林诸英雄，
西法激素封闭术，后遗诸多副作用，
肌腱末端易钙化，升糖效短肩不松，
朱师创立针刀术，疗效提升有奇功，
治疗不仅在局部，兼顾颈椎更轻松，
诸方大多有疗效，仍有少数难收功，
犹如冬日寒刺骨，又似田野疆土冻，
滑囊病变初始在，筋肉挛损紧跟从，
神经失调常同伴，囊缩筋粘冻肩成，
推拿拉伸突闪挫，痛彻心扉手段凶，
松肩不能靠蛮力，顺势而为巧劲从，
如何消痛又化冻，只能内松加外通，
中医不能拘于古，中西并举力协同，
静脉麻醉人入睡，三步手法把肩松，
术后或有小疼痛，审证求因针刀松，
畏寒怕冷有残症，艾灸药敷可建功，
伤寒经方葛根汤，温经活络有神通，
拉伸锻炼多运动，治疗冻肩也轻松。

写本文的最初目的，是想做一个"肩周炎"的科普宣传，如果是相关专业的医生，估计不用往下读，单从笔者这首医文诗，也就能理解个八九不离十了。但是，笔者不仅仅是想讲给医生听，也是想说给民众听，用通俗易懂的语言，把疾病的机理和治疗方法，用中西医两种思维解释给民众听，这才是我想做的。

"肩痛"是一个很大的话题，骨科、疼痛科、中医科、康复科等不同的科室，从各自的专业角度来理解，都有不同的看法。"肩周炎"作为"肩痛"里最常用的一个诊断名词，常常被很多业内人士所诟病，诟病的原因是诊断模糊不明确，就像"颈椎病"、"腰肌劳损"一样，其实我们确实可以把它从解剖病生理的角度进一步细分，比如："肩袖损伤"、"肩峰撞击综合征"、"肱二头肌长头肌腱腱鞘炎"、"滑囊炎"、"颈肩综合征"等等，甚至可以更细，但临床上很多病人往往同时存在上述几种诊断，一一罗列则显得混乱，所以，"肩周炎"的名称虽然有争议，但还是作为各科大致认可的诊断名称一直沿用至今。

从局部解剖和病理因素角度来看，在整个肩关节组成中，除了肱骨、肩胛骨、锁骨等骨性组织外，由肱骨头、关节盂组成的关节囊外面，还包裹着冈上肌、冈下肌、小圆肌、大圆肌、肩胛下肌、背阔肌、斜方肌、三角肌、肱二头肌、肱三头肌、喙肱肌、胸大肌、胸小肌等13块肌肉，同时还有肩峰下滑囊、三角肌滑囊、喙突下滑囊、背阔肌下滑囊等润滑组织，以及大量的韧带、筋膜、神经、血管等软组织，这些组织任何一部分出现病变，都有可能引起"肩痛"。

在临床诊疗中，X线片、核磁共振、肌骨超声等各类辅助检查为临床诊断提供了很多便利，但也往往养成了医者的惰性，固化了思维。比如说，核磁共振检查常常会提示患者存在"肩袖损伤"。冈上肌、冈下肌、肩胛下肌、小圆肌作为包绕束缚肩关节最贴切的四块肌肉，又称为肩袖，而肩关节又是活动幅度最大的关节，四块肌肉止点部位作为应力最集中的部位，很多人都会出现一些不同程度的炎性水肿或慢性损伤性改变，但并不是每个人都会出现症状。通过仔细的查体也会发现，临床中出现的"肩痛"症状未必与这些损伤直接相关，更有甚者，冈上肌肌腱已经严重磨损、钙化甚至离断，患者都没有出现什么严重症状，而想当然的把"肩痛"跟"肩袖损伤"画上等号，显然是不合适的。

要做出鉴别诊断，最最重要的就是体格检查了，但这恰恰是很多同仁最容易忽视的问题。我们只有通过仔细的查体，再结合症状、影像，三者合一，才能做出准确的诊断。诊断永远是第一位的，准确的诊断才是治疗的前提。

在"肩痛"患者的局部查体中，我们可以通过评估肩关节的活动受限或诱发疼痛情况，来判断到底哪块肌肉出了问题。比如说外展疼痛，我们会重点关注冈上肌、三角肌、冈下三肌；后伸疼痛，我们会关注肱二头肌、三角肌前束、喙肱肌等等。此外，局部压痛点往往会更明确的提示我们哪些才是病变软组织，肩峰下压痛多半是冈上肌止点出现了问题；结节间沟压痛往往提示肱二头肌长头腱的病变；喙突尖的压痛，肱二头肌短头腱就成了重点嫌疑犯；冈下及肱骨头后下方的压痛，冈下三肌往往脱不了干系。还有一些肩痛患者，局部查体往往查不出明确的阳性体征，除了考虑深在的关节囊内病变、脏器病变诱发的牵涉痛的外，我们还要从神经支配入手了。

支配肩周肌肉的神经发自下段颈椎的臂丛神经，肩周13块肌肉分别由不同的神经分支支配，从颈段到肩臂，任何部位对相关神经的卡压刺激，不论"单卡"、"双卡"、"多卡"，都有可能诱发所属神经支配部位的疼痛，所以"肩痛"的查体范围，应该扩展到颈椎、上胸段以及相关的椎周软组织，以便做出进一步的诊断治疗。

很多"肩痛"患者最终会发展成"冻结肩"，"冻结肩"作为"肩周炎"比较严重的阶段，临床症状常表现为肩关节的前伸、外展、后内旋等功能活动严重受限，疼痛剧烈，局部畏寒怕冷，夜间为重，不能独立完成梳头、更衣甚至擦屁股等活动，核磁共振等辅助检查常提示肩袖损伤、韧带钙化、骨质增生、关节腔积液等改变。到了"冻结肩"阶段，肩周十三块肌肉中就会有更多"成员"就会加入到"叛乱队伍"中，病变肌群及关节囊紧张挛缩，并与肩周骨性组织、滑囊等一干软组织紧紧粘连在一起，这种"外紧内粘"的状态，也会造成局部血液、关节液的循环代谢障碍，由此所产生的代谢产物积聚在局部，又会加重疼痛和功能障碍。

治疗上，一般的"肩痛"患者，针灸、中药、小针刀松解、神经阻滞等治疗手段，往往就能够收到很好的效果。其中小针刀松解，明确的选点尤其重要，我们不仅仅要关注肩周的阳性点及肌肉的起止点，也要关注如：颈椎椎周肌群、肩胛提肌、菱形肌、斜方肌、胸大肌等常常被忽视的部位，针刀整体松解术以及术后的手法拉伸，往往才是收到良效的关键。

到了"冻结肩"阶段，除了外周肌群损伤表现出来的疼痛症状及体征外，关节囊的挛缩与粘连往往是并存的，其中，"外紧"小针刀松解是有作用的，但是"内粘"针刀很难解决，而麻醉下的肩关节粘连松解术不失为一种很好的治疗方法。这种方法就是让病人在静脉麻醉下沉沉入睡，全身肌肉完全放松，医生顺着肩关节正常的运动轨迹，慢慢的将关节内的粘连松解开来，整个治疗过程，也就几十秒钟时间，期间，我们会听到一种扯破布的撕裂声和齿轮绞索解开的"咯噔咯噔"声，术后肩关节的功能活动范围基本接近正常。有些患者术后可能会有些疼痛，提前配合下臂丛神经阻滞，或者口服或肌注一点镇痛药，疼痛基本就可以得到控制。

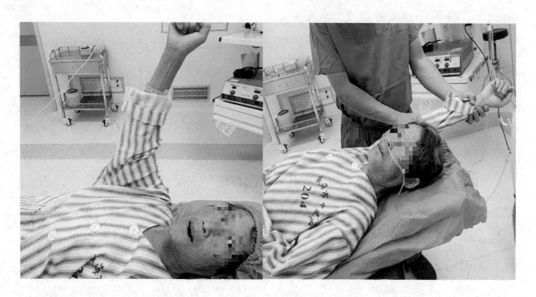

图7-4　静脉麻醉下的肩关节粘连松解术

那中医对"肩周炎"是怎么看呢？在中医范畴中，"肩周炎"又称"漏肩风"、"五十肩"、"肩凝症"等，多与风寒湿邪气外袭、血瘀气滞、肝肾亏虚、气血虚弱等因素有关，尤其是风寒湿邪凝滞局部，气血不行，是患者疼痛和功能障碍的主要原因，此类患者多有局部畏寒怕冷恶风及夜间痛的情况，这就是典型的"风寒"属性。肩痛患者疼痛部位可涉及到项背、肩臂外侧，此处为三阳经所主，尤其是太阳经，结合前面提到的"风寒"属性，《伤寒论》中葛根汤系列方就成了笔者最常用的方剂；肩周炎多发于50周岁，此时人体常会出现冲任脉虚、阴阳失调、阳虚内寒等病机表现，当归芍药散、当归四逆汤、阳和汤常常有机会配合加减运用；伴有急慢性损伤的患者，桃红四物汤也可以酌情加减；以"四子散"为底方加减的中药外敷或雷火灸对于风寒湿邪的消散，效果同样出众。

针灸方面，远端取穴"中平穴"、"条口透承山"、对侧肩部与患肩阳性点相对应部位，施针后行以动气针法，操作后再配颈夹脊及肩井、肩贞、肩髃、肩髎、肩前、肩外等"肩六针"为主的局部取穴，效果斐然。

推拿方面，推拿科医生往往会专注于肩周肌肉的手法放松，也有人会结合突然的暴力抬肩松解粘连，随着治疗方法的增多，这种暴力性的手法我们已逐渐放弃。

没有哪一种方法是万能的，一种疗法只是另一种疗法的补充，肩周炎的治疗亦是如此。不尊中攘西，不崇西排中，中西医治疗的都是同一个人体，中西医结合综合治疗，不失为肩周炎一种合理的治疗方案。

# 三、冈上肌损伤诊疗思路探议

荣成的褚女士经营水产销售工作，频繁的捡拾动作让褚女士患了肩部疼痛的毛病，肩部外展时疼痛尤为严重，褚女士是哪里出了问题呢？

在此前的博文中，笔者曾戏称拱卫肩关节的十三块肌肉为"十三太保"，这"十三太保"包括：斜方肌、冈上肌、冈下肌、小圆肌、大圆肌、肩胛下肌、背阔肌、三角肌、肱二头肌、肱三头肌、喙肱肌、胸大肌及胸小肌。其中肩周四大"贴身护卫"：冈上肌、冈下肌、肩胛下肌、小圆肌，又统称为肩袖，而冈上肌损伤是又是肩袖损伤中最常见的肌肉。褚女士损伤的就是冈上肌，冈上肌损伤最为常见的损伤部位是位于肱骨大结节的止点处，但褚女士的损伤点是冈上肌的起点部位。

表1附："肩袖"的组成、作用、起止点、神经支配

| 名称 | 起点 | 止点 | 作用 | 神经支配 |
|---|---|---|---|---|
| 冈上肌 | 冈上窝 | 大结节上部 | 上臂外展 | 肩胛上神经 |
| 冈下肌 | 冈下窝 | 大结节中部 | 上臂旋外 | 肩胛上神经 |
| 小圆肌 | 冈下窝 | 大结节下部 | 上臂后伸 | 腋神经 |
| 肩胛下肌 | 肩胛下窝 | 肱骨小结节 | 上臂内收旋内 | 肩胛下神经 |

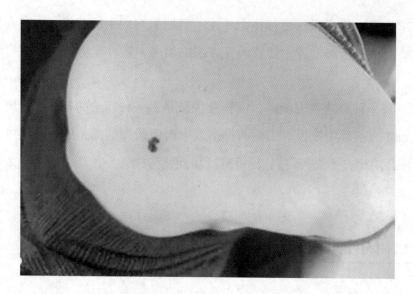

图7-5 褚女士的冈上肌损伤点

冈上肌起于肩胛骨冈上窝，肌腱在喙肩韧带及肩峰下滑液囊下、肩关节囊之上通过，止于肱骨大结节，被斜方肌和三角肌覆盖。冈上肌由肩胛上神经支配，其作用为固定肱骨于肩胛盂中，并与三角肌协同动作使上肢外展，由于肩关节活动频繁，冈上肌肌纤维细长且跨度大，冈上肌止点部位又是肩部肌肉收缩力量的交汇点，故极易受到损伤。

冈上肌损伤常表现为冈上肌肌腱的无菌性炎症，以肩关节疼痛、功能障碍为主要临床表现，好发于中青年及以上体力劳动者、家庭主妇及运动员等。单纯冈上肌损伤以上臂外展60°-120°（疼痛弧）时，疼痛最为剧烈。

上肢外展上举运动中，冈上肌腱在肩峰与肱骨头之间隙中滑动，容易受到肱骨头肩峰间的撞击、夹挤，造成冈上肌腱造成慢性劳损，或因年龄增大，长期反复受累造成冈上肌肌腱本身的退行性变化，由于冈上肌肌腱表面与肩峰之间为肩峰下滑囊，所以冈上肌损伤、肩峰下滑囊炎二者往往并存，且相互影响。

冈上肌肌腱肱骨大结节止点近侧约1cm范围，为该肌腱的乏血管区，血液供应最差，也是受到应力作用影响的最大区域，常称为"危险区域"，当此"危险区域"发生肌腱变性坏死时，在腱纤维断裂修复过程中，局部游离钙离子析出并形成钙盐沉积于肌腱纤维内，造成钙化性冈上肌肌腱炎，钙盐沉积可造成对肩峰下滑囊的刺激，表现出肩峰下滑囊炎症状，钙盐沉积可向肌腱表面发展甚至破入肩峰下滑囊内，肩峰下滑囊的底部也可以出现囊壁增厚粘连。冈上肌肌腱需要肩峰下滑囊分泌滑囊液濡养，滑囊囊壁的增厚闭锁也可能造成滑囊液分泌不足，从而加重了冈上肌肌腱的病理损害。

由于冈上肌肌腱的自身特点，且易受到研磨、撞击、夹挤等损伤，所以在肩袖肌肌腱群中，冈上肌肌腱退变及肌纤维断裂发生率最高。在中老年人及从事体力劳动人群中，冈上肌肌腱在退行性变化基础上常呈部分撕裂，当大块钙盐沉积物浸润冈上肌腱时，一次无准备之外展位急速内收上臂动作，就可导致肌腱的大部分或完全性断裂。家父两年前，仅仅因为一个刨地的动作，就导致了冈上肌肌腱大半断裂的严重后果，无奈接受了微创手术治疗，所以中老年冈上肌损伤患者，在肩关节活动时，一定要注意活动量及活动幅度。

汇总下冈上肌损伤的临床表现：

①以肩峰大结节处为主的疼痛，肩外展时疼痛尤著，并可向颈、肩和上肢放射；

②肩关节活动受限，肩关节外展至60°－120°时活动受限并引起明显疼痛为主要特征，当大于或小于这一范围及肩关节其他活动不受限制，亦无疼痛；

③在冈上肌抵止部的大结节处常有压痛，并随肱骨头的旋转而移动；

④核磁共振、肌骨超声检查常可见冈上肌肌腱炎性水肿、损伤及断裂等变化，X线检查时，常可发现冈上肌肌腱钙化、骨质疏松等变化。

冈上肌损伤一经确诊，可以进行以下的治疗。首先要注意避免肩关节过度的劳累，防止局部损伤进一步加重，如果在早期症状不重，疼痛轻微，不影响肩关节的活动，可以口服非甾体类消炎镇痛药物，比如布洛芬、美洛昔康等，也可结合中医辨证原则，口服中医汤剂及中成药。疼痛较剧烈者，也可以进行类固醇类药物局部注射治疗，但是值得注意的是，该类药物局部注射时，浓度不宜过高，并且只可注射到肌腱周围，而不能注射到肌腱上，以免加重肌腱病理损害。这是因为局部注射的类固醇类药物，多为混悬制剂，在吸收的同时，微小颗粒极易阻塞局部微小血管，而该处的肌腱属于血运不充沛的乏血管区，微循环的障碍会加重肌腱的病理损伤，甚至造成肌腱自发性断裂的严重后果。

针灸治疗对于早期的冈上肌损伤效果较好，慢性损伤效果稍差。常用的针灸治疗配穴一般采用局部选穴与远端选穴相结合，局部选穴主要包括"肩六针"

（肩髃、肩髎、肩井、肩贞、肩前、肩外），远端取穴包括：对侧肩痛穴及条口透承山、患肩疼痛部位对侧对应点，同侧颈4/5/6夹脊穴等。针灸不仅包括针，还包括灸，针刺配合局部的雷火灸治疗，往往能够收到良好的治疗效果。

小针刀疗法对于冈上肌慢性劳损有较好的治疗效果。小针刀治疗取效机理主要为对病损或钙化的肌腱以及闭锁的肩峰下滑囊的减张减压，但是要注意的是，在进行小针刀治疗前，最好能够进行核磁共振、肌骨超声等影像学检查，因为很多肩痛病人在治疗前往往就存在肩袖损伤，没有进行检查就冒然进行针刀治疗，后期病人如果行上述检查提示存在肩袖损伤等异常结果，小针刀治疗施术者往往就成了"背锅侠"。

如果在核磁检查中存在较严重的冈上肌断裂损伤，同时临床上出现了肩关节明显的活动受限，可以进行关节镜手术治疗。关节镜下可探查到冈上肌损伤的程度，根据损伤的程度进行肌腱的缝合、修补。

"肩痛"的病因很复杂，肌肉、韧带、滑囊、神经、风寒湿等外邪、颈椎源性病因等都可导致"肩痛"的发生。功能性损伤及较轻微的器质性损伤可以通过保守疗法取得疗效，严重的器质性损害往往需要进行各类微创性手术治疗才能收到效果。

## ▶▶ 四、肱三头肌损伤诊疗思路探议

老天从来不会同情懦弱的等待者，却总会给执着者一丝逆转的机会，在困境中坚持，在迷茫中理性，在努力中求索，在执着中希冀，在黑暗中迎来朝阳，在风雪中傲然绽放，大丈夫生于天地之间，当以梦为马，不负韶华。

风雪凌然，基层挂职继续，节后开诊第一天，来诊的病人中，有一位特殊的肩痛病人，值得总结分享一下。

徐某，男，48岁，销售经理，日常生活中，除了适当的体育锻炼，并没有太多的体力活动。在20多天前，徐经理无明显诱因出现了左肩关节后侧的深在性疼痛，夜间不能左侧卧，左臂后伸内旋触摸后背功能受限，左上肢触摸对侧肩部，也会诱发肩部钻心的疼痛，而自己用力把左肩关节周围肌肉紧张起来再

活动，一般不会出现疼痛，但是如果把肩周肌肉放松，上臂下垂，做上述的几个动作，疼痛依旧会卷土重来。这是哪里出了问题呢？徐经理一头雾水。

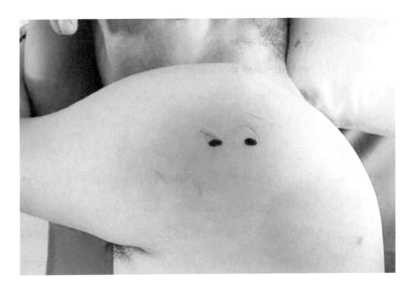

图7-6　徐某"肱三头肌损伤"针刀治疗点

准确的诊断未必都要依赖各类设备检查，详尽的查体往往是最不能缺少的。通过一番仔细的指下查体，患者病因逐渐露出水面。肩关节周围直接相关的十三组肌肉群中，最常见的损伤来自组成肩袖的四组肌肉：冈上肌、冈下肌、肩胛下肌及小圆肌，其次易损伤的肌肉还包括三角肌、肱二头肌、胸大肌等，而其他肩周肌群，损伤的机会就要少得多了。但是，这位患偏偏者损伤的就是这很少发病的肌肉群之一——肱三头肌长头。

诊断是一切治疗的基础，诊断明确了，治疗就会简单很多，一次针对性的治疗后，患者下床再重复上述能诱发疼痛的动作，就已经复制不出同样的疼痛感了。

复习一下肱三头肌的解剖知识。肱三头肌属于上臂后群伸肌，是使肘关节伸直的主要肌肉。起端有3个头：长头起自肩胛骨的盂下粗隆；外侧头起自于肱骨背面的近端，内侧头起自于肱骨背面的远端，3个头向下共续于一个腱，止于尺骨鹰嘴。此肌功能为伸前臂，并助内收上臂。受源自颈6—8的桡神经支配。

肱三头肌腱损伤的严重型，见于肘半屈位手撑地摔倒时，肱三头肌因猛烈收缩而断裂，这种断裂不是我们的探讨范畴，一般交由骨外科处理。除此之外的肱三头肌急慢性损伤，则属于我们保守治疗的范畴。上面这位患者的表现，就是肱三头肌损伤引起的典型局部症状，除此之外，肱三头肌损伤还会引起一些远端的牵涉痛。

常见的牵涉痛关联部位包括：

①上臂背面，肩部至颈部的背面，前臂至手背；

②肱骨外上髁，前臂桡侧；

③上肢的背面；

④尺骨鹰嘴；

⑤肱骨内上髁，前臂内侧至环指、小指的掌面。

在临床查体中，我们往往也能找到如下常见扳机点：

①肱三头肌长头与大圆肌交界处远端的长头内。

②肱三头肌内侧头的外缘，肱骨外上髁上方。

③肱三头肌外侧头的外缘，在上臂中段。

④肱三头肌内侧头，在尺骨鹰嘴正上方。

⑤肱三头肌内侧头的内缘，肱骨内上髁。

从上面笔者的总结中，我们可以看出，除了肩痛症状外，肱三头肌损伤患者还会出现颈背、臂、肘、手掌内侧的牵涉性疼痛，以及肘关节的功能障碍表现，临床中不可不知。

## 》 五、小圆肌损伤诊疗思路探议

前几天的博文中，分享了临床接诊病人中的一位以"后肩痛"来诊的患者，经过综合分析诊断为"肱三头肌长头损伤"，予以针对性治疗后，病情迅速缓解。昨天又接诊到一位"后肩痛"的美女，那这位美女的肩痛原因也是"肱三头肌损伤"吗？我们一起来分析下。

楚某，女，39岁，因"过度分拣鲍诱发左肩后侧疼痛半年余"来诊。疼痛呈持续性酸痛，脱衣、左臂前举触摸对侧肩膀、或左肩斜挎包过久时疼痛加重，提重物时疼痛无明显加重，有时还会出现患肢尺侧的串麻，未行特殊处理，经休息病情无明显好转，来诊。查体：肩关节活动度可，前伸、外展、后伸内旋无明显障碍，唯一的阳性体征是位于左小圆肌止点处的明显压痛。结合患者的诱因、症状及体征，诊断就十分清晰了，这位患者就是典型的"左侧小圆肌损伤"。

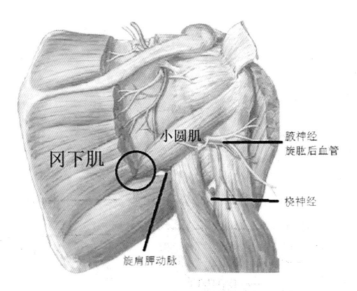

冈下肌　　小圆肌　　腋神经　旋肱后血管　桡神经　旋肩胛动脉

图7-7　肩周四大贴身护卫之一——小圆肌

肩关节是人体活动度最大的关节，共有十三块肌肉共同拱卫肩关节，笔者戏称其为"十三太保"，包括：斜方肌、冈上肌、冈下肌、小圆肌、大圆肌、肩胛下肌、背阔肌、三角肌、肱二头肌、肱三头肌、喙肱肌、胸大肌及胸小肌。这"十三太保"中，最容易受到损伤的是肩关节四大贴身护卫：冈上肌、冈下肌、小圆肌、肩胛下肌，又称为肩袖，我们临床中常说的"肩袖损伤"，指的就是这几块肌肉的损伤。

肩袖又叫旋转袖，是包绕在肱骨头周围的一组肌腱复合体，肱骨头的前方为肩胛下肌腱，上方为冈上肌腱，后方为冈下肌腱和小圆肌腱，这些肌腱的运动可帮助肩关节旋内、旋外和上举活动，但更重要的是，这些肌腱将肱骨头稳定于肩胛盂上，对维持肩关节的稳定和肩关节活动起着极其重要的作用。上面这位患者反复捡拾鲍鱼，实际上就是一种反复的后伸外旋动作，长久以此，便造成了启动肌——小圆肌的损伤。

小圆肌，位于肩关节的后面，冈下窝内，起始于肩胛骨的腋窝缘上三分之二背面，与"闺蜜"冈下肌紧密依偎，经肩关节后部，抵止于肱骨大结节下部。

小圆肌损伤一般均有外伤史或急慢性劳损史，感肩后部酸胀疼痛不适，常伴有患侧上肢无力；患者手腕放于对侧肩上，肩胛骨外缘可触及压痛或条索状物，疼痛可向患侧上肢放射；患侧肱骨大结节后下部可有压痛；X光片等检查排除骨病变。

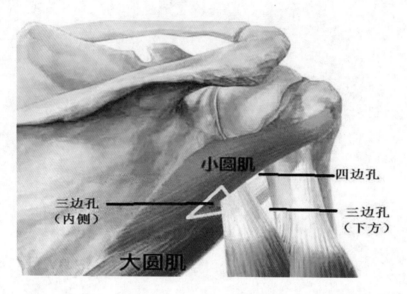

图7-8　小圆肌及四边孔

那为什么笔者确定是小圆肌止点的损伤，而不是她的"闺蜜"冈下肌损伤呢？首先我们看这位患者的阳性压痛点，位于肱骨大结节的稍下方，而不是冈下肌的止点肱骨大结节；再看患者的另一个重要症状，就是患肢尺侧的串麻。这里复习一个解剖名词——四边孔。四边孔是位于肩关节后方内侧的肌间隙，其前上方为肩胛下肌和小圆肌，后上方为臂三头肌长头，前下方为肱骨颈，后下方为大圆肌，外侧覆盖有三角肌、筋膜和皮肤。通过此孔的腋神经于此处分出臂外侧皮神经，经三角肌下缘入于皮下。小圆肌参与了四边孔的组成，其损伤痉挛后，就会刺激穿过四边孔的腋神经，通过神经传导，诱发患肢的串麻，临床中，很多此类患者常常会误诊为神经根型颈椎病，需要鉴别清楚，以免误诊。

当外伤或急慢性劳损造成小圆肌肌腱附着点的撕裂、拉伤、出血、炎性渗出等病理性损害，随着人体的自我修复，很多情况会恢复至正常状态，也就是痊愈，但也有可能局部会出现一些不良修复，形成粘连、瘢痕、挛缩等，刺激卡压穿行其中的微小神经分支，而产生疼痛等症状。

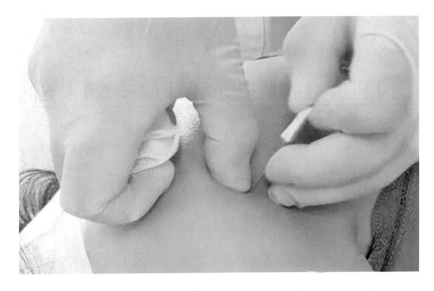

图7-9　小圆肌止点针刀治疗

　　诊断是治疗的基础，诊断清楚了，治疗也就明确了很多，根据接诊医生的专业特点，很多治疗方法都是可以采用的。比如推拿拉伸、针灸局部滞针手法、中成药活血化瘀、非甾体类药物消炎镇痛、局部神经阻滞、小针刀局部松解等。笔者最常用的治疗方法就是小针刀松解后手法治疗，一次治疗后，患者的疼痛就已基本消失。

　　针刀治疗流程如下：①患者侧卧于治疗床上，患肢屈肘内收放于对侧肩周，充分暴露治疗部位，定点；②局部行常规消毒，铺无菌洞巾；③于病变定点处进针，针刀刀口线与皮肤垂直、与小圆肌肌纤维方向平行刺入，达骨面，紧贴骨面在肌纤维或条索状肌束中行纵疏横剥，有硬结者刺切数针，出针刀。

　　术后手法治疗：术者立于患侧，一手托其肘部将上臂外展，以手掌指关节或小鱼际于肩关节后方或肩胛骨腋缘，施滚揉手法数分钟，同时活动肩关节，以达到舒筋通络之目的。术者再以一手握患肢肘部将上臂外展、内收，同时另一手拇指弹拨该肌数十次，并顺该肌纤维方向施理筋手法数遍；而后，术者立于健侧，一手固定健侧肩部，另一手握患肢腕部，先活动肩关节数次，趁其不备，迅速向健侧前方顿拉一次，手法结束。

　　提起"肩痛"，很多人的第一想法就是"肩周炎"，但实际上大部分"肩痛"

患者都达不到"肩周炎"的诊断标准，而仅仅是"肩周十三太保"中一些肌群损伤罢了，明确诊断，精准治疗，才能达到"效如桴鼓"，针出即愈的效果。

## ▶ 六、冈下肌、小圆肌损伤诱发上肢尺侧麻木案例探议

镇上的邵老哥因"右上臂至小指串麻4月余"来诊，颈椎核磁检查提示：邵老哥的颈5/6、6/7椎间盘突出伴椎管狭窄，结合患者的症状，乍一看，妥妥的神经根型颈椎病，椎管内因素引起的上肢小指串麻。但事实真的是这样吗？综合分析，邵老哥的症状还真就不是颈椎引起来的。

在近期的公众号博文中，笔者曾经多次提到引起上肢麻木的各种病因及治疗，如颈椎间盘、椎周软组织、斜角肌、胸廓出口到肘尺管、腕管、上肢相关肌群等，除了这些，其实还有一组"看似不相干的沉默肌群"也可以引起上肢乃至小指的串麻，这就是冈下三肌，尤其是其中的冈下肌、小圆肌。

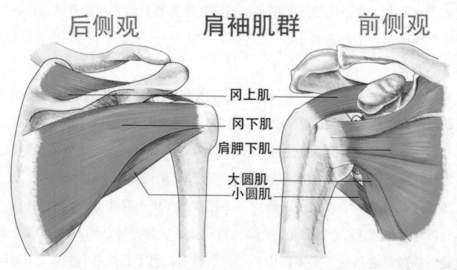

图7-10 "沉默杀手"——冈下三肌

冈下肌和小圆肌均位于肩胛骨冈下窝，冈下肌起自冈下窝内，止于肱骨大结节，小圆肌起始于肩胛骨的腋窝缘上2/3背面，止于肱骨大结节下部。他们是

肩关节外旋、内收和后伸的重要肌群。看似他们与臂丛神经并未太多的直接接触，但《解剖列车》一书中的肌筋膜链理论认为，这组"沉默的肌肉"中，除了可以引起前肩部疼痛和功能受限外，也可以通过肌筋膜链，产生沿着上臂和前臂向下传送，直至整个手的尺侧的麻木疼痛。

做医生真的不容易，往往忽视了一点蛛丝马迹，就会造成疾病的误诊和漏诊。临床中我们经常会忽视这个"沉默杀手"导致的上肢麻痛，但实际上，这种情况并不少见，包括这位来诊的邵老哥。邵老哥虽然影像学检查结果提示其颈椎间盘突出较为严重，但查体体征并不明显，追问病人病史，患者发病前曾因抬举沉重木材拉伤右肩部，自述其小指的麻木是从右肩胛后侧沿上肢后侧直达小指末端，查体可以在冈下肌、小圆肌的起止点扪及明显的压痛及条索。取上述阳性点，一次小针刀松解治疗后，患者麻木感减轻大半，今天二次治疗，术后患者的症状几近消失。

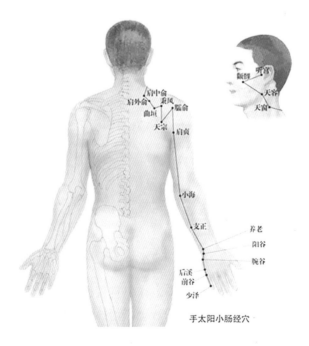

图7-11　手太阳小肠经

中医经常会提到一条重要的循行于肩臂的经脉——手太阳小肠经，这条经脉是怎样循行的呢？《灵枢·经脉》中云："小肠手太阳之脉，起于小指之端，循手外侧上腕，出踝中，直上循臂骨下廉，出肘内侧两骨之间，上循臑外后廉，出肩解，绕肩胛，交肩上……"。结合上面我们所描述的症状，手太阳小肠经的经络循行路线，与《解剖列车》一书中所描述的肌筋膜链传导路线惊人的一致。果然古人诚不欺我也。

## ▶▶ 七、上肢肌肉萎缩案例探议

因"右上肢肌肉萎缩，右手蜷曲不能伸直半年余"来诊的张大哥近日出院了，治疗效果还不错，蜷曲的手掌能够已经完全伸展开来，后续的治疗就是自主康复训练了。

一个多月前，张大哥因上述症状来医院就诊，接诊医生建议其进一步检查并住院治疗，但张大哥并不在乎，给出的理由很直接——家里农活没干完。不舍的放下手中农活的庄稼汉子，在我们反复的规劝下，终于在秋收结束后，来到我们医院接受治疗。

颈椎核磁检查提示：患者存在多节段的颈椎间盘突出、黄韧带肥厚并椎管狭窄，颈髓在前后夹击下如同念珠样，结合张大哥的症状体征：项背部酸痛不适，右上肢肌肉萎缩，肌力减退，右手诸指蜷曲不能伸直，综合分析，诊断为："神经源性肌肉萎缩症"。

这类疾病，即便是在三甲医院，治疗手段也不是太多，手术治疗风险大，保守治疗效果差，但是，又不能坐视不管，任其病情发展，跟张大哥沟通后，一套中西结合的综合治疗方案陆续展开。

先来科普下"神经源性肌肉萎缩症"的病因、症状、体征。大家都知道，神经是支配着我们完成各种事情的重要途径。神经源性肌肉萎缩的病因有很多，比如营养障碍、缺血和中毒等，都有可能导致神经发生病变，从而演变为神经源性肌肉萎缩。前角病变、神经根、神经丛、周围神经的病变等也有可能引起神经兴奋冲动的传导障碍，从而使部分肌纤维废用，产生废用性肌肉萎缩。神经源性肌萎缩主要是脊髓和下运动神经元病变引起，见于脊椎椎骨骨质增生、椎间盘病变、脊神经肿瘤、蛛网膜炎、神经炎、神经丛病变、脊神经肿瘤、蛛网膜炎、神经炎、神经丛病变、神经损伤、脊髓空洞症、运动神经元性疾病、格林-巴利综合征、脑部病变和脊髓病变等导致的废用性肌萎缩症等。而本例患者的直接病因就是颈椎椎管内病变。

病因找到了，下一步的就是治疗。颈椎是根本病位，自然是治疗的重点，因为身在基层医院支援，我们这边不具备手术治疗的条件，并且患者也不愿接受，椎周软组织的针刀整体松解术成了我们的首选治疗手段。通过相关节段椎旁周肌群、小关节的整体松解，绷紧的肌群松软下来，椎周肌群不紧张了，椎管内的压力也自然而然的降了下来，对臂丛神经的压迫就会减轻，神经根的血运也会得到改善，患者项背部的酸痛不适，右手诸指蜷曲不能伸直等症状，也就逐渐缓解了。

经常说到小针刀，也经常使用小针刀，在笔者眼中，小针刀是目前践行中西医结合的最理想器具之一。小针刀即是针又是刀，直径只有0.8毫米，以针的形式进入人体，以刀的方法进行松解，对人体的创伤微乎其微，在治疗理念上，既有中医整体观念的体现，又有西医微观理念的运用。作为进入中医药大学和教材的优秀中医微创治疗器具，本应该成为我们中医人的骄傲，但是，很多人对针刀和针刀理念不作深入了解，便横加指责，没有扎实的微观解剖基础，就盲目操作，出了问题，便一股脑的推到针刀身上，其实针刀又何罪之有呢？

针刀的操作确实是有局限的，尤其中医已经走上了"精于气化，略于形质"的道路，"中医是不讲解剖的"这一错误观念，很是深入人心，其实中医是讲解剖的，而且曾经做的很好，古中医时代，中医的解剖是领先世界的，只是我们现在的中医人没有把这种传统保留传承下来，个中缘由，此前的博文中已经谈到，不做赘述。但现在西医确实在解剖病生理方面做的更好，我们治疗的是同一个人体，为世人牟利益的东西我们都应该来共同分享，而不是互相排斥诋毁，针刀其实就是这样一个中西医结合的媒介。

就颈椎针刀松解术而言，针刀松解点跟中医颈椎周围腧穴很多是高度一致的，山东省千佛山医院刘方铭教授总结推出的"颈周腧穴松解治疗方案"，就是在此中西结合基础上建立的。"脑户"、"大椎"、"颈夹脊"、"风池"、"完骨"、"大杼"、"肩井"及"肩外俞"等等，都能找到与之对应的解剖组织，名头虽不同，但治疗部位是高度相似的。

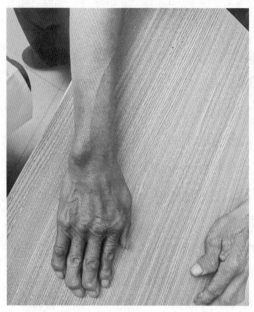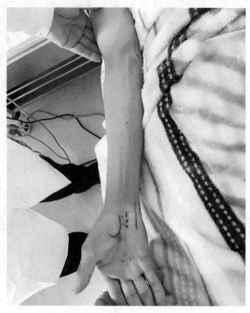

图7-12 针刀治疗点图片

就这位患者而言，除了颈椎部位的针刀治疗，我们需要关注的就是局部了，患者手指蜷曲不能伸直，食、中、环、小指掌指关节呈尺偏畸形，掌指关节尺侧挛缩关节囊、与手指屈肌腱相连的前臂掌侧紧张的肌腹部位是我们局部松解的重点。

这里我们要重点提及松解尺度的问题，视患者的肌力而定，宁少勿多，宁轻勿重，间断分次松解，既要保证挛缩肌群的拉伸，又要不影响肌力，这也是我们进行此类操作的基本原则。

除了针刀治疗，剩下的就是我们的纯中医治疗了，从中医角度来看，"神经源性肌肉萎缩"属于中医"痿病"的范畴中。痿病系指外感或内伤，使精血受损，肌肉筋脉失养以致肢体弛缓、软弱无力，甚至日久不用，引起肌肉萎缩或瘫痪的一种病证。痿者萎也，枯萎之义，即指肢体痿弱，肌肉萎缩。

《内经》有许多篇章对"痿病"进行了讨论，《素问·痿论》还作了专门论述。病因病机方面，主张"肺热叶焦"，筋脉失润；"湿热不攘"，筋脉弛缓。病证分类方面，根据五脏与五体的关系，提出了"痿躄"、"脉痿"、"筋痿"、"肉痿"、"骨痿"的分类方法。治疗方面，提出了"治痿者独取阳明"和"各补其荥而通其俞，调其虚实，和其逆顺"的针灸治痿原则。

《三因极一病证方论·五痿叙论》指出情志、劳逸致"内脏精血虚耗，荣卫失度……故致痿躄"，"痿躄证属内脏气不足之所为也"。《丹溪治法心要·痿》不但立专篇论述痿病，而且指出病因"有热、湿痰、血虚、气虚"。明代张介宾在《景岳全书·痿证》中强调"非尽为火证……而败伤元气者亦有之"，并强调精血亏虚致痿："元气败伤，则精虚不能灌溉，血虚不能营养者亦不少。"

中医治疗有两大利器——针和药，先说方药，结合张大哥的舌、脉、病史、症状及体征综合分析，该患者痿病的病机当为精血不足，血不养筋，筋脉失养，当治以益气养血、活血通络为主，方选黄芪桂枝五物汤合补阳还五汤酌加补益肝肾之品。黄芪桂枝五物汤出自《金匮要略》，主治营卫虚弱之血痹，《金匮要略》中云："血痹阴阳俱微，寸口关上微，尺中小紧，外证身体不仁，如风痹状，黄芪桂枝五物汤主之。"补阳还五汤出自清代王清任《医林改错·卷下·瘫痿论》，方中采用大量补气药与少量活血药相配，气旺则血充，气行则血行，活血而又不伤正，共奏补气活血通络之功。二方相合兼以补肾，共奏益气养血、活血通络之功。

再论针灸，在针灸选穴方面，以局部取穴、循经取穴为主，远端取穴为辅，补通结合，选穴颈夹脊、肩井、手三里、外关、合谷、后溪、八缝以通为主，配以腹四门、足三里、脾俞、肾俞以补为用，穴分两组，交替施针。

值得一提的是，在既往针药并用案例中，常于针刺结束后施以手法，但该例患者是慎不可用的，原因只有一个，患者的椎管内病变太严重了，常走夜路，总会遇到鬼，常走河边，总会湿到鞋，医者治病，如临深渊，如履薄冰，当以谨慎为要。

经过20多天的治疗，张大哥颈项背部的酸痛不适已完全消失，右手蜷曲的手指已能完全伸直，剩下来的就是继续的康复锻炼了。

中西医结合，看上去很美的一件事情，但中西医作为两条平行线，没有一种横向思维的沟通，很难结合到一起，真正的中西结合，虽然很难，但我们一直在努力。

## 八、上肢麻木案例探议

来诊的徐阿姨从半年前开始，右上肢逐渐出现麻木无力，尤其以右小指的麻木为重，并伴有虎口区的肌肉萎缩，不能持重物，不能精确握住细小的东西，用患者自己的话说，左手能提一斤的东西，右手只能提5两。看到自己的病情在日间加重，徐阿姨便到上级医院进行了相关检查，最终诊断为"肘管综合征"，并建议其手术治疗，孝顺的儿子不忍心也不放心让老母亲冒然手术，便带着老母亲找到笔者，看看有没有更安全的治疗方法。

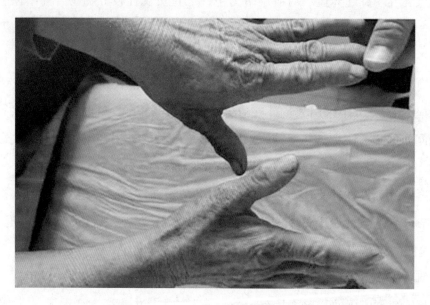

图7-13　虎口区的肌肉萎缩

没有明确的诊断，就没有准确的治疗，依旧是例行性的详细指下查体。查体发现：除了右上肢肌力的减弱，感觉功能减退外，患者颈椎4-6棘突两侧压痛（+），右前臂旋后肌管入口桡神经深支循行区域的压痛（++），右肱骨内上髁偏掌侧区域的压痛（+），轻压即有通向小指的串麻感。核磁共振检查提示：颈4/5椎间盘突出并椎管狭窄。结合症状体征影像综合分析，该患者属于臂丛神经的"多卡"现象，卡压部位包括颈椎、肘管、右前臂旋后肌等，为什么这么说呢？我们简单分析一下。

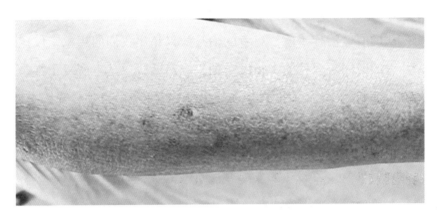

图7-14　肘管针刀松解点

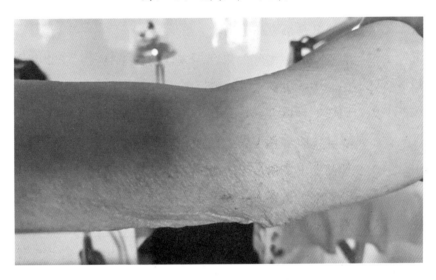

图7-15　旋后肌管针刀松解点

从解剖学来看，在肱骨内上髁与尺骨鹰嘴之间有一弧形窄而深的骨沟，有深筋膜横架于上，形成一骨性纤维鞘管，即尺神经沟，也称肘尺管，管内为尺神经及尺侧上副动、静脉。肘管综合征是由于创伤等原因，造成该骨性纤维鞘管的狭窄，而产生一系列尺神经压迫症状。症状早期患者常感到小指指腹麻木、不适，有时写字、用筷子动作不灵活。症状加重时，尺侧腕屈肌及环指、小指指深屈肌力弱，如果压迫时间长，可引起前臂尺侧、小鱼际及骨间肌的萎缩。虎口区的肌肉属于骨间肌，而骨间肌的支配神经来自尺神经分支，结合患者的症状:右上肢麻木无力，查体:颈椎4-6棘突两侧压痛（+），右前臂旋后肌管入口桡神经深支循行区域的压痛（++），右肱骨内上髁偏掌侧区域的压痛（+），患者可能存在着以尺神经肘管区域卡压为主的"多卡"现象。小针刀松解术是松解此类卡压公认的有效治疗手段，患者的治疗效果超出我们的想象，仅仅一次针刀治疗，几天的时间，患者的小指麻木消失，前臂肌力基本恢复正常，为此老阿姨还专门发过来一段织毛衣的视频，并和儿子感谢不已。

儒文并载辅医路，德艺双馨为大成，

明察知理循根溯，正本求源攀巅峰，

勤来铭志平心境，道以修身磨锋棱，

谦忍调心沐春雨，仁义成性化暖风，

医者本无回春术，只愿余力济苍生。

儒以养德，明以知理，道以修身，勤以铭志，谦以调心，仁以成性，为医，只做儒医、明医、道医、勤医、谦医、仁医，这是笔者行医的底线与准则。为医不易，医者需要的，只是一个微笑，一声谢谢，一种安慰，一份理解。

## ▶▶ 九、肱二头肌长头腱断裂案例探议

新冬的第一场雪，让威海这座滨海小城更加妩媚，青山、碧海、翠岛、湖光、趣园……就连天空飘过的乌云似乎也是庄重典雅的。天寒地冻，老百姓们的治疗热情却没有降低，门外排满了病人，其中包括一个多月前，经过我们综合治疗，症状明显缓解的神经根型颈椎病患者车老伯。车老伯原来的颈肩臂麻木疼痛症状已经消失，但是最近总是感觉右胳膊没有力气，提点东西就觉得很吃力，难道是原来的毛病又犯了？车老伯心里犯起了嘀咕。

重新仔细查体，老伯颈肩臂也并没有与颈椎病相对应的阳性体征，倒是病人的一句话引起了我们的注意，"大夫你看看我这胳膊最近怎么变粗了，摸着胳膊上长了个东西，是不是个粉瘤啊"，顺着老伯的手指，我们确实触摸到一个鸽蛋大小的肿物，只不过这个肿物是活动的，边界清晰，深在肌层，与表皮并无连接，"粉瘤"基本是可以排除的，那这个肿物是什么东西呢？它与患者的上肢

无力是否有什么关系呢？难道是肌肉出了问题？同在泊于医院支援的威海中医院骨科学术带头人张磊主任给我们一个明确的诊断："这不是长什么东西，而是你的肱二头肌长头腱断了"。

"肌腱断了？不大可能吧，我也没受过什么外伤啊"，"肱二头肌长头腱断裂，未必一定要有比较严重的外伤，慢性劳损就足以让肱二头肌长头腱磨断，我们科每年都能接诊到多例这样的患者，大多都是磨断的"，张主任肯定的说。老伯仔细回忆着，"有一次，我抬苹果时，咯噔一下，我也没在意，是不是就是那次扯断的，不过筋断了，怎么我的胳膊还能动呢"，"肱二头肌有两个头，我们临床中常见的是长头腱的断裂，不是还有短头腱吗，虽然肌力还是会减弱的，但是一般的关节屈伸等动作，还是可以完成的"，张主任继续耐心解释到："你胳膊上的这个所谓的肿物，其实就是长头腱断端挛缩在那里而已，曾经有部动画片，叫《大力水手》，只要吃下神奇的菠菜，大力水手的手臂就会变粗。其实你这个病，我们也叫大力水手病，虽然上臂鼓起来一个包，显得很粗壮，也没有任何疼痛的感觉，但只不过是肱二头肌长头肌断裂导致右臂肿胀罢了"。

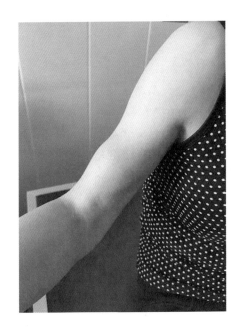
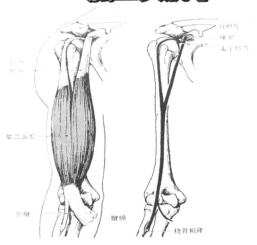

「了解身体浅层肌肉
——肱二头肌」

图7-16

张主任继续解释说，肱二头肌之所以叫"二头肌"，就是因为它有两个"头"。这里并不是脑袋的意思，而是指两个肌腹，一个叫"长头"、一个叫"短头"，"兄弟俩"一道用力，能发挥弯曲胳膊（屈肘）的作用。肱二头肌长头是今天的主角，叫"长头"真的是因为它比较长，尤其是肌腱部分。这根肌腱从肩关节前方的骨槽里穿过，连接到肩胛骨上，不过，它修长的身段并未给它带来什么好运，肱二头肌长头腱是肩关节肌腱病最易发生的部位之一，随着年纪增大，长头腱已脆弱不堪，像一根老化皱裂的橡皮筋，禁不住反复折腾，就会绷断，肌肉往手肘方向收缩成一团，上臂中段就会隆起来。

张磊主任表示，年轻患者肱二头肌腱断裂将影响前臂的屈曲与旋后功能，应及时修复。而像车老伯这样的年老病人，由于断裂肌腱已严重退变，往往无法直接缝合修复。如对功能影响不大，则不必手术；少数症状严重、功能障碍明显者，应手术治疗，将断腱移至喙突或固定在结节间沟，同时行前肩峰成形术，以消除撞击因素。

经过张主任的一番解释，车老伯虽然有些遗憾，但还是满口称谢的回去了。

在基层，总会遇到各种各样的病人，由于专业特点，很多病人往往会超出我们的认知范围，除了加深业务学习，多学科的联合会诊，往往在很多疾病的诊断中起到非常重要的作用。学海无涯，我们一直在努力。

## ▶▶ 十、肱骨外上髁炎诊疗思路探议

念医科的同学嫁到了国外，老公瑞典籍，人高马大，体格健硕，近两米的身高，活脱脱的一个"北欧海盗"，曾打趣那位"帅锅"："阁下从祖上就四肢发达，风里来，海里去，杀人、抢劫、强奸、绑架美女，不会现在还干这些勾当吧"，"帅锅"眉头一挑，双手一摊，瞥向我同学："不不不，我们现在不杀人，不抢劫，强奸和绑架美女，偶尔还是会干的"。几年前，同学偕老公回国，却见"帅锅"提不起精神来，原来担任银行经理的"帅锅"，因为协助手下搬了几箱大块玻璃，把肘关节给累坏了，端不得饭碗，扫不了地，瑞典国内的医疗技术并不差，但就是这么个小小的"网球肘"，各路北欧大神愣是没有解决好。

国外的月亮不明亮，就用国内的月亮照一照，一枚直径0.8毫米的小针刀，一次治疗，等"帅锅"回国的时候，肘痛已经痊愈了。"帅锅"回国后，向他的

医院院长同学一顿吹嘘，中国医生是如何如何用一根"细铁丝"把他的病痛解决的，从"帅锅"夸张的表情、张扬的肢体语言、夸大的描述，不难想象他那位院长同学有多懵懂。

故事讲完，再来科普下什么是"网球肘"。网球肘，又叫肱骨外上髁炎，是肘关节外侧前臂伸肌总腱肱骨外上髁起点处的一种慢性损伤性炎症，肱骨外上髁是前臂伸肌的起点，由于肘、腕关节的频繁活动，长期劳累，使腕伸肌的起点反复受到牵拉刺激，引起部分撕裂和慢性炎症改变。1873年，一名德国医生对本病首次进行了报道，并命名为"作家肘"，1882年，另外两名医生认为反手击球更容易诱发本病，故改名为"网球肘"，并沿用至今。

据调查，此病多发于经常做前臂旋转和反手运动的人员，几乎半数的网球运动员都受此困扰，而且与职业工种有密切关系，比如木工、钳工、泥瓦工等。本病18岁之前少见，多见于40-60岁年龄段。

本病多数发病缓慢，初期症状常表现为肘关节外侧酸痛及活动痛，疼痛有时可向上或向下放射，手不能用力握物，握锹、提壶、拧毛巾、打毛衣等运动可使疼痛加重。一般在肱骨外上髁处存在局限性压痛点，在伸肌腱上也可有轻度压痛点存在，有时压痛疼痛可沿前臂向手放射，严重者，可出现前臂肌肉紧张，肘关节不能完全伸直，肘或腕关节僵硬或活动受限。

网球肘的病因并不简单，相关学说众多，最常见的病因解释是前臂伸肌总腱的变性、撕裂和炎症。大部分网球肘治疗效果理想，但部分病例顽固难愈。

有学者在显微解剖中发现，该处有一细小如头发丝样的血管神经束，从肌肉、肌腱深处穿过肌膜或腱膜，最后穿过深筋膜到达皮下组织，在整个穿行过程中，肌筋膜的炎症和瘢痕、挛缩、肌紧张，都有可能造成该血管神经束的绞榨和刺激，而诱发顽固性疼痛。笔者曾经在疼痛科工作过，科内曾行三例顽固性网球肘（包括两例双侧网球肘）的手术治疗，术中找到血管神经束并予以切断，临床效果良好，证明该血管神经束的卡压病因是真实存在的。

还有一部分学者认为，部分"顽固性网球肘"是由于颈椎病因引起来的，尤其是颈5、6神经根受到卡压刺激，往往会表现出肘外侧的疼痛，这也就是目前流行的"双卡"概念。此类病例，局部治疗效果是不理想的，颈椎病因的解除才是治疗的根本所在。

　　说完诊断，再谈治疗。相对制动，尤其是限制用力握拳屈腕动作是治疗和预防网球肘复发的基本原则。对于绝大多数网球肘患者而言，经过适当休息，服用非甾体类消炎镇痛药、理疗、膏药贴敷、局部药物注射等，收效容易，但很容易出现症状复发，这是为什么呢？前面我们提到过，网球肘多数与前臂伸肌总腱的慢性损伤有关，有损伤，除了伴有局部无菌性炎症外，往往还同时存在着瘢痕、粘连、挛缩、卡压等病理变化，口服或局部药物注射，往往只是消除了无菌性炎症，却没有把上述的病理损伤做到很好的处理，这就是网球肘容易复发的主要原因。那怎么处理呢？笔者首先推荐的就是小针刀治疗。

　　现在临床上使用的小针刀，直径从0.6mm到1.2mm不等，不过笔者最常用的就是0.8mm的4号小针刀了。小针刀前面有一个扁扁的类似于微型螺丝刀样的刀刃，定点定向，顺肌腱纤维刺入，先行纵疏横剥，再将针刀体横向倾斜，进行肌腱与骨面之间的粘连松解，最后行适当的手法操作，就可以做到不损伤肌腱，又能做到把局部粘连、卡压、瘢痕、挛缩松解彻底的效果。顽固性网球肘患者的针刀操作，尤其要重视针刀体在伸肌腱与骨面之间的操作步骤，将穿行的血管神经束破坏掉，才是效果持久的关键。笔者从事针刀治疗20余年，深感针刀入易而精难，但就网球肘而言，从笔者过千例的治疗经验来看，一次性治愈率达到95%以上是没有问题的。

　　在祖国医学中，本病属于"肘劳"、"伤筋"等范畴，气血亏虚、血不荣筋为本病内因；而肘部外伤或劳损、风寒外袭为本病外因。围针、温针、火针及艾灸都是有效的治疗方法。

　　围针法源于《内经》十二刺的扬刺法，是一种在病变部位周围进行包围式针刺以达到提高疗效目的的刺法。《灵枢·官针篇》曰："扬刺者，正内一，旁内四而浮之，以治寒气之博大者也。"采用围针配合温针和火针的温通经脉，治疗本病也可以取得满意疗效。

　　温针灸阿是穴，可充分发挥针刺与艾灸的双重作用，在刺激穴位、调激经气的同时，还可使热力透达病变深部，达到温经散寒、舒筋通络、活血化瘀的目的，且灸疗产生的温热通过刺激皮肤感受器，促进血液循环，起到活血通络、松解粘连，促进组织和神经水肿及无菌性炎症物质的消散吸收，改善代谢和营养血管神经的作用，使疼痛减轻或消失。

最后以曾经主持的一次学术交流会所写的诗文收尾：

今晚主讲网球肘，临床经验来分享，

肘痛莫言是小病，亦有顽固令人狂，

痛甚夜间难入眠，日久粘连关节强，

早期封闭来治疗，虽说有效效不长，

损伤不仅在局部，亦可累及桡滑囊，

下寻伸肌腱损伤，上寻病因颈椎上，

火针点刺亦可治，正骨理筋效亦强，

制动防护是基础，顽固疼痛可微创，

笔者首推针刀术，松解粘连效果良，

小疾治疗有百方，各方各有各方强。

## 十一、肱骨内上髁炎诊疗思路探议

上期说到肘关节外侧疼痛的主要原因——肱骨外上髁炎，他有一个优雅的名字——网球肘，那肘关节内侧疼痛的主要原因又是什么呢？答案是肱骨内上髁炎，它也有一个雅致的名字——高尔夫球肘，不打高尔夫球怎么也会得"高尔夫球肘"呢？我们先从一段"真实病案"说起。

某君，狼行虎步，壮如牛，形如塔，烈如火，声如豼，善角力，恃勇骄横于乡里，酒后海口大开："吾有吕布之勇，憾生不在三国，若在，取上将首级，必如探囊取物耳"。某郎不屑："奉先之勇，力敌三英尚不怯，君善角力，敢否轮战吾等十数后生乎？""有何不敢，尔等轮流上场便是"。两凳，一桌，某君左右开弓，掰腕角力，轮战某郎等十数后生，虽胜，力竭喘嘘不止，众人皆贺，赞其勇力。夜半，君感双肘痛楚难眠，臂不能持物，手不能提裤，羞于颜面，耻于启口，强忍月余，终不能愈，求诊于吾。针刀松粘连，中药善其后，周余痊愈。后提此事，哂笑不止，终不再骄横于市野。

　　上面这段"酷拽"，是根据真实案例演绎而成，纯粹为了娱乐娱教而已。下面接着科普一下什么是"肱骨内上髁炎"。

　　"肱骨内上髁炎"又称"高尔夫球肘"，与多种因素相关，常见相关因素有职业、家务劳动、运动创伤，年龄和体质也有一定的影响。肱骨内上髁是前臂屈肌及旋前圆肌肌腱附着处，经常用力屈肘屈腕及前臂旋前时，尺侧屈腕肌处于紧张收缩状态，从而易使其肌腱的附着点发生急性扭伤或慢性劳损。作投掷动作，或跌仆时手掌撑地，肘关节伸直而前臂过度外翻，可使前臂屈肌及旋前圆肌腱附着点部分撕裂。慢性劳损者多发生在腕、肘关节用力反复屈伸及前臂旋转活动，造成肌腱、韧带磨损，损伤后肌腱附着点出血可以形成血肿，局部损伤性炎症，肿胀挤压尺神经肌支引起疼痛。若治疗不及时或不当，则血肿机化造成局部组织粘连，在屈腕或前臂旋前时可因肌腱的牵拉而产生疼痛，尤在主动屈腕、前臂旋前时疼痛明显，有时可沿尺侧向下放射，屈腕无力。肱骨内上髁明显压痛，同时尺侧屈腕肌及指浅屈肌可有广泛压痛，抗阻力屈腕试验阳性，着凉时及夜间疼痛加剧。大家脑补一下高尔夫运动员的运动姿势，就不难理解该病的发病机理了。

　　"肱骨内上髁炎"的病理改变包括：内上髁屈肌旋前肌起点处胶原纤维退变和血管成纤维细胞的增生，肌腱的破碎和撕裂，血管肉芽组织的积聚和肌腱坏死，同时伴发继发性的炎症反应。那肘关节内侧疼痛都是"高尔夫球肘"吗？倒也未必。我们在临床中应该与"神经根型颈椎病"相鉴别。

　　"神经根型颈椎病"也可表现为上肢外侧疼痛，容易和本病相混淆，但神经根型颈椎病的上肢外侧疼痛为放射性痛，手及前臂有感觉障碍区，无局限性压痛，这是与本病相鉴别的要点。

　　说完诊断，再谈治疗。"肱骨内上髁炎"的治疗，对于绝大多数患者而言，仍以保守治疗为主，中西医治疗方法与"肱骨外上髁炎"相似，不再赘述。

　　也有顽固性经非手术治疗无效者，可以考虑手术治疗。在手术切口的选择方面，如果术前考虑可能行尺神经转位，可将切口后移至肱骨内上髁的后方以利于肘管的显露。采用U形腱瓣的方法既能彻底的清除退变组织，又能进行可靠的修复以保证屈肌总腱的稳定性。总之，开放手术是治疗顽固性肱骨内上髁炎可靠的治疗方法之一，也是最后一道保卫闸门。

## ▶▶ 十二、腕管综合征诊疗思路探议

来诊的林老太最近很开心，持续两年的双手手掌麻木症状终于得到了缓解。是什么原因引起老太太两年多的时间里大半个手掌麻木呢？这就是今天我们所要探讨的主题——腕管综合征。

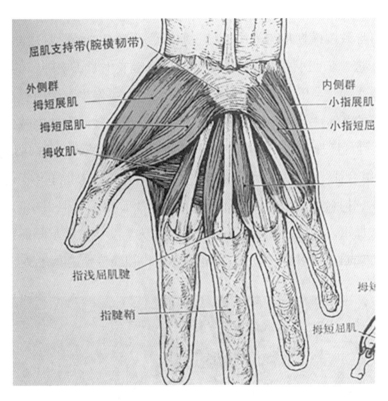

图7-17　手掌麻木的常见病因——腕管综合征

让我们先来了解下什么是"腕管综合征"。"腕管综合征"是最常见的周围神经卡压性疾患之一，其病理基础是正中神经在腕部的腕管内受卡压。腕管，是一个由腕骨和屈肌支持带组成的，缺乏伸缩性的骨纤维性管道，前者构成腕管的桡、尺及背侧壁，后者构成掌侧壁。腕管顶部是横跨于尺侧的钩骨、三角骨和桡侧的舟骨、大多角骨之间的屈肌支持带。腕管中有一条正中神经、九条屈指肌腱（屈拇长肌腱、4条屈指浅肌腱、4条屈指深肌腱）及其滋养动脉通过。正中神经在掌长肌腱的深面与桡侧腕屈肌腱之间，经腕横纹中央入手掌。在屈肌支持带远端，正中神经发出返支，支配拇短展肌，拇短屈肌浅头和拇对掌肌。

其终支是指神经，支配拇、食、中指和环指桡侧半皮肤，并覆盖在相应手指的掌指关节掌面皮肤及食指、中指和无名指桡侧中、末节指骨背面的皮肤。

腕部屈肌支持带又称腕横韧带，宽约2.5cm、厚0.1cm，厚韧、弹性差。腕部扭伤或长期磨擦等慢性劳损，腕部骨折畸形愈合等原因，均可致腕横韧带增厚挛缩，使腕管容积减小；类风湿等滑膜炎症，腕管内软组织肿物如腱鞘囊肿等腕管内容物增加，也导致腕管内压力增高。此外，腕管内腱周滑膜增生和纤维化，可导致腕横韧带与神经肌腱、肌腱旁系膜与神经肌腱之间出现粘连，使腕管容积进一步变小。腕管内压升高，可减慢或中断正中神经的轴浆运输，使神经束膜水肿，当压力成为持续的压迫状态时，可发生神经内膜水肿，神经内膜、束膜的通透性下降，从而使神经纤维束受压，神经内血供减少，神经纤维发生永久性的病理变化，造成正中神经的支配区感觉障碍、肌肉萎缩。

"腕管综合征"的典型临床表现有：①拇指、食指、中指和环指桡侧半感觉异常及麻木，拇对掌受限，大鱼际肌萎缩，有手部疼痛，但很少向周围放射，夜间症状常加重，可见精细运动不能或手部无力。②压迫腕掌侧症状加重。③屈腕试验和Tinel征均阳性。④肌电图检查示正中神经传导速度有改变。

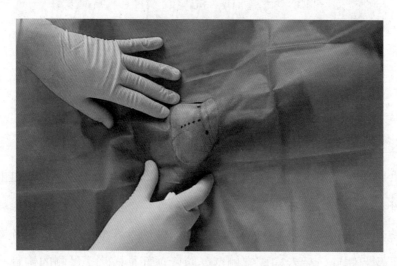

图7-18 "腕管综合征"小针刀操作

"腕管综合征"是手外科医生最常进行手术治疗的疾患之一。但对于外科的开放性手术治疗，小针刀的微创治疗就显得更加有优势。在传统小针刀操作术式的基础上，笔者做了进一步的改良，具体操作如下：

①体位 坐位或仰卧位，手掌心向上平放于治疗台上，腕下垫一脉枕，腕关节呈背屈位。

②定点 患手用力握拳向掌侧屈腕，在尺、桡侧腕屈肌腱与远侧横纹交点的肌腱隆起的内侧缘，即在舟骨结节，豌豆骨内侧缘各定一点。此外，在腕横韧带正中稍偏尺侧，沿手掌纵轴间隔约0.3-0.5cm定3-4点。

③皮肤常规消毒，戴手套，铺无菌巾，在上诸点上分别进行小针刀操作。

④舟骨结节，豌豆骨内侧缘点，刀口线与肌腱平行，针刀体与腕皮面垂直刺入，深度0.5cm左右，沿两侧屈肌腱内侧缘将腕横韧带分别切开2—3毫米。与此同时，将针刀侧面沿屈肌腱内缘向中间平推数下，目的是将肌腱和韧带间粘连疏剥开来。腕横韧带正中偏尺侧数点，刀口线与肌腱平行，针刀体与掌皮面垂直刺入，深度达腕横韧带浅层水平，持针刀将腕横韧带逐点一线依次切开，以突破为度，不要刺入过深，以免损伤正中神经及肌腱。

⑤术毕，针刀口以无菌敷料覆盖。

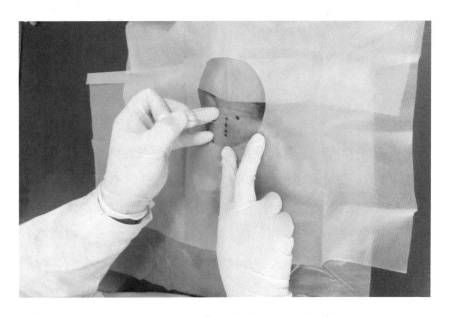

图7-19 "腕管综合征"小针刀操作

林老太依上述术式行针刀操作，术后次日，手掌麻木症状就得到了极大缓解。

是不是所有的手掌手指麻木都是由于"腕管综合征"导致的呢？也不尽然。

支配手部的神经包括桡神经、正中神经、尺神经三支，不同的神经病变引起的感觉障碍区域是不同的。桡神经病变主要表现在手背桡侧1/2和桡侧两个半近节背面的皮肤麻木；尺神经病变主要表现在手掌尺侧、小指全部和环指尺侧半、手背尺侧半及尺侧二个半指皮肤（第3,4指相邻侧只分布于近节背面的皮肤）的麻木。

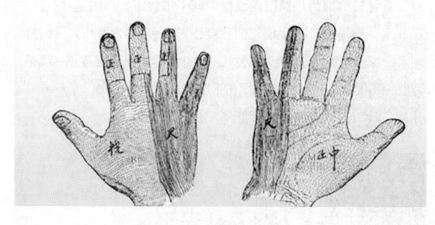

图7-20　手掌麻木原因有区分

此外，引起手部麻木还有一个常见病因就是颈源性因素。由颈5-8前支与胸1神经根前支的一部分组成的臂丛神经，其分支分布于颈胸背、上肢，直达手部诸指，上述三股神经就是臂丛神经的重要分支，因此颈椎的病变往往会导致手部的麻木。臂丛神经的分支还包括：胸背神经、胸长神经、腋神经、肌皮神经等。关于颈椎病的探讨是另外一个巨大的话题，笔者将结合临床病例，分篇探讨。

手腕部还有一种常见病，就是腱鞘囊肿，针刀治疗有一定效果，一并分享。

"手腕腱鞘囊肿"是在手腕背侧，或者是掌侧关节囊附近发生的囊性肿物。腕背侧有伸肌支持带（腕背侧韧带），是前臂背侧深筋膜的加厚部，在外附着于桡骨下端的外侧及桡骨茎突，楔形向内至尺骨茎突及其远端，附着于豌豆骨及三角骨。在伸肌支持带深面发出许多纵隔至桡、尺骨的嵴上，在腕背侧和骨膜间形成6个骨纤维管，前臂背侧至手背的各肌腱连同滑膜鞘经过这些骨纤维管，通过腕背时，与桡腕关节囊贴连。桡腕关节的关节囊背面为桡腕背侧韧带，非常薄弱，桡腕关节的滑膜易从肌腱间脱出，形成腱鞘囊肿。

腱鞘囊肿的囊壁为致密的纤维结缔组织，囊内为无色透明胶冻黏液，囊腔多为单房，也有的为多房。囊大部起源于腱鞘，基底部大部分与腱鞘紧密相连，也有部分由关节囊起源。

腕背腱鞘囊肿多发生于舟骨月骨间关节，或小多角骨头状骨间关节，即拇长伸肌腱与指总伸肌腱间隙部位露出圆形包块，直径为1~1.5cm,表面光滑，不与皮肤相连，基底固定，质地为橡皮样或有囊性感，关节位置调节或囊内压降低时，可出现波动。如果囊肿坚硬，疼痛和压痛则较轻。手部腱鞘囊肿比腕部少见，米粒大小，位于掌侧远横纹下或近节指间关节横纹附近，不影响手指活动。

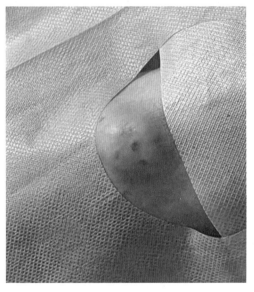

图7-21

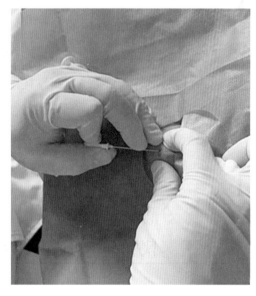

图7-22 腕背腱鞘囊肿小针刀治疗

针刀操作过程如下：

①患手平放于治疗床面。

②术者坐于患者患手一侧，消毒、铺无菌洞巾。

③视囊肿体积大小以注射器抽取适量1-2%利多卡因注射液，在囊肿中心点刺入针头，穿透囊壁时手下有明显落空感，回抽无回血，缓慢向囊内注射麻醉

剂，可见囊肿膨隆度增大，推注阻力较大时说明囊内液体饱和，此时停止注射。

④术者以左手拇、食指挤住囊肿基底部以避免囊肿滑动，右手持I型4号针刀，使刀口线与上肢纵轴平行，持针手的中指与无名指抵在定点处皮肤表面以控制进针速度和深度，垂直进针，使针尖快速穿过皮肤进入囊内，到达囊底，以刀锋刮磨囊底，破坏壁层滑膜表面分泌细胞，然后沿上肢纵轴方向倾斜针刀，使之与皮肤表面呈15°角，探索进针至囊壁底角处，刺破囊壁3～4刀，反方向行相同操作一次，使囊壁在近心端与远心端各形成一个破口，出针刀。

⑤取无菌纱布两块，自囊肿两侧基底部向囊体挤压囊肿，可见胶冻样液体自针孔溢出，用力挤压数次，尽可能多地挤出囊内胶冻样液体，至挤不出液体时，再自囊肿表面向腕背用力揉挤，使囊内残余的内容物沿针刀的内切开部位散于皮下。挤出一定务求彻底，不使囊内容物残留。

⑥针刀术后以包裹5角硬币的无菌纱布加压包扎，使囊肿的壁层滑膜之间相互贴合，限制滑膜间空隙的形成，这样可以最大限度地避免囊肿复发。包扎时注意松紧适度，并嘱患者随时注意手部的感觉，如发现手部肿胀、皮色紫红，说明包扎过紧，可令其随时拆开包扎以恢复手部血液供应，待皮肤颜色恢复正常后重新包扎。

如果腱鞘囊肿比较大，要完全靠小针刀治愈比较困难，勉强治疗，复发率较高，一般还是需要手术，不可勉强。

## ▶ 十三、狭窄性腱鞘炎诊疗思路探议

每周二，都会如期来泊于医院坐诊，今天接诊的病人中，包括一位因"双侧拇指屈指肌腱狭窄性腱鞘炎"来诊的患者。邓某，女，57岁，因"双手拇指掌指关节处肿胀疼痛伴功能障碍3月"来诊，其右手拇指掌指关节屈伸功能障碍，伴有弹响，但尚能勉强屈伸，但她的左拇指掌指关节已完全不能屈伸，经过门诊行小针刀治疗后，双手拇指已经能够自如屈伸了。

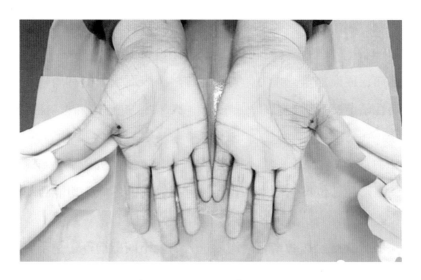

图7-23 "双侧拇指屈指肌腱狭窄性腱鞘炎"针刀治疗点

笔者还曾经接诊一位病史长达50多年的腱鞘炎患者。患者是一位70多岁的老太太，发病部位在环指，老太太干活时，一不小心环指握住了就无法伸直，需要另外一只手辅助伸展开来才能继续干活，农村老太太，只知干活，不知治病，一拖就是50多年，经一次小针刀治疗后，患者手指屈伸自如，只是病情拖了这么多年，环指明显无力的多。

当年在基层医院工作，每当生姜及菜芋头收获的季节，都能接诊到一批因"拇指狭窄性腱鞘炎"就诊的患者。症状表现基本一致，患侧拇指的屈伸功能障碍，多在指掌侧横纹处疼痛或有肿胀，病程日久者，可在指关节屈曲处触到状如豌豆大小的结节，这就是增厚的腱鞘，当弯曲患指时，可出现停留在半弯位的"卡住"现象，用另一手协助扳动后，手指又能活动，所以又称"扳机指"或"弹响指"。为什么会有这么多的腱鞘炎病人相继出现呢？这主要与这些患者过度用拇指掰生姜、掰芋头有关，所以"劳损"是腱鞘炎的第一大病因所在。

"狭窄性腱鞘炎"，是手工劳动者最常见的损伤性疾病之一，腕掌附近部位的腱鞘炎最常见的是"桡骨茎突腱鞘炎"及"手指腱鞘炎"，后者最为常见的是"屈指肌腱狭窄性腱鞘炎"，主要由于屈指肌腱在纤维鞘近侧起始部位滑动障碍所致。女性多于男性，以中、老年人常见，拇指、中指和环指的发病率较高。拇指的腱鞘炎也可见于婴幼儿。糖尿病患者及类风湿病患者容易出现同时多指腱鞘炎。

　　"屈指肌腱腱鞘炎"又称"扳机指"或"弹响指"，临床表现上面已经提过，不再赘述。"桡骨茎突狭窄性腱鞘炎"，又称"奶奶手"或"妈妈手"，表现为腕关节桡侧疼痛，逐渐加重，无力提物。桡骨茎突表面或远侧有局限性压痛，有时可扪及痛性结节，拇指、腕部活动受限，握拳尺偏腕关节时，桡骨茎突处出现疼痛。

　　此外，肩部的"肱二头肌长头腱腱鞘炎"、足底的"屈趾肌腱腱鞘炎"等也比较常见，因发病部位不同，症状各异，但都以局部疼痛，功能活动障碍为主要表现。

　　肱二头肌长头腱经肱骨结节间沟后进入肩峰下间隙前部，止于肩胛骨的盂上粗隆，该肌腱在肱骨结节间沟内滑动是被动的，"肱二头肌长头腱鞘炎"是这一部分肌腱在肩关节活动时长期遭受磨损而发生退变、粘连，使肌腱滑动功能发生障碍的病变。本病好发于40岁以上的患者。主要临床特征是肱骨结节间沟部疼痛，肩关节活动受限。若不及时治疗，可发展成冻结肩。

　　"足底屈趾肌腱腱鞘炎"，多见于穿高跟鞋长时间站立和行走的女性，表现为足底前部跖趾关节下方的疼痛与局部压痛。

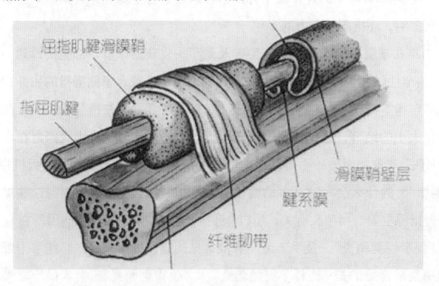

图7-24　腱鞘解剖图片

　　从精细解剖学的角度来看，供应肌腱血运的小血管来自肌腱下方与骨膜正中相连的腱系膜，腱鞘与骨形成弹性极小的"骨-纤维隧道"，将肌腱约束在"隧道"之中的骨膜上，具有约束和滑车双重作用，腱鞘在掌指关节处增厚最明显，也称为环状韧带，是"狭窄性腱鞘炎"最常见的发病部位。腱鞘分壁层与脏层，壁层为纤维层，坚韧无弹性，脏层又称为腱滑液鞘，为滑膜构成的双层圆筒形鞘，包绕肌腱，下面移行为腱系膜，滑液鞘分泌滑液濡养肌腱。但是，无弹性的腱鞘怎么就会出现狭窄，肌腱又为什么会出现肿胀呢？从多数相关书籍来看，大多把劳损作为"狭窄性腱鞘炎"的发病原因，这个问题即使是裘法祖教授主编的西医本科《外科学》教材也只是给出了"好像是水肿的腱鞘卡压肌腱"这样的模糊语句予以解释。但风湿类疾病并发腱鞘炎的病例并不少见，而且常常是多指先后或同时发病，这类病人，很多根本追溯不到劳损病史，那他们的腱鞘炎又是怎么得的呢？

　　笔者曾经根据临床总结，发表论文提出过自己的观点："狭窄性腱鞘炎"主要病位就是腱鞘滑液鞘，腱鞘滑液鞘无菌性炎症才是本病发病的主要原因，劳损只是其中的诱因而已。风湿类疾病本身就是滑膜炎性表现，腱鞘滑液鞘出现无菌性炎症就无足为奇了。出现炎症表现的滑液鞘病理变化为滑膜水肿、充血、增厚，滑液分泌不畅，鞘内滑液增多，鞘壁增厚纤维化，肿胀的滑液鞘造成腱鞘整体的增厚及"骨-纤维隧道"的相对狭窄，压迫其中通过的肌腱；同时，肌腱失去滑液的濡养，由滑液鞘移行的腱系膜出现炎性肿胀增厚，也会压迫供应肌腱血运的小血管，造成血运减少，从而出现肌腱的肿胀，几种因素的共同作用，造成了"狭窄性腱鞘炎"的发生和局部肌腱"葫芦样"肿胀硬结的形成。

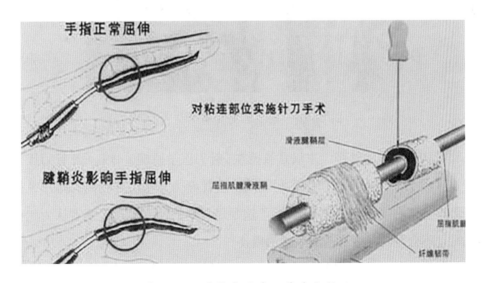

图 7-25　腱鞘炎治疗，首选小针刀

西医传统治疗方法，包括口服非甾体类消炎镇痛药、局部封闭及手术切开狭窄腱鞘等，但常伴有胃肠道刺激、效果不稳定、损伤大等不良后果。笔者推荐的方法是小针刀疗法，从2003年起，笔者行第一例腱鞘炎小针刀治疗以来，共用此类方法治疗过千例，基本都是一次治愈。这里有人会有所疑问，针刀治疗，会不会损伤很大？会不会损伤肌腱？其实，如果操作得当，这些担心都是多余的。

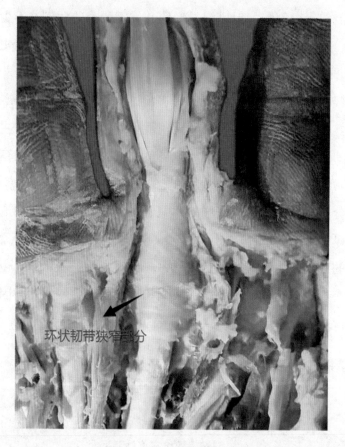

环状韧带狭窄部分

图7-26 屈指肌腱腱鞘解剖图片

继续做专业性的解释。朱汉章教授在《针刀医学原理》书中关于针刀操作的部分提到："刀口线与屈指肌腱平行刺入，达骨面。先作切开剥离，再作纵行或横行剥离。若有硬结则用切开剥离。"这是最早期的针刀术式，笔者认为此种操作描写是不合理的，极易造成肌腱的损伤。

从微观解剖来看，肌腱纤维纵向与麻花样交叉走行是同时存在的，针刀即便纵向平行刺入，也会造成肌腱纤维的损伤，针刀达骨面的纵行或横行剥离，同样会造成通过小血管的腱系膜损伤，而硬结则是肿胀的正常肌腱组织，切开剥离是完全没有必要的，随着滑液鞘的分泌通畅，炎性水肿的消退，硬结也会逐渐消退。腱鞘的存在，可以约束肌腱呈弓弦样弹起，或向两侧滑移，而西医外科的腱鞘切除术也是会留下不可逆的损害。通过小针刀仅对腱鞘滑膜鞘减张减压和狭窄环状韧带的部分松解，术后辅助手法的抗阻弹拨，使肿胀的肌腱能够顺利通过即可，随着炎性水肿的消退，肌腱通过腱鞘会更加流畅，同时也保留了腱鞘的相对完整性和功能，避免了肌腱的损伤。由此看来，规范的针刀操作不失为一种合理的治疗方法。但是，接受过反复局部封闭治疗的腱鞘炎患者，由于可能出现肌腱脆性变，针刀术后的抗阻弹拨手法是不建议进行的，以免出现肌腱断裂。

在临床中，很多问题的出现，大多是由于不规范操作造成的，而建立在熟悉精细解剖和病因基础之上的规范操作，这些问题是完全可以避免发生的。

那该怎么操作呢？我把我的局部操作流程描述一下：患者取合适体位，以局部压痛明显处或硬结近端腱鞘增厚处为进针点，充分暴露施术部位，常规皮肤消毒，0.5-1%利多卡因注射液局部浸润麻醉，选用汉章I型4号针刀，刀口线与肌腱走行方向一致，针刀体与皮肤垂直方向刺入，感到针下有韧性感，即到达腱鞘壁层，沿纵轴方向依次刺切，注意进针深度，突破腱鞘即可，不可刺穿肌腱深达骨面，以免损伤肌腱，刺切刀数根据具体病变程度而定。如为"屈指肌腱腱鞘炎"患者，操作结束退出针刀，拇指按压进针点，嘱患者行手指屈伸动作，如手指屈伸流利，肿胀肌腱硬结能够顺利通过腱鞘，提示操作成功，如仍存在"卡住"现象，针刀沿原针孔重新进入，依上述操作要领，继续刺切数刀，术毕，局部压迫止血3分钟，无菌敷料外敷，行相关弹拨、抗阻对抗手法。已接受反复封闭的患者，针刀术后不可行手法操作，以防肌腱断裂。对于狭窄性腱鞘炎患者，尤其是无明显局部劳损性诱因的患者，病灶远端肌群的病变，可能是其重要的发病因素，根据具体查体情况，行相关病变软组织针刀松解及手法操作。

在"狭窄性腱鞘炎"早期或炎性水肿比较明显时，腱鞘内注射不失为一种理想的治疗方法。"狭窄性腱鞘炎"发病部位主要在腱鞘滑膜鞘，但是，如果把药物注射到鞘外，效果也就大打折扣了。肌腱内的注射是绝对要避免的，肌腱是乏血管组织，肌腱内的激素悬浊液注射，微小药物颗粒会阻塞微血管循环，造成肌腱脆性变，所以唯有肌腱外、腱鞘内才是最佳的注射部位，如果注射到位，只需极少量的药物即可收到良效。无菌性炎症的取效与否，与注射部位、注射方法有关，没有证据显示治疗效果会随药量增加而增加，因而大量、频繁的注射是完全没有必要的。

具体注射方法如下：以局部最明显压痛点远端0.5cm处为进针点，常规皮肤消毒，左手固定病灶部位，右手持5号注射针针尖向压痛点处，与皮肤呈20-30°角快速刺入，以针尖突破腱鞘又不刺穿肌腱为度，少量试推配置药液（醋酸曲安奈德注射液2-3mg或复方倍他米松0.3ml、0.5-1%盐酸利多卡因注射液2-3ml）如推注顺利，并可见药液沿腱鞘向两侧呈管状流动，证明针尖位于腱鞘内，继续推注配置药液1-2ml；如试推有阻力感，则针尖可能刺在肌腱内，不可强行推注，以免造成肌腱损伤，可将针尖稍稍后退至腱鞘内，再行注入；如试推药液时，推注顺利，局部呈圆形隆起，则针尖多半未进入腱鞘内，处于腱鞘壁层之外，此时注射，药液未作用到有效部位，发挥不到应有效果，应调整进针角度与深度，重新穿刺成功后注入。

"狭窄性腱鞘炎"病程在2周以内，尽量采用局部鞘内注射治疗，5-7天一次，一般1-2次即愈，注射次数不超过两次；病程超过两周患者，可采用针刀加手法治疗，局部疼痛肿胀较剧烈者，可在局部注射后行针刀治疗。

近年来，随着人们认识水平的提高，造成"狭窄性腱鞘炎"的远端病因逐渐被认识，病灶远端肌肉软组织的痉挛、相关支配神经的卡压、病变肌腱运行轨迹与腱鞘不相匹配等，可能也是该病发病的重要原因，手法学派以此为根据的良好治疗效果也从侧面予以证实，尤其是无明显局部劳损性诱因、病程较长硬结不明显的患者，应扩大查体范围，并根据具体查体情况，行相关病变软组织针刀松解或手法操作，做到远近同治，提高疗效。

再附五指腱鞘炎典型病例一则：

刘某征，男，64岁，泥瓦匠，因"左手五指不能完全屈曲6月余"于2015年12月6日来诊。患者自述约6月前，左手持抹刀从事抹墙工作，过度劳累后出现左手诸指掌指及指间关节处疼痛，关节屈伸不利，坚持工作，间断服药治疗，疼痛逐渐缓解，左手手指屈曲障碍逐渐加重，未行特殊治疗，来诊。查体：左手掌指关节屈曲功能受限，握拳不能握紧，五指指尖不能触及掌面，五指掌指关节掌侧可扪及豌豆大小硬结，压痛。局麻下行五指腱鞘增厚处小针刀松解，术后行抗阻手法，术毕，患者五指屈伸功能完全恢复，随访2年无复发。

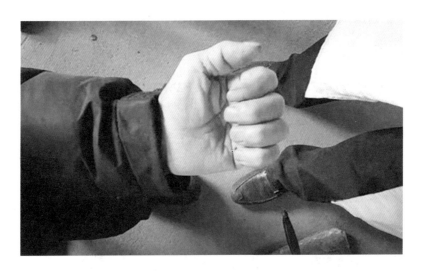

图7-27　五指腱鞘炎，针刀治疗前

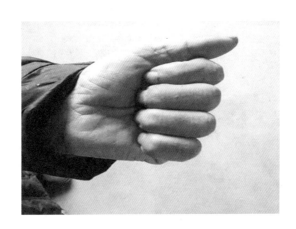

图7-28　五指腱鞘炎，针刀治疗后

笔者不才，针刀治疗腱鞘炎超过1000例，通过大量临床验证，以针刀为主，结合手法、鞘内注射治疗"狭窄性腱鞘炎"，只要适应证把握准确，操作严格遵守相关规则，避免暴力性手术操作，尽可能保留腱鞘的相对完整性和功能，确实能够做到安全、快速、有效的治疗此类疾病，且医疗费用较低，值得临床推广应用。

# 十四、小儿狭窄性腱鞘炎诊疗思路探议

在今天的接诊患者中，有一位只有两周岁的小女孩，因"左侧拇指屈曲不能伸直半年余"，经西医同行介绍来诊。小女娃的诊断十分明确："左侧拇指狭窄性腱鞘炎"，西医同行建议手术治疗，但考虑到麻醉风险、手术的痛苦以及术后瘢痕，孩子家长不愿意接受，经介绍，来到我科就诊。

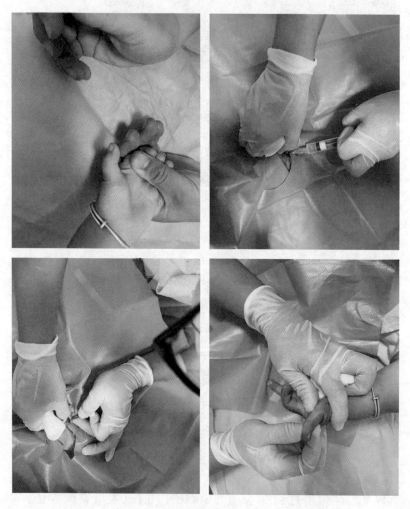

图7-29 "小儿拇指狭窄性腱鞘炎"小针刀治疗

治疗十分顺利，小女孩也相对配合，不到一分钟的小针刀治疗，小女孩的拇指已经能够屈伸自如了。在之前曾专篇介绍小针刀治疗腱鞘炎，手术方式不再赘述，此处给大家科普下"小儿狭窄性腱鞘炎"的相关知识。

人类在胎儿期和婴儿期，全身屈肌较伸肌相对发达，各个关节多呈屈曲位，手指关节更为明显，呈特有的婴儿握拳状态。往往到1岁以后，有家长才发现患儿手指不能自由伸直和屈曲，呈绞锁状态而来诊。对于此类疾病，为预防手指挛缩畸形发生而影响日后功能，医生一般主张早期治疗。

"小儿狭窄性腱鞘炎"不同于成人，有学者认为，先天性屈指肌腱腱鞘透明变性增厚，胶原纤维排列紊乱是本病的发病原因，均由于胎生期患儿拇长屈肌腱外形畸变、籽骨肥大或韧带肥厚所致。"小儿先天性手指狭窄性腱鞘炎"多表现为手指伸直受限，指间关节固定于屈曲位，伸直指间关节时发生弹响或指间关节交锁于屈曲位不能伸直，掌指关节过伸位时，于掌指关节掌面可触及结节、多无压痛。这就需与"先天性屈指畸形"鉴别。"先天性屈指"主要为近侧指间关节屈曲挛缩，常累及小指，环、中、食指次之，拇指很少累及；双手多同时发病。"先天性手指狭窄性腱鞘炎"交锁掌指关节过伸时，其掌面可触及结节，有助于鉴别。

就治疗方法而言，小针刀治疗具有一定的优势，直径0.8毫米的小针刀，治疗完毕也只有一个针眼而已，但是，没有熟练的操作技巧和精细的解剖基础，盲目治疗，风险也是极大的。

## 十五、梨状肌损伤诊疗思路探议（一）

威海的美，在蓝天，在碧水，在青山，也在这傲然华丽的雪，做医师，不妨碍做"诗人"，每天到泊于医院往返60多公里，经常与风雪同行，汇集近日途中所作"傲雪"十二首，以为念。

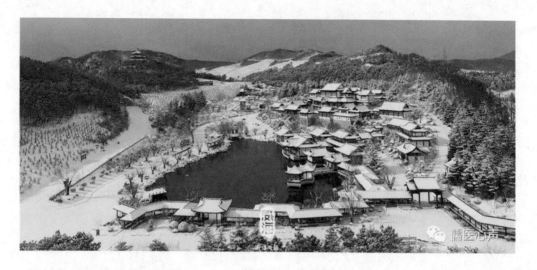

图7-30

雪（一）

远眺山有色，

近听水无声，

天公施妙笔，

蘸雪绘丹青。

雪（二）

琼花驾云乘风至，

天公泼雪踏歌来，

山谷磅礴连天际，

莲花翩翩画中开。

雪（三）

手握三尺风雷剑，

乘风御雪踏狼烟，

涤净世上秽浊物，

只留清白在人间。

雪（四）

六棱为体寒为骨，

水作肌肤化晶莹，

玉满街头白银路，

青松挂雪伴风行。

雪（五）

冰晶玉洁冬月雪，

粉黛轻饰梨花裳，

纵有南国三春暖，

不及北疆披银装。

雪（六）

银树梨花佩玉箫，

雪饰青松秀妖娆，

孩童戏雪透情趣，

映面桃花别样娇。

雪（七）

玉雪琼花缀点冰，

银装素裹俏挂瓴，

山海江湖混一色，

天公妙笔点丹青。

雪（八）

旧雪未融新雪覆，

更添一层梨花装，

只待春花烂漫日，

化作甘露哺苗墒。

雪（九）

风啸山谷驱云至，

雪掠琼枝吹玉笛，

冰雪本非无情物，

羽盖苍穹护春泥。

雪（十）

风舞银蛇寒澈骨，
原驰腊象雪封山，
峰岭楼宇呈一色，
唯留沧海望青天。

雪（十一）

玉树琼花风摇曳，
银装素裹踏冰行，
飞花漫舞银铺路，
倒挂宇亭凝冰棱。

雪（十二）

山峦磅礴石为骨，
青松叠翠雪为衣，
不抹红妆施粉黛，
飒美梨花佩玉笛，
千锤百炼终为度，
宝剑锋芒出磨砺，
人生本该多豪迈，
策马扬鞭走天际，
铮铮铁骨胸坦荡，
昂首挺胸立天地。

　　回归主题，接着聊病例。来自文登的邓老哥年近六旬，一看就是精神矍铄的农家精壮汉子，除了务农，常年带人在外面挖树坑贴补家用，极少生病，连感冒药也很少吃。大约一年前，邓老哥出现了右下肢从臀到小腿后侧的持续性酸胀麻痛，休息后减轻，行走后加重，并日渐严重，近几个月甚至行走四五十米就要歇息一会儿，否则就会感到右小腿肚酸胀麻痛难忍，到文登整骨医院行腰椎间盘CT检查，诊断为"腰椎间盘突出症并椎管狭窄"，予以口服药物等保守治疗，效果不明显，接诊医生建议其手术治疗，邓老哥坚决不同意，遂来我处就诊。

　　乍一看，患者症状上属于典型的坐骨神经痛发作，还伴明确的间歇性跛行，腰椎间盘CT提示多节段腰椎间盘突出，甚至直腿抬高试验都不超过60°，这不是一个妥妥的"腰椎间盘突出症"吗？但是，邓老哥可不这么认为："我腰好好的，一点都不痛，我的病不在腰上"，虽然接诊的医生用各种解释来证实老哥的下肢麻痛就是腰突造成的，但是，邓老哥就是不相信。

　　再先进的检查终究只是辅助检查，医生看病靠的是人，而不是机器，这次邓老哥还真是没错的，为什么这么说呢？接着看我们的查体和治疗。

　　来诊时详细指下查体：腰椎生理曲度存在，无侧弯，无明显压痛叩击痛，腰椎活动可，右臀部梨状肌起点及肌腹部压痛明显，右小腿三头肌外侧束压痛明显，右下肢直腿抬高试验60°，右梨状肌试验阳性。

患者的坐骨神经痛是没错的，但未必一定是腰椎间盘突出所造成的，我们先来了解下坐骨神经的解剖。坐骨神经是人体最长最粗大的神经，发自腰骶丛神经，从腰骶部椎管内出发，经臀肌深面，自梨状肌下孔出骨盆后，经股骨大转子和坐骨结节之间，下降至股骨背侧，并沿大收肌后面，半腱肌、半膜肌、股二头肌之间下降，途中发出肌支至大腿的屈肌，分支至大腿背侧肌群。坐骨神经在到腘窝以前，分为胫神经和腓总神经，支配小腿及足的全部肌肉以及除隐神经支配区以外的小腿与足的皮肤感觉。

从解剖学的角度来看，坐骨神经任何循行部位的卡压、炎症刺激等因素都可以诱发坐骨神经痛发作，并非只有腰椎间盘突出一种原因，即便是患者存在多节段的椎间盘突出。从查体的角度来看，患者存在典型的梨状肌和小腿三头肌刺激症状，以及相关的试验阳性，虽然患者存在直腿抬高试验阳性，但这也不是腰突证的特有指征，梨状肌病变同样也可以出现。综合分析，笔者认为，邓老哥患的是"梨状肌综合征"，而不是"腰椎间盘突出症"。

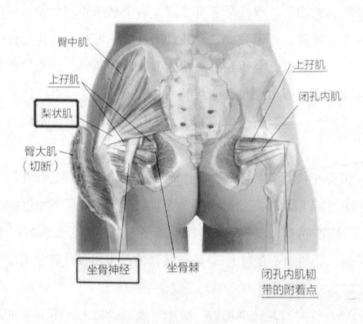

图7-31　我块头小，但不代表我不重要，因为我跟坐骨神经是闺蜜

什么是"梨状肌综合征"呢？我们继续来了解一下。从现行教材来看，"梨状肌综合征"是作为引起急慢性坐骨神经痛常见的一种常见病因来介绍的，但

事实上，从笔者20多年的临床诊疗工作经验来看，原发性梨状肌综合征并不多见，为什么呢？原因很简单，梨状肌作为一块很小的深层肌肉，上面还覆盖着臀大肌，毗邻着臀中肌等大肌肉，就算是存在各种损伤因素，一般也很难轮到它。原发性损伤少见，但继发性损伤并不少见，解剖是按人画的，人不是按解剖长的，事实上，彩色图谱上一块块孤立的肌肉，都是通过筋膜紧紧连在一起的。打个不恰当的比方，我们买猪后腿肉，都是一整块的，可不是一小块一小块的。这就决定了，臀大肌、臀中肌、臀小肌、阔筋膜张肌等相邻外层肌肉的损伤挛缩，也可以通过相互连续的筋膜牵拉梨状肌，而梨状肌受到牵拉，该肌间隙或上下孔变狭窄，挤压其间穿出的神经、血管，也会出现的一系列临床症状和体征。但是，本例患者还真是一例原发性梨状肌综合征，因为邓老哥除了右梨状肌起点及肌腹部位，相邻的肌群都没有明显的阳性体征。

继续总结下梨状肌综合征的临床表现，有心的亲们可以对比下，是不是跟"腰椎间盘突出症"很相似呢？

疼痛是本病的主要症状，以臀部为主，并可向下肢放射，严重时不能行走或行走一段距离后疼痛剧烈，需休息片刻后才能继续行走。患者可感觉疼痛位置较深，放射时主要向同侧下肢的后面或后外侧，有的还会伴有小腿外侧麻木、会阴部不适等。严重时臀部呈现"刀割样"或"灼烧样"的疼痛，双腿屈曲困难，双膝跪卧，夜间睡眠困难，大小便、咳嗽或打喷嚏时因腹压增加而使患侧肢体的窜痛感加重。检查可见：①直腿抬高试验：直腿抬高在60°以前出现疼痛为试验阳性；②梨状肌紧张试验：具体步骤如下：患者仰卧位于检查床上，将患肢伸直，做内收内旋动作，如坐骨神经有放射性疼痛，再迅速将患肢外展外旋，疼痛随即缓解，即为梨状肌紧张试验阳性。这是梨状肌综合征的常用检查方法。

在治疗上，传统治疗方法包括：①非甾体类消炎镇痛药口服治疗；②理疗或按摩；③压痛点封闭疗法；④开刀手术，开刀的目的是将梨状肌切断，或将坐骨神经同梨状肌和/或软组织行粘连松解，但是创伤太大，患者很难接受。

笔者的治疗方法是小针刀行梨状肌局部松解术，经过4针的针刀松解后，患者直腿抬高当即恢复到90°，下床后，在走廊上行走了几个来回，也没有出现原来的下肢酸胀麻痛症状，不太敢相信的邓老哥甚至还尝试性的跑了几步。今日是邓老哥的首日治疗，明日将继续行中药外敷、雷火灸等巩固性治疗，以观后效。

还是那句话，医生看病，是人在看病，而不是机器在看病，再精密的仪器也只是辅助性检查。

## ▶ 十六、梨状肌损伤诊疗思路探议（二）

利用碎片时间写东西，总会因为思维的不连续，出现这样那样的纰漏，昨天写的"梨状肌综合征"也是如此，今日续写一篇补充下，名字有点怪异：防火防盗防闺蜜，得了坐骨神经痛，也许是中了闺蜜的温柔陷阱。

罗马城不是一天建立的，从基础做起，才是真正提高基层医疗水平的根本，每周二中西结合医护一体化大查房制度坚持进行中，今天查房的重点就是昨天博文中提到的"梨状肌综合征"患者，经过昨天下午一次小针刀治疗后，患者的症状几近消失，下一步需要继续做的就是巩固性治疗了。

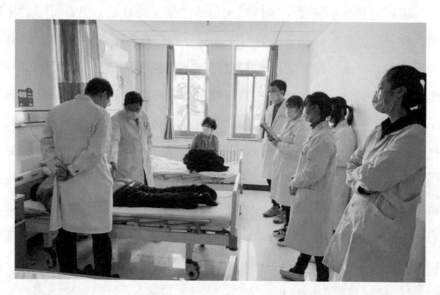

图 7-32　夯实基层的根，中西结合医护一体化大查房持续进行中

昨天博文中讲过，"梨状肌综合征"是由于坐骨神经在通过坐骨切迹时受到梨状肌的压迫所导致的，表现为坐骨神经分布区域内的疼痛、麻木、感觉异常以及相应的肌肉无力。如果不是因为坐骨神经痛，很少人会重视梨状肌这块隐

藏很深的小肌肉。作为与坐骨神经紧密相依相偎的"小闺蜜"，又怎么会对自己的"好友"痛下杀手呢？我们一起来说道说道。

坐骨神经起源于L4–L5、S1–S3的神经根，在骶骨前表面的外侧融合，向下走行于臀大肌深面，于梨状肌下缘经坐骨切迹离开骨盆。按理说，坐骨神经在穿越坐骨大孔的这段旅程是非常愉悦的，住着髂骨构建的"大房子"，依偎着梨状肌这个"小闺蜜"，盖着臀大肌这张"蚕丝被"，铺着闭孔内肌、上孖肌、下孖肌及股方肌编制的"柔软床褥"，舒适的"温柔乡"里，却隐藏着杀机，杀机来自哪里，就是这个"小闺蜜"——梨状肌。

解剖是按人画的，人不是按解剖长的。梨状肌起自骶骨前方，纤维向外出坐骨大孔达臀部，止于股骨大转子的上端。其主要作用是外旋、外展髋关节，由骶丛神经支配。梨状肌跟坐骨神经这对"闺蜜"也并非规规矩矩，由于解剖变异，虽然坐骨神经一般在穿出梨状肌下缘后分支，但也有在梨状肌以上分支的，还有的分支在梨状肌内穿行，少数人坐骨神经总干直接从梨状肌纤维之间穿过，所以当梨状肌痉挛、炎症、挛缩以及坐骨神经鞘水肿等时，即可出现坐骨神经的压迫或刺激而发生坐骨神经痛。

梨状肌娇小柔弱，隐藏在大肌群之中，怎么就会损伤了呢？其实，真正的原发性梨状肌损伤，在临床中真的是很少见的，没有一个恰到好处的寸劲儿，还真是不好伤到它，但是，"闺蜜"也是有"闺蜜"的，梨状肌也不例外，除了跟坐骨神经关系密切，梨状肌跟臀大肌、臀中肌及臀小肌通过筋膜的联系，也保持着亲密关系，而这几块肌肉，由于位置跟功能的原因，受损伤的几率就大得多了，它们受损伤了，也会裹挟梨状肌"参与作案"，牵拉刺激坐骨神经，而出现相应症状，这也就是"继发性梨状肌综合征"的最常见病因了，临床上也把这类疾病称之为"臀梨综合征"。

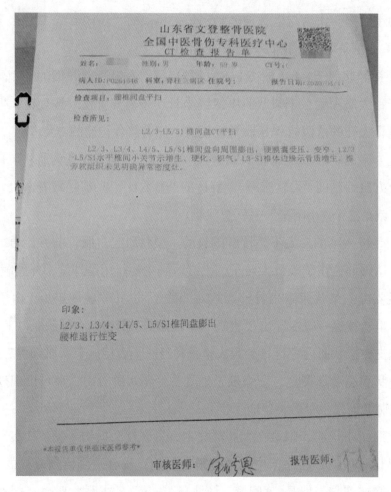

图7-33　多节段的间盘突出未必就是坐骨神经痛的唯一原因。(昨日患者影像)

"梨状肌综合征"我们要同"臀中肌综合征"做以鉴别。臀中肌位于臀部偏外侧，是主要的外旋肌群，臀中肌在日常生活中较为容易损伤到，尤其是在运动之后或者是各种急慢性损伤。"臀中肌综合征"可以表现为臀部的酸痛，晚上疼痛感更强一些，疼痛一般集中在臀部的偏外侧，可以向大腿放散。"臀中肌综合征"没有真正的放射痛。直腿抬高试验局限于臀部痛，小腿的神经系统检查阴性。在臀中肌附着区域，可触及臀中肌呈条索状痉挛。

"原发性梨状肌综合征"和"继发性梨状肌综合征"的治疗原则是不尽相同的。"原发性梨状肌综合征"，治疗的重点是梨状肌本身；"继发性梨状肌综合征"，治疗的重点是原发病，比如臀中肌、臀小肌等。小针刀治疗是笔者比较常用的治疗手段，但是行针刀松解操作的医师必须熟知局部精细解剖，以免造成不必要的损伤。

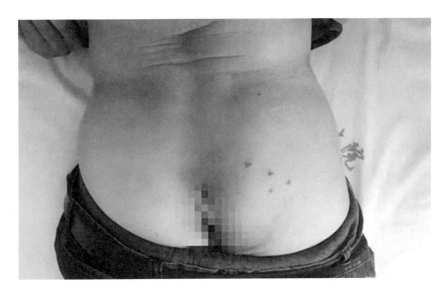

图7-34　昨日病人的针刀治疗点

　　从中医角度论，"梨状肌综合征"痛有定处，具有明显的瘀血作痛致病特点，身痛逐瘀汤是笔者常用的方剂。如伴有阳虚寒凝，则配伍附子、桂枝、干姜、独活、细辛等温通之品；如有湿热之象，则伍以四妙散加减；病程较长，可配合蜈蚣、全虫、甲珠等虫剂助以活血通经。另外一个常用方剂就是芍药甘草汤了，芍药甘草汤出自于张仲景的《伤寒杂病论》，对于阴血不足，经筋失于濡养的手足拘挛，筋脉挛缩，效果奇佳，用于治疗治疗梨状肌的痉挛挛缩，具有异曲同工之妙。除了中药，毫针治疗及局部雷火灸也同样具有良好的治疗效果。

　　中西医治疗的是同一个人体，没有高低贵贱之分，取优去劣，协同作战，才是我们真正应该做的。

## 十七、臀上皮神经卡压症与臀上神经 卡压症诊疗思路探议

　　"臀上皮神经"和"臀上神经"有什么区别？曾多次问过身边的实习、进修、规培学生，但是令人失望的是，没有多少人能回答上来，答应过他们，有机会会结合临床病例写一篇博文，正好近日两个病例可以借鉴，简单整理，以释

其惑。

病例一、屈老太，84岁，原中国女子排球队队员，还曾接受过周总理的接见，老太太除了有些耳背，身体倍棒，80多岁，仍跟年轻人一样，喜欢健身锻炼。一个多月前，老太太在完成了100多个小燕飞后，出现了左侧腰臀部疼痛，休息加常规治疗疼痛无缓解，便来到我们医院就诊，行腰椎核磁共振检查发现，患者存在L4/5、L5/S1椎间盘突出。老太太最初在别的科室接受针灸加理疗治疗，治疗10多天，症状基本无缓解，转投我科。来诊时笔者行指下查体发现：患者左腰3、4横突尖压痛（+），左髂缘臀上皮神经入臀点压痛（++），诊断为"左臀上皮神经卡压综合征"，行小针刀松解治疗，术后，患者诸证若失。次日，老太太的答谢方式很豪迈，直接就是给了笔者几个紧紧的拥抱。

病例二、赵女士，40岁，因"双臀部疼痛伴双下肢麻木1周余"来诊。说起诱发的原因，赵女士一脸的无奈，大约一周前，赵女士驾车时遇到前车急刹车，手忙脚乱的她好不容易刹住了车，却被后面的车给追尾了，惊魂未定之余，却发现自己双臀部疼痛伴双下肢麻木，到某三甲医院行腰椎核磁等相关检查未发现明显异常，"没什么事儿，回家养着吧"，但是按照大夫的话养了一个周，赵美女的临床症状并没有得到任何好转，检查不出毛病，养又养不好，无奈的赵美女来到我们科就诊，目的很明确，一来看看自己到底是怎么了，二是看看有没有好的方法来治疗。

单靠影像和症状来诊断是有缺陷的，明确的诊断离不开详细的查体。查体发现，患者双侧臀中肌、臀小肌髂缘附着点处压痛（++），回想患者当时的状态，绷紧全身的肌肉来刹车，也包括紧张的臀部肌群，后车的冲撞力造成了紧张痉挛的臀肌牵拉损伤，在臀部肌群中穿行的臀上神经和坐骨神经同样也会受到刺激卡压，刺激了臀上神经，就会造成其支配肌肉群——————臀中肌、臀小肌的进一步紧张痉挛，进而刺激卡压了坐骨神经，造成了双下肢的持续麻木，这就是赵美女的病因之所在。

病因清楚了，接下来的就是治疗，远端取穴：后溪、昆仑，局部取穴：肾俞、大肠俞、命门、腰阳关、阿是穴，臀中肌臀小肌区域灸后中药外敷透皮吸收，次日，患者的症状就得到了极大的缓解。

"辨证论治、辨经论治、辨病论治、辨构论治"，笔者称之为临证四要旨，而上述两个病例，就是建立在解剖基础之上的"辨构论治"的临床运用，再来复习下臀上皮神经、臀上神经的精细解剖及引起的临床病证。

腰部的脊神经根出椎间孔后分为前后两支，前支构成腰骶神经丛，而腰神经后支主干从下位椎体横突的上缘、上关节突的外侧向后下走行，分为内侧支和外侧支，外侧支有肌支和皮支，肌支支配骶棘肌，T12—L3后外侧支较粗，沿下位椎体的横突背侧的骨纤维管向外下侧穿过骶棘肌、髂肋肌、背阔肌及其筋膜，在骶棘肌内穿行中相互发出交通支，于髂嵴上方汇合成1—3支，经过髂嵴上的骨性纤维管跨越至臀浅筋膜下，为臀上皮神经，支配臀后侧及臀外侧皮肤。该神经的走行过程中有6个容易遭受卡压的固定点，即出椎间孔点、横突点、入肌点、出肌点、出腰骶筋膜时的出筋膜点和通过髂嵴骨纤维管道的入臀点，其中最易遭受卡压的部位是横突点、出筋膜点、入臀点。腰神经后外侧支在横突后面走行的一段为骨表段，在骨面上有纤维束固定外侧支，故此处易被卡压；腰骶筋膜在髂后上棘内上方有臀上皮神经和血管穿出的固有空隙，此处筋膜较薄弱，且深面有脂肪组织，故该处是一个"危险地带"，一旦腰部损伤、臀肌强力收缩而发生局部压力升高时，可使筋膜深部的脂肪组织从该孔隙处向浅层疝出、嵌顿，卡压孔隙中的皮神经；后侧支在入臀时，出深筋膜后向外下走行，达髂嵴处骨纤维管，神经穿出髂嵴骨纤维管后入臀，此处为入臀点，此点也为骨纤维管道，上壁为胸腰筋膜，下壁为髂嵴后缘，故此处易被卡压。

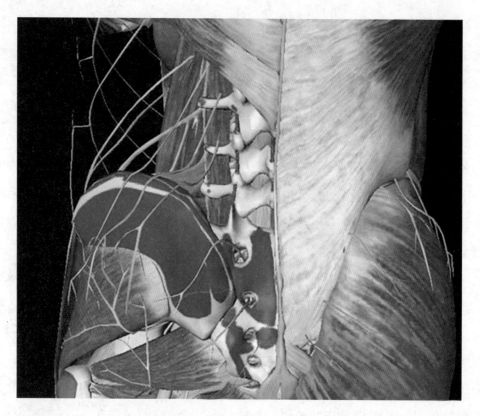

图7-35　臀上皮神经循行路线

　　"臀上皮神经卡压症"与"腰椎间盘突出症"在症状上有很多相似之处，都可伴有腰痛与下肢放射痛，单纯靠习惯思维常易出现误诊，尤其是臀上皮神经在腰骶筋膜处卡压时表现的症状与"腰椎间盘突出症"极易混淆。但二者是有所区别的，该处"臀上皮神经卡压症"的压痛点位于髂后上棘内上方，而"腰椎间盘突出症"的压痛点是在腰椎棘突间或棘突旁；"臀上皮神经卡压症"的压痛部位较浅，而"腰椎间盘突出症"的压痛部位较深；"臀上皮神经卡压症"的压痛处可有单个或数个痛性包块，"腰间盘突出症"则无此包块；"臀上皮神经卡压症"压痛引起的放射痛向下不超过膝关节以下水平，而"腰椎间盘突出症"的放射痛多达小腿或踝、足；"臀上皮神经卡压症"无膝腱反射或跟腱反射异常，而"腰间盘突出症"可有膝腱反射或跟腱反射异常；增加腹压因素（如咳嗽、打喷嚏）可使"腰椎间盘突出症"患者的症状加重，而"臀上皮神经卡压症"则无此现象。

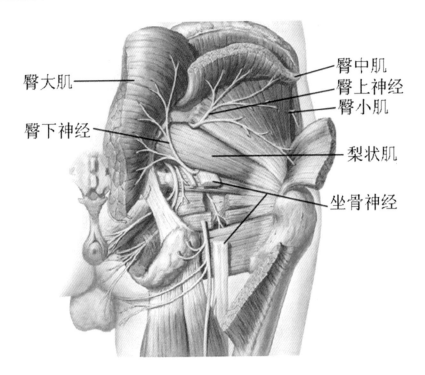

图7-35 臀部局部解剖

再来说说臀上神经。臀上神经的神经纤维起自腰4、腰5、骶1脊神经前根，由骶丛发出后伴臀上血管，经梨状肌上孔出盆，行于臀中、小肌之间。任何引起梨状肌上孔狭窄的原因均可引起臀上神经、血管受卡压，比如臀中肌、臀小肌与梨状肌的损伤、充血或肿胀都可以造成梨状肌上孔狭窄，导致下腰、臀、腿痛症的发作。

"臀上神经卡压症"诱发的疼痛多先发生于臀部，少数可先出现在大腿及膝外侧，但不久疼痛亦固定臀部，臀中肌区深部压痛为全部患者所共有的特点；压痛点多在髂前上棘水平后方8cm与其直角垂直线交点为中心的2cm范围内；有腰臀部扭伤史，或慢性劳损及受风寒史；腰臀部疼痛，可牵及大腿，多不超过膝关节，起坐困难；在髂嵴中点直下方3cm–4cm处可能触及一滚动、高起的"绳索物"，肿痛明显。

"臀上皮神经卡压症"和"臀上神经卡压症"在中医学认识中，往往归属于"筋出槽"的范畴中，精通传统手法的中医高手们，通过理筋手法大多能够收到不错的治疗效果。但是现代医学在解剖时并没有发现"沟槽样"结构，每条神经周围仅有薄薄的的疏松结缔组织膜，对神经起支持和保护作用。中医学属于实践医学，基于中医的理论体系的"筋出槽"、"骨错缝"等理论更多来源于临床实践经验总结，其中具体机理往往不能完全用现代医学理论来解释，在中医各种文献中，对"筋出槽"之类的病理改变有不少论述。

《医宗金鉴·正骨心法要骨》中曰："筋之驰、纵、卷、挛、翻、转、离、合"以及"筋歪"、"筋走"等等都属于"筋出槽"的范畴。筋或附行于骨，或伴脉而行，各自都有其起止点，也有其正常顺序和位置，一旦遭受外力的破坏，筋之运行位置，解剖结构就会发生变化，临床上的肌腱、韧带、筋膜等软组织的损伤、粘连、痉挛、挛缩等等，都应属于中医"筋出槽"的范畴。

医不分中西，有效便是硬道理。西医学的基础理论——解剖学，对中医临床的指导同样有重要意义，如果华佗、张仲景、孙思邈、王清任、唐容川等中医大贤生活在当下，一定会认真学习解剖学，而不是像某些自诩为"中医粉"的人，一味的排斥西医。解剖学也是分层次的，我们在医学院校学习的系统解剖学、局部解剖学，已经不能够完全应对临床中出现的各种问题，掌握精细解剖学、立体解剖学及动态解剖学等更为精细的解剖学知识，对临床的指导意义将更为深远。

## ▶ 十八、缝匠肌损伤诊疗思路探议

50多岁的郭大哥因为颈椎病来诊并接受针刀治疗，针刀治疗时，郭大哥提出他的另一个症状，问我能不能一并治疗。

大约从半年前开始，郭大哥发现自己的左腿在做屈膝屈髋外展动作时，活动明显受限，左腿想翘个二郎腿，几乎不能完成，郭大哥的问题出在哪里呢？该如何治疗呢？其实问题并不复杂，郭大哥的病证根源就在同侧的缝匠肌。查体发现，郭大哥左侧缝匠肌髂前上棘起点处压痛明显，大腿内侧缝匠肌肌束紧张，行缝匠肌起点处小针刀松解，次日，患者就能够自如的翘二郎腿了。

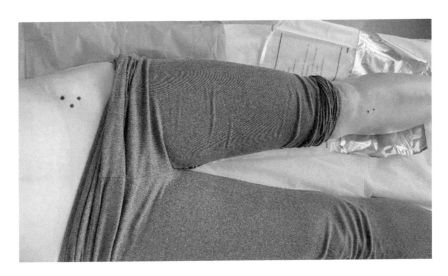

图7-36 左缝匠肌起止部位的小针刀治疗点

缝匠肌损伤临床并不少见，但极容易出现误诊漏诊。今天就诊的宋女士是以膝关节痛来诊的，经过详细的指下查体发现，宋女士的膝关节疼痛位于左膝关节内下方鹅足囊区域，也就是缝匠肌的止点处，同时发现其左髂前上棘缝匠肌起点附近也存在明显的压痛，左下肢屈髋屈膝外展动作较右侧明显受限。综合判断，宋女士的膝关节痛根本病因不在膝而在缝匠肌，行缝匠肌起止点小针刀松解，术后，宋女士的膝关节疼痛症状就得到了基本缓解。

"缝匠肌"这个名称听起来有些怪怪的感觉，在还没有缝纫机的年代，裁缝师多半是盘腿坐着缝衣服，刚好就是缝匠肌参与的动作。后来，裁缝师在使用旧式缝纫机时，需要不停地往身体中线蹬踩踏板，而这个动作常需用到这条肌肉出力，久而久之，裁缝师这条肌肉会变得比较发达，因此，解剖专家以此命名了这条肌肉。

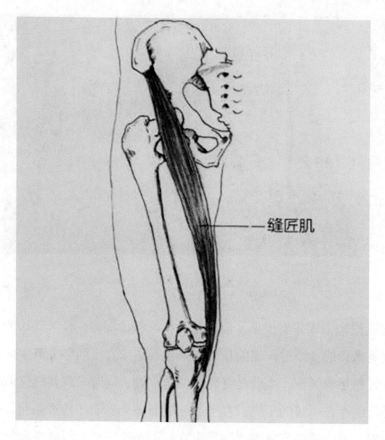

缝匠肌

图7-37　跨越双关节的缝匠肌

缝匠肌由股神经支配，起自髂前上棘，跨越髋、膝两大关节，肌纤维经大腿前内侧浅层，从大腿外上方向内下斜行，经膝关节内侧，在膝下转向前并形成扁薄腱，与股薄肌和半腱肌共同形成鹅足，止于胫骨体上部的内侧面，部分移行于膝关节囊和小腿内侧深筋膜。近固定时，使髋关节屈和外旋，并使膝关节屈和内旋；远固定时，两侧收缩，使骨盆前倾。

作为是人体最长的肌肉，缝匠肌并不像臀大肌、竖脊肌这些明星肌肉那样被人熟知，但在涉及下肢的运动时，它是最不可缺少的。但是，这条肌肉非常容易拉伤，尤其是进行高冲击性运动的时候，例如篮球或网球等运动。另外，一些需要重复髋部内收或双脚交叉的动作，也容易造成缝匠肌的过度使用而损伤，例如足球、溜冰等运动。

现代人常翘二郎腿，也常使得缝匠肌过度使用而造成慢性损伤，此类患者行走时常会感到下肢不适，动作加快时，有时会感到大腿内侧靠近膝盖部分剧烈刺痛，甚至连膝盖内侧也会感觉疼痛。患处有轻微的肿胀，按压会有疼痛感，且不论牵拉或给予阻力，都会让患者感到疼痛。缝匠肌损伤，经常会出现翘脚困难，甚至抬脚要穿裤子等困难。如果不及时处理，很容易造成肌肉纤维化，甚至有肌腱钙化的可能。

对于缝匠肌的急性损伤，一般经过休息和对症治疗，1周左右可以恢复，如果损伤较为严重，需要3~4周的时间。而对于缝匠肌慢性损伤的治疗，手法拉伸、小针刀松解、针灸治疗、中药内服外用，都有着不错的治疗效果，可以根据临床实际情况，灵活选用。

# ▶▶ 十九、髂胫束综合征诊疗思路探议

病例整理继续。春节前接诊的最后一个病人，是海西头村的车大爷，车大爷可谓是流年不利，前段时间因颈椎间盘多节段突出诱发了颈肩臂持续性麻木疼痛，经中西医综合治疗好不容易缓解，后来又出现了"大力水手征"，确诊为肱二头肌长头腱断裂，正准备手术治疗，手术还没做，又出现了右侧大腿外侧疼痛，上连髋，下连膝，就像小品《卖拐》中的情节一样，老爷子走着走着就瘸了，适逢春节来临，车大爷焦躁的不得了，但是上火没用，有病还得治。治病就要找源头，源头找到了，疾病就好治了，老爷子的病痛源头在哪呢？不卖关子了，直接说答案——髂胫束综合征。

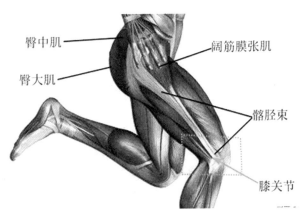

图7-38　髂胫束——一个相对陌生的解剖结构

髂胫束为全身最厚的筋膜，是包绕大腿的深筋膜——阔筋膜的外侧增厚部分。起自髂嵴前份的外侧缘，其上1/3分成两层，包裹阔筋膜张肌，并与之紧密结合不易分离，下部的纵行纤维明显增厚呈扁带状，后缘与臀大肌肌腱相延续。髂胫束下端附着于胫骨外侧髁、腓骨头和膝关节囊。

"髂胫束综合征"又名"跑步膝"，主要表现是膝关节外侧疼痛，有时疼痛会放射到胫骨或髋关节部位；疼痛在跑步或骑车后明显；在弹跳、速跑、加速跑时疼痛加重；严重的病例，会在行走时也引起疼痛，从而导致跛行。在检查时，会发现髂胫束循行压痛，腘肌腱和外侧副韧带无疼痛，但可触发股骨外上髁的疼痛。通常不会伴有膝关节的肿胀或胀痛。

再来回顾车老爷子的症状：因过度劳累导致右侧大腿外侧疼痛20余天，上连髋，下至膝，过度行走就会出现跛行。查体发现：右大腿外侧髂胫束循行部位广泛性压痛，"髂胫束综合征"诊断成立，行小针刀治疗后，再让老爷子下床就已经能行走自如了。

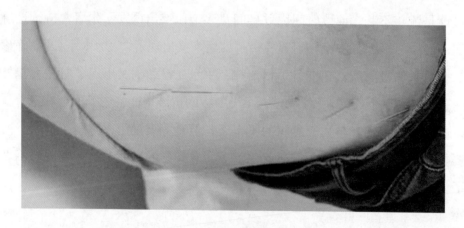

图7-39

除了小针刀，针灸治疗"髂胫束综合征"，尤其是急性发病患者，效果也是很不错的。笔者常用的针灸选穴包括：瞳子髎、足窍阴（足少阳胆经首尾穴）、阳陵泉（八会穴之筋会）、外关、风市及局部阿是穴。下图为"髂胫束综合征"急性发病患者的针灸治疗图片。

老爷子的病例让我想起了另外一个病人，那位病人的治疗让笔者当时小小的自豪了一把，洗清了一位老太的"冤屈"，避免了一场纠纷，一并分享一下。

马某，女，63岁，因"车祸后出现左髋周及大腿外侧疼痛1年余"于2019

年2月27日来诊。患者之前在威海各家医院行各种检查，均没有明显异常，据此保险公司及肇事方就一直坚持说老太太是在装病，但老太太却连喊冤枉，自诉其痛得走路都困难，就想把病治好，可没想去讹钱，那老太太是真病还是碰瓷呢？

来看当时的查体情况：T：36.5℃ BP：140/80mmHg，神志清，精神一般，心肺腹（−），腰椎生理弯曲存在，无明显侧弯，活动可，腰部各棘突及椎旁无压痛，叩击痛阴性，无下肢放射痛，左臀部前外侧阔筋膜张肌肌腹及左髂胫束循行部位明显压痛，左臀部外侧至左大腿上段外侧温痛觉减退，左髋部活动略受限；双下肢直腿抬高试验阴性，双下肢活动尚可，双下肢无肌肉萎缩，双足踇趾背屈肌力正常，双跟、膝腱反射正常。辅助检查：2019−01−23双侧髋关节MRI平扫：双侧髋关节少量积液（解放军第四〇四医院M 121776）。结合查体，综合分析，老太太损伤的部位重点在左髂胫束及与之连续的阔筋膜张肌筋膜上。诊断清楚了，接下来的就是治疗，看下病历节选部分：

2019−03−04 10:00小针刀松解术加神经阻滞术操作记录

患者右侧卧于治疗床，取左侧阔筋膜张肌、髂胫束循行部位阳性点，共12部位，记号笔标记，常规皮肤消毒，铺无菌洞巾，取含醋酸曲安奈德注射液5mg、0.5％利多卡因注射液20ml的消炎镇痛液沿标记点依次局部浸润注射，取4号针刀快速刺入，达病变层面，纵疏横剥数针出针刀，依次松解各治疗点，肌肉痉挛严重处调转刀口垂直肌纤维走行，提插切割1−2刀，术后压迫止血5分钟，无菌纱布包扎，术后患者反映良好，安返病房。

2019−03−07 08:32宋国政副主任医师查房记录

今日查房，患者自述左髋关节疼痛较前减轻，纳眠可，二便调。舌质瘀暗，舌体大小适中，舌苔薄白，脉弦。查体：腰椎生理弯曲存在，无明显侧弯，活动可，腰部各棘突及椎旁无压痛，叩击痛阴性，无下肢放射痛，左臀部前外侧无明显压痛，左髂胫束循行部位轻压痛，左臀部外侧至左大腿上段外侧温痛有减退，左髋部活动可；双下肢直腿抬高试验阴性，双下肢活动尚可，双下肢无肌肉萎缩，双足踇趾背屈肌力正常，双跟、膝腱反射正常。宋国政副主任医师查房：经治疗患者病情较前好转，嘱其注意休息，避免劳累，继续行热敏灸等保守治疗，密切观察患者病情变化。

2019-03-10 08:30

今日查房，患者自述左髋关节周围轻微疼痛，活动后无明显加重，纳眠可，二便调。舌质淡暗，舌苔薄白，脉弦。查体：腰椎生理弯曲存在，无明显侧弯，活动可，腰部各棘突及椎旁无压痛，叩击痛阴性，无下肢放射痛，左臀部阔筋膜张肌及髂胫束循行部位无明显压痛，左臀部外侧至左大腿上段外侧温痛基本正常，双下肢活动尚可，无肌肉萎缩，双足蹬趾背屈肌力正常。今日查房：未做特殊处理，嘱患者注意休息，避免劳累，择日出院。

病治好了，官司也就终结了，一个皆大欢喜的结果。

## 》 二十、股内收肌群损伤诊疗思路探议

经常会有人出现大腿根内侧疼痛，很多医生会考虑各种炎症、疝气、高位间盘突出等原因，但是大家却往往忽视了局部病变引起的疼痛，而这种病因往往比上述病因出现的多得多。今天跟大家谈一个崭新的话题——"骑士腿"。

大腿根内侧的疼痛，首先要考虑股内收肌群的问题，股内收肌群损伤性疼痛，曾经有过一个响亮而形象的名字："骑士腿"，亲们可以自行"脑补"一下，我们先来科普一下股内侧肌群的解剖知识。

股内收肌群是一组稳定髋关节的非常重要的肌肉群，主要由股内侧5块肌肉构成，起自耻骨，止于股骨或胫骨，其功能主要是负责髋关节向内收的动作，可分为三层，浅层由外向外依次为耻骨肌、长收肌和股薄肌；中层肌肉是短收肌；深层肌肉则是体积较大的三角形肌肉——大收肌。耻骨肌、长收肌、短收肌、大收肌可以屈曲及外旋髋关节，股薄肌可以屈曲及内旋小腿，在长时间或不恰当的进行这些动作时，受到暴力性的外伤时，可能引起股内收肌群这个"刹车装置"的急慢性损伤，而引起疼痛发作。我们在查体时，往往能在肌群起止点或肌腹部位查到较明显的阳性体征，如压痛、条索及肌紧张等，患肢内收

抗阻试验多可有阳性表现。

针刀医学认为：慢性软组织损伤疾病的根本病因是动态平衡失调，动态平衡失调的原因是粘连、瘢痕、挛缩、堵塞四大病理因素，就本病而言，股内收肌群损伤部位的粘连、瘢痕、挛缩都是不同程度存在的。软组织外科学理论的基本观点认为：急性损伤和慢性损伤后移产生的无菌性炎症是引起疼痛的原因。其实，两种情况是完全可以并存的，针对上述两大病因，针刀、神经阻滞、三氧注射、拉伸、针灸等治疗手段；西药如美索巴莫、氯唑沙宗等肌松药；中药如芍药甘草汤加减等等，都可以结合运用，效果多半也是立竿见影的。

## 二十一、腘绳肌损伤诊疗思路探议

在近期博文中提到的某三甲医院医学前辈，主任医师，因"腰椎间盘突出症"不远千里到我科就诊，经过一次椎管内治疗加椎间孔外口针刀松解术治疗后，临床症状缓解八成，但是前辈还是有一个苦恼没有解决，那就是不能弯腰穿袜子，弓腰不能够到脚趾头，每天早晨都需要爱人帮忙把袜子穿好，那这是什么原因造成的呢？

昨天，前辈再次来到我们科，只为解决这个问题。经过详细的指下查体，病因逐渐浮出水面。俯卧位，前辈上段腰椎呈轻度反弓畸形并存在椎体旋转，上腰段右侧胸最长肌紧张，右腰2、3横突尖压痛，右股骨后侧腘绳肌肌束紧张，由此可见，引起前辈不能弯腰穿袜子的罪魁祸首就是右侧胸最长肌、腰方肌、腘绳肌的紧张痉挛。病因找到了，接下来的就是治疗，行上述紧张肌群的小针刀松解治疗，今天，前辈便高兴的微信告知，已经能够弯腰穿袜子了。

提起腘绳肌，很多同行也是一脸的茫然。这组肌群确实属于陌生面孔，但在临床中，因为腘绳肌紧张引起的临床症状并不少见，先来熟悉解剖。

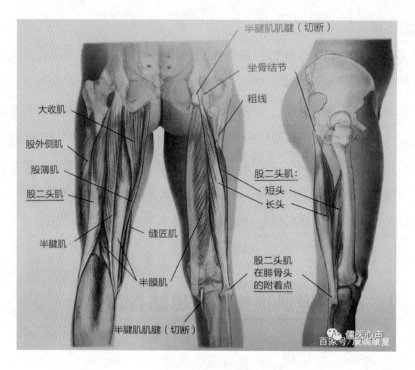

图7-40　腘绳肌

　　腘绳肌是一组肌群而不是单独一块肌肉，是指大腿后侧肌群的总称。腘绳肌与强有力的股四头肌相对应，包括半腱肌、半膜肌、股二头肌。股二头肌长头、半腱肌、半膜肌起于坐骨结节，股二头肌短头起于股骨粗线。股二头肌长头和短头止于胫骨外面与腓骨，半腱肌和半膜肌止于胫骨内侧髁。股二头肌长头、半腱肌、半膜肌收缩动作是髋伸展和膝屈曲，股二头肌短头收缩动作是膝屈曲。腘绳肌的主要功能就是屈膝和后伸髋关节，是维持膝关节稳定性，尤其是防止胫骨过度前向错动的重要动力性稳定结构，运动员极易发生腘绳肌的扭伤、撕裂等形式的损伤。

　　腘绳肌紧张短缩就像是打开了人体的"潘多拉魔盒"，常易引发一系列连锁反应：腘绳肌紧张缩短会导致骨盆后倾，腰曲变小，进而影响胸椎曲度，引发驼背；腘绳肌与股四头肌是一对拮抗肌，当腘绳肌收紧时，股四头肌会被过度拉伸，长此以往很容易造成劳损，造成膝关节不稳，引发膝关节疼痛；腘绳肌通过骶结节韧带连接到骶棘肌，它的紧张会导致骶棘肌的紧张，当骶棘肌过分紧张时，很容易引发下背部酸痛，甚至有时候慢性头痛的根源也是腘绳肌。

　　腘绳肌紧张也可以造成人体的直腿抬高试验阳性，从而影响医生对真假腰椎间盘突出症的判断。曾经接诊过一位老太太，从影像学检查来看，老太太存在巨大腰椎间盘突出，并有腰痛及下肢麻痛的临床症状，并且其直腿抬高试验不超过50°，在手术医生眼中，妥妥的一个手术适应症。但是，老太太子女因为手术风险问题，坚决不同意手术，因此到笔者处寻求保守治疗。经过仔细查体，老太太双侧腘绳肌紧张痉挛如同条索，分次针刀松解后，老太太不仅仅直腿抬高提高了很多，腰及下肢麻痛症状也缓解了大半。所以，在临床中，腰腿痛病患者我们绝不能轻易忽视腘绳肌等外周肌群的病变。

## ➤ 二十二、创伤性髌前皮下囊滑囊炎诊疗思路探议

最近科里业务量增加，有些小忙，已有半个多月没有更新公众号内容，内容可以延缓更新，但科室成员的业务水平提高却是刻不容缓，虽然人手不够，进修学习的脚步却不能停下，疫情刚稳定，科内两名优秀的研究生就已经踏上了进修学习的征程。临行前送给她们一句话："从事医生这个行业，努力才能及格，拼命才能优秀"，加油吧，亲们！

做临床医生，讲医疗故事，今天的故事主题从一名膝关节肿胀疼痛的病人说起。几天前，一位老汉一瘸一拐的走进诊室，沮丧地说，"医生，我一个多月前摔了一跤，之后这膝关节就越来越胀，越来越痛，看过好多医生，都说是膝关节积液，打过针，吃过药，打过臭氧和封闭，但是病情却没有任何好转，我是贫困户，光棍一条，这腿要是治不好，我可怎么办啊……"。一番仔细的指下查体后，笔者心中便有了几分信心，一边安慰老汉，一边通过绿色通道，没交一分钱押金为其办理了日间病房手续。

笔者的信心何来呢？其实，指下查体已经提示，老汉的初期诊断可能有误，引起膝关节肿胀疼痛的原因不是在关节内，而是在关节外。入院后的核磁共振检查进一步验证了笔者的判断，核磁共振报告单提示：符合右膝关节软组织肿胀（考虑髌骨前方软组织血肿），内外侧半月板损伤，髌骨软化症，胫骨髁后方囊肿MR表现。髌骨前方软组织血肿又存在于哪里呢？这就是引起老汉膝关节肿痛的罪魁祸首——髌前皮下囊，其实老汉的真实病因就是"创伤性髌前皮下囊滑囊炎"。

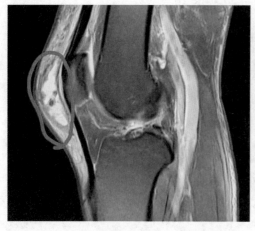 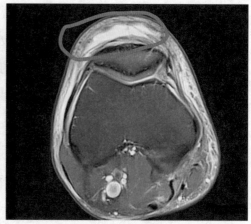

图7-41　　　　　　　　　图7-42　标识处便是髌前皮下囊

　　什么是"创伤性髌前皮下囊滑囊炎"呢？还是先从解剖说起。膝关节的周围有许多滑囊，多位于骨突与肌肉、肌腱与皮肤和肌肉与肌肉之间，正常情况下囊内存在有少许滑液，以适应膝关节活动。髌前皮下囊位于髌骨与皮肤之间，不与关节囊相通，是膝部易患病的滑囊之一。当其有炎症时，则渗出增多，出现肿胀，疼痛。"髌前皮下囊滑囊炎"常见的致病原因包括：急性或慢性外伤；急性或慢性化脓感染；低毒性炎症如痛风、结核、类风湿性关节炎等。而老汉的病因就是急性创伤造成的髌前皮下囊内的积血以及继发性炎性渗出。因为病变膝关节前方广泛性肿胀，初诊医生没有仔细的查体，仅仅根据肿胀的膝关节，就轻易的诊断为"膝关节积液"，诊断方向错了，治疗方法也就南辕北辙，再先进的关节内治疗也不会收到任何效果。

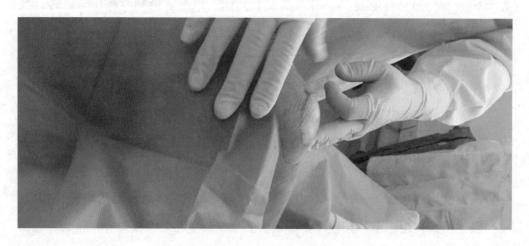

图7-43　老汉膝关节肿痛的病因原来是"滑囊炎"

诊断清楚了，治疗也就简单了，20毫升注射器抽吸滑囊内积血，并行生理盐水冲洗，再行小针刀通透松解，让滑囊内的炎性渗出物质渗入肌肉软组织中，协助吸收，加速滑囊自我修复，术后残留症状行"五虎擒羊"针法，短短几天时间，老汉的症状完全消失，千恩万谢的出院了。

诊断永远是治疗的前提，没有正确的诊断，很难有正确的治疗，为医者，唯有小心谨慎，不断学习，夯实基础，别无捷径可言。

## ▶ 二十三、鹅足滑囊炎诊疗思路探议

秋意渐浓，今天病例探讨之前，将近日涂鸦《秋三首》与大家分享。

秋雨
秋雨纷飞湿霓裳，
谁惹天公寸断肠，
虽言世间七分苦，
傲菊开后有梅香。
秋风
摧花败柳扫落叶，
遮阳布雨卷残云，
手持三秋肃杀令，
重铸人间正气魂。
秋思
一分秋雨一分寒，
几历风霜几度难，
人生谁无凄凉苦，
横眉笑看九月天。

上期临床病例分析中，谈到人体一组相对陌生的肌肉群——"腘绳肌"，今

天再探讨一个与腘绳肌相关，也同样陌生的人体装置——"鹅足滑囊"，还是从临床病例说起。

近期出院的于阿姨，曾在多家医院的检查，均确诊为"双膝关节骨性关节炎"，还曾有骨科医生建议行膝关节置换手术，对还不到60岁的于阿姨来说，手术治疗有些难以接受。结合患者的症状（双膝关节痛，活动后加重）、体征（双膝关节呈轻度内翻畸形）、核磁共振结果（膝关节内一系列退行性改变），于阿姨的诊断是没有问题的，但是于阿姨的膝关节痛都要归罪有于膝关节骨性关节炎吗？倒也未必，一番详细的指下查体，病因逐渐露出水面。引起于阿姨的膝关节痛，还有其他的原因——鹅足滑囊炎。

先来看解剖。鹅足滑囊位于缝匠肌、股薄肌及半腱肌的联合腱止点与胫骨内侧副韧带之间，由三个肌腱致密的纤维膜相连，形同"鹅足"而得名。因鹅足滑囊受到直接撞击导致急性损伤，或膝关节伸屈扭转过多造成慢性损伤，继而引起局部无菌性炎症而发病。鹅足滑囊炎主要表现为膝关节内侧疼痛，膝关节屈曲用力、外展、外旋时疼痛加重，局部有肿块，常被误诊为慢性关节炎、内侧半月板损伤或内侧副韧带损伤等。

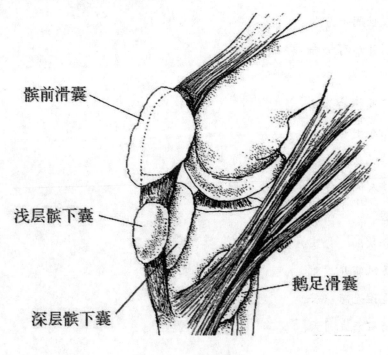

图7-44　鹅足滑囊

　　经过详细的指下查体发现，除了膝关节骨性关节炎这一基础病变，鹅足滑囊炎才是引起于阿姨此次膝关节痛的最直接病因。诊断是治疗的基础，只有正确的诊断，才有正确的治疗。经过一次小针刀治疗后，于阿姨次日便感觉膝关节痛缓解了大半，对于笔者提出的"保膝方案"，信心又增加了许多。配合"五虎擒羊"针法加减配穴治疗及中药内服，患者顺利出院了。

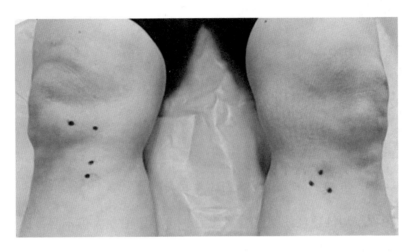

图7-45　鹅足滑囊炎针刀治疗点

　　补充介绍一下文中提到的膝关节痛中医针灸配穴方法——"五虎擒羊"针法。本文中的"五虎擒羊"针法加减配穴不同于传统的"五虎擒羊"针法，传统的"五虎擒羊"针法是在针灸临床实践中总结出来的一种"多针刺法"，由《灵枢·官针》的扬刺和齐刺发展而来。取扬刺的针形"正内一，旁内四"，用齐刺的功效"以治寒气小深者"。"五虎擒羊"即五只老虎共擒一只羊，寓意起效速捷、疗效显著。其具体操作为：压痛点中心处直刺1针，压痛点四周旁开各1寸处分别斜刺1针，共计5针（五虎），所有针尖皆指向压痛点（羊）。

　　本文中提到的"五虎擒羊"针法加减配穴中的"五虎"，是指五个手指所对应的穴位，患者平卧，膝关节屈曲，术者五指与膝关节相对，分别是食指对血海；中指对鹤顶；环指对梁丘；拇指对内膝眼；小指对犊鼻；"羊"指的就是阳陵泉。在此配穴的基础上，还可以加上委中、阴陵泉、绝骨，一个膝关节痛的基本针灸治疗方案就成型了。

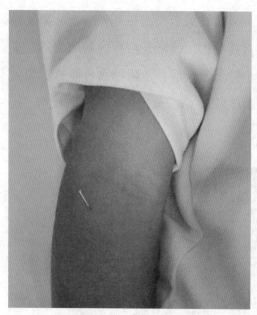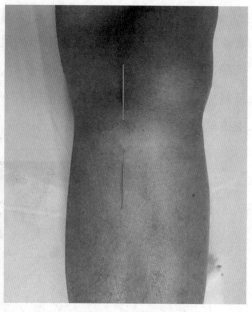

图7-46　左侧鹅足滑囊炎行右侧巨刺及阿是穴阴阳交通针法

　　对于病程较短的急性鹅足滑囊炎患者，小针刀治疗大可不必，针灸治疗配合生栀子醋调外敷患处，效果也是十分理想的。针灸治疗可行巨刺配合局部阿是穴的方法，《灵枢·官针篇》中云："巨刺者，左取右，右取左。"巨刺时，可在与患侧疼痛与活动障碍相对应的健侧（部位相应、经络相应、经穴相应）取穴和针刺，也可以在患侧疼痛与活动障碍相对应的不同肢体上（部位相应、经络相应）寻找对应点，对应点一般为压痛点，比如左下肢对对右上肢、右膝对左肘、左踝对右腕等。局部阿是穴施针可行阴阳交通针法，先沿阳经走行方向平刺一针，再沿阴经走行方向平刺一针，两针相对，同时捻转3～5分钟。该针灸取穴施针方法，不仅仅对鹅足滑囊炎，对其他肢体软组织急性损伤患者，效果俱佳。

　　　你论针灸我论刀，各家自有各家招，
　　　针人善能通经络，刀客亦可纠失调，
　　　内调脏腑筋脉骨，外治皮肉病痛消，
　　　虽说路路通罗马，策马扬鞭靠解剖。

一种疗法只是另一种疗法的补充，针灸也罢，针刀也罢，作为治疗疾病的重要治疗手段，并无优劣之分，只有明确诊断，明晰病因，根据病情不同，选择最合理的治疗方法，才是我们最应该做的事情。

## ▶ 二十四、下肢肌肉萎缩案例探议

"双骶髂关节呈退行性改变，关节面下骨质硬化，腰1/2至腰5/骶1椎间盘膨出"，如果单纯看到这样一份腰椎加骶髂关节CT报告单，很难想象这是一位14岁少年的检查结果，但这的确就是笔者最近接诊的一位患者的真实情况。

少年看起来跟其他孩子生长发育一样，但小小年纪就出现了背腰骶疼痛，同时伴有右下肢活动无力等症状。指卜查体发现，少年除了有下胸段及腰椎棘突间、双侧关节突关节、双骶髂关节的压痛叩击痛外，还伴有右侧小腿三头肌的明显萎缩。在最近接诊的病人中，不同原因导致的肌肉萎缩的病人并不少，但这么小的孩子还是第一个。

那是什么原因造成孩子出现各种早衰迹象和肌肉萎缩呢？就笔者现在掌握的临床资料而言，真是不太好明确。从西医角度来看，背腰骶疼痛可以从肌筋膜炎的角度来解释，造成下肢肌肉萎缩的原因则多得多，如：营养障碍、废用、中毒和缺血。神经丛、前角病变、神经根及周围神经病变等各种原因均可导致横纹肌营养障碍、肌肉纤维变细甚至消失等，从而使肌肉体积缩小。以西医治疗角度来看，除了建议患者平时多加锻炼，保持肌肉的活性，多补充高蛋白高能量的饮食，在医生指导下进行康复训练，服用营养神经的药物等方法，并没有太好的治疗手段。

但中医并不这么认为，虽然在西医眼中，中医的辨证论治方法都是"模糊诊断、模糊治疗"，但这种建立在整体观念下的辨证论治，往往能够在此类疾病的治疗中收到较好的效果。

在中医学的范畴中，肝主筋，脾主肉，筋肉有疾，当责之肝脾。同时，湿可致筋脉迟缓，瘀可致血行不畅，故在方药方面，笔者常用当归芍药散、补中益气汤、四物汤、补阳还五汤及四妙散等方剂；从针灸角度而言，腹四门、肝俞、脾俞、膈俞、环跳、秩边、风市、伏兔、梁丘、血海、委中、阳陵泉、阴陵泉、足三里、承山、飞扬、三阴交、昆仑、太冲及阿是等是常用的穴位，因下肢肌肉萎缩以股四头肌及小腿三头肌最为常见，故还需根据具体部位酌情加减穴位。

经过针药结合治疗，仅仅十余天，少年的背腰骶疼痛完全消失，右下肢无力症状明显改善，只是小腿肌群萎缩还需要一段时间调整。和少年同期住院的因斯蒂尔病、骨盆骨折、病理性骨折及腰椎病等导致肌肉萎缩的其他几位患者，经上述同理的中医针药结合治疗，也都收到了理想的效果。

## ▶ 二十五、跟痛症诊疗思路探议

在门诊上，经常会接诊到足跟骨刺和足跟痛的患者，很多病人来时直接就问："医生，我的足跟骨刺怎么治？吃药老是不好，还需要手术吗？"其实，"跟骨刺"这锅背的真是有点大，那足跟痛与跟骨骨刺到底有多大关系呢？足跟痛的原因又有哪些呢？今天我们来说道说道。

大约15年前，我在基层医院工作，还兼职麻醉医生，参与过跟骨骨刺的骨科手术治疗。在当时，一部分骨科医生的观念认为，足跟痛绝大多数是由于足跟骨质增生引起来的，用骨科手术的方法，解决了增生的骨刺，这种疼痛就可以根治。手术的方式就是，从足跟侧面把皮拉开，翻转暴露跟骨前缘的骨刺，一顿铿锵有力的骨凿操作，将骨刺剔除，缝合后石膏固定休养三个月。现在回想，这种手术方式不免有些孟浪，不过，随着认识水平的提高，这种凿骨刺的方法逐渐销声匿迹了。

足跟痛也叫"跟痛症"，科普一下什么是"跟痛症"。"跟痛症"是指以一侧或两侧足跟部的疼痛为主要临床表现的多种疾病的总称。很多病人下床时不敢足跟直接着地，初着地时疼痛难忍，行走一会儿反而减轻，局部不红不肿，还有一些病人自觉足跟部疼痛，但是在局部却按不到明确的压痛点，医院行常规X片检查，往往会在足跟骨前方发现一个类似于鸟嘴的骨刺，那这个骨刺就是足跟痛的唯一原因吗？我们接着来分析。

时光回转，回到刚毕业那会儿，那时接诊到"跟痛症"患者，从诊断到治疗，全都围着脚跟转，确实治好了一部分病人，但是，仍有很多病人，病情总是反复，甚至无效。随着经验的积累与学识的提高，笔者逐渐认识到，这个貌似简单的足跟痛其实并不简单，从跟骨骨刺、足底筋膜、脂肪垫、跟腱下滑囊，到小腿三头肌群、股后侧肌群、髂外三肌肌群，再到颈腰背肌群、椎管内因素，引起足跟痛的原因很多，我们从局部因素到整体因素逐次理顺下。

从局部因素来看，常见的病理病因有足底脂肪垫炎、跖筋膜炎、跟腱炎、跟骨内高压及跟骨骨刺等。

足底脂肪垫炎多半与足跟部的创伤性损伤有关，最常见的就是足底硬物的硌伤。足跟脂肪垫损伤后，局部软组织修复不良，就会产生一些无菌性炎症和小的瘢痕粘连，刺激卡压穿行其中的末梢神经而出现疼痛，夜间静卧，局部酸性代谢产物积聚，所以晨起初下地时疼痛较剧烈，活动一会儿，血液流通了，酸性代谢产物被带走了，疼痛也就缓解了，这也是此类疼痛的病理基础之所在。在治疗上，局部的药物或臭氧注射消除无菌性炎症，针刀松解解除局部瘢痕粘连卡压，或者两者联用，都有不错的效果。

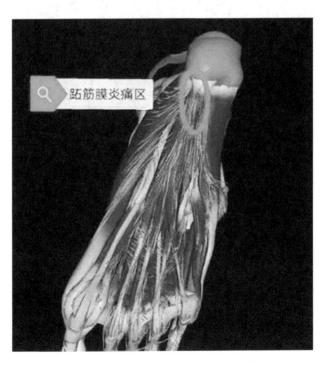

图7-47　足底解剖图片

跖筋膜炎、跟腱炎则往往与过度行走、奔跑等牵拉因素有关，人体足底有足横弓和足纵弓，这里我们重点关注足纵弓。在人体行走或奔跑时，足纵弓像一个弹簧，缓冲着人体所带来的压力，这根弹簧就是跖筋膜和足底韧带，处于外层的跖筋膜很容易随着足底的牵拉出现损伤。处于跟骨后上方的跟腱也是一样，同时，跖筋膜与跟腱的附着点部位滑囊的炎性病变和滑囊液分泌不足也可能加重局部的炎性反应，跖筋膜炎的针刀减张减压治疗效果很好，但是跟腱炎就要小心了，不恰当的针刀操作甚至可以造成跟腱断裂，局部的注射也要谨慎而为，只能将药物注射到跟腱周围，绝对不允许注射到跟腱上，以免引起跟腱的崩裂，这种情况在临床上屡见不鲜，尤其是年老的女性患者。曾经接诊过一位数次接受跟腱药物注射而疼痛未缓解的患者，最终出现跟腱部分断裂，不过还好，手术修补后恢复得还不错。过度的运动也是跟腱断裂的一个重要原因，刘翔就是一个活生生的例子，我们这边一场篮球赛断了两根跟腱，让主办方叫苦不迭。话题扯远了，继续回归正题。

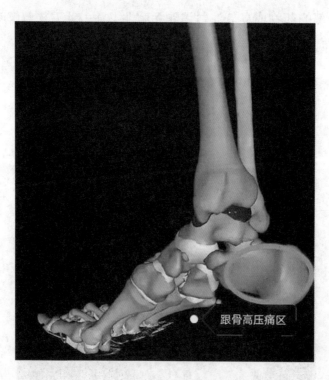

图7-48 跟骨内高压症临床中很容易疏漏

还有一种足跟痛的原因是"跟骨内高压症"，什么是"跟骨内高压症"呢？

这种足跟痛局部没有什么压痛点，也不红不肿，相关检查也没有什么异常，其发病机理要归因于跟骨内血液循环不畅、静脉血瘀滞，代谢产物积聚，继而造成跟骨骨内压增高。治疗上就需要骨减压针或克氏针的刺骨减张减压了，骨内的压力释放了，足跟痛就缓解了。

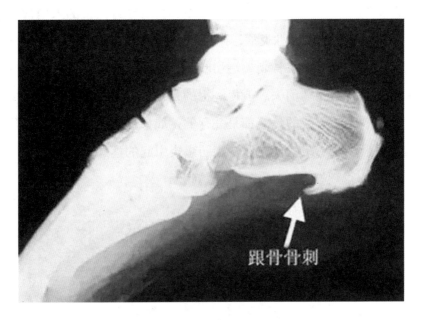

图7-49　跟骨骨刺几乎无一例外的尖端向前

说了这么多足跟痛，最后来谈跟骨骨刺。在足跟痛的患者中，很多人都有足跟骨刺的存在，那骨刺到底会不会引起足跟痛呢？我的回答是，一部分人的跟骨刺，是可以引起足跟痛的，但仅仅是一部分而已。

曾经有人做过调查，大约30%的人从三十岁左右开始就会出现跟骨骨刺，随着年龄的增长，跟骨骨刺的检出率逐年提高，到七十岁时，跟骨骨刺的检出率就几乎百分之百了，但事实上，七十岁的人并不是百分百出现足跟痛，真正因跟骨骨刺引起疼痛的人群只占很少的一部分而已。从X片上，大家可以观察到，几乎所有的跟骨骨刺都是尖端向前的，为什么会出现这种情况呢？这就要谈到足跟骨刺的产生机理了。

针刀创始人朱汉章教授是最早质疑"足跟刺是造成足跟疼痛主要原因"的专家之一，也极力否认骨质增生退变学说。他把骨质增生的原因归责于三种力，压应力、涨应力和拉应力，而跟骨骨刺就是"拉出来的"，前面说过，足底肌腱就像一根弹簧，维持着足弓的稳定，而足跟骨前侧是拉应力最集中的地方，随着足底韧带的反复牵拉，难免会在跟骨附着点处出现韧带损伤，人体为了修复这种损伤，就会调集大量的钙离子沉积在足底韧带跟骨附着点处，久而久之，就形成了尖端向前的跟骨骨刺，所以说，跟骨骨刺只不过是人体的一种自我修复、加强防御罢了。极少数人群修复过程中，会对穿行其中的末梢神经造成卡压，或产生不同程度的无菌性炎症，而出现足跟痛，这种足跟痛是最好解决的，我们只需要一枚小针刀，在骨刺尖端切断几根紧张的韧带纤维，卸掉过大的拉应力，足跟疼痛就会立马消失。值得一提的是，很多情况下，跖筋膜炎、跟骨脂肪垫炎及跟骨骨刺引起的疼痛都是并存的，如果按疼痛部位详加区分，跖筋膜炎引起的疼痛多位于跟骨前内侧，脂肪垫炎引起的疼痛多位于跟骨正中，跟骨骨刺引起的疼痛多位于跟骨正前方位置。

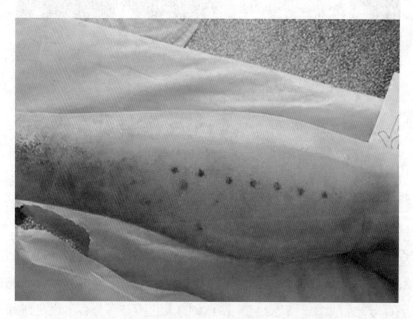

图7-50　足跟痛不要忘记检查小腿三头肌

说完局部因素，再谈整体因素，足底筋膜是小腿三头肌筋膜的延续，久站久立的劳动者，小腿三头肌持续紧张，往往会牵拉足底筋膜而引起足跟痛表现，像这种情况，单纯足跟局部治疗的效果有限，而针对小腿三头肌的治疗，才是重点。同样道理，股后肌群、髂外三肌甚至腰背肌群肌筋膜紧张，都有可能因逐次牵拉而出现足跟痛，这也就是近年兴起的筋膜链理论。打个不恰当的比方，我们学解剖，肌肉都是很清晰，一块一块的，但实际上，你买猪后腿肉，都是从一整块肉上切下来的，没法分辨哪是臀大肌，哪是臀中肌，为什么呢？它们全都靠肌筋膜连在一起了。人体也是一样，就像穿了件连体衣，腰部缝紧了，裤腿就会受牵拉感到难受，也是这个道理。

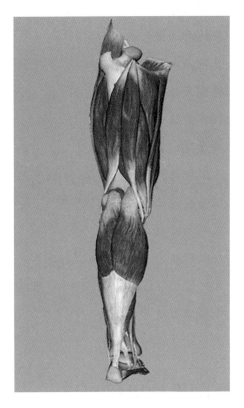

图7-51　人体的肌肉群通过筋膜链
连成了一套连体衣

从解剖学的角度来看，小腿及足跟的神经支配来自于腰骶丛神经，下腰段的腰椎间盘突出等椎管内因素，或者整个神经丛的循行部位的卡压，都可能刺激到相关神经而出现足跟痛，或者诱发小腿三头肌的痉挛而引起牵拉痛，在常规治疗无效的情况下，这种因素是我们尤其不能忽略的。不过在治疗上，这种因素的处理相对麻烦些，除了外周治疗，椎管内的治疗也是非常重要的。详见于"腰痛"治疗篇。

在治疗上，除了上述提到的局部药物及臭氧注射、针刀松解及骨减压，非甾体类消炎镇痛药内服，火针的痛点点刺，针灸的缪刺针法，中药的内服熏洗外敷等治疗方法都是不错的选择，在中医辩证理论体系中，足跟痛离不开"肾虚"、"风寒湿"、"瘀血"三大病因及辨证治疗，篇幅太长，择日单篇论述。

最后以诗文形式总结一下。

> 众说纷纭足跟痛，骨刺忍辱又负重，
> 无奈屈当背锅侠，奈何真凶匿行踪，
> 足底筋膜脂肪垫，骨内高压作乱中，
> 跟腱劳损易崩裂，滑囊炎症是帮凶，
> 小腿三头拉足底，腰背臀股筋链从，
> 跟痛也有脊柱因，间盘突出占比重，
> 椎管分出坐骨支，支配神经腰骶丛，
> 循行部位有卡压，极易表现足跟痛，
> 朱老创立针刀术，跟痛治疗效力宏，
> 中医治疗足跟痛，内服外敷力不怂，
> 巨刺大陵止痛快，火针速刺能温通，
> 中西皆是救人术，合璧协力建奇功。

# ▶▶ 二十六、踇外翻诊疗思路探议

夏天将至，漂亮的美眉们纷纷穿上了夏装，换上了凉鞋，靓丽的外表，却时常因突兀的"踇外翻"减分不少，大踇趾外翻，甚至是"老大背老二"（大踇趾上压着二脚趾），怎一个尴尬了得。这种"又丑又痛"的感觉，祸害的不仅仅是美眉，更多的是中老年患者，那"踇外翻"是如何造成的呢？

造成"踇外翻"的原因包括先天因与后天两类。先天因素中，遗传因素是一个重要原因，尤其是青少年患者，足底筋膜肌腱紧张度的降低，扁平足足纵弓及足横弓的消失等等，造成足部的力平衡失调，第一跖趾关节失稳进而变形。后天因素呢，多是为美而付出的代价，为了爱美而穿鞋跟太高、鞋头过尖、过窄的鞋，一来脚跟不易固定，二来对脚趾挤压摩擦过大，不但影响脚趾的伸展与活动，造成不适及疼痛，还会破坏原本足底三个立足点的支撑平衡功能。要知道人体站立时，全身的力点是由足跟、第一跖趾关节及第四五跖趾关节处分别承担的，而时下流行的高跟鞋，恰恰是打破这种平衡，将全身重量落在足部前端，足横弓的塌陷，第一跖骨远端的外移及跖趾关节的外翻变形，力点转移到第二、三跖趾关节，"蹈外翻"、"胼胝体形成"等病理改变就接踵而来了。

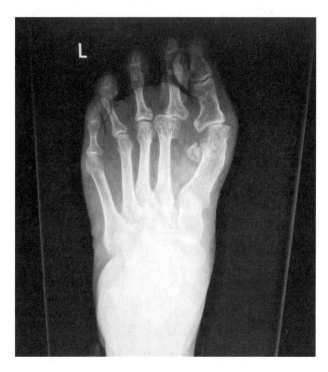

图7-52　蹈外翻影像资料

早期的"蹈外翻"挛缩期其实是可逆的。这个时期主要表现为大蹈趾外翻10-20°，第一跖趾关节周围的滑囊、韧带、肌肉会出现不同程度的挛缩、损伤和炎症，第一、二趾之间会出现明显挤压，脚掌前部逐渐变宽，第二、三跖趾关节掌面会出现胼胝体，长时间行走易引起第一跖趾关节外侧蹈囊位置及脚掌的疼痛。部分患者只是影响了外观的美感，不影响行走，并没有实质性的疼痛出现。

到了"蹈外翻"严重畸形阶段，常规治疗已经很难逆转了。大蹈趾外翻会达到40°以上，第一、二趾严重重叠，也就出现了"老大背老二"或者"老二背老大"的现象，大蹈趾不受力，足弓塌陷，本该承受在第一跖趾关节的压力，就会转移到第二、三跖趾关节下，脚掌直接承受压力，就会在足底产生保护性老茧，也就是"胼胝体"，双足严重的错误负力，踝以上各关节难以协调运作，导致人体整个力线改变，甚至诱发一系列踝、膝、髋、腰等关节处的疼痛不适或其他症状。

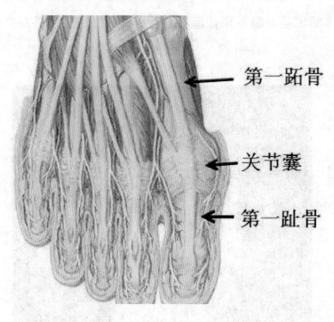

第一跖骨

关节囊

第一趾骨

图 7-53　足部彩色图谱

　　道理讲清楚了，接着谈治疗。在"踇外翻"的挛缩可逆期，针刀治疗不失为一种安全可靠有效的治疗方法。针刀医学研究发现，"踇外翻"患者由于先天因素、长久站立、行走过久或负重过度等原因，造成第一跖趾关节周围软组织受力异常，此时人体会先通过粘连、瘢痕及挛缩等变化来进行自我修复、自我代偿，在这种修复代偿的过程中，往往会产生一系列症状和畸形改变。以第一跖趾关节内侧踇囊区、外侧挛缩的踇收肌和关节囊作为针刀松解的重点部位，第一跖趾关节周围软组织的异常应力得到有效分解，对于缓解症状和纠正畸形，就会产生良好的效果。

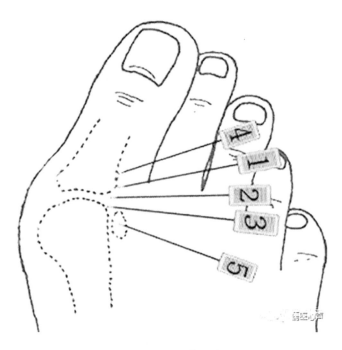

图7-54　针刀治疗松解点

如果我们不予干预，当这种修复代偿超过人体可承受的范围时，人体就会继续通过应力集中点硬化、钙化或骨化，来继续化解第一跖趾关节周围软组织的异常应力，最终会无力化解而出现不可逆的畸形，这时，我们能采用的，就只有骨科手术治疗了。曾经请教过我们的骨科主任，就"踇外翻"而言，目前手术术式有近百种之多，但大部分都离不开截骨，所以早期治疗是尤其重要的。

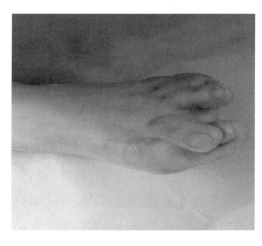

图7-55　"踇外翻"针刀治疗前

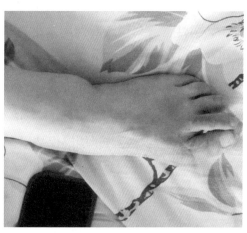

图7-56　"踇外翻"针刀治疗后

除了推荐的针刀治疗，通过穿合适的鞋子；第一二趾之间夹棉垫；在睡觉时踇指内侧绑一夹板；经常按摩足趾；中药外敷、理疗、温水泡脚等方法，促进血液循环，减轻炎症，缓解疼痛症状，都是十分有效而且是非常必要的方法。

# ▶ 二十七、痛风诊疗思路探议

18岁的小刘被家人用轮椅推着来到诊室，踝关节和跖趾关节处的肿痛让他一步也走不了，"医生，我的脚没有受伤，怎么就疼的走不动路了呢？"600多$\mu$mol/L的尿酸检查结果佐证了笔者的猜测："痛风性关节炎急性发作"。只有18岁年龄，没有家族遗传病史，刚从东北老家来到威海，海产品吃的不多，体态也不肥胖，怎么就患上痛风病了呢？追问小刘的饮食习惯，"嫌疑犯"浮出水面，小刘酷爱喝碳酸饮料，每天把各类碳酸饮料当水来喝，过度摄入碳酸饮料就是小刘痛风发作的重要诱因。

痛风是一种以高尿酸血症为特征的代谢性炎症性疾病，当血清尿酸浓度 > 420 $\mu$mol/L 时，尿酸的血液浓度达到饱和状态，可形成结晶沉积在关节滑膜、滑囊、软骨及其他组织中，引起急性关节炎，在严重情况时，甚至发生严重关节损伤和肾功能不全。

据统计，目前我国有高尿酸血症患者约1.7亿人，其中5％—12％的高尿酸血症患者会发展为痛风，也就是说，全国大概有1000多万名痛风患者，在这其中，男性占大多数，女性朋友得益于雌激素的保护，绝经前女性的痛风发病率较低，总体男女患病比例为12.6:1。

尿酸是体内嘌呤代谢的最终产物，痛风的基础是高尿酸血症，高尿酸血症的基础则是嘌呤代谢紊乱。嘌呤本是人体中必不可少的一部分，正常情况下，人体每天产生的嘌呤数量能够保持平衡。碳酸饮料中大都含有果糖，饮用过量，其中的果糖可以加速降解嘌呤核苷酸，导致嘌呤代谢紊乱，使嘌呤在体内的数量增多，无法及时排出体外，最终造成体内高尿酸血症而诱发痛风发作。研究显示，每天饮用3杯以上的饮料就会使血中尿酸值升高，此外，生活中常见的果汁也含有大量果糖，许多人认为喝果汁相当于吃水果，其实不然，因为水果在榨成汁后，大部分营养物质都随着果肉被剔除，唯有果糖得到最大程度释放，过量饮用，尿酸增高也就是理所当然的事情了。这也就是小刘为什么年纪轻轻就出现了痛风发作的原因。

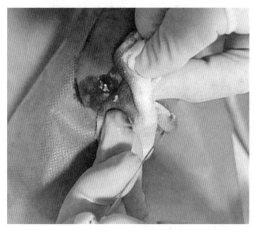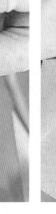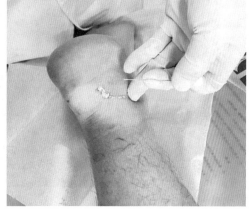

图7-57　小针刀排石　　　　　　　　图7-58　小针刀排石

来诊后，予以患处局麻下小针刀治疗，可见白色尿酸盐结晶从针眼排出，患者疼痛迅速缓解，再以中药四妙散加减，治以清利湿热、凉血通络，巩固治疗，并嘱患者纠正不良生活习惯，以防复发。

除了碳酸饮料，高嘌呤饮食（如海鲜、动物内脏）、酗酒（如啤酒、白酒）、过度运动、关节局部损伤、饮水减少、药物因素（如利尿剂、抗结核药、肿瘤化疗药物、烟酸、阿司匹林）等，也是引起尿酸升高，诱发痛风的重要原因。此外，还有约50%的痛风患者没有诱因，也会出现痛风发作，30多岁的小林就是其中一位。

小林有5年的痛风病史，尿酸长期在500μmol/L以上，时不时的就会痛风发作一次，但小林只是间断性的服用非布司他及稍加饮食控制，并未系统治疗。几天前，小林无明显诱因的出现右侧膝关节高度肿胀，剧烈疼痛，触之皮热，关节不能屈伸，自服止痛药无效来诊。查体发现，患者右膝关节高度肿胀，触痛，皮温升高，诊断为"痛风性关节炎急性发作"，予以髌上囊穿刺冲洗加小针刀通透松解治疗，次日，患者肿胀消失，疼痛基本缓解，再予四妙散合宣痹汤加减善后。

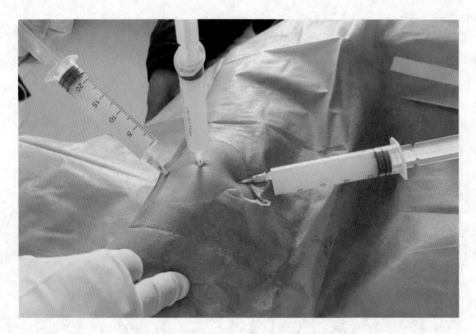

图7-59 髌上囊穿刺冲洗加小针刀通透松解治疗

　　疼痛是痛风最主要的症状之一，但却不是最严重的，当高尿酸血症得不到理想控制，尿酸盐在肾脏肾小管沉积，就可以导致痛风性肾病，出现肾功能异常。疾病早期可能仅仅出现夜尿增多等尿浓缩功能下降的表现，但随着疾病发展，就会逐渐出现肌酐升高、尿素氮升高、高血压、水肿、贫血等肾功能衰竭症状。30多岁的蔡老师就差点步入其中。

　　蔡老师，男，37岁，既往有痛风病史5年，未系统治疗。一个多月前来诊并查体，血压：160/96mmHg；彩超提示：双侧肾结石；尿常规：尿蛋白++，潜血++；肾功：肌酐130.2μmol/L尿素氮9.22mmol/L尿酸660.2μmol/L，诊断为：痛风伴肾功能不全。这个结果也让蔡老师紧张不已，以健脾益肾、利湿通淋为治则，行中药内服治疗三周，近日患者自己复查结果并反馈如下：肾功：肌酐84.66μmol/L尿素氮6.01mmol/L尿酸421.49μmol/L，尿常规无异常。

　　如何远离痛风呢？一是预防，二是治疗。在预防上，合理均衡饮食、科学锻炼、合理用药、定期监测是预防痛风的重要手段；而在治疗上，纵有千般方案，总结起来不外乎三条：给炎症绝路、给尿酸出路、给肾脏活路。

1、预防方面

（1）科学饮食是基础

不合理饮食是诱发痛风的重要因素之一。人体有20％的尿酸是外源性的，因此，通过调整饮食结构，可在一定程度上减少尿酸的生成。具体要求如下：

①限制高嘌呤食物

动物内脏、海鲜、浓肉汤、菌菇类蔬菜等高嘌呤食物会增加尿酸生成，故应尽量少吃或不吃，猪、牛、羊等畜肉要适量，新鲜蔬菜、牛奶则可适量多吃。

②避免酗酒，减少碳酸及果汁饮料摄入

由于酒精会干扰尿酸经肾脏排泄，啤酒本身含有大量嘌呤，故痛风病人最好戒酒。饮料中的果糖也会影响尿酸的代谢，故碳酸及果汁饮料也尽量不喝。

③平常多喝水

多饮水、多排尿有助于尿酸的排泄，每天要摄入足量的水分，痛风患者每天饮水量应在2000mL以上，白开水、淡茶水，特别是含有碳酸氢钠、能够碱化尿液的苏打水更是不错的选择。

（2）控制体重

研究资料显示，肥胖程度与血尿酸的含量呈正比，控制体重有助于降低尿酸，预防痛风发作。因此，肥胖痛风患者要"管住嘴，迈开腿，减减肥"，尽量把体重控制在正常范围内。

（3）尽量避免过劳、受伤、受寒

过度劳累、剧烈活动、外伤、受寒等均可诱发痛风急性发作，痛风患者应尽量避免。

（4）定期监测是保证

定期监测血尿酸，是了解血尿酸控制情况、调整饮食及用药的重要依据和保证。

2、治疗方面

（1）针具

笔者常用的针具包括小针刀、火针、毫针等等，在痛风性关节炎急性发作期，各种针具的治疗尤其显得举足轻重。痛风性关节炎急性发作包括三个阶段：①尿酸盐结晶在关节腔内外组织中析出和沉积；②位于关节腔内的巨噬细胞和由血液中单核细胞分化来的巨噬细胞吞噬尿酸钠晶体，分泌前炎性因子；③中性粒细胞在前炎性因子的趋化下，透过毛细血管基底膜，到达炎症部位，吞噬尿酸钠晶体，释放大量炎性因子，导致痛风发作。

沉积在关节腔内的尿酸盐结晶，诱发炎性反应和关节积液造成的高张力对末梢神经的刺激，是产生疼痛的主要原因，且易对关节软骨造成器质性损害，局麻后以小针刀直达关节腔，行通透松解，配合针眼处拔罐，尽量将尿酸盐结晶排出体外。

膝关节痛风发作，因关节腔与髌上囊相互贯通，大量的关节积液存蓄于髌上囊内，一般只需进行髌上囊抽吸冲洗及小针刀通透松解即可。小针刀通透松解，应尽量将髌上囊破坏，残存和继续分泌的炎性积液就会渗到周围软组织当中，有利于吸收。

其他针具如三棱针、梅花针等局部扣刺，虽也可以部分缓解症状，但因患者痛苦大，且针刺部位浅，大多不能到达关节腔，效果不如小针刀及火针，故笔者采用的不多，但针刀及火针操作要严格执行无菌操作，且需要有较扎实的解剖基础，方可开展。

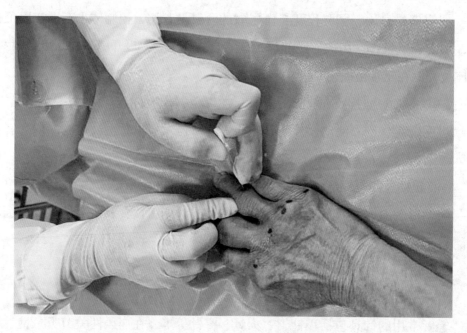

图7-60　类风湿性关节炎小针刀治疗

从笔者的临床经验来看，痛风急性发作期运用小针刀等针具治疗，可以迅速缓解疼痛，一般无需非甾体消炎药、秋水仙碱等等西药止痛处理。此外，其他如类风湿性关节炎、创伤性关节炎等关节滑膜炎症反应导致的肿胀疼痛等症，采用上述方法治疗，临床症状也可以得到迅速缓解。在指间关节、掌指关节等常见发病部位的针刀、火针等操作，定点非常重要，一般定点于罹患关节背侧线与侧方线中间，与关节间隙相平行的位置，此种定点方式，可以有效避免循行于掌背侧的肌腱与侧方神经、血管的损伤。

（2）中药治疗

元代朱震亨最先提出"痛风"病名，并于《格致余论》中提出"痛风论"，将其病因病机分为"痰湿、风热、风湿、血虚"。明·张介宾《景岳全书·脚气》中云："痛风，外是阴寒水湿之邪袭人皮肉筋脉，内由平素肥甘过度，湿壅下焦，走注足胫，而日渐肿痛。"表明外湿侵袭和饮食不节内生湿热，或毒邪流注四肢关节会导致痛风性关节肿痛。现代《中医病证诊断疗效标准》将痛风分为4型：湿热蕴结型、痰浊阻滞型、肝肾阴虚型、瘀热阻滞型，按病程又可分为急性期、缓解期、慢性期。总之，湿、热、痰、瘀是痛风的主要病因病机。湿、热、痰、瘀，根于脾肾，留滞经络，注入筋脉关节，导致关节疼痛、肿大、畸形、僵硬，或形成痰核，硬如石。在此中医思维理念指导下，四妙散、宣痹汤、白虎加桂枝汤、四神煎等都是临床中经常使用的中医方剂。解析如下：

①四妙散

四妙散出自清·张秉成《成方便读》，由苍术、黄柏、牛膝、生薏仁组成，是治疗痛风性关节炎急性发作时有效方剂，本方清热祛湿，标本兼治，可有效缓解痛风发作急性期关节红、肿、热、痛。毫不夸张的说，四妙散几乎可以作为一半以上痛风病的底方。

②宣痹汤

宣痹汤出自清·吴鞠通《温病条辨》，方药组成包括防己、薏仁、杏仁、滑石、连翘、山栀、半夏、晚蚕沙、赤小豆。具有清化湿热、宣痹通络之功效，主治湿热痹之症见湿聚热蒸，阻于经络，寒战发热，骨节烦疼，面色痿黄，小便短赤，舌苔黄腻或灰滞者，痛风证属湿热蕴结者皆可采用。

③白虎加桂枝汤

白虎加桂枝汤出自《金匮要略·疟病》第4条："温疟者，其脉如平，身无寒但热，骨节疼烦，时呕，白虎加桂枝汤主之。"

白虎加桂枝汤方：知母六两，甘草（炙）二两，石膏一斤，粳米二合，桂枝（去皮）三两。上锉，每五钱，水一盏半，煎至八分，去滓，温服，汗出愈。

身无寒但热，为热在里，骨节疼痛、时呕，为邪在表，白虎加桂枝汤实为白虎汤与桂枝甘草汤合方，主治阳明里热兼有骨节疼烦等表证的太阳阳明合病，临床常可用于全身关节烦痛不适为主的痛风性关节炎。

（3）合理使用降尿酸西药

临床中常用的降尿酸西药主要包括尿酸生成抑制剂如：别嘌醇、非布司他等；促进尿酸排泄药如：丙磺舒、苯溴马隆等。

①急性发作期不宜加用降尿酸药物

痛风急性发作期急需解决的问题是关节炎症及肿痛，而降尿酸药物本身没有消炎镇痛的作用，对控制关节炎症及疼痛无效。在痛风急性发作期间，不宜加用降尿酸药，而应该在疼痛症状完全缓解、过了急性期之后再服用降尿酸药。

如果患者之前已开始服用降尿酸药物，则应继续服用，而无需停药。这样做的目的，是尽量维持病人急性期血尿酸浓度的相对稳定，避免因血尿酸浓度显著波动而导致病情加重。

②降尿酸速度不宜太快

痛风发作不仅与高尿酸有关，与尿酸水平显著波动也有很大关系。当血尿酸浓度突然降低时，会使关节等处附着的尿酸盐结晶快速溶解，产生一些不溶性的针状结晶，这些微晶体被白细胞吞噬后，释放炎性介质，从而诱发关节滑膜的炎症及疼痛。

③尿酸水平平稳且达标，可以停服降尿酸药物

有痛风石、痛风肾的血尿酸达标目标在 $180\,\mu mol/L \sim 300\,\mu mol/L$ 之间；无痛风石的普通痛风血尿酸达标目标在 $180\,\mu mol/L \sim 360\,\mu mol/L$。当别嘌醇 $100\,mg/d$ 或非布司他 $20\,mg/d$ 或苯溴马隆 $25\,mg/d$ 就能维持血尿酸水平持续达标时，那么就可以考虑隔日服用降尿酸药物，最初隔一日，尿酸稳定，可隔 2—3 日，继续稳定，可隔一周服用一次。当隔周服用一次降尿酸药物血尿酸水平平稳且达标，则可以考虑停药，并保持正常的饮食调理及生活调理。

（4）手术治疗

尿酸盐结晶长期沉积于周围骨、关节及软组织，最后导致痛风石的形成。它不仅影响局部外观，而且破坏力极强，容易损害骨骼及关节结构，导致功能

障碍甚至丧失。尽管传统开放手术创伤大，但是有如若患者出现关节严重受累症状，可采用手术方法清除痛风石，这不仅可以降低患者尿酸盐的总负荷，还可以减少痛风性关节炎的急性发作次数。对患者而言，手术也是对肢体外形的改善及恢复关节功能的有效方式。

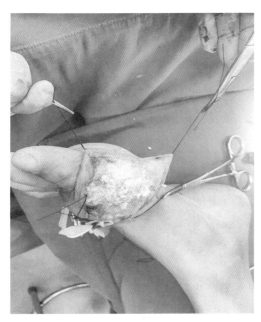

图7-61

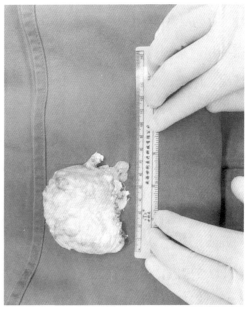

图7-62

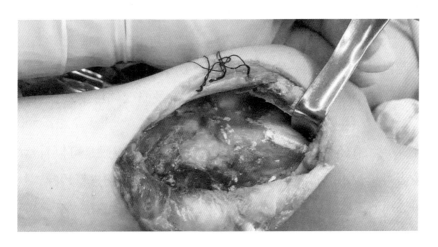

图7-63 痛风手术取石

综上所述，痛风具有反复发作、病程长，迁延难愈的临床特点，单一的方法可能无法很好的实现治疗目标，故针药结合的中医治疗方法，联合必要的西药及其他防治手段，不失为痛风治疗的可靠选择。

# ▶▶ 二十八、鸡眼诊疗思路探议

大约是10多年前，一位老家通化的业务员找到我，小伙子眼泪汪汪的，一瘸一拐地来到诊室，什么事情让小伙子如此伤心呢？我一边安慰他，一边了解情况。原来，小伙子只身一人来到我们这边一家企业办业务，可偏偏双脚掌同时长了五个大"鸡眼"，你没看错，是五个，药物外敷没有效果，去了几家医院外科，几乎统一的口径就是"剜"，可是工作原因，小伙子短期不能回去，而且根本没有时间休息，脚掌做了手术，行走困难，也没人照顾，这可怎么办啊！不过，在没有耽误小伙子一天工作、能正常行走的情况下，五个"鸡眼"被我同时处理了，而且痊愈。我用的什么办法呢？此处卖个关子，先来科普下什么是"鸡眼"。

"鸡眼"又称"肉刺"，常生长于足趾及足底前端，因外观如鸡的眼睛而得名，是一种由于局部皮肤长期受挤压或摩擦而引起的皮肤病。其中的"肉刺"其实就是增生的角质层，形如圆锥体嵌入皮内，尖顶突入真皮中压迫神经末梢，局部一旦受压或受挤就会引起明显的疼痛。圆锥的底在皮肤表面多为圆形或椭圆形，黄豆大小，淡黄色质硬，边界清楚。鸡眼可分为硬鸡眼和软鸡眼，硬鸡眼好发于足趾、足跖外侧缘等关节隆起处，偶尔可发生于手部；软鸡眼好发于相邻两趾间的侧面，因局部出汗、潮湿，皮损浸渍变软可呈灰白色，常伴有臭味。

一般来说，在不受外力挤压或者摩擦的情况下，鸡眼是可以自然痊愈的。无法自愈者可选用水晶膏、鸡眼膏或水杨酸火棉胶等药物进行治疗，效果不好的，也可选择液氮冷冻或手术治疗。手术治疗就是麻醉下，沿"鸡眼"两侧作梭形皮肤切口，将"鸡眼"彻底"剜除"，术后用大弯三角针缝合，避免负重行走，10～14日拆线，过早拆线易使切口裂开。

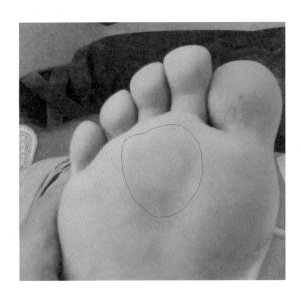

图7-64　能看出来14天前，这里有一个巨大的鸡眼吗？

话归原题，我是怎么在不耽误患者工作起居的情况下，同时治愈五个大"鸡眼"呢？其实，没有什么太复杂的技术，就是依靠一枚小针刀。首先，常规皮肤无菌消毒，取"鸡眼"与四周健康皮肤交界点，视"鸡眼"如表盘，取12点、3点、6点、9点处共四点，5号细注射针局部麻醉，针刀体与皮肤平面约呈60°斜角刺入，当手下有坚硬之阻挡感时，即到达"鸡眼"角质增生部，行纵行切割，深度以穿透角质栓为度，针下松动无阻挡感时停止切割，其他各点同法操作，要求彻底切断角质栓后出针，术后三日勿见水，可正常行走。如果操作手法得当，此类疾病基本都是一次即愈，在术后15—30天内，"鸡眼"就会自行脱落或吸收。打个比方，如果一棵大树没了根基，它还能活吗？上述治疗方法就是这个道理。

除了小针刀，我们也可以用火针治疗，在局麻情况下，行中粗火针的"鸡眼"正中部位密刺，效果也是相当不错的。

针刀医学，源于中医，借力于西医，作为一门新兴的融合医学，近年来逐渐融入到了各科疾病的治疗中，除了传统的优势治疗病种，如急慢性软组织损伤性疼痛外，小针刀疗法在内、外、妇、儿、五官、皮肤、美容等各个领域也可以大展手脚，在今后的时间里，笔者将结合临床病例，将这种疗法一一介绍给大家。

# 第八章　误区慎微

## 一、糖尿病诊疗误区解析

糖尿病，属于祖国医学的"消渴病"范畴，中医学对消渴病的认识源远流长，早在《黄帝内经》时代，便有了消渴之名，后来张仲景在《金匮要略》中提出白虎加人参汤、肾气丸等方药证治，再后来，《诸病源候论》、《千金要方》、《证治准绳》等书进一步完善消渴病的分型治法，到了当代，我们这代人学习的中医教材中，消渴病就被总结为上消、中消、下消三种类型，基本病机统一归纳为阴虚为本、燥热为标，以清热润燥、养阴生津为治疗大法。一个困扰千年的复杂疾病，到了我们这一代，似乎一下子变得简单清晰明了了，糖尿病怎么治？滋阴清热不就完了吗？六味地黄丸，现成的千古滋阴补肾名方，拿来用就行了，但事实真的是这样的吗？

消渴之名首见于《素问·奇病论》，文中云："夫五味入口，藏于胃，脾为之行其精气，津液在脾，故令人口甘也。此肥美之所发也，此人必数食甘美而多肥也。肥者令人内热，甘者令人中满，故其气上溢，转为消渴。治之以兰，除陈气也。"

这段话什么意思呢？用通俗的语言来表述，就是说，肥美的食物会让我们感到口感非常好，为什么会有这样的感觉呢，是因为有胃的受纳，脾的运化，才能把肥甘厚味转化成精气上输于口，但是，凡事皆要有个度，过则为害，肥甘食物摄入过多，就会发胖，胖了就会生内热，肥甘厚味会壅堵中焦，困厄脾胃，影响脾胃的运化，时间长了，就形成了消渴病，怎么办呢？要用泽兰、佩兰这些芳香化湿醒脾的中药，使中焦脾胃气机调畅、纳运健旺，内热就可以得以清除。通过这段话，我们可以看到消渴病的一些端倪，"湿"、"热"、"脾胃被困"，应对之策就是，减少肥甘厚味的摄入，芳香化湿清内热，健运脾胃除中满，各位"吃出来"的"糖友们"也可以对号入座了。但是，这里没有说到"阴虚"、"肾虚"。

再看《灵枢·五变》中的记载："夫柔弱者，必有刚强，刚强多怒，柔者易

伤也……怒则气上逆，胸中蓄积，血气逆留，臗皮充肌，血脉不行，转而为热，热则消肌肤，故为消瘅"。这段话通俗的解释一下，就是说，五脏柔弱之人，要控制好自己的情绪，情志失调，郁怒伤肝，气血上逆，内热结滞，使肌肤消瘦，而形成消渴病。可见，七情失调，不仅是诱发消渴病的重要因素，也是加重消渴病的重要条件。在座的"糖友们"，如果您是因为"一口火"得了糖尿病，可以对号入座了。这里也没有说到"阴虚"、"肾虚"。

此外，《素问·至真要大论》中云："少阳之夏，大热将至，……火气内发……嗌络焦槁，渴引水浆。"《素问·刺热》认为："肾热病者，先腰痛，胻痠，苦渴，数饮"，说明了内热炽盛是消渴病的原因之一。《素问·气厥论》中云："心移热于肺，传为鬲消"，说明了五脏有热，热蕴于内，传其所胜，脏热相移，心热传于肺，亦可发为消渴。这里重点提及"内热"，也没有说到"阴虚"、"肾虚"。

从上文中可见，《黄帝内经》对消渴病关注的重点是"湿"、"内热"、"脾困"及"五脏虚损"等，而不是"阴虚"、"肾虚"。

我们再往后看，张仲景在《伤寒论》第26条中云："服桂枝汤，大汗出后，大烦渴不解，脉洪大者，白虎加人参汤主之"；《伤寒论》第222条中云："若渴欲饮水，口干舌燥者，白虎加人参汤主之"。但仲景先师在条文中明确指出，这里的"阴伤"，是由于阳明热盛所伤，而且，不仅仅伤的是"阴"，也同时伤了"气"，所以仲景先师在以清阳明经热的白虎汤基础上，又加了气阴双补的人参，没有白虎汤"釜底抽薪"式的泻热，再怎么气阴双补，都是扬汤止沸，力不从心的，"内热"才应该是"气阴两伤"的前提。

仲景先师在《金匮要略·消渴小便不利淋病脉证并治》中又云："男子消渴，小便反多，以饮一斗，小便一斗，肾气丸主之。"此段条文对"消渴"的描述，与已经发展到了糖尿病肾病地步所表现出来的肾虚征象，就比较相似了。

再来看六味地黄丸，六味地黄丸出自宋代太医钱乙所著《小儿药证直诀》，钱太医在金匮肾气丸的基础上，择去附子、桂枝两位药而成，本来是用来治疗小儿发育五迟（立迟、行迟、齿迟、语迟、发迟）的，也就是西医学上的脑发育不全、智力低下、脑性瘫痪、佝偻病等，后人却多用它来滋补肾阴。到了当代，由于医学教材的引导，消渴病是以"阴虚"、"肾虚"为基础成了主要指导思想，于是就造成了"六味地黄丸"、"参芪五味子片"之类的中成药在临床上的盲目使用，其实，我们已经步入了一个很大的误区。

试问，很多青中年发病，尤其是那些因为不节饮食大吃大喝造成的"糖民们"，初次就诊时常表现为：口干多饮、食欲旺盛、满面红光、舌红苔黄厚腻或黄燥、脉滑数，这是"阴虚"、"肾虚"吗？很明显是一个"湿热"或"实热"之象。有心的亲们可以回头看看《黄帝内经》和《伤寒论》中的论述，古人们已经做出了清晰的分析，在我们身边，这样的"糖民"数不胜数，如果这样的病人，妄用"六味地黄丸"、"参芪五味子片"等滋腻温补酸敛之品，无异于"抱薪投火"，退一步说，就算这些"糖民"有"虚"的情况，最好也是把这些"湿热"、"实热"之邪，清一下再进补才是正确的选择。

进补是很多人最喜欢做或正在做的事情，"虚证"的"老糖们"的补益之法，可参考此前写的消渴病博文中肾虚的论述，暂不多言，我们临床中最容易忽视的糖尿病实证，才是我们最应该注意的，尤其是新发病的病人。

举两个例子：第一个病人是位50多岁的壮汉，病人因两个月内暴瘦50多斤，严重的口干多饮来诊，来诊时测得血糖27.8mmol/L，肾功也出现异常，如果西医接诊，直接上胰岛素也并不过分，结合患者的舌脉，以"阳明热盛、气阴两伤"为病机，予以白虎汤加西洋参、麦冬、黄连、生地、花粉等，再看患者的血糖，22.3mmol/L，17.8mmol/L，13.5mmol/L，9.8mmol/L……患者血糖逐次下降并稳定于8mmol/L左右，后以二甲双胍口服善后。在这里，我个人重申一下，我是中医铁杆，但绝不是西医黑，在临床中我也会结合必要的西药，中西医治疗的都是同一个人体，互相诋毁是最没有意思的事情了。

第二个病例，是一位农村来的老者，老汉嗜酒如命，来诊时极度口干舌燥，自述一天需要喝20多暖瓶凉开水，查看舌脉，舌红苔黄燥干，脉滑数，查血糖28.5mmol/L，又是一位"实热挟湿，兼有阴伤"的患者，仍以清热利湿为主，白虎汤合四妙散加泽兰、佩兰、黄连、玄参等，患者病情逐渐好转，口干舌燥症状逐渐消失，血糖渐趋正常。

临床中同上述两位患者一样的不在少数，尤其是初诊患者，实证居多，如果不泻实而妄补虚，无疑是不合理的，"六味地黄丸"是好药，只是要用对地方。

## 二、夏日饮食误区解析

最近，市场监管局的朋友给我打电话时，谈到他们的烦恼。威海作为滨海旅游城市，每到夏天，就会有全国各地的游客来避暑旅游，撸肉串、喝啤酒、吃海鲜，成了游客们必备的选项，但是，很多游客餐后出现了腹痛、腹泻、呕吐等胃肠不适症状。"海鲜不新鲜"、"食材不干净"，就成了游客们投诉的热点问题，这让商家、监管部门及政府不胜其扰。

其实，海边居住的朋友都清楚，在很多情况下，问题并不全都出在商家，而是出在游客自身。为什么这样说呢？我们从中医的角度来分析一下。

不管是中医还是西医，汗出、大便、小便作为人体最主要的三大排泄途径，是共同认可的。在炎炎夏季，一杯杯0℃左右的冰镇饮品入肚，哪去了呢？最终还是变成了跟人体体温相近的37℃体液，通过上述三大途径排出体外。再试想一下，这近0℃

的液体升温成与人体体温相近的体液需要耗费人体多少的热量呢？喝的越多，耗的越多。那这些热量又是什么呢？就是人体的阳气。

《黄帝内经》中有这样一段话："饮入于胃，游溢精气，上输于脾，脾气散精，上归于肺，通调水道，下输膀胱，水精四布，五经并行。"《黄帝内经》还有一段话："食气入胃，散精于肝，淫气于筋。食气入胃，浊气归心，淫精于脉。脉气流经，经气归于肺，肺朝百脉，输精于皮毛。毛脉合精，行气于府。府精神明，留于四脏，气归于权衡。"上面这两段话是什么意思呢？其实，这就是祖国医学对于我们人体饮食吸收代谢全过程的理解。

当饮食入于胃肠，吸收所得的营养物质传输给脾，脾主升清，负责把这些营养物质上传给肺。肺是个大调度官，一方面，肺朝百脉，把精微物质通过血液循环输送到人体的每一个部位，内至脏腑，外至皮毛。另一方面，肺主通调水道，负责将水液输送到膀胱，这里的膀胱可不是西医概念中的一个单纯的排泄器官，而是一个水液代谢的枢纽站，膀胱主气化，可蒸腾水液，通过经脉分布于全身各部，代谢完毕后再通过汗液、二便排出体外。

这一套神级操作是需要原动力的，而这原动力就是人体的阳气。炎炎夏日三伏天是人体阳气最充盛的时候，所以此时的人体各项代谢也是一年中最旺盛的，中医中的冬病夏治，寒病热治，就是借助人体阳气最旺盛的时机，配合药物、针灸达到祛顽疾、起沉疴的作用。然而，一杯杯凉性饮品、一块块冰镇西瓜或一盆盆寒性海鲜，把火热的阳气损的七零八落，在这受损的阳气之中，最最严重的就是脾胃之阳。

从西医角度来讲，炎炎夏日，人体周身的血管都是扩张的，包括胃肠道的血管。当寒性饮食进入胃肠，胃肠壁温度急剧下降，血管痉挛，局部的微循环代谢出现障碍，为胃肠道急慢性病变埋下伏笔。同时，也极易因胃肠平滑肌痉挛而出现腹痛，肠道菌群失调而出现腹泻，甚至会因此诱发急性胰腺炎等危重病证。

从中医角度来讲，脾胃为后天之本，气血生化之源，寒性饮食直中中焦，脾胃之阳首当其害，中阳受损生虚寒，运化失司生寒湿，本该代谢到全身的水液因为中阳的虚损，无力运化，积聚在胃肠而成寒湿水饮。

大家有没有发现，几杯冰啤酒下肚，汗不出了，那水液哪去了呢？很大一部分就存在你的体内成为寒湿水饮。当然，体质好的，可以通过小便排出体外，但是体质不好的呢？可能就要发病了。《黄帝内经》有云："清气在下，则生飧泄，浊气在上，则生䐜胀"。当脾胃失运，清浊不分的时候，腹痛、腹胀、腹泻或呕吐等胃肠不适症状就来了。

不要太自信，人不是铁打的，即便你的体质杠杠的，反复的损伤脾胃之阳，脾胃虚寒，寒湿内饮，也会距离你不远的。《伤寒杂病论》第273条中云："太阴之为病，腹满而吐，食不下，自利益甚，时腹自痛。"这里面描述的太阴病，就是脾胃虚寒，寒湿内生为主的一派慢性胃肠病气象。真的很佩服古人，在几千年前就已经预测到了我们现代某些不良生活习惯造成的严重后果。

还有一种疾病跟喝啤酒、吃海鲜有着直接关系，那就是痛风病。痛风的痛苦，谁得过谁知道，这不是今天探讨的重点，此处略过一万字。从西医角度来理解，尿酸是嘌呤的代谢产物，痛风发作是嘌呤代谢紊乱的严重结果，但中医理解就不是这样的了。

从中医角度来看，痛风发作时患者的舌苔大都是黄厚腻的，这代表湿热内蕴，那湿热是从哪里来的呢？除了先天因素、不当饮食，喝啤酒、吃海鲜也是一个重要原因。

简单的理顺一下中医的思路：不当饮食伤脾阳，脾阳受损生虚寒，运化失司积寒湿，寒湿日久化湿热，湿热困脾造成代谢紊乱，湿热困肾影响尿酸排泄，一个难以解开的恶性循环就这样开始了。

有人说了，我们就着火锅喝冰啤总可以吧。貌似这个回答无懈可击，火锅是热的，很多还是辣的，跟冰啤中和一下，不是就可以了吗？想法很丰满，但现实太骨感。事实上，火锅中的辣基本是辣椒产生的，但是辣椒中的辣除了增加口感外，对脾胃的阳气并无太多益处，中药中的辛辣性药食两用药材包括姜、茴香、大蒜等等，并不包括辣椒。

张仲景有一道温补气血的名方，叫"当归生姜羊肉汤"，可不是"当归辣椒羊肉汤"，如果商家能够推出这样一道火锅，说不定还真是一个不错的商机。

话题扯的远一点，再谈人们夏天另一个不良习惯造成的疾病---空调病。空调病的主要症状因人而异，常可表现为发热、烦躁、无汗、畏冷不适、疲乏无力、身体紧缩麻木感、头晕、头痛、腰背关节疼痛、关节僵硬、屈伸不利、肌肉酸痛、皮肤过敏、咳嗽、打喷嚏、流涕等不同症状。

这是什么原因造成的呢？其实这就是中医范畴内的"外寒内热"，也经常被形象的称为"寒包火"。当人体是热的，外部环境也是热的，人体需要通过汗出来调节体温，这"一团火"突然进入一个寒冷的环境，也就是我们的空调环境，汗孔迅速关闭，人体的热量憋在里面，得不到宣泄，就会引起一系列的功能失常，也就形成了空调病。

再来看《伤寒杂病论》中的这一段描述："发热，恶寒，身疼痛，不汗出而烦躁者，大青龙汤主之"，是不是跟空调病很相似呢？

回归主题，夏天又要解暑，又要解馋，又要避免损伤中阳，应该怎么做呢？

首先，回归正确的生活习惯，喝啤酒可以，温的冰的兑着喝；

吃西瓜不错，冰镇的西瓜暖一暖再吃；海鲜可以吃，但要适量，尤其是内陆食客，吃完之后喝杯姜汤，吃上几瓣蒜；空调可以吹，温度不要调的太低，从外面炎热的环境回来，不要迅速进入空调环境；冰镇饮料就不要喝了，白开水不香吗？

最后用威海市场监督管理局的一个温馨提示结束本期的科普：夏季高温时

节来临，广大消费者在食用海鲜时，应避免食用冰啤、冰水、冷水、西瓜等凉性食物，防止出现腹痛、腹泻、呕吐等胃肠不适症状，请科学理性消费，珍惜您的身体健康。

## ▶ 三、夏日进补误区解析

不久前，有个朋友咨询我，"最近总是觉得身体虚虚的，是不是该补点什么了？夏天快到了，都说冬病夏治，这个季节进补合适吗？"，就题论题，咱们就这个话题来探讨下中医的看法。

随着人民生活水平的提高，很多人把养生保健纳入到日常生活中来，而中医人从上古时代，就十分重视养生保健，古人在《黄帝内经》中就提出了"法于阴阳，和于术数，食饮有节，起居有常，不妄作劳……"的日常养生准则；也提出了"春夏养阳，秋冬养阴"的养生保健大法，通过修身养性、调畅气机、谨慎饮食、控固精关，顺应四时阴阳之气，达到养生保健、延年益寿的目的。后人以此总结的"未病先防、既病防变"原则，也逐渐融入到中医的临床治疗及日常保健中。但是，很多人对于中医的理念理解的并不是十分深刻，"乱扣帽子"也就见怪不怪了。

从中医角度论，中医确实是有"冬病夏治"的治疗方法，但机理呢，通俗的讲，是借助于夏季外界旺盛的阳气，与人体内部的阳气形成合力，通过在特定穴位的刺激，激发人体自我疗能，从而达到治疗疾病的目的。这只是一种借力打力的治疗方法，并不是一个单纯的补法。

夏天到了，阳气升发，汗液分泌旺盛，这时人体通过出汗把过剩的阳热排出体外，达到调节体温的目的。而中医也有"汗血同源"、"精血同源"、"汗能载气"、"多汗伤阳"等理论学说，什么意思呢？就是说，汗液与精血、阴液同源于五谷，它们是可以互相转化的，而阳气呢，是不能独存的，需要阴液的承载，正所谓"孤阳不生、独阴不长"，阴精和阳气是互存的，出汗过多，既能够耗伤人体的阴液，也能够耗伤阳气，我们用麻黄汤发汗，中病即止，就是怕过汗伤阳，当然，麻黄汤发的是"病汗"，和人体正常的出汗是不尽相同的，此是另话。

夏天进补，进补的阴精气血很容易通过汗液的分泌而丢失，是不合适的，至于"冬病夏治"的帽子，已经属于乱扣了。那夏天怎么养生呢？适当的运动，顺应春生夏长的特性，调达升发人体的阳气，这是很有必要的。这也符合古人"春夏养阳"的养生大法。有人说了，活动就要出汗，汗出太多就会伤阴，那这怎么办呢？其实凡事都有个度，国人体质特性是跟欧美人不尽相同的，过于激烈的运动并不适合国人，而且活动后及时补充水也是非常必要的。

进补的最佳时节还是秋冬季，俗话说："秋冬养阴，冬令进补"，这个季节万物闭藏，毛孔闭锁，尤其是立冬以后，是进补尤其是膏方进补的最好时期，龙砂学派把膏方进补发挥的淋漓尽致。膏方就是根据个人体质，把大量的中药熬制加工成膏剂，在冬令时节进入体内填精生血，养阴益气，来年春天，借助外界阳气的生发，通达全身，而达到进补的目的，这也是中医"天人合一"理念的体现。

至于夏季是不是就绝对不能进补了呢？当然也不是，比如说，化疗刚结束、生产完以及手术后的患者等，也是可以进补的。

再温习下《黄帝内经》的养生大法："法于阴阳，和于术数，食饮有节，起居有常，不妄作劳……"，其实，再好的保健补品也不及良好的生活习惯、平和的心态以及理顺的气机，这些如果能做到，补不补就变得不那么重要了。


## 四、针灸后感染案例解析

今天给在院的乔老师做治疗，乔老师让我给他不舒服的膝关节扎两针，当把裤腿挽起时，膝关节上的瘢痕赫然在目，乔老师给我卖了个关子："知道这瘢痕是怎么造成的吗？扎针灸扎的。"事情的经过还得从20多年前说起。

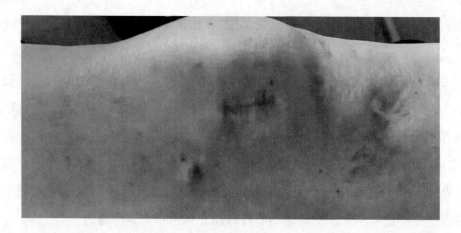

图8-1

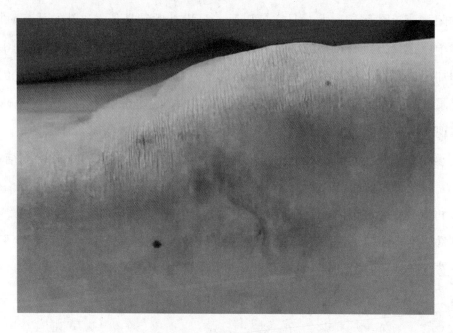

图8-2　瘢痕历历在目

　　20多年前，40多岁的乔老师因为膝关节积液到某医疗机构接受针灸治疗，针灸治疗乔老师之前也接受过，但这次的针灸治疗却让他刻骨铭心。"最多时，我的膝关节上扎了58根针，哪痛扎哪，医生说扎的是阿是穴，当时我的膝关节就像一个刺猬。"谈起这次就医经历，乔老师至今仍是心有余悸。治疗没几天，乔老师本来肿痛的膝关节变得更加肿痛，同时出现了发热症状，最终确诊为膝关节腔内感染，接受了手术治疗，折腾了一个多月，病情才得到了控制，图中的瘢痕就是手术置管留下的痕迹。

小小的针灸针会造成感染？很多患者甚至大夫不以为意，认为顶多是局部红肿疼痛几天罢了，但事实上，由于不规范操作造成的严重感染并不少见。查阅相关报道，2018年9月25日，金某因"腿部疼痛5天"到某村卫生所就诊，卫生所村医赵某直接在金某裤子上面针灸，不料，针灸后金某左腿开始出现红肿、疼痛、肿胀、发烧等症状，直至无法自行走动。金某无法忍受痛苦于2018年10月10日到某大学附属医院就诊，诊断：1.左下肢软组织感染 2.二型糖尿病 3.低蛋白血症，经手术等治疗，住院期间又并发脑梗死、肺炎、双肾周感染等一系列疾病，出院后金某仍生活无法自理。

2019年11月29日，河南杞县报道一诊所因针灸治疗致200余人身体感染溃烂曾持续引起社会关注。这起事件中共有115人感染脓肿分枝杆菌，就是因为针灸针重复使用引起，棉球擦拭并不能达到消毒灭菌的要求，针体上残留的有机物在下一次使用时，极容易造成交叉感染。

笔者从医20余年，刚毕业那会儿，针灸针虽说都是重复使用的，但是高压蒸汽灭菌这一重要环节是绝不敢省略的，再后来，一次性针灸针出现了，患者每人都开几包针，虽然也是用酒精棉球擦拭，但因为自己用自己的针，避免了交叉感染，安全也是基本可以保障的。最近几年，大部分正规医疗机构中，都实施了一次性针灸针一次使用，针具的消毒安全方面得到了进一步保障，如果再严格执行操作规范，针灸治疗出现感染的机会就更加微乎其微。但是问题往往就出在规范操作上，很多医生主观思想麻痹，不按规范进行操作，如果病人再有某些基础病，尤其是在进行要求部分更为严格的中医针具治疗时，比如针刀、火针、埋线针、银质针、拨针、锋针、镵针等，治疗后出现感染案例就见怪不怪了。

出了问题，往往工具和治疗方法就成了替罪羊，再加上一些别有用心的人和不明真相民众的推波助澜，一些很好的治疗方法就成了"泥巴掉到裤裆里，不是屎，也是屎"。其实针灸何错之有？中医微创治疗针具何错之有？有错的不过是那些不规范的操作罢了。

## 五、恶性肿瘤椎体骨转移案例解析

> 疗疾诊断要全面，没有肯定想当然，
>
> 思前顾后来考虑，虽然如此亦可偏，
>
> 思路过简有风险，诊断思虑学大贤，
>
> 个人浅见真心话，话糙理正肺腑言。

经区的刘大爷今年七十有七，因为前几年骨折手术后留在体内的钢板一直没有取出，打算近日在当地医院手术，以了却这桩心事。躺在手术台上，麻醉医生反复评估老爷子的身体状况，最终因为老爷子的心功能太差，手术没能进行。下了手术台后，老爷子发现脖子不敢转了，稍微转动就疼得厉害，"莫非是躺了一个多小时，脖子落枕了？"既然手术不能做，就回家治治落枕吧。但谁也没有想到，这仅仅只是噩梦的开始。

落枕对于针灸科大夫来说，是再常见不过的病证了，中医的针灸加推拿手法可以迅速治愈绝大部分落枕病人。刘老爷子接受的也是当地医院的针灸治疗，但奇怪的是，老爷子的病痛非但没有减轻，反而更加严重起来，不仅脖子转不动，还出现了右侧头枕部及右面部放射痛，吃饭也嚼不动了，甚至连吞咽也出现了困难。这是怎么回事呢？

查看病人家属带来的之前做的颈椎核磁共振片子，病因一目了然。老爷子可不是简单的落枕，而是枢椎近乎"烂掉"了，行颈椎椎体CT扫描以进一步检查示：患者枢椎呈溶骨性骨质破坏，骨皮质不连续，邻近硬膜囊受压，考虑颈2椎体骨转移瘤。

枢椎，即自上而下第二块颈椎，枢椎椎体上方有向上伸出的一指状突起，称为齿突，它与寰椎前弓后面的齿突凹形成关节，支撑着人体的整个头颅。用一句通俗的话来说，老爷子的脑袋几乎没了支撑，随时有高位截瘫的风险。那老爷子的恶性肿瘤是从哪里转移来的呢？当肺部CT检查没有查出，还需要再进一步检查时，老爷子坦然接受了检查结果，坚决放弃了诊治。其实就目前而言，这种情况的恶性肿瘤，即便查出病因，全世界也没有太好的治疗方法。

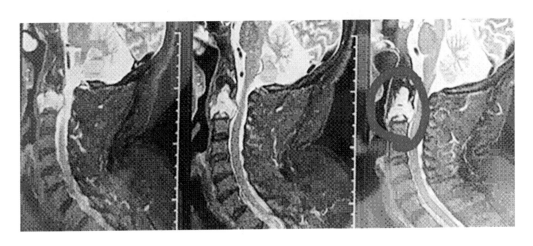

图 8-3　严重溶骨破坏的椎体

恶性肿瘤骨转移是指某些原发于骨组织以外的恶性肿瘤经血液及淋巴等转移至骨组织，引起的以骨损害、疼痛等为主要表现的疾病。乳癌是最易发生骨转移的癌症。易发生骨转移的恶性肿瘤依次为乳癌、肺癌、肾癌、直肠癌、胰腺癌、胃癌、结肠癌、卵巢癌及前列腺癌。发生于脊柱的骨转移癌最多，其次为骨盆和下肢长骨，膝、肘关节以远较为少见。本例患者就属于骨转移中的脊柱颈段椎体转移。

恶性肿瘤骨转移临床并不少见，但是因为其发病隐蔽性较强，常常会被误诊或漏诊，笔者此前的博文中也多有记录。还记得笔者刚毕业那时，科里老主任接诊了一位膝关节痛的患者，治疗几次后临床症状丝毫没有缓解，最后确诊为肺癌骨转移，这让初入医海的笔者大为感慨，膝关节痛的确很少会想到是肺癌骨转移导致的。

还曾接诊一位患者，胁肋部疼痛数月，在多家医院分别诊断为"肋间神经痛"或"带状疱疹后遗神经痛"等，但治疗效果普遍不理想。接诊时正值夏天，患者有一个症状引起了我的注意——背部燥热，喜欢席地而卧，这样才会感到舒服。查体时发现中段胸椎叩击痛明显；进一步检查，发现是肿瘤脊柱骨转移；再进一步检查，确诊为肺癌，但患者任何呼吸道症状都没有。

恶性肿瘤脊柱骨转移，由于发病隐匿，给很多从事手法治疗的同仁们带来了想不到的风险。如开篇这位患者，如果没有进行影像学检查，冒然行手法扳动，后果可想而知，所以"不见片，不动手"，是每一位手法医生应该遵循的原则。笔者的一位手法老师曾经接诊过一位身强力壮的背痛患者，初诊为胸椎小关节紊乱，准备进行手法复位，在进行准备工作时老师改变了主意，"还是先做个影像检查吧"。结果令人惊出一身冷汗——患者的胸椎已经被肿瘤侵蚀的仅剩下一点点骨性连接，如果冒然手法操作，大概率的后果是截瘫。

有些患者不理解为什么医生要开影像检查，尤其是在没有检查出异常后，便将乱开检查的帽子扣在医生头上。其实，医生不但要为患者提供明确的诊断，也要保护自己，如果真是像上文中所提的患者，没有进行相关检查而出现误诊、漏诊或误治，那恐怕扣在医生头上的就不仅仅是帽子的问题了。

> 头悬三尺剑，脚下临冰渊，
>
> 当今医道险，医者非神仙，
>
> 疗疾需自保，弃患非我愿，
>
> 只望天开眼，医患两平安。

患者很难，医生也难，解决这种"难"，更多的是需要理解。愿患者平安，也愿医者平安。

## ▶ 六、随机案例鉴别解析

表象千变万化，真相只有一种，医生如警探，看病如破案，医生从来就不容易做，既要守住初心、付出恒心、又要事事小心、处处细心，有时还需要些加上理性和睿智，才能让患者的病情得到最快和最大程度上的好转，简单总结下近期几例临床案例。

病例一，毕女士，60岁，因"右侧拇指指腹麻木10余天"来诊。加上之前查体发现颈动脉内出现斑块，这个不大不小的毛病让她很担心，"这不会是脑血管病的先兆吧？"到某三甲医院做进一步检查，并行针灸、刺血、服药等治疗，也没有收到任何效果，这也让毕女士心情更加郁闷，那是什么原因造成的拇指麻木呢？我们试着来分析一下。

拇指指腹的支配神经来源于正中神经，正中神经来源于发自颈椎的臂丛神经，从颈椎到手指神经循行部位的任何地方受到卡压或刺激，都可能造成拇指指腹的麻木。准确的诊断依旧离不开详细的查体，该患者颈椎核磁共振检查虽提示有多节段的椎间盘突出，但突出并不严重，且颈段并没有明显的异常体征，颈源性因素基本可以排除。依次排查，在扣及右旋前圆肌桡骨附着点时，患者感觉到明显压痛。旋前圆肌系上臂前群浅层肌之一，起自肱骨内上髁前臂筋膜，向下止于桡骨外侧面的中部，其功能可使前臂旋前，正中神经在其下方循行，难道患者患的旋前圆肌综合征？

复习一下临床并不常见的旋前圆肌综合征。

症状：（1）疼痛　前臂近端疼痛，以旋前圆肌区疼痛为主，抗阻力旋前时疼痛加剧。疼痛可向肘部、上臂放射，也可向颈部和腕部放射。一般无夜间痛史。（2）感觉障碍　手掌桡侧和桡侧3个半手指麻木，但感觉减退比较轻，反复旋前运动可使感觉减退加重。

体征：（1）旋前圆肌触痛、发硬。（2）肌肉萎缩　手指不灵活，拇、食指捏力减弱，对指时拇指的掌指关节、示指的近节指间关节过屈，而远节指间关节过伸，鱼际肌有轻度萎缩。（3）正中神经激发试验　旋前圆肌激发试验：屈肘、抗阻力下使前臂做旋前动作，肌力减弱者为阳性。指浅屈肌腱弓激发试验：中指抗阻力屈曲诱发桡侧3个半指麻木为阳性。肱二头肌腱膜激发试验：前臂屈肘120°，抗阻力旋前，诱发正中神经支配区感觉变化为阳性。

综合分析，本案患者属于旋前圆肌综合征的早期病变，由于发病时间较短，仅出现拇指指腹麻木症状，如无仔细查体，病因很难被发现.予以旋前圆肌阳性点小针刀治疗，仅仅一针，次日，患者的拇指麻木症状就基本消失，这也再次验证了笔者的诊断。

病例二，史女士，50多岁，因"右膝关节疼痛3年"来诊，行膝关节核磁共振检查，提示右膝关节存在着半月板损伤、髌骨下软骨的硬化及关节内积液等比较严重的膝关节慢性损伤。在进行详细的指下查体后，笔者告诉患者，她的膝关节疼痛主要病因不在膝而在大腿时，患者将信将疑。

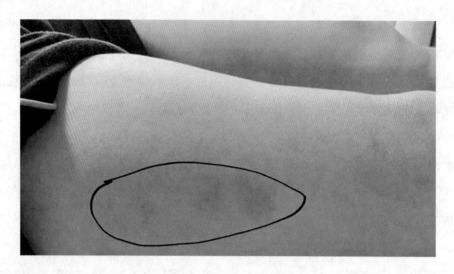

图8-4 小针刀治疗点

为什么笔者会下出这样的诊断呢？这是因为，通过查体发现，患者膝关节周围并没有太严重的阳性体征，而同侧的髂胫束中段及与之连续的股四头肌外侧束存在明显的压痛及肌紧张。髂胫束及股外侧肌与膝关节外侧支持带相连续，该部位肌束的紧张挛缩，可将位于生理位置的髌骨向外上方牵拉，髌骨内侧的七个关节面也会脱离正常轨迹，与股骨撞击而造成软骨层磨损，这也就是朱汉章教授所说的"动态平衡失调"。"动态平衡失调"的直接后果就是逐渐产生膝关节骨性关节炎病变，所以该患者的真正病因应该在挛缩的髂胫束及股四头肌外侧束。仅仅一次小针刀治疗，患者膝关节感到前所未有的轻松。挛缩的软组织得到了放松，髌骨回到了正常位置，动态平衡得到恢复，患者的症状消失就是理所当然的。

病例三，张老太，75岁，素有"双侧膝关节骨性关节炎"病史10余年，经过中医系统治疗，张老太原来的膝关节肿胀疼痛基本缓解，但仍存在双膝关节抬举无力，这个症状该如何治疗呢？膝关节疾病伴随双膝关节无力并不少见，引起该症状的原因除了膝关节自身因素外，还有一种病因经常被忽视，那就是股四头肌的废用性萎缩。股四头肌肌力下降，对膝关节的拉伸力量就会降低，膝关节就会出现不同程度的抬举无力，因此，针对股四头肌的治疗尤为重要，针刺加上股四头肌针对性的康复治疗数日，张老太的症状就得到了极大缓解。

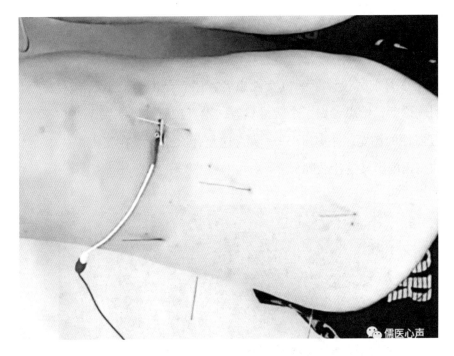

图8-5 股四头肌萎缩针灸治疗

病例四，八旬老太，因"头痛发作3日"来诊。老太太的头痛发作特点是持续性隐痛，阵发性加重，伴严重睡眠障碍，疼痛部位以右侧颞顶部、前额为重，口服药物治疗效果不显。老太太担心是不是颅内出了问题，但笔者给出的判断是枕后小肌群病变诱发的枕大、枕小神经疼痛发作，属于颈椎源性头痛，中医辨证为少阳阳明合病，予以远端循经取穴（外关、合谷）结合枕后7针（双完骨、双风池、双天柱、风府）针刺治疗，次日，患者的头痛就基本得到缓解。

头痛的诊断中，血管神经性头痛是一个最常见的、也是很模糊的诊断，扩张血管或营养神经往往是最常用的治疗手段，但颈源性因素以及相应的针刺、手法等治疗手段却往往被忽视。从临床经验来看，80%以上的头痛发作与颈椎有着千丝万缕的联系，颈源性因素着实不应被我们忽视。

以上病例均为我科近10余天接诊的随机病例总结，不足之处请各位同仁批评指教。

## ▶▶ 七、险些漏诊数案例解析

一个多月前，接诊了一位女性患者，患者是因为双下肢麻木发冷就诊的，为了明确诊断，给患者做了个腰椎检查，参考核磁共振室关于"腰突"的报告单后，习惯性的浏览了下片子——咦，这是什么东西？在腰椎的影像范畴之外，盆腔的高密度影又是什么呢？

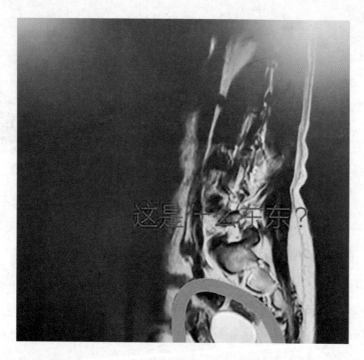

图8-6 盆腔位置的高密度影

膨隆的膀胱吗？本着负责的态度追问患者，可患者根本没有一点尿意，片子的正中矢状位盆腔位置，也根本不存在高密度影；如果是膀胱，膀胱的位置应该是位于正中。移动鼠标，仔细查阅，原来高密度影位于右侧盆腔内，女性盆腔内有什么脏器？子宫附件，所以高度怀疑该患者的高密度影是附件囊肿。

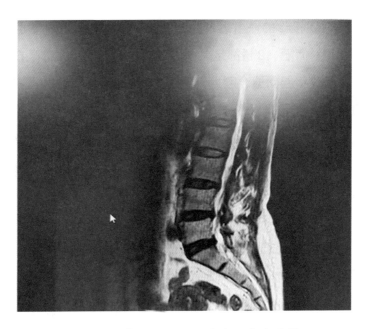

图8-7 中间矢状位没有发现高密度影

请妇科会诊，并行彩超检查，最终右侧附件囊肿的诊断实锤。虽然不是什么大病，但最终没有给患者漏诊，也是蛮安慰的。

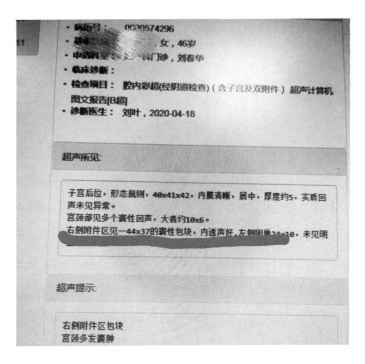

图8-8 彩超显示为右附件囊肿

想起刚毕业时候接诊的一名患者。大约在20多年前，我在基层医院，那时基层医院的条件相对简陋，B超都是黑白的。农村的妇女很多都是在基层医院生孩子，这名患者是位年轻女性，刚生完孩子不到3个月，来诊时，查体发现患者小腹膨隆，患者的解释是坐月子吃得太好，胖成这样。但是仔细观察并触诊发现，患者小腹的隆起是偏一侧的，建议患者完善检查，但患者认为生孩子时就经过B超检查了，没有问题。经过反复做患者工作，最终其同意到上级医院进一步检查，最终确诊膨隆的小腹内藏着一个巨大的卵巢囊肿，行手术摘除，竟然有数斤之重。

还曾接诊一位老年患者，因左侧腹部持续的烧灼样疼痛来诊。来诊前，患者也在各家医院行多种检查，均未发现明显异常，最后给出诊断是"带状疱疹后遗神经痛"。来诊的时候是夏天，夜间巡视患者发现，患者因为燥热得厉害，夜间不是睡在床上，而是直接席地而卧，这样才能舒服些，难道是脊椎出了问题？再次查体，腹部确无异常，查胸椎，发现中下胸段叩击痛（±），最终核磁共振检查为脊柱恶性肿瘤。

医生如警探，看病如破案，容不得放过半点蛛丝马迹，很多病情如同罪犯，隐藏得很深。医生没有火眼金睛，要提升职业敏感度，除了技术，只有靠高度的责任心。

# 第九章 专论科普

## ▶▶ 一、四联综合疗法治疗腰椎间盘突出症临床观察

【摘要】目的 探讨一种以针刀整体松解术联合改良式硬膜外神经阻滞疗法及三针疗法、中药口服为主要治疗手段的腰椎间盘突出症四联综合疗法。方法 在临床工作中采用四联综合疗法治疗腰椎间盘突出症158例，回顾分析其临床资料，结果治愈131例（82.91%），显效17例（10.76%），好转8例（5.06%）无效2例（1.27%）总有效率98.73%，疗效满意。结论 四联综合疗法治疗腰椎间盘突出症能够迅速减轻或解除腰椎间盘突出部分对神经根的粘连压迫刺激，纠正腰椎力平衡失调，安全快速有效，且复发率低，值得临床推广应用。

【关键词】针刀整体松解术 改良式硬膜外神经阻滞疗法 三针疗法 中药 腰椎间盘突出症

腰椎间盘突出症是由于腰部软组织损伤或椎间盘变性，纤维环破裂，髓核膨出、突出或脱出，刺激或压迫神经根，并引起腰椎错位及椎管容积的改变，而表现出一侧或双侧腰部及下肢麻木、疼痛等一系列症状和体征。四联综合疗法相对于传统手术及其他单一保守治疗方法，更加全面、安全、有效，能迅速解除腰椎间盘突出症引起的症状和体征。

1 临床资料

1.1 一般资料 全部病例均来自我院门诊或住院患者，共计158例，其中男89例，女69例；20-40岁占62例，40-60岁例占78例，60岁以上18例。发病3月内18人、3-6月38人、6月-1年34人、1-3年29人、3-5年21人、5-10年15人、10年以上3人。

1.2 临床表现 158例患者中，单纯性腰痛26例；单纯性坐骨神经痛52例；腰痛伴下肢疼痛80例，直腿抬高及加强试验阳性者121例。

1.3 放射线检查 158例患者中，单个节段腰椎间盘突出者62例（L3/4突出7例，L4/5突出31例，L5/S1突出24例）；多节段突出者96例（L3/4并L4/5突出28例，L4/5并L5/S1突出61例，三节段突出者7例）。

2 治疗方法

2.1 针刀整体松解术：患者俯卧位，腹部置棉枕，取罹患腰椎节段棘间及相邻棘间各定1点，再旁开3cm处各定1点，常规皮肤消毒，铺无菌洞巾，棘间点选用汉章 I 型4号针刀，刀口线与脊柱纵轴平行，严格按照4步进针法，快速刺入直达上位棘突骨面，纵疏横剥2-3刀，范围0.5cm，然后在棘突两侧紧贴棘突各提插切割2-3刀，针刀退回棘突顶部，调转刀口线与脊柱纵轴垂直，沿上位棘突下缘切割2-3刀，深度不超过0.5cm，棘间旁开点选用汉章 I 型3号针刀，刀口线与脊柱纵轴平行，严格按照4步进针法，快速刺入直达横突之骨面，针刀体向外移动，寻找横突尖外缘，提插切割2-3刀，再调转刀口线与横突平行，沿横突上下缘各切割2-3刀，深度均不超过0.5cm，两侧方法相同。腰臀部其他阳性压痛点，定点后选 I 型3号或4号小针刀，刀口线与身体纵轴平行，严格按照4步进针法，快速刺入直达骨面，纵疏横剥2-3刀出针，操作完毕，各针眼压迫止血3分钟，无菌创可贴外敷，5天内保持清洁干燥。7天后个别腰臀部痛点不消失者，再进行1次针刀松解，其他部位不再进行针刀操作。

2.2 改良式硬膜外神经阻滞疗法：患者侧卧位，低头弯腰屈膝，双手抱膝，患侧在下，穿刺点选在罹患腰椎棘间旁开0.5cm处，常规皮肤消毒后，铺无菌洞巾，1%利多卡因3-5ml局麻，选用 II 型穿刺针刀（专利号201420221446.2），穿刺时刀口线与脊柱纵轴平行，缓慢进针，当针尖触及韧性组织一般即为黄韧带，掉转刀口线与脊柱方向垂直，外接玻璃接管，缓慢通过黄韧带，当穿刺针刀有明显突破感且玻璃接管内水柱突然内吸，则表示针刀突破黄韧带，注射器回吸无脑脊液溢出，退回穿刺针刀至黄韧带背侧（亦可不必完全穿透黄韧带），稍移位，重新穿刺1次，反复操作2-3次后，再次硬膜外穿刺成功后，调转针刀口朝向患侧，调转针口朝向患侧，注入镇痛液（内含2%利多卡因5ml，生理盐水10ml，曲安奈德10-20mg，维生素B12 1mg，维生素B1 100mg），先缓慢注入3ml，观察5-10分钟，患者无明显不适，再分两次缓慢注入剩余药液，注药后侧卧45-60分钟。1次未愈，7天后可重新治疗1次，重复操作最多不超过3次。

以上2种疗法要先进行针刀整体松解术，操作完毕平卧20分钟后再进行硬膜外神经阻滞疗法，结束后采用腰椎斜扳手法复位，即患者侧卧，上侧下肢屈曲，下侧下肢伸直，医生面对患侧，一手推扳肩部，一手肘部按在臀部髂嵴上，采用两手相反动作瞬间推拉，有复位之响声即可，两侧各做一次，结束后腰围固定腰部，绝对卧床5天。

2.3三针疗法：以经外奇穴三腰穴（平第三腰椎棘突旁开2寸）、四腰穴（平第四腰椎棘突旁开2寸）、五腰穴（平第五腰椎棘突旁开2寸）为主穴，配合罹患腰椎节段及相邻腰椎节段两侧夹脊穴、秩边、环跳、阳陵泉。一侧疼痛取痛侧，双侧疼痛取双侧。三腰穴、四腰穴、五腰穴针刺时以3寸毫针与皮肤呈90度角捻转进针，一般要求进针1.5-2.5寸时，患者突然诉"触电样"针感自腰部向下放散至小腿或足底附近为佳。诸穴针柄接上海产G6805型脉冲电针治疗仪输出导线，一般要求三腰穴、环跳一组；四腰穴、五腰穴一组；秩边、阳陵泉一组；罹患腰椎节段两侧夹脊穴一组，选用疏密波，强度以病人能耐受为度，每日一次，每次20分钟，一般术后第3天开始电针治疗，如已无临床症状则无需电针治疗。

2.4中药口服：中医诊断腰椎间盘突出症临床可分为气滞血瘀、风寒湿困、湿热下注、肝肾亏虚四种类型，根据以上分型辨证施治。

气滞血瘀型：治宜行气活血，破瘀散结，药用身痛祛瘀汤加减。处方：当归20g，五灵脂30g，川芎15g，独活、寄生、秦艽、桃仁、红花、地龙、甘草、川牛膝、赤芍各10g，制没药、制香附各6g。

风寒湿困型：治宜祛风散寒利湿，温经通络止痛，药用缓急阳和汤加减。处方：桂枝10g，麻黄9g，木瓜、当归、牛膝、白芍、白芥子各15g，制川乌、制草乌各6g（先煎），甘草6g，首乌、熟地各30g，鹿角胶12g（烊化）。

湿热痹阻型：治宜清热利湿，通络止痛，药用四妙汤加味。处方：川牛膝60g，薏苡仁、寄生、鸡血藤、伸筋草各30g，苍术、木瓜各15g，黄柏、川芎、独活、土元各12g。

肝肾亏虚型：治宜补益肝肾，通络止痛，独活寄生汤加减。处方：独活、寄生各30g，当归、白芍、熟地各20g，杜仲、川牛膝、秦艽、茯苓、防风、川芎各12g，人参、肉桂、甘草各6g。

3.疗效观察

3.1评定标准 此标准依据国家中医药管理局《中医病症诊断疗效标准》制定。临床治愈：临床症状和阳性体征完全消失，恢复正常工作和劳动；显效：自觉症状减轻，阳性体征基本消失，能从事家务和轻度体力劳动;好转:症状和体征较前缓解，但仍有疼痛不适感;无效:症状和体征较治疗前无变化。

3.2 治疗结果 针刀整体松解术及改良式硬膜外神经阻滞治疗当天即配合中药治疗，术后第3天开始电针治疗，7天为1疗程，1~3个疗程后进行疗效评价，所治疗158例患者门诊随访3月-5年，临床治愈131例(82.91％)，显效17例(10.76％)，好转8例(5.06％)无效2例(1.27％)总有效率98.73％。

4 体会

针刀医学认为，当椎间盘退变到一定程度或伤力达到一定限度时，造成椎间盘纤维环破裂、髓核突出，继而引起椎间隙变窄，小关节关节囊撕裂，瘢痕形成，椎间口狭窄，神经根粘连、卡压及黄韧带肥厚、椎体边缘骨赘形成等，脊柱生物力学平衡失调而出现一系列临床症状和体征。传统的针刀治疗方法是针刀摸索到达椎间孔外侧缘附近松解神经根和椎间盘的粘连瘢痕，或者是切割黄韧带到达椎间孔内侧缘进行松解，如果没有良好的解剖和手术基础，按此操作是极其危险的，正如柳登顺教授所说:"神经根和髓核的粘连，直视下手术分离尚需付出很大艰辛和谨慎，用闭合性插入的小针刀解除神经根周围粘连则是不可思议的。"笔者认为，根据弓弦力学理论，脊柱是弓，而黄韧带、棘间韧带、横突间韧带等软组织则是附着在这张弓上的弦，腰椎旁肌肉韧带功能失调以及造成的腰椎小关节紊乱是脊柱生物力学平衡失调就的重要病理因素，调弦而治弓，通过针刀整体松解术松解相关腰椎外周紧张的肌肉和韧带，使腰椎关节轻微松动，在硬膜外神经阻滞后肌肉松弛的状态下进行腰椎斜扳手法复位，纠正紊乱的小关节，促进椎间盘的还纳，减轻神经根的卡压，再通过人体的自身修复，逐步恢复脊柱的动态平衡。

改良式硬膜外神经阻滞疗法采用侧入法进针可以避免对棘上韧带的损伤，穿刺过程中使用18号针刀式腰椎穿刺针，其平刃针口一次通过黄韧带时进行了相当于小针刀两刀的切割，有利于扩大椎管容积，降低椎管内压，穿刺成功后针口朝向患处，且分次推注药物，使激素类及营养神经类药物直接送达病灶，从而迅速减轻或解除腰椎间盘突出部分对神经根的粘连压迫，加速受刺激的神经根的炎症水肿消退。

从针灸治疗学来看，腰椎间盘突出症选穴以经外奇穴配合足太阳膀胱经、足少阳胆经为主，秩边、环跳、阳陵泉皆属于上述两经，足太阳膀胱经"其支者，从腰中下挟脊贯臀，人腘中，过髀枢，循髀外从后廉，下合腘中，以下贯踹内，出外踝之后，循京骨，至小指外侧。"足少阳胆经"下合髀厌中，以下循髀阳，出膝外廉，下外辅骨之前，直下抵绝骨之端，下出外踝之前，循足跗上，入小指次指之间。"行径路线与坐骨神经走行相近。从现代生理解剖学来看，三腰穴、四腰穴、五腰穴所在位置深层分别有腰3、腰4、腰5神经根通过，夹脊穴深层有相应椎体下方发出的脊神经后支，环跳穴深层正当坐骨神经干，秩边穴深层外侧有坐骨神经通过，阳陵泉穴深层为腓总神经分为腓浅神经及腓深神经处。三针疗法所用诸穴配合电刺激，直接刺激脊神经根和坐骨神经，疏通经脉，促进受损神经恢复，疗效显著。

腰椎间盘突出症在中医学中属"腰痛"或"痹病"范畴，为"虚实夹杂"之证。祖国医学认为肝主筋，肾主骨，腰为肾之外府，肾脉循行"贯脊属肾"，肝肾亏虚，筋骨失养，经筋束缚无力，或因跌打闪仆，筋脉受损，瘀血阻滞；或感受风寒湿热外邪，邪气滞留经络，导致腰腿部麻木疼痛。肝肾亏虚是该病的重要因素，因此不论何种类型中药制剂中均可酌加补益肝肾之品。

笔者认为，寸有所长、尺有所短，任何一种疗法都是另一种疗法的补充。四联综合疗法并无主次之分，针刀松解术和改良式硬膜外神经阻滞疗法的后续治疗，以及对于恐惧针刀、穿刺，或患有严重高血压、糖尿病、器质性心脑血管病、甲状腺功能亢进和其他针刀、硬膜外穿刺禁忌症的患者，三针疗法及中药口服则发挥了重要作用。临床发现以三针疗法对于疼痛剧烈的患者，疗效相当确切，而中药口服对于腰椎间盘突出症后期的残留症状及预防复发也有良好的疗效。四联综合疗法内外兼顾，标本同治，与祖国医学的整体观念不谋而合，安全、快速、有效，值得临床推广应用。

收录于《中国中医急症》

## 二、针刀联合浮针治疗腹痛临床体会

【摘要】目的 总结临床中运用针刀联合浮针治疗腹痛的心得体会。方法 自2012年3月至2013年12月，采用针刀联合浮针治疗各类腹痛病例54例，回顾分析其临床资料，结果 疗效优36例（66.67％），良16例（29.63％），差2例（3.7％），优良率为96.3％，效果显著。结论 针刀联合浮针能够迅速解除或缓解多种原因引起的腹痛，是一种安全、快速、有效的治疗方法。

【关键词】针刀 浮针 腹痛

针刀疗法和浮针疗法为近年兴起的中西医结合创新疗法，对于慢性软组织损伤所致的颈肩腰腿痛有着较好的治疗效果，已得到医学界公认，但对于腹痛等内脏痛的治疗，临床报道相对较少，我院中医门诊采用针刀联合浮针治疗多种常规治疗手段效果不明显的急慢性腹痛病例54例，取得了显著效果，现总结报告如下。

1临床资料

1.1一般资料 全部病例均来自门诊及住院病人，共计54例，其中男29例、女25例；45岁以下18例、45～65岁占27例、65岁以上9例。

1.2临床表现 全部病人均以腹痛为主要症状来诊，其中急性腹痛35例、慢性腹痛19例；胆石症8例，胆囊炎4例，慢性胃炎7例，胃溃疡3例，十二指肠溃疡6例，肠梗阻6例，胰腺炎3例，输尿管结石5例，阑尾炎4例，痛经5例，结肠癌1例，消化道穿孔1例，胃石症1例。

1.3疗效评定标准：

优：患者腹部疼痛完全消失，查体腹部无压痛及反跳痛。

良：患者腹部疼痛程度较治疗前减退50％以上，查体腹部压痛、反跳痛减轻或消失。

差：患者症状和体征较前无明显改善。

2治疗方法

2.1针刀疗法

2.1.1定点：通常选择病变脏器相应胸腰椎棘突周围阳性点（如压痛、结节、条索等，一般位于相应胸腰椎棘突间或脊柱两侧旁开4cm区域内）；病变脏器的相应背俞穴（如肝俞、胆俞、脾俞、胃俞、肾俞、大肠俞等）；病变脏器下肢相关穴位（胆囊穴、阑尾穴、足三里穴等），术前均以龙胆紫标示。

2.1.2体位：脊柱区带阳性点或背俞穴操作取俯卧位，下肢穴位操作取仰卧屈膝位，膝关节下方置垫。

2.1.3操作：选用汉章I型4号直形针刀，规格以针径0.6或0.8mm为宜，此规格针刀操作时疼痛感较轻，多数病人无局麻状态下均能接受。常规皮肤消毒，戴无菌手套，铺无菌洞巾，针刀体与皮面垂直，刀口线与身体纵轴方向一致，严格按照4步进针法进针刀，快速刺入皮下2cm左右，纵行疏通3～4下，如有结节、条索，提插切割3～4刀，刀下松动后出针刀，术后针孔用无菌创可贴外敷，5天内保持清洁干燥。未愈，5天后可再治疗1次，重复操作不超过3次。

2.2浮针疗法

2.2.1定点：进针点通常选择在距离病变部位或最明显压痛点周围6-10cm区域，根据病情选择1～4点，操作前病变部位或压痛点用龙胆紫标示。

2.2.2体位：取仰卧屈膝位，膝关节下方置垫。

2.2.3操作：常规皮肤消毒，采用一次性浮针器具（国家发明专利号：97114318·8，公开号：CNl186653A），双手配合，左手控制局部皮肤，右手斜持针具，对准病灶，呈15o–25o角快速透皮刺入，略达肌层即可，然后松开手，右手轻轻提位，使针身离开肌层，再放倒针身，沿皮下向前推进，推进时稍稍提起，使针尖勿深入，然后扇形扫散运针10～15分钟，取出针芯，无菌创可贴外敷针眼，胶布固定软套管外口，留针24小时，隔日操作1次，如软套管溢血，当即拔出，无需留针。

3疗效观察

所治54例患者，针刀治疗最少1次，最多3次；浮针治疗最少1次，最多6次。其中疗效优36例（66.67%），良16例（29.63%），差2例（3.7%），优良率为96.3%，效果显著。

4典型病例

4.1徐某，男，52岁，农民，往有胆道蛔虫症病史5年，因"上腹部疼痛2小时"于2012年8月24日18时再次以"胆道蛔虫症"入院。经外科予以消炎抗感染，消旋山莨菪碱、盐酸哌替啶止痛等对症处理4小时，患者疼痛无缓解，请笔者会诊。笔者先予以背部肝俞、胆俞、脾俞、胃俞针刀治疗，然后在上腹疼痛部位下方8cm处间隔选取3个进针点，针尖对准疼痛点中心，依次进针，扫散运针治疗20分钟并留针，操作结束后患者疼痛大减，安然入睡。次日行腹部CT检查，患者确诊为"消化道穿孔"，手术治疗后痊愈出院。

4.2 张某，女，54岁，农民，因"上腹部持续性隐痛10余天，加重3天。"于2013年2月2日来诊，因患者已进食未行相关检查，先予以背部脾俞、胃俞、下肢足三里穴针刀治疗，然后距离上腹部疼痛部位下方8cm处间隔选3个进针点，对准病灶，依次进针，扫散运针治疗15分钟并留针，操作结束后患者疼痛感消失，仅觉上腹部略有胀闷感。次日行胃镜检查确诊为"胃石症"，继续浮针治疗，并配合消食导滞类中药汤剂口服，5天后复查胃镜，胃石已排出。

4.3 段某，女，56岁，农民，因"反复腹痛、腹胀10余年，加重5小时。"于2012年12月10日以"肠梗阻"入我院外科住院治疗。患者此前因此病痛曾经北京、济南多家医院行腹部CT、彩超等检查，均诊断为"肠梗阻"，未查出明确病因，每次发病后通过输液消炎抗感染、解痉止痛治疗数天方可缓解，反复发作，患者痛苦不已。会诊时笔者查体发现：患者腹胀如鼓，脐右侧压痛尤为明显，第九胸椎棘突下右侧旁开约3cm相当于中医"肝俞"穴部位有一硬结，压痛明显。先以针刀提插切碎硬结，再以针刀刺激两侧胃俞、大肠俞、足三里穴，然后以脐右侧压痛点为中心，距离压痛点8cm，上下左右各取一点，浮针扫散运针治疗15分钟并留针，操作结束后患者当即腹痛消失，此后间隔5天针刀上述部位重复操作1次，前后共3次，未再行浮针操作，半年后偶遇患者，自诉其腹痛未再发作，而且自己多年视物不清的眼疾也大为好转。

5 体会

针刀医学认为，软组织损伤变性或相应椎体发生位移，造成对控制腹腔脏器功能的交感神经和迷走神经牵拉、卡压，引起该神经的功能紊乱和低下；或者控制腹腔内脏器的电生理线路的功能发生紊乱，造成腹腔内脏器的微循环障碍和有关组织的痉挛，从而表现出腹痛等一系列临床症状。

浮针发明人符仲华教授认为，皮下疏松结缔组织是胆甾相液晶态，具有压电效应和反压电效应，当浮针在皮下疏松结缔组织进行扫散运针动作时，可导致液晶状态的疏松结缔组织的空间构型的改变，由于压电效应，释放出生物电，疏松结缔组织具有良好的半导体导电性能，能够高效率地传导生物电，当生物电到达病变组织时，产生反压电效应，改变细胞的离子通道，调动人体内在的抗病机制，改善腹腔内脏器组织纤维的痉挛、挛缩，提高局部血液微循环，修复炎症，从而迅速缓解病痛。

从现代生理解剖学和动态平衡学来看，脊髓胸腰段发出的神经纤维与肝、胆、脾、胃、肠、子宫、输尿管等腹腔脏器都有着密切关系。如肝俞、胆俞、脾俞、胃俞所在位置深层就分别有第九、十、十一、十二胸神经后支通过。由于劳累损伤或寒湿等外邪侵袭，脊柱区带软组织发生粘连、瘢痕、挛缩，造成动态平衡失调，造成牵拉、卡压控制腹腔脏器功能的相关神经，导致了腹痛等一系列临床症状的出现。针刀通过对脊柱区带病变部位或俞穴的刺激松解，纠正了脊柱生物力平衡失调，解除了神经的卡压与牵拉，恢复了电生理线路通畅，脏腑疼痛自消。典型病例中"肠梗阻"患者则因为脊柱区带胸段软组织变性、损伤，局部形成粘连、瘢痕、挛缩，造成对控制腹腔脏器功能的交感和迷走神经牵拉，卡压，且病变部位与中医之"肝俞穴"重叠，背俞穴病变同样经过经气运行影响脏腑功能，导致肝失调达，气机不利，横逆侵犯脾胃、肠道，胃失和降，肠道传导失司，气机阻遏而出现腹胀、腹痛。通过针刀捣碎病变硬结，并刺激相关穴位，肝气调达，疏泄有度，脾胃、肠道运化、传导恢复正常，配合浮针治疗，缓解局部肠管的痉挛，临床病痛自然消失。且目为肝之所主，肝气调达，肝血上注于目，视物不清得到缓解也在情理之中。

从针灸学角度来看，足太阳膀胱经之背俞穴为脏腑之气输注的重要穴位，脏腑发生病变时，常可通过经气传输，在所属的俞穴附近出现疼痛、过敏等阳性表现。另外，脾胃病、胆系疾病、阑尾炎病患亦可通过经气运行在下肢如足三里穴、胆囊穴、阑尾穴表现出相应阳性体征。典型病例中"消化道穿孔"及"胃石症"两例患者，或因脏腑直接损伤，伤及中阳，气机不利；或饮食积滞成石，阻遏气机，脾胃运化失司，脾胃脏腑发病，均可通过经气传输至相应背俞穴及下肢穴位，通过针刀操作，刺激相关穴位，调畅脏腑气机，脏腑疼痛随之缓解。

在临床上，腹部募穴和背部俞穴常相互配合应用治疗各脏腑的病变，笔者浮针的操作基本都在腹部，针刀操作以背部脊柱相关区带为主，是否与针灸学中俞募穴配合使用有异曲同工之妙，有待于进一步考究。

针刀联合浮针治疗腹痛，虽然止痛效果显著，但对于腹腔脏器阻塞或扭转、胃肠道急性穿孔、腹腔脏器破裂等急性器质性病变并无治疗作用，反而会掩盖耽误病情。典型病例1"消化道穿孔"的误诊患者，就是因为查体不全面，良好的止痛效果又掩盖了病情，幸亏及时确诊，险些耽误治疗，造成严重的后果，应引起临床注意。

临床应用中发现，针刀联合浮针治疗腹痛，所有治疗病人均未出现任何不良反应，对于空腔脏器病变引起的疼痛，效果较好，51例患者中，均是操作完毕腹痛即刻解除或缓解，而对于胰腺炎等实性脏器病变引起的疼痛治疗效果相对较差，3例病例，1例稍有好转，2例无效。针刀联合浮针治疗腹痛，其治病机理尚不完全完善，尤其对于哌替啶无效的消化道穿孔病人所体现的超出常理的止痛效果，用上述理论解释仍略显牵强，有待于在今后的临床实践中总结、补充，但其治疗效果迅速、安全、有效，仍不失为一种治疗急慢性腹痛的好方法。

收录于《光明中医》

# 三、针刀整体松解术联合中药治疗膝关节骨性关节炎临床分析

【摘要】目的 探讨一种以针刀整体松解术联合中药口服为主要治疗手段的膝关节骨性关节炎综合疗法。方法 在临床工作中，采用针刀整体松解术联合中药口服治疗膝关节骨性关节炎148例，回顾分析其临床资料，结果临床治愈65例（43.92%），显效68例（45.95%），好转13例（8.78%），无效2例（1.35%）疗效满意。结论 针刀整体松解术联合中药治疗膝关节骨性关节炎，安全快速有效，值得临床推广。

【关键词】膝关节骨性关节炎针刀整体松解术中药

膝关节骨性关节炎（OA）又称为膝关节增生性关节炎、退行性关节炎、退

行性骨关节病等,多发于老年人,尤其是中老年女性。主要临床表现为膝关节疼痛、僵硬、无力，活动受限，弹响或伴有关节肿胀、积液、甚至关节畸形，由此引起的行走，起立和登楼梯困难，严重影响患者的日常生活。临床治疗方法较多,如长期口服非甾体类消炎镇痛药,局部封闭以及人工关节置换手术等治疗,毒副作用多、创伤大、费用高等缺点,患者多不愿接受。我院中医门诊自2009年3月至2013年12月采用针刀整体松解术联合中药治疗轻、中度膝关节骨性关节炎患者148例,取得满意疗效.现总结报告如下。

1.临床资料

1.1一般资料　全部病例148例，其中男52例，女96例;60岁以下14例，60-75岁占108例，75岁以上26例。发病5年以内58人、6-10年65人、11年以上25人。单侧81例，双侧67例。

1.2临床表现和体征　全部病人均有膝关节疼痛，下蹲、起立困难，上下楼梯疼痛尤甚，不能走远路，劳累后关节疼痛加重。部分病人有膝关节外伤史或膝关节肿胀、关节腔积液病史。查体时可发现患膝肿大畸形，以内翻畸形居多，髌骨固定，膝关节内外侧、髌骨周围或腘窝内外侧可有多处压痛。

1.3辅助检查

X线平片检查：可参考X线平片的Kellgren和Laerence分级标准：Ⅰ级 关节间隙可疑变窄，可能有骨赘;Ⅱ级 有明显骨赘，关节间隙可疑变窄;Ⅲ级 中等量骨赘，关节间隙变窄较明确，有硬化性改变;Ⅳ级 大量骨赘，关节间隙明显变窄严重硬化性病变及明显畸形。Ⅰ-Ⅲ级为针刀整体松解术适应症。

实验室检查：血沉、抗"0"检查基本正常，类风湿因子阴性。

1.4诊断标准

采用美国风湿学会1995年诊断标准【1】

①近1个月大多数时间有膝痛

②X线片示骨赘形成

③关节液检查符合骨性关节炎

④年龄≥40岁

⑤晨僵≤30min

⑥有骨摩擦音

满足1+2条或1+3+5+6条，或1+4+5+6条者可诊断膝关节骨性关节炎。

1.5评价标准

参考国家中医药管理局1995年1月1日 发布,《中医病证诊断疗效评定标准》。

治愈：膝关节肿胀、疼痛基本消失，关节活动功能恢复正常。

显效：膝关节肿胀、疼痛明显减轻，关节活动功能基本正常。

好转：膝关节肿胀、疼痛减轻，关节活动功能部分恢复。

无效：临床症状和关节功能活动较治疗前未改善。

2.治疗方法

2.1针刀整体松解术

2.1.1前侧入路

体表定位：通常选择髌上囊点、髌股韧带内上缘点、髌股韧带外上缘点、髌骨内外侧支持带压痛点、胫腓侧副韧带压痛点、髌韧带正中点、鹅足囊点、"血海穴"点，用龙胆紫作标记。

术前准备：患者仰卧位，患膝屈曲35°－45°，膝下置垫。常规皮肤消毒，铺无菌洞巾，采用退出式局麻方式，每个治疗点注射0.5%盐酸利多卡因溶液1ml（"血海穴"点除外）。

针刀治疗：选用I型4号直形针刀。

髌上囊点：针刀体与皮面垂直，刀口线与股四头肌方向一致，按4步进针法进针刀，快速刺入皮肤直达骨面，先纵疏横剥3刀，然后针刀体向身体上侧倾斜45°，掉转刀口线90°，沿股骨凹面提插3刀，以疏通髌上囊与关节囊的粘连点，范围0.5cm。

髌股韧带内上缘点、髌股韧带外上缘点：针刀体与皮面垂直，刀口线与股四头肌方向一致，按4步进针法进针刀，快速刺入皮肤直达骨面，先纵疏横剥3刀，然后调转刀口90°，提插切割1-3刀。

髌骨内外侧支持带压痛点、胫腓侧副韧带压痛点、鹅足囊点：针刀体与皮面垂直，刀口线与下肢纵轴方向一致，按4步进针法进针刀，快速刺入皮肤直达骨面，纵疏横剥3刀。如有关节间隙变窄，胫侧副韧带点可调转刀口90°，提插切割1-3刀。

髌韧带正中点：针刀体与皮面垂直，刀口线与髌韧带方向一致，按4步进针法进针刀，当刀下有韧性感时，即到达髌韧带，继续进针1cm，先纵疏横剥3刀，然后针刀退回髌韧带下，将针刀体沿刀口线垂直方向倾斜，与髌韧带平面呈15°角，将髌韧带与脂肪垫进行通透剥离。

"血海穴"点：当患者关节肿胀或并有关节腔积液时，可行罹患膝关节"血海穴"点针刀刺激，针刀体与皮面垂直，刀口线与下肢纵轴方向一致，按4步进针法进针刀，快速刺入皮肤直达骨面，纵疏横剥3刀并留置针刀，其他点操作完毕后拔出。

2.1.2后侧入路

体表定位：通常选择腓肠肌内外侧头附着点，用龙胆紫作标记。

术前准备：患者俯卧位，患膝屈曲15°，踝下置垫。常规皮肤消毒，铺无菌洞巾，采用退出式局麻方式，每个治疗点注射0.5%盐酸利多卡因溶液1ml。

针刀治疗：选用I型4号直形针刀。

腓肠肌内外侧头附着点：针刀体与皮面垂直，刀口线与下肢纵轴方向一致，按4步进针法进针刀，快速刺入皮肤直达骨面，纵疏横剥3刀。如有膝关节屈曲，可调转刀口90°，提插切割1-3刀。

针刀术后，针孔用无菌创可贴外敷，在治疗床上立即对患膝进行被动对抗牵引，晃膝，旋膝，过伸过屈膝关节达最大角度，尽量矫正膝关节畸形，然后用长托板固定患膝7天。7天后个别痛点不消失者，再进行1次针刀松解，重复操作不超过3次。双侧膝关节患病，交替进行针刀整体松解术。

2.2中药口服：按照中医辨证论治将膝关节骨性关节炎分为气滞血瘀、风寒湿困、湿热痹阻、肝肾亏虚四型，据以上分型辨证施治。

气滞血瘀型：治宜行气活血，破瘀散结，药用身痛祛瘀汤加减。处方：当归20g，五灵脂30g，川芎15g，独活、寄生、秦艽、桃仁、红花、地龙、甘草、川牛膝、赤芍各10g，制没药、制香附各6g。

风寒湿困型：治宜祛风散寒利湿，温经通络止痛，药用麻黄温痹汤加减。处方：黄芪30g，麻黄、羌活、独活、桂枝、鸡血藤、伸筋草、寄生、川断、炙甘草各10g，制川乌、制草乌各10g（先煎1小时），细辛5g，川牛膝、木瓜、灵仙各15g。

湿热痹阻型：治宜清热利湿，通络止痛，药用清热宣痹汤加减。处方：生石膏30g，知母、桂枝各10g，防己15g，忍冬藤、天花粉、灵仙、萹蓄草15g，黄柏12g，甘草6g。

肝肾亏虚型：治宜补益肝肾，通络止痛，药用独活寄生汤加减。处方：独活、寄生各30g，当归、白芍、熟地黄各20g，杜仲、川牛膝、秦艽、茯苓、防风、川芎各12g，人参、肉桂、甘草各6g。

### 3疗效观察

所治148例患者逐一随访，最少6月，最长5年，临床治愈65例（43.92％），显效68例（45.95％），好转13例（8.78％），无效2例（1.35％），总有效率为98.65％。

### 4.体会

针刀医学认为，膝关节骨性关节炎究其病因，除与年龄有关外，多因外伤、慢性劳损导致局部软组织变性、粘连、瘢痕、挛缩，进而导致局部血液循环障碍，组织乏氧，无氧代谢产生大量酸性化学物质，引血管收缩和肌损伤，导致疼痛和活动功能受限，肌组织变性和粘连挛缩加剧，致使膝关节生物力学平衡失调，使膝关节内部产生高应力点，从而在肌肉、韧带起止点形成硬化、钙化和骨化，最终形成骨质增生。同时胫侧副韧带的挛缩，造成关节间隙变窄，髌骨周围韧带的病变，致使髌骨软骨面脱离了与股骨髌面的正常运行轨迹，加速了软骨磨损，也产生了关节弹响。针对病因，笔者采用针刀整体松解术并配合手法，使关节周围的病变软组织得到全面松解，最大限度的纠正胫侧副韧带的挛缩，恢复髌骨的正常运行轨迹，从而使关节生物力学趋于平衡。临床治疗中，笔者发现传统针刀单纯前侧痛点松解尚不足以完全纠正膝关节力学平衡失调，不少患者膝关节屈曲不能完全伸直部分原因就是因为后侧腓肠肌内外侧头附着点处病变所致。而对无痛点（鹅足囊点、髌上囊点）的针刀松解，对于纠正罹患膝关节的内翻畸形，松动髌骨有着较好效果，穴位点（血海穴）的针刀刺激对于消除关节肿胀、关节腔积液的效果也是立竿见影的。前侧入路与后侧入路、痛点与无痛点相结合的针刀整体松解术，能够更加全面、迅速的纠正膝关节力平衡，消除临床症状和体征。

膝关节骨性关节炎在中医学中属"痹病"或"骨痹"范畴，为"本虚标实"

之证。祖国医学认为肾主骨,肝主筋,人至中年后,肝血肾精渐亏,气血不足,筋骨失养,复感风寒湿热外邪,邪气滞留经络或复因外伤,气血瘀阻,血脉凝滞,不得宣通,导致关节疼痛,活动不利。肝肾亏虚是该病的根本,因此不论何种类型临床治疗中均应酌加补益肝肾之品。

针刀整体松解术联合中药治疗本病,内外兼顾,标本同治,且与祖国医学的整体观念不谋而合,安全快速有效,复发率低,值得临床推广应用。

收录于《光明中医》

# 四、针刀为主治疗狭窄性腱鞘炎的病例 ▶▶观察与病因探讨

【摘要】目的 探讨一种以针刀为主要治疗手段治疗狭窄性腱鞘炎的方法及病因探讨。方法 在临床工作中,采用针刀为主要治疗手段治疗狭窄性腱鞘炎342例,回顾分析其临床资料,结果 治愈328例(95.91%),好转12例(3.51%)无效2例(0.58%)总有效率99.42%,疗效满意。结论 正确规范的针刀操作,能够迅速消除或缓解狭窄性腱鞘炎引起的症状和体征,安全、快速、有效,同时认为,狭窄性腱鞘炎的主要病因为肌腱腱鞘脏层滑膜鞘的闭锁与滑液分泌不畅或不足,针刀对该滑膜鞘的通透减张减压,是能够迅速治愈狭窄性腱鞘炎的重要原因。

【关键词】狭窄性腱鞘炎 针刀 鞘内注射 腱鞘脏层滑膜鞘

狭窄性腱鞘炎,是骨科及疼痛科常见病。因发病部位不同,症状各异,临床上常见的有桡骨茎突狭窄性腱鞘炎、屈指肌腱腱鞘炎以及足底的屈趾肌腱鞘炎等,以局部疼痛,功能活动障碍为主要表现。正确规范的针刀操作,能够迅速消除或缓解狭窄性腱鞘炎引起的症状和体征,安全、快速、有效,同时认为狭窄性腱鞘炎的主要病位为肌腱腱鞘脏层滑膜鞘,滑膜鞘的闭锁与滑液分泌不畅或不足,是狭窄性腱鞘炎发病的主要病因,针刀对该滑膜鞘的通透减张减压,是能够迅速治愈狭窄性腱鞘炎的重要原因。

1.临床资料

1.1一般资料 全部病例均来自近年我院门诊患者，共计342例，其中，男35例，女307例；0～20岁12例，20～40岁68例，40～60岁例230例，60岁以上32例。

1.2 病例特点 桡骨茎突狭窄性腱鞘炎病例92例；屈指肌腱腱鞘炎238例，足底屈趾肌腱腱鞘炎12例；病程最短5天，最长51年；其中，桡骨茎突狭窄性腱鞘炎与足底屈趾肌腱腱鞘炎多为单部位发病，屈指肌腱腱鞘炎可见多指同时或先后发病，统计病例中，最多见过8指先后发病，5指同时发病。

1.3 诊断要点

（1）桡骨茎突狭窄性腱鞘炎，表现为腕关节桡侧疼痛，逐渐加重，无力提物。桡骨茎突表面或远侧有局限性压痛，有时可扪及痛性结节，拇指、腕部活动受限，握拳尺偏腕关节时，桡骨茎突处出现疼痛。[1]

（2）屈指肌腱腱鞘炎，表现为患指的屈伸功能障碍，多在指掌侧、指横纹处疼痛或有肿胀，病程日久者，可在指关节屈曲处触到增厚的腱鞘、状如豌豆大小的结节。当弯曲患指时，可出现停留在半弯位的"卡住"现象，用另一手协助扳动后，手指又能活动，又称"扳机指"或"弹响指"。[2]

（3）足底屈趾肌腱腱鞘炎，多见于穿高跟鞋长时间站立和行走的女性，表现为足底前部跖趾关节下方的疼痛与局部压痛。

2.治疗方法

2.1针刀治疗

（1）局部操作：患者取合适体位，以局部压痛明显处或硬结近端腱鞘增厚处为进针点，充分暴露施术部位，常规皮肤消毒，0.5-1％利多卡因注射液局部浸润麻醉，选用汉章I型4号针刀，刀口线与肌腱走行方向一致，针刀体与皮肤垂直方向刺入，感到针下有韧性感，即到达腱鞘壁层，沿纵轴方向依次刺切，注意进针深度，突破腱鞘即可，不可刺穿肌腱深达骨面，以免损伤肌腱，刺切刀数根据具体病变程度而定，后纵疏横剥1-2下，如为屈指肌腱腱鞘炎患者，操作结束退出针刀，拇指按压进针点，嘱患者行手指屈伸动作，如手指屈伸流利，肿胀肌腱硬结能够顺利通过腱鞘，提示操作成功，如仍存在"卡住现象"，针刀沿原针孔重新进入，依上述操作要领，继续刺切数刀，术毕，局部压迫止血3分钟，无菌敷料外敷，行相关弹拨、抗阻对抗手法。已接受反复封闭的患者，针刀术后不可行手法操作，以防肌腱断裂。

（2）远端操作：对于狭窄性腱鞘炎患者，尤其是无明显局部劳损性诱因的患者，病灶远端肌群的病变，可能是其重要的发病因素，根据具体查体情况，行相关病变软组织针刀松解及手法操作。

2.2局部鞘内注射治疗

以局部最明显压痛点远端0.5cm处为进针点，常规皮肤消毒，左手固定病灶部位，右手持5号注射针针尖向压痛点处，与皮肤呈20-30°角快速刺入，以针尖突破腱鞘又不刺穿肌腱为度，少量试推配置药液（2-3mg曲安奈德注射液、0.5-1%盐酸利多卡因注射液2-3ml）如推注顺利，并可见药液沿腱鞘向两侧呈管状流动，证明针尖位于腱鞘内，继续推注配置药液1-2ml；如试推有阻力感，则针尖可能刺在肌腱内，不可强行推注，以免造成肌腱损伤，可将针尖稍稍后退至腱鞘内，再行注入；如试推药液时，推注顺利，局部呈圆形隆起，则针尖多半未进入腱鞘内，处于腱鞘壁层之外，此时注射，药液未作用到有效部位，发挥不到应有效果，应调整进针角度与深度，重新穿刺成功后注入。[4]

狭窄性腱鞘炎病程在2周以内，尽量采用局部鞘内注射治疗，5-7天一次，一般1-2次即愈，注射次数不超过两次；病程超过两周患者，可采用针刀加手法治疗，局部疼痛肿胀较剧烈者，可在局部注射后行针刀治疗。

3.疗效观察

3.1疗效评定

3.1.1治愈：疼痛及局部肿胀硬结完全消失，功能活动恢复正常；

3.1.2好转：疼痛基本消失，硬结存在，功能活动稍受限；

3.1.3未愈：症状体征同治疗前完全相同。[5]

3.2 治疗结果 所治疗342例患者，术后随访3个月，其中，治愈328例（95.91%），好转12例（3.51%）无效2例（0.58%）总有效率99.42%，疗效满意。

4.典型病例

刘某征，男，64岁，泥瓦匠，因左手五指不能完全屈曲6月于2015-12-06来诊。患者自述约6月前，左手持抹刀从事抹墙工作，过度劳累后出现左手诸指掌指及指间关节处疼痛，关节屈伸不利，坚持工作，间断服药治疗，疼痛逐渐缓解，左手手指屈曲障碍逐渐加重，未行特殊治疗，来诊。查体：左手掌指关节屈曲功能受限，握拳不能握紧，五指指尖不能触及掌面，五指掌指关节掌侧可扪及豌豆大小硬结，压痛。局麻下行五指腱鞘增厚处小针刀松解，术后行抗阻对抗手法，术毕，患者五指屈伸功能完全恢复，随访3月无复发。

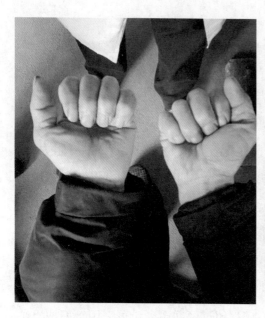
图9-1

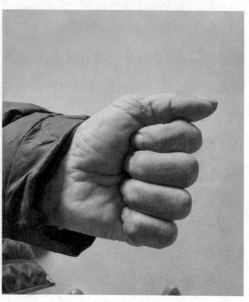
图9-2

5.体会

西医学认为，狭窄性腱鞘炎是腱鞘发生的非细菌性炎症，劳损是造成这种炎症的主要诱因，传统治疗方法包括口服非甾体类消炎镇痛药、局部封闭、手术切开狭窄腱鞘等，常伴有胃肠道刺激、效果不稳定、损伤大等不良后果。随着针刀医学的推广，小针刀及类针刀式针具在狭窄性腱鞘炎中的应用逐渐得到重视，虽然取得的较好的疗效，在临床中造成的肌腱断裂等严重并发症却时有发生。笔者认为，小针刀及鞘内注射疗法取得的疗效是不容置疑的，造成上述并发症的出现，多是由于不规范操作造成的，而建立在熟悉精细解剖和病因基础之上的规范操作，这些并发症的发生是完全可以避免的。

从精细解剖学的角度来看，供应肌腱血运的小血管来自肌腱下方与骨膜正中相连的腱系膜，腱鞘与骨形成弹性极小的"骨-纤维隧道"，将肌腱约束在"隧道"之中的骨膜上，具有约束和滑车双重作用，腱鞘在掌指关节处增厚最明显，也称为环状韧带，是狭窄性腱鞘炎发病最常见的部位，腱鞘分壁层与脏层，壁层为纤维层，坚韧无弹性，脏层又称为腱滑液鞘，为滑膜构成的双层圆筒形鞘，包绕肌腱，下面移行为腱系膜，滑液鞘分泌滑液濡养肌腱。但是，无弹性的腱鞘怎么就会出现狭窄，肌腱又为什么会出现肿胀呢？这个问题即使是裘法祖教授主编的西医本科《外科学》教材也只是给出了"好像是水肿的腱鞘卡压肌腱"这样的模糊语句予以解释。[1]从多数相关书籍来看，大多把劳损作为狭窄性腱鞘炎的发病原因，但笔者从20多年的临床经历发现，风湿类疾病并发腱鞘炎的病例并不少见，而且常常是多指先后或同时发病，我们都知道，风湿类疾病主要为炎性滑膜炎表现，这其中又有什么关联呢？

笔者认为，狭窄性腱鞘炎主要病位就是腱鞘滑液鞘，由于劳损、风湿等诱因造成腱鞘滑液鞘无菌性炎症是本病发病的主要原因。出现炎症表现的滑液鞘病理变化为滑膜水肿、充血、增厚，滑液分泌不畅，鞘内滑液增多，鞘壁增厚纤维化，肿胀的滑液鞘造成腱鞘整体的增厚及"骨-纤维隧道"的相对狭窄，压迫其中通过的肌腱；同时，肌腱失去滑液的濡养，由滑液鞘移行的腱系膜出现炎性肿胀增厚，也会压迫供应肌腱血运的小血管，造成血运减少，从而出现肌腱的肿胀，几种因素的共同作用，造成了狭窄性腱鞘炎的发生和局部肌腱"葫芦样"肿胀硬结的形成。针对上述病因，笔者采用针刀对腱鞘滑膜鞘减张减压和狭窄环状韧带的部分松解，鞘内注射消除局部无菌性炎症，取得了良好的治疗效果。

朱汉章教授在《针刀医学原理》书中关于针刀操作的部分提到："刀口线与屈指肌腱平行刺入，达骨面。先作切开剥离，再作纵行或横行剥离。若有硬结则用切开剥离。"[6]笔者认为此处操作描写是不合理的，极易造成肌腱的损伤。从微观解剖来看，肌腱纤维纵向与麻花样交叉走行是同时存在的，针刀即便纵行刺入，也会造成肌腱纤维的损伤，针刀达骨面的纵行或横行剥离，同样会造成通过小血管的腱系膜损伤，而硬结则是肿胀的正常肌腱组织，切开剥离是完全没有必要的，随着滑液鞘的分泌通畅，炎性水肿的消退，硬结也会逐渐消退。腱鞘的存在，可以约束肌腱呈弓弦样弹起，或向两侧滑移，而西医外科的腱鞘切除术也是会留下不可逆的损害。通过小针刀仅对腱鞘滑膜鞘作张减压和狭窄环状韧带的部分松解，术后辅助手法的抗阻弹拨，使肿胀的肌腱能够顺利通过即可，随着炎性水肿的消退，肌腱通过腱鞘会更加流畅，同时也保留了腱鞘的相对完整性和功能，避免肌腱的损伤，规范的针刀操作不失为一种合理的治疗方法。但是，接受过反复局部封闭治疗的腱鞘炎患者，由于可能出现肌腱脆性变，针刀术后的抗阻弹拨手法是不建议进行的，以免出现肌腱断裂。

对于狭窄性腱鞘炎的无菌性炎症病理变化，极微量的激素腱鞘内注射同样能收到良好的治疗效果。笔者曾经提到，狭窄性腱鞘炎发病部位主要在腱鞘滑膜鞘，鞘外的药物注射是无效的。肌腱是乏血管组织，肌腱内的激素悬浊液注射，微小药物颗粒会阻塞微血管循环，造成肌腱脆性变，所以肌腱内的注射是绝对要避免的，唯有肌腱外、腱鞘内才是最佳的注射部位，如果注射到位，只需极少量的药物即可收到良效。无菌性炎症的取效与否，与注射部位、注射方法有关，没有证据显示治疗效果会随药量增加而增加，因而大量、频繁的注射是完全没有必要的，只是增加了副作用而已。在狭窄性腱鞘炎早期或炎性水肿比较明显时，腱鞘内注射不失为一种理想的治疗方法。

近年来，随着人们认识水平的提高，造成狭窄性腱鞘炎的远端病因逐渐被认识，病灶远端肌肉软组织的痉挛、相关支配神经的卡压、病变肌腱运行轨迹与腱鞘不相匹配等，可能也是该病发病的重要原因，手法学派以此为根据的良好治疗效果也从侧面予以证实，尤其是无明显局部劳损性诱因、病程较长硬结不明显的患者，应扩大查体范围，并根据具体查体情况，行相关病变软组织针刀松解或手法操作，做到远近同治，提高疗效。

笔者只是一名基层医生，受限于客观条件，对于狭窄性腱鞘炎的发病原因更多的是根据临床效果、治疗经验所作出的大胆臆测，尚缺乏足够的科学理论依据、对比数据及相关检测支持，但是，通过笔者大量临床验证，以针刀为主，结合手法、鞘内注射治疗狭窄性腱鞘炎，只要适应证把握准确，操作严格遵守相关规则，确实能够做到安全、快速、有效的治疗此类疾病，避免暴力性手术操作，尽可能保留腱鞘的相对完整性和功能，降低医疗费用，值得临床推广应用。

收录于《医药》

# 五、自发性跟腱断裂1例引发的医疗纠纷及思考

【摘要】目的 探讨自发性跟腱断裂的病因及接诊经过封闭治疗的慢性跟腱炎患者的风险规避经验。诊疗经过 接诊经局部药物注射治疗的慢性跟腱炎患者1例，行小针刀治疗后，患者出现跟腱断裂，引发医疗纠纷，经手术治疗痊愈，后鉴定为自发性跟腱断裂，与小针刀操作无直接关系。结论 即便是接受过封闭治疗的慢性跟腱炎患者，针刀的规范性治疗是可行有效的，但是术后应做好必要的防护工作，同时与患者及家属做好必要的沟通，以防出现不必要的纠纷。

【关键词】自发性跟腱断裂 慢性跟腱炎 封闭 针刀

自发性跟腱断裂为骨科常见病，一般发生在单侧肢体，以跟腱局部明显肿胀，疼痛，跖屈无力，不能踮脚站立，跛行等为主要表现，发病原因较多，剧烈运动、使用类固醇激素药物等多种原因均可导致跟腱出现自发性断裂。笔者近日接诊1例慢性跟腱炎患者，行小针刀治疗后出现自发性跟腱断裂，虽经鉴定与针刀治疗无任何关系，但险些造成一起医疗纠纷，现总结报告如下。

1.临床资料

患者徐某英，女，76岁，农民，体胖，素有高血压病史10余年。

2.治疗经过

首诊：2017年8月26日，患者因右足跟部疼痛10月，加重5月来诊。自述于约2016年10月始，因过度劳作后出现右足跟部疼痛，行走时足跟不敢着地，活动后加重，跛行，经某村卫生室行右跟腱部位药物注射治疗（具体药物名剂不详），患者自述其每次注射时，同时行局部反复穿刺，操作时间约10余分钟，隔日一次，共治疗三次，患者疼痛症状逐渐消失，自2017年3月起，患者再次出现右足跟后侧疼痛，并逐渐加重，跛行，右足不能平铺地，行走后疼痛加重，曾自行口服药物治疗，效果不显，慕名来诊要求行针刀治疗。查体发现：患者右小腿腓肠肌内侧束上段可扪及一约6cm长条索状韧性物，压痛明显，右跟腱腱束紧张，跟腱附着点周围广泛压痛，足背屈试验（＋），诊断：右足慢性跟腱炎。考虑患者年纪较大，体态肥胖，体力劳动较重，且跟腱局部曾接受多次穿

刺注射药物治疗，建议行口服药物及药物泡浴治疗，但患者执意要求行针刀治疗，虑及患者跟腱局部存在脆性变可能，不做局部处理，行疼痛部位远端针刀治疗，以减轻跟腱局部张力，促进患处损伤肌腱的修复。于右小腿腓肠肌上段内侧束条索状韧性物处取4点，0.5％利多卡因注射液局麻后行0.6*50mm针刀松解，右跟腱远端跟骨结节附着点下约2cm跟骨后侧骨面疼痛点0.6针刀点刺，针刀方向与肌腱走行一致，术后，嘱患者下床行蹲起行走自主活动，患者足跟部疼痛明显缓解，效果满意，休息片刻，自行离开。

二诊：2017年9月2日，患者自诉其右足跟部已无疼痛感，但感其右小腿后侧胀闷不适，追问病史，患者自述近日曾轻微扭脚两次，考虑患者存在针刀术后局部存在炎性水肿情况，未在意，予以中药煎剂外洗治疗。

三诊：2017年11月5日，患者再次来诊，自述右小腿后侧胀闷不适无改善，右足跟着地乏力，无疼痛，右踝部经常出现崴脚情况，并于洗脚时发现，双侧跟腱不等粗，右足跟后侧跟腱附着处上方凹陷，查体发现：患者右跟腱外侧部分缺损，并可于跟腱附着点上约5cm处扪及疑似肌腱断端，触痛明显。考虑患者出现跟腱部分自发性断裂可能性大，建议患者尽早行跟腱修补术，以免患者残余跟腱继续断裂。同时将此前针刀治疗点、药物注射点予以标识，并拍照留证。

2017年11月9日，经山东省文登整骨医院行手术治疗，术中发现：跟腱自跟骨结节附着点近端约2cm处断裂，断端组织变硬、发脆。

2017年11月29日，患者家属来院要求院方承担医疗责任并索赔。

针刀及治疗定点图片：

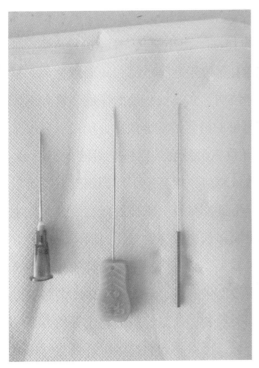

图 9-3

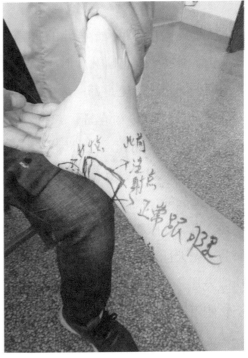

图 9-4

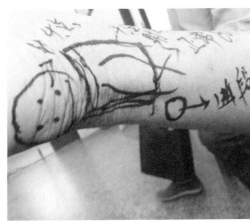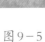

图 9-5

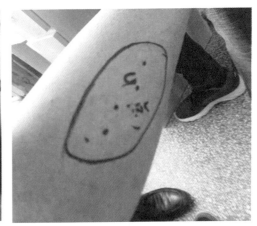

图 9-6

3.结果

经相关部门鉴定，患者跟腱断裂为自发性，与小针刀治疗无直接因果关系，同时院方积极与患者及家属沟通交流，并得到理解，事件平息。

4.思考

跟腱是人体最粗大最强壮的肌腱,长约15cm，由小腿三头肌（比目鱼肌、腓肠肌内、外头）的肌腱融合形成。跟腱的主要功能是屈小腿和跖屈踝关节，是小腿肌肉力量传导至足部的最主要的解剖结构。在其抵止处的深面，常有一恒定的跟腱囊，[1]正常情况下，能够分泌足够的滑囊液濡养肌腱，年龄、劳损及过于频繁的局部封闭治疗等因素，可以导致该滑液囊的闭锁，滑液分泌不足。跟腱在起始部和附着点部分均有较好的血液供应，但其中下部即跟腱附着点以上2-150px处，血液供应较差，肌腱营养不良，易发生肌腱退行性变性而发生断裂。自发性跟腱断裂在小腿和足部软组织损伤中较为常见，原因可能是多方面的，先天性胶原异常、感染性疾病、风湿免疫类疾病、内分泌类疾病、神经功能异常、激素水平异常、年龄增大后跟腱血供减少、运动过度导致的跟腱退变、使用类固醇激素或氟哌酸等氟喹诺酮类药物、高温、肌腱钙化等均可能导致跟腱发生自发性断裂。长期局部过度劳损，可以导致肌腱组织纤维化、瘢痕化、易变脆，虽然没有引起肉眼可见的断裂，但是跟腱内部脆性变是存在的。[2,3]

本文所述病例中，患者年龄较大，体态肥胖，有高血压病史，农务活动量较重，足跟痛病史近10月，且接受过局部注射治疗，鉴于上述原因，患者已经具备了跟腱脆性变的病理基础，而且在笔者治疗前是否存在隐性断裂尚未可知。从查体上看：患者右小腿腓肠肌内侧束上段可扪及一约6cm长条索状韧性物，压痛明显，右跟腱腱束紧张，跟腱附着点周围广泛压痛，足背屈试验（+），考虑患者小腿三头肌及跟腱已存在明显痉挛、挛缩、劳损等病理改变。笔者曾从医疗安全角度考虑，予以药浴等保守治疗，但是患者求治心切，迫切要求针刀治疗，虑及如不针对性治疗，患者治疗效果未必理想，故决定不做局部处理，行腓肠肌内侧束条索状韧性物针刀通透松解，从远端减轻跟腱局部张力，跟腱远端跟骨结节附着点下约2cm跟骨后侧骨面疼痛点0.6针刀点刺，针刀方向与肌腱走行一致，以改善局部血液循环，促进患处损伤肌腱的修复，针刀术后不做手法，患者术后即感疼痛明显缓解，足跟能够着地自由行走。因长时间不能平铺脚面自由行走，症状缓解后行走姿势不习惯，先后崴脚两次，此时，患者可能已经出现跟腱部分断裂，但是均并未在意，直至1月后再次复诊时，发现并确诊出现右跟腱部分断裂并行手术治疗。复诊时，笔者意识到，此事件极有可能发展成为医疗纠纷，故在患者家属同时在场时，将针刀治疗点、此前局部药物注射点、疑似跟腱断裂点予以标识，并拍照留证。事后证实笔者的这一行为是极其正确和有必要的。患者后经手术治疗痊愈后，即来院要求院方承担医疗责任并索赔。经相关部门鉴定，患者针刀操作点与肌腱断裂点最少距离4cm，有术前照片及手术记录为证，结合患者慢性跟腱炎病史、局部注射史、崴脚史等，判断患者为跟腱自发性断裂，与小针刀治疗无直接因果关系。

近年来，针刀导致医疗事故及纠纷频见各类报道，诚然，针刀从业者技术水平良莠不齐，操作不规范、诊断不清楚、瞎扎乱扎的情况确实存在，本例患者虽然是针刀术后出现的跟腱断裂，但是，此事件的发生如上述分析，与针刀的操作是无直接关系的，"闻刀色变"是没有必要的，如果患者能够做到控制体力活动，保护好患侧跟腱，即便是经过封闭治疗的慢性跟腱炎患者，经过合理的针刀治疗，也是可以逐渐恢复的。同时，每个针刀从业者，做好基础理论知识的夯实，不做盲目性的治疗，必要时做好相应的协议签字及证据保留，也是十分重要的。针对经过封闭治疗的慢性跟腱炎患者，应提前跟患者及家属交代其病理变化及可能出现的不良预期，双方沟通不到位的情况下，尽量不要采用侵入性的治疗，采用保守性的治疗方案，以免产生不良的医疗纠纷。谨将此跟腱自发性断裂引起的医疗纠纷及经过、分析、体会总结如上，希望能给业内同行带来点滴警示。

收录于《医药》

# 六、针刀联合火针治疗单纯性下肢静脉 ▶▶曲张的临床观察

【摘要】目的 观察针刀联合火针治疗单纯性下肢静脉曲张的临床疗效。方法 采用临床回顾性研究方法，探讨火针联合针刀治疗单纯性下肢静脉曲张102例患者的疗效。结果 治愈59例（57.84%），好转40例（39.22%），未愈3例

（2.94%），总有效率97.06%，疗效满意。结论 针刀联合火针治疗单纯性下肢静脉曲张，能够迅速消除或减轻下肢静脉曲张引起的症状和体征，安全快速有效，效果持久，值得临床推广应用。

【关键词】单纯性下肢静脉曲张 针刀松解术 手法 火针放血 加压包扎

单纯性下肢静脉曲张可表现为下肢浅静脉蜿蜒迂曲扩张，常可伴有患肢沉重酸胀等临床症状，发生早期一般无明显症状，但随着病情的进展，若不及时治疗可导致溃疡[1]，严重影响患者的生活质量。针刀联合火针为主要治疗手段治疗单纯性下肢静脉曲张，有效减轻或消除下肢静脉曲张引起的症状和体征，相比较下肢静脉结扎剥离手术及硬化剂注射等西医治疗方法，花费少，创伤小。本研究采用回顾性研究方法发现针刀联合火针的方法治疗单纯性下肢静脉曲张效果较好，现报道如下。

1.临床资料

1.1一般资料 全部病例均来自2014年10月至2020年12月期间我院门诊患者，共计102例，其中男73例，女29例；20～40岁占9例，40～60岁例占62例，60岁以上31例；病程小于5年21例，5～10年49例、10年以上32例。

1.2 诊断标准

1.2.1西医诊断标准，参照《临床血管外科学》第2版：①站立时可观察到下肢浅静脉存在扩张征象，且直径≥3mm，曲张部位伴随色素沉着、溃疡等症状；②患肢麻木、酸胀且夜间加重，足背肿胀；③超声检查可观察到静脉瓣功能不全，血管造影提示下肢血管返流异常[2]。

1.2.2中医气滞血瘀证诊断标准，参照《实用中西医结合外科学》：患肢青筋迂曲，酸痛，患肢沉重，活动后加重，足靴处皮肤色素沉着，皮下硬结、压痛，皮肤硬化，舌紫黯苔薄白，脉弦或涩[3]。

1.2.3 专科查体 行腰背及患侧臀下肢拇指按压触诊法查体，查体重点包括腰方肌肋骨下缘、腰椎横突尖、髂嵴上缘附着点、骶棘肌、髂外三肌、髂胫束、腘绳肌、股内收肌群、股四头肌、小腿三头肌等大肌群起止点以及肌腹处压痛、条索、硬结、挛缩等阳性体征。

1.3纳入标准：（1）符合下肢静脉曲张的诊断标准；（2）年龄18～80岁（3）专科查体有阳性指征。

1.4排除标准:(1)下肢静脉血栓形成;(2)凝血功能障碍;(3)需要长期服用抗凝药物;(4)合并精神疾病、肝肾功能不全;(5)妊娠期或哺乳期(6)合并其他严重心脑血管疾病。

2.治疗方法

2.1针刀松解术:根据患者查体情况,确定针刀治疗施术点,患侧腰方肌肋骨下缘、腰椎横突尖、髂嵴上缘附着点、骶棘肌、髂外三肌、髂胫束、腘绳肌、股内收肌群、股四头肌、小腿三头肌等肌群起止点及肌腹处压痛、条索、硬结、挛缩等阳性体征点,为针刀常见施术治疗点,根据施术部位不同,确定不同体位。以小腿三头肌阳性点为例,取俯卧位,根据病变肌束标识治疗点,治疗点距离间隔约2cm以上,常规皮肤消毒,铺无菌洞巾,选用0.6*50mm或0.8*50mm型针刀,刀口线与肌束走行一致,严格按照4步进针法,快速刺入直达病变肌束层面,不要求直达骨面,行"米字"形或"十字"形切割部分病变肌束,然后纵疏横剥2-3下,出针[4]。腰方肌阳性压痛点,定点后选0.8*80mm型针刀,刀口线与身体纵轴平行,严格按照4步进针法,快速刺入直达腰椎横突尖或肋骨下缘、髂嵴缘肌肉附着点,切割横剥3-5针出针。操作完毕,各针眼压迫止血3分钟,无菌创可贴外敷,5天内保持清洁干燥。其他软组织阳性点,均按此法依次操作,操作间隔时间一般为5-7天,除个别阳性点压痛消除不明显者,可在操作结束半月后再进行1次针刀松解,一般针刀治疗的部位不再进行重复操作。针刀操作结束后,结合病损肌束情况,予以针对性拉伸放松手法操作,拉伸病变劳损肌群。

2.2火针刺血疗法:患者取坐位或站立位,患肢充分暴露,患肢前迈,膝关节微屈,足部套一次性脚套,踝上胶带环行捆扎,防止血液流下污染足部,足底平铺一次性床单,将浅静脉蜿蜒迂曲扩张部位碘伏消毒2次,75%酒精脱碘消毒一次,术者站于患者侧面,右手持中粗火针1枚,左手持点燃的酒精灯,灯内为浓度为95%的酒精,以浅静脉蜿蜒迂曲扩张明显部位稍下方为施术点,以免损伤静脉瓣,将火针针尖置于酒精灯外焰烧至针尖由红变白时,迅速刺入施术部位,刺入后迅速拔出,刺入深度以突破血管壁进入管腔而又不刺穿血管为度,随后会有大量黑色血液喷射而出,每次施术部位因具体情况而定,可选10点以上,点刺部位从肢体远心端至向心端依次操作,施术点出血一般会从最初的喷射状逐渐变缓，沿下肢缓慢流出，颜色逐渐会由暗红成鲜红，最终逐渐停止，当部分施术点出血变为鲜红而又没有停止时，可予以消毒干棉球压迫止血，若部分施术点出血仍为暗黑色但血流变缓者，可予以75%的酒精棉球拭擦，以刺激出血，直至血色变为鲜红，每次放血总量一般控制在100ml以内，当所有施术点出血停止后，予以75%酒精棉球将血迹拭擦干净，外敷无菌纱布，去除足套，嘱患者平卧于治疗床上，抬高患肢，以弹力绷带将患肢加压包扎，术毕，嘱患者平卧休息15分钟，观察无异常方可离开。弹力绷带一般需维持束缚5~7天，期间需适当行屈伸活动，防止静脉血栓形成，如束缚过紧，患者出现明显不适或下肢远端浮肿，可将弹力绷带适当放松。火针刺血操作，一般选择在针刀操作次日或隔日进行，两次治疗间隔时间一般为7~10天，直至浅静脉蜿蜒迂曲扩张部位变平。若双下肢同时病变，可交替治疗，针刀、火针操作后3日内，局部保持干燥，严禁湿水。

2.3皮下硬结、局部溃疡等病变的治疗：患者取平卧位，常规皮肤消毒，选用0.6*50mm或0.8*50mm型针刀，从硬结或溃疡周边部位进针，进行多方位通透松解，进针深度以刺穿硬结，或达到硬结及溃疡基底部为度，皮下硬结部分也可用针刀从硬结顶端进针，针刀向下向四周通透松解，出针后无需压迫针眼，任其出血。针刀操作结束，亦可配合火针治疗，以细火针或中粗火针，将火针针尖置于酒精灯外焰烧至针尖由红变白时，迅速刺入皮下硬结、局部溃疡等病变，进针深度以突破病变部位为度，快进快出不留针，针刺间隔距离以0.3~0.5cm为宜，术毕，选择合适的罐体拔罐并留罐15分钟。起罐后，再次局部严格消毒后外敷无菌纱布，5~7天后可重复操作，直至痊愈，术后保持创面干燥，严禁湿水。对于皮损较轻患者，只需细火针局部轻点即可。

3.疗效观察

3.1评定标准 此标准依据中国中西医结合专业委员会《单纯性下肢静脉曲张诊疗规范》制定。临床治愈：患肢沉重、酸胀感及曲张静脉消失；好转：症状减轻，体征好转；未愈：未治疗或治疗无效。

3.2安全性评价

观察并记录患者治疗过程中、治疗完成后出现的不良反应情况。

4.结果

（1）所有患者均检出前述肌群存在不同程度的阳性体征，以多肌群均出现病变患者居多，其中，小腿三头肌群阳性体征检出者98例；髂胫束阳性体征检出者82例；腘绳肌阳性体征检出者56例；股四头肌阳性体征检出者48例；股内收肌群阳性体征检出者32例；髂外三肌阳性体征检出者38例；腰方肌及骶棘肌阳性体征检出者24例。

（2）治愈59例（57.84%），好转40例（39.22%），未愈3例（2.94%）总有效率97.06%。

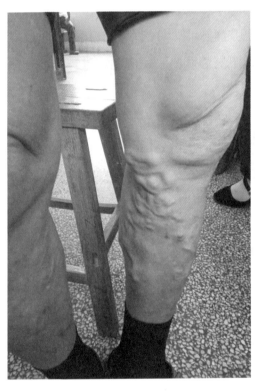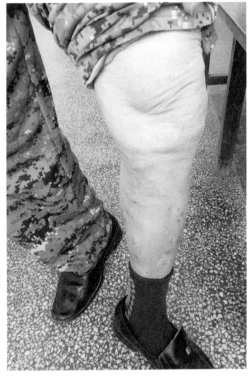

图9-7　典型病例治疗前后对比图

（3）安全性评价：治疗后感染0人，治疗过程中、治疗后出现不良反应0人，治疗后6个月内复发5例。

5.体会

单纯性下肢静脉曲张是一种常见的周围血管疾病，多发生于持久从事站立工作和体力劳动的人群，一般以中、壮年发病率最高，欧美国家发病率高达

20%～40%，我国发病率10%左右。西医学理论认为，引起单纯性下肢静脉曲张的主要原因是浅静脉壁软弱、静脉瓣关闭不全和浅静脉内压力增高，但实际上，相对于深静脉管壁的肥厚发达而言，浅静脉壁的软弱本身就是客观存在的，而引起下肢静脉瓣关闭不全和浅静脉内压力增高的深层原因却很少有人做进一步探讨。

从本次参与研究的单纯性下肢静脉曲张患者调研发现，除了长时间从事站立工作和体力劳动两个重要特点外，部分患者具有明显的下肢受凉史。传统下肢静脉曲张的病因病理理论认为，下肢浅静脉曲张是由于先出现静脉瓣关闭不全，后引起的血液反流，再出现静脉腔内压力增高，加之静脉壁薄弱，最后出现静脉曲张。然而针刀医学理论认为，下肢静脉曲张可能存在引起静脉回流障碍的卡压现象存在。结合对接诊的单纯性下肢静脉曲张病例逐一进行全面查体的经验，本次研究发现患者大都存在腰、臀、下肢肌肉软组织劳损、痉挛、挛缩的情况存在，尤以小腿三头肌阳性检出率居多，推测静脉瓣关闭不全和浅静脉内压力增高并不是引起单纯性下肢静脉曲张的根本原因，可能是下肢肌肉软组织的劳损、痉挛、挛缩引起。因患单纯性下肢静脉曲张的好发人群为从事持久站立工作和体力劳动者，下肢肌群为了维持人体稳定的姿态，相应肌群就要持续保持紧张状态。下肢肌群这种绷紧的状态不能得到及时有效舒展，就会造成骨筋膜间室内压力持续增高，而且绷紧的肌束极易受到损伤，受不当外力作用，就会造成相关肌群的持续劳损、挛缩、条索形成，穿行其中的下肢深静脉受到压迫而出现管径变细变窄，深静脉血液回流不畅，静脉血就通过交通静脉分流到浅静脉内，而浅静脉壁相对软弱，不能充分承载分流的血液，只能被动的代偿扩张，浅静脉管径代偿扩张，附着于静脉壁上的静脉瓣也只能随着血管壁的扩张而出现一种关闭不全的假象，而静脉瓣的关闭不全又会造成血液的反流，同时，扩张的浅静脉管腔内，血液回流相对缓慢，且极易形成涡流，大量酸性代谢产物就会蓄积于浅静脉腔内的血液内，形成所谓的"败血"，对血管壁的持续刺激，就会造成浅静脉的进一步持续扩张，从而形成一种恶性循环。针刀医学理论认为下肢静脉曲张可能存在引起静脉回流障碍的卡压现象，只不过卡压部位并不是大隐静脉循行路线上的哪一点，而是下肢病变软组织的劳损、痉挛、挛缩造成的骨筋膜间室内压力，对于整个下肢深静脉循环的卡压。既往有下肢受寒史的患者易并发下肢静脉曲张是因为寒凉造成下肢肌肉软组织的收缩痉挛，骨筋膜间室内的压力增大造成的，中药汤剂附子芍药甘草汤对部分下肢静脉曲张治疗有效，从西医药理学来说，也是因为部分中药有效成分能够缓解骨骼肌的痉挛状态而取效的。

针刀针对劳损肌肉的松解，对骨筋膜间室的减张减压，手法对病损肌肉的拉伸，火针点刺放出刺激浅静脉壁的"败血"，弹力绷带加压促进浅静脉管壁回缩，几种疗法相辅相成，相得益彰，共同促进了病情的恢复，症状体征的消除。

此外，腰骶部肌群尤其是腰方肌的劳损，不但会加重人体的动态平衡失调，而且还会刺激其从附近走行的腰骶丛神经，造成其所支配肌群的持续痉挛，加重下肢骨筋膜间室内的压力及其间穿行深静脉的压力，使更多的血液分流到浅静脉内，从而间接的造成下肢浅静脉的扩张。

单纯性下肢静脉曲张，在中医学被归入"筋瘤"范畴，其病名起于《内经》。《外科正宗》记载："筋瘤者，坚而色紫，垒垒青筋，盘曲甚者，结若蚯蚓。"用中粗火针点刺患处血管有两个作用：一是因为中粗火针散刺外露的较大血管，可以使其"败血"随针而出，具有三棱针的放血作用，在此还有祛瘀生新之意；二是火针本身的作用。火针有壮阳补虚、升阳举陷的功能，直接作用于因长久站立、劳累过度、耗伤气血、中气下陷引起的筋脉松弛薄弱的血管，起到升阳举陷的作用。火针还同时具有祛邪除湿、通络止痛的功能。由于火针是一种有形无迹的热力，对于因寒湿之邪侵袭经络，引起筋挛血瘀的筋瘤，用之可以祛散寒湿之邪，使脉络调和，疼痛缓解；火针还有通经活络、散瘀消肿、生肌敛疮、祛腐排脓的功效，对于下肢静脉曲张合并皮下硬结和慢性溃疡的患者，配合针刀通透和火罐拔吸，可使创口周围瘀积的气血得以消散，加速血液流通，增强病灶周围的营养，促进组织的再生，达到祛腐排脓、祛瘀生新的目的[4]。

在火针治疗过程中，适应症的把握、烧针及针刺手法的熟练掌握、治疗点和治疗时间的选择等，都是十分重要的。第一：火针烧针时如果"针烧不红，徒伤良肉"，浓度为95％的酒精，火焰大，外焰温度高，适合烧针；第二：针刺要求做到"快如闪电，退若触火"，刺入深度以突破血管外壁不刺穿血管为度，如果刺穿血管，会造成静脉血向皮下渗透，造成局部青紫肿胀疼痛数日；第三：浅静脉蜿蜒迂曲扩张明显处多为静脉瓣所在部位，火针点刺时应尽量避免损伤该部位，以免破坏静脉瓣的完整性；第四：火针点刺应该从下往上刺，如果从上往下刺，上面放出的血液顺着下肢下流，就会影响下面点刺部位的选择；第五：足踝部脚套应该包扎严密，以免下流的血液污染足部；第六：刺血结束，患者应该平卧治疗床，抬高患肢数分钟，以促进静脉血回流，然后再用弹力绷带加压包扎；第七：患者收治时间均为每年10月之后至来年4月之前，此时间段内，天气凉爽，患者不易出汗，感染机会减少。

单纯性下肢静脉曲张病因的探究，国内外尚缺乏更多的相应资料可以参阅，即便是西医本科教材也是轻描淡写，寥寥数语而已，针刀、火针、手法的治疗要点及相关注意事项，很多也是笔者临床中逐渐摸索总结出来的，作为一位临床医生，笔者深知，受限于客观条件，对于单纯性下肢静脉曲张的病因病机所作出的大胆推测，尚缺乏足够的科学理论依据、对比数据及相关检测支持，但是，通过笔者大量临床验证，以针刀松解联合火针放血为主要治疗手段治疗单纯性下肢静脉曲张，只要适应证把握准确，操作严格遵守相关规则，确实能够做到安全、快速、有效，避免手术，保全患者浅静脉循环系统，降低医疗费用，值得进一步探究和临床推广应用。

收录于《实用中医杂志》

# 七、苁蓉牛膝汤联合火针、手法治疗早期面肌痉挛经验浅析

【摘要】面肌痉挛（Facial Spasm，FS），又称面肌抽搐，其主要临床表现为同侧面神经支配的一侧或双侧面部肌肉反复出现的阵发性、不自主抽搐或无痛性强直，在情绪紧张时加重，严重时可出现睁眼困难、口角歪斜以及耳内抽动样杂音[1-2]。苁蓉牛膝汤出自《三因极一病证方论》一书，该方由肉苁蓉、牛膝、木瓜、白芍、熟地黄、当归、炙甘草、生姜、大枣、乌梅及鹿角屑组成，故具有补益肝肾、柔筋通络、柔肝止痉等功效。面肌痉挛多为本虚标实之证，本文从肝肾亏虚、虚风内动角度总结苁蓉牛膝汤联合火针、手法治疗本病早期

病变的经验，以飨同道。

【关键词】面肌痉挛 苁蓉牛膝汤 火针 手法

面肌痉挛（Facial Spasm，FS），是常见的神经内科疾病，其主要临床表现为同侧面神经支配的一侧或双侧面部肌肉反复出现的阵发性、不自主抽搐或无痛性强直，可因情绪紧张加重，甚至有口角歪斜、睁眼困难，以及抽动样的耳内杂音。起病多从眼轮匝肌开始，逐步扩大到整个面部，本病中年以上人群多发，尤以女性常见[1-2]。

面肌痉挛可分为原发性面肌痉挛和继发性面肌痉挛两种，原发性面肌痉挛由于初期症状多仅有眼睑跳动，所以一般不会引起人们的重视，经过一段时间发展成为面肌痉挛，联动到嘴角，严重的连带颈部；继发性面肌痉挛，临床常见的多为面瘫后遗症产生的面肌痉挛。西医在该病的药物治疗中，除苯妥英钠或卡马西平等药对一些轻型患者可能有效外，一般中枢镇静药、抑制剂和激素等均无显著疗效。使用神经肌肉阻滞剂（肉毒素）治疗，也是常用的治疗方法，除此之外，手术治疗方案中的微血管减压术、面神经干压榨和分支切断术、面神经减压术、面神经垂直段梳理术及射频消融术等，虽有一定治疗效果，但由于风险大，术后易复发，也常不易被患者接受。不管是原发性还是继发性面肌痉挛，早期治疗有效率高，若失治误治，病程迁延日久，则缠绵难愈，所以早期的介入尤为重要。

面肌痉挛，中医学称之为"胞轮振跳"、"面风"、"眼睑瞤动"、"筋惕肉瞤"或"风动虫行"等。其病因与风寒湿邪侵袭肌表、年老体虚致血枯不能养筋、情志不遂伤及心肝脾、跌仆闪挫或体位不正致头部与颈部气血运行不畅等因素有关[3]。《内经·至真要大论》中云："诸风掉眩，皆属于肝"。心主血，脾生血，肝主筋，肺主皮毛，心脾亏虚，气血生化不足，血不养肝，则筋失所养；肝肾不足，水不涵木，则风阳上扰；肺卫不固，风寒之邪外袭，留恋不去，外风引动内风，两风相合而发颤动抽搐之证。本病多为本虚标实之证，究其主要病机，外可由风寒外感，客于少阳、阳明二经，经络壅滞不通，筋脉收引所致；内可由脾胃虚弱，气血生化不足，筋脉失养所致；或由肝肾亏虚，水不涵木，风阳上扰所致。本文从肝肾亏虚、虚风内动角度总结苁蓉牛膝汤联合火针、手法治疗早期面肌痉挛的经验，以飨同道。

1.临床资料

1.1 一般资料 全部病例均来自我院门诊或住院患者，共计23例。其中，男10例，女13例；20～40岁6例，40～60岁例12例，60岁以上5例。

1.2 病例特点 本次统计23例患者中，原发性面肌痉挛5例，继发性面肌痉挛18例（均继发于特发性面神经炎），病史均在1月之内，18例为单纯性单侧眼轮匝肌间歇性轻微颤搐，1例伴有耳根部蚁行感，4例伴有同侧颞肌、口轮匝肌轻度抽搐。

1.3 诊断依据 胞轮振跳，牵及眉际或面颊，时作时止，不能自上控制，重者振跳频繁，甚则可伴口角牵动[4]。

2.治疗方法

2.1 苁蓉牛膝汤

方药组成：肉苁蓉（酒浸）、牛膝（酒浸）、木瓜干、白芍药、熟地黄、当归、甘草（炙）、鹿角屑各等1钱，生姜3片、大枣3枚、乌梅1枚。原方随症加减，表虚不固加炙黄芪、炒白术、防风；风邪恋表加荆芥、防风；风寒痹阻加麻黄、炮附子、细辛；肝风内动，加天麻、钩藤；气血亏虚加潞党参、炙黄芪、柴胡、升麻；迁延不愈，邪滞经络，加桃仁、红花、地龙、全蝎。

2.2 火针疗法

局部取穴：阿是穴（即局部痉挛跳动明显处）、翳风、阳白、鱼腰、丝竹空、颧髎、太阳、下关、颊车、地仓；远端配穴遵循中医辨证、经络分布循行、穴位主治特点，可选风池、颈夹脊（颈2、颈3为主）、阳陵泉、足三里。阿是穴一般作为首选穴；局部穴位结合实际情况每次选取1～3个；风池与翳风、颈2与颈3夹脊、双阳陵泉、双足三里分2组交替刺。

操作：75％酒精常规皮肤消毒，左手持止血钳夹75％酒精棉球（捏干防酒精溢出）并点燃，靠近针刺部位，距针刺部位3～5cm，右手拇、食、中指夹持直径为0.5mm的细火针，以握笔式姿势持针，针尖指向火焰，将针尖针体深入火的外焰烧红或烧至发白后，果断迅速的刺入腧穴，不得歪针、拖针，足三里穴细火针深刺，余穴刺入深度0.1～0.2寸，每穴点刺2～3下，不留针。取针后无出血者立即用无菌胶贴贴敷针眼，出血者经无菌处理出血停止后再贴敷无菌胶贴。嘱患者火针治疗处24小时内勿接触水，保持针刺部位皮肤干燥清洁。足三里火针操作5日1次，其他穴位隔日治疗1次，5次为1疗程，每疗程间隔2天，共治疗2~4个疗程。

### 2.3 手法操作

此类患者行颈项部查体时，常可于寰椎横突尖、颈2/3棘突尖及两侧有明显压痛，并扪及明显条索状物及关节突关节凹凸感，结合颈椎正侧位、张口位X片，此类患者多同时伴有上位颈椎椎体错位，结合具体情况，严格按照美式整脊操作流程，予以手法整复。手法操作需结合患者症状、体征、影像，选择性应用，不可盲目操作。

### 3.疗效观察

#### 3.1 疗效评定

痊愈：面肌抽动症状完全消失，随访3个月无复发。显效：面肌不自主抽动基本缓解，3个月随访偶有发作。有效：颜面部不自主的肌肉抽动明显减轻，或者发作频次明显减少。无效：治疗3个疗程后症状无变化。

#### 3.2 治疗结果

治疗23例患者中，治愈18例（78.26%），好转3例（13.04%）无效2例（8.70%）总有效率91.30%，疗效满意。

### 4.典型病例

#### 4.1 王某林，男，53岁，农民，于2017年6月23日受风后出现口角向左侧歪斜，右面部咀嚼无力、刷牙漏水及吹口哨漏气，右眼睑闭合不全，右额纹消失，经我院门诊诊断为"周围性面瘫"，予以针灸及中药等治疗，2个月后病情痊愈。

2017年9月6日患者再次来诊，自述4天前无明显诱因出现右侧眼睑周围肌肉不自主阵发性颤动抽搐，伴头昏及右侧面部发紧发凉，饮食睡眠可，二便正常。中医诊察见舌淡苔薄白，脉沉弦。

中医诊断："胞轮振跳"，证属风寒束表，肝风上扰；西医诊断："继发性面肌痉挛"，予以苁蓉牛膝汤配合火针加减治疗。

处方如下：肉苁蓉20g，怀牛膝15g，木瓜15g，白芍40g，熟地黄30g，当归15g，炙甘草10g，生姜10g，大枣10g，天麻15g，钩藤15g（后下），荆芥12g，防风12g，桂枝10g，炙黄芪30g，7剂水煎服，日1剂，分早晚2次服。

火针选穴：阿是穴、阳白、鱼腰、丝竹空、颧髎、太阳、下关、翳风。每次选1~3穴，交替浅速刺，不留针，隔日1次。

至2017年9月14日，患者自述右眼周未再出现颤动抽搐，头昏及右侧面部发紧发凉感明显减轻。效不更方，上法继续治疗1周，患者诸证悉除，随访3月无复发。

4.2案例二：单某君，女，46岁，教师，2017年9月26日来诊。患者自述近3月因教学压力过大，睡眠质量明显下降，夜间多梦易醒，乏力，约20余天前出现左侧眼周及颧部肌肉无规律不自主抽搐，饮食二便正常。中医诊察见舌淡苔薄白，脉弦细；又触及寰椎左侧横突尖外移，压痛明显。颈椎张口位X片显示：左侧寰齿间隙过宽。

中医诊断："胞轮振跳"，证属心肝两虚，虚风上扰；西医诊断："原发性面肌痉挛"。

予以中药苁蓉牛膝汤加减治疗，处方如下：肉苁蓉20g，怀牛膝15g，木瓜15g，白芍30g，熟地30g，当归15g，炙甘草10g，生姜10g，大枣10g，天麻15g，远志15g，茯神30g，麦冬15g，荆芥10g，防风10g，龙骨30g（先煎），牡蛎30g（先煎），7剂水煎服，日1剂，分早晚2次服；并予以颈部肌肉拉伸及美式整脊整复手法，纠正寰椎侧方移位。

2017年10月3日，患者复诊，自述右面部抽搐发作次数明显减轻，仅偶有发作，睡眠改善。微调方药，续服14剂，患者病情痊愈，随访3月无复发。

5.讨论

面肌痉挛，中医学称之为"胞轮振跳"、"面风"、"眼睑瞤动"、"筋惕肉瞤"、"风动虫行"等。祖国医学认为，本病可由风寒外感，客于少阳、阳明二经，经络壅滞不通，筋脉收引所致；也可由脾胃虚弱，气血生化不足，使筋脉失养所致；或由肾精亏虚，水不涵木，风阳上扰所致[5]；或由表虚不固，风寒入里化热，耗伤肝阴，肝风内动所致[6]。笔者认为，从中医学角度出发，面肌痉挛当为本虚标实之证。苁蓉牛膝汤方出《三因极一病证方论·卷五·五运时气民病证治》，由肉苁蓉、牛膝、木瓜、白芍、熟地黄、当归、炙甘草、生姜、大枣、乌梅、鹿角屑组成。主治：肝虚为燥热所伤，肢胁并小腹痛，肠鸣，溏泄，或发热，遍体疮疡，咳嗽，肢满，鼻衄。此方虽未提及面肌痉挛的治疗，但是龙砂医学流派代表性传承人顾植山认为，苁蓉牛膝汤虽为丁酉年运气之方，但只要是具备了木运不及的病机特点，即可应用此方。参考龙砂先贤缪问的阐释，苁蓉牛膝汤的病机特点：肝肾亏虚，肝血不足，燥火扰动。而面肌痉挛的主要病机为肝失所养，虚风上扰，外风引动内风相合而发病，完全符合此方肝木不及的病机特点。缪问曾云："肾为肝母，徒益其阴，则木无气以升，遂失春生之性；仅补其阳，则木乏水以溉，保无陨落之忧，故必水火双调，庶合虚则补母之义。肉苁蓉咸能润下，温不劫津，坎中之阳所必需；熟地苦以坚肾，湿以滋燥，肾中之阴尤有赖，阴阳平补，不致有偏胜之害矣。再复当归、白芍辛酸化阴，直走厥阴之脏，血燥可以无忧。"方中苁蓉、熟地阴阳双补，兼以牛膝、鹿角调补肝肾；当归、白芍养血柔肝以熄风止痉；白芍、炙甘草亦为芍药甘草汤，合以木瓜舒筋通络；乌梅滋阴生津调寒热；生姜、大枣调和营卫；方中药物药量亦可根据辨证证随机加减，如白芍用量可加至40~60克，乌梅、鹿角可弃之不用；营卫不和者合桂枝汤；肺卫不固者合玉屏风散；心脾两虚者合归脾汤；风寒束表者合麻黄附子细辛汤等。

火针是一种有形无迹的热力，对于因风寒之邪侵袭经络，引起筋脉拘挛抽动之证，用之可以发散风寒，柔筋通络，尤其对于面瘫治疗过程中早期出现的面部感觉异常、轻微抽动等证，效果尤佳。面肌痉挛尤其是面瘫后期继发病例，多为肝失所养，虚风上扰，外风引动内风相合而发病。表虚不足，邪恋肌表，病位浅、病势轻，尽早治疗，多可速愈；迁延日久，邪入于里，壅滞经脉，则难收良效。面肌痉挛，多为邪客少阳、阳明，阳陵泉、足三里为足少阳胆经、足阳明胃经之合穴，阳陵泉为八会穴之"筋会"，功能柔筋熄风；足三里为全身强健之要穴，健脾胃后天之本，补气血生化之源；翳风、风池分别为手、足少阳经脉祛风之常用穴，配合阿是穴、丝竹空等局部取穴，远近相配，标本同治，共达祛风固表，熄风止痉之功。

西医学认为，面肌痉挛可能为面神经异位兴奋或伪突触传导所致。当出现外伤或颈部软组织劳损时，因力量不平衡，颈椎无法维持正常位置，从而出现结构的改变，面神经与责任血管的正常位置关系受到影响；当颈椎压迫颈髓时，也会产生异常放电，导致面神经受到影响，继而影响所支配的局部肌肉，出现抽动[7]。有研究称，在颅后窝探查中能够发现大部分患者在进入脑干处的面神经受到微血管袢压迫，行减压术后能够痊愈，提示了本病可能有与三叉神经痛相类似的发病基础；也有少数患者是因为脑桥小脑角或椎动脉瘤而引起本病[8]。

笔者临床发现，在面肌痉挛及面瘫的患者中，多数于后枕部、上颈段可触及明显压痛点，并扪及条索、硬结或上位颈椎椎体错位等。从脊骨神经医学的角度来看，这些骨关节的错位及周围肌肉软组织痉挛、挛缩、牵拉，可造成椎动脉的供血不足和交感神经的功能异常。这些因素，对于面瘫的发病和后期的恢复以及面肌痉挛的发病都起着十分重要的作用。颈项部肌肉的拉伸，相应错位关节的整复，能够解除对椎动脉及交感神经的卡压与刺激，对于面肌痉挛的恢复起着重要的促进作用。当然，行该治疗的前提，除了娴熟的手法操作和规范的操作流程外，症状、体征及影像三者的结合参考，是极其至关重要的。

在面肌痉挛的治疗中，笔者一直强调尽早治疗的重要性，因为面肌痉挛尤其是继发性面肌痉挛的发病，主要是由于面神经在修复过程中的"错构"造成的异常放电而诱发的，早期的介入性治疗，可以减少或阻断这些神经纤维的"错构"形成，促进面神经的良性修复；而错过早期的修复时期，某些神经纤维甚至会发生脱髓鞘病变，这也是面肌痉挛缠绵难愈的重要原因，保守疗法对于达到这种病理程度的面肌痉挛病变，就会显得力不从心。

### 6.结语

苁蓉牛膝汤联合火针、手法为主要治疗手段，对于面肌痉挛的早期病变，内外兼顾，标本同治,安全、快速、有效，但笔者受限于客观条件，临床总结病例有限，缺乏对比数据支持，部分取效机理尚缺乏更多科学理论数据支持，有待于在日后的工作学习中总结、补充。

收录于《实用中医杂志》

## ▶▶ 八、手法调胸椎治疗儿童功能性腹痛临床观察探议

【摘要】目的 探讨一种以单纯手法调整胸椎关节治疗儿童功能性腹痛（functional abdom inal pain, FAP）的效果。方法 在临床工作中采用单纯手法调

整胸椎关节为主要治疗手段治疗FAP患儿32例，回顾分析其临床资料，结果临床治愈29例（90.63％），好转2例（6.25％），无效1例（3.13％）总有效率96.88％，疗效满意。结论 单纯手法调整胸椎关节治疗FAP，不需要任何药物，能够迅速缓解小儿腹痛症状与体征，安全、快速、有效、无痛苦，更容易被患儿接受，值得临床推广应用。

【关键词】儿童功能性腹痛 胸椎关节美式整脊术

儿童功能性腹痛（FAP）是儿科常见疾病之一，是以腹痛为主要表现的功能性胃肠病，起病急，疼痛较剧，主要表现为间歇性腹痛，发作时间长短不一，疼痛部位多位于脐周，常于进食前后或玩耍运动过程中发作，可伴有恶心呕吐、厌食、腹泻等症状，严重影响患儿生活质量。[1]针对FAP的急性发作，通过单纯手法调整胸椎关节，只需1~2次滚压动作，就能迅速解除FAP引起的临床症状，比口服或肌注解痉止痛药等药物疗法效果更迅捷，更安全，且无毒副作用，更加容易被患儿接受。

1.临床资料

1.1一般资料 全部病例均来自我院2021年2月至2023年4月期间门诊或住院患者，共计32例，年龄最小3周岁，最大16周岁，男性患儿14例，女性患儿18例；其中3~6周岁8名，6~9周岁12名，9~12周岁10名，12~16周岁2名；8名患儿于进食前后发病，15名患儿于玩耍运动时发病，3名患儿于坐车过程中发病，6名患儿发病前无明显诱因，发病时间最短10分钟，最长10小时。

1.2 症状体征 32例患儿，均以急性腹痛发作来诊，腹痛持续时间长短不一，部分患儿有恶心呕吐症状，大便均正常。查体：体温正常，痛苦表情，全腹平软，无肌紧张，有压痛，以上腹部及脐周为多见，听诊肠鸣音较活跃，多数患儿胸椎6~12棘突间或棘突两侧3cm区域内，可扪及数个明显压痛点、条索等，行血常规、腹透、B超等常规辅助检查无明显异常。

1.3诊断依据

1.3.1阵发性腹痛急性发作，以上腹及脐周为多见，可自行缓解；

1.3.2腹痛时间长短不一，常于进食前后或玩耍运动过程中发作，可伴有恶心呕吐等症状；

1.3.3体温正常，无脓血便，有时有黄色稀水便；

1.3.4排除引起腹痛的其他疾病，如肠梗阻，急性胃肠炎、急性阑尾炎等。

**2.治疗方法**

胸椎关节美式整脊术：患儿仰卧于治疗床上，双上肢交叉环抱住对侧肩部，左上臂压于右前臂之上，术者站立于治疗床右侧，左肘关节屈曲，左手扣于患儿左上臂，左前臂压于患儿两臂之上，轻轻锁住，嘱患儿上身轻轻右转，术者右手拇指伸直，余四指指尖置于患儿约胸椎8~11棘突尖稍左侧缘，手指略屈曲成虚拳状，同时嘱患儿做缓慢深呼吸，先吸后呼，并逐渐转正身体，待呼气将尽未尽时，术者突然做一个前下方的弹压，此时常可闻及数个"咯嗒"声，表示小关节错动而整复，右手上移约3-4个椎体，如此法重复操作一次，手法操作结束。

**3.疗效观察**

**3.1评定标准[3]**

3.1.1临床治愈：腹痛完全消失，随访三个月无复发；

3.1.2好转：症状和体征较前缓解，但仍有腹痛不适感；

3.1.3无效：症状和体征较治疗前无变化。

**3.2 治疗结果** 所治疗32例患儿，临床治愈29例（90.63%），好转2例（6.25%），无效1例（3.13%），总有效率96.88%，而且，所有有效患儿腹痛症状均为手法操作后，即刻消失或缓解，效果迅捷而显著。

**4.典型病例**

**4.1病例一：** 宋某翔，男，6岁，因"腹痛10小时"于2021-02-06清晨来诊。其母诉患儿约10小时前无明显诱因出现腹部疼痛，以脐周为著，呈持续性隐痛，按揉可减轻，无发热，无恶心呕吐，无腹胀腹泻，未行其他处理来诊。查体：患儿腹平软，右下腹压痛明显，无反跳痛，肠鸣音稍亢。行血常规、腹透、B超等常规检查均无明显异常，排除急性阑尾炎可能。再次重新查体，发现患儿胸10/11，11/12棘突间压痛明显，追问病史，患儿昨天曾练习过跆拳道，考虑患儿系因不当活动，导致下胸段脊柱小关节错位，卡压刺激支配腹部脏器的相关神经而发病，予以胸椎美式整脊手法1次，术后患儿即刻腹痛消失，随访1年无复发。

**4.2病例二：** 陶某伟，男，5岁，因"腹痛10余分钟"于2022-04-05来诊。

患儿与其母乘坐公共汽车下车时，突然出现上腹部疼痛，呈持续性疼痛，不能直腰行走，稍微活动即感疼痛加重，无发热，无恶心呕吐，无腹泻，未行特殊处理来诊，查体：腹平软，上腹部压痛，无反跳痛，肠鸣音活跃，胸椎6/7、7/8棘突间压痛，常规检查无异常，予以美式整脊手法调胸椎，患儿腹痛即刻消失。嘱患儿如有腹痛再次发作复诊，未再来诊。

4.3病例三：高某，女，13岁，因"腹痛1小时"于2022-09-28来诊。患儿于约1小时前跑步后出现腹部疼痛，以脐上及右侧为著，呈持续性隐痛，阵发性加重，无发热，无恶心呕吐，无腹泻，自服"止痛药"（具体名剂不详），效果不显来诊。查体：腹平软，上腹部及右侧腹部压痛，无反跳痛，肠鸣音活跃，胸椎8/9棘突间及棘突右侧2cm处压痛，常规检查无异常，予以美式整脊手法调胸椎，患儿腹痛即刻消失。随访3月无复发。

5.讨论

儿童功能性腹痛（functional abdominal pain, FAP）是儿科常见功能性胃肠病，起病急，疼痛较剧，影响儿童的生活质量，流行病学研究报道该病在4~18岁儿童的发病率为0.5%~7.5%，女童多见。目前认为FAP是独立的临床疾病，主要由胃肠道动力异常所致，随着神经胃肠学的研究进展，人们又意识到FAP在发病机制上存在着生物-社会-心理模式，其症状与许多因素相关，如动力改变、内脏神经敏感性增加、黏膜免疫和炎性反应功能改变及中枢神经系统（CNS）和肠神经系统（ENS）调节功能改变有关[4-5]。内脏高敏感性是FAP的重要发病机制[6]。同时也有人认为精神心理因素在儿童FAP发病中起重要作用[7]。目前对于FAP的治疗手段主要包括药物治疗和非药物治疗两大类。在药物治疗方面，随着对胃肠道52HT受体的深入研究，发现许多胃肠道52HT受体激动剂和（或）拮抗剂可用于调节胃肠道功能，认为苯噻啶作为52HT2A受体拮抗剂，可用于FAP，起到减少腹痛天数和降低腹痛程度的效果，但部分患儿会出现困倦、头晕、食欲和体质量增加的不良反应。小剂量三环类抗抑郁药可同时止痛和抗抑郁，也认为可作为FAP的治疗之一[8]。非药物治疗如推拿、针刺、艾灸等中医特色疗法，以传统经络理论为基础，通过刺激患儿病变部位及相应穴位，从而调节机体气血运行，达到缓急止痛的目的，值得临床应用与推广[9]。

笔者认为，单从临床接诊经验来看，儿童功能性腹痛（FAP）发病率远不止0.5%～7.5%，大部分儿童在成长过程中，都会出现或多或少的功能性腹痛发作，只不过有很多患儿症状较轻，病情能够自行缓解，未至医院诊治。为什么会有这么多的发病人群呢？用遗传或心理因素解释就颇有些牵强，而用5 2 HT 2 A受体拮抗剂或三环类抗抑郁药治疗此类疾病，效果并不是十分理想，而且副作用较大，不值得推广。就目前而言，FAP为胃肠痉挛性疼痛得到了绝大多数人的支持，内脏神经敏感性增加，作为一个诱发FAP的重要机制也得到了很多专家学者的支持，但是，什么原因引发的内脏神经敏感性增加呢？却没有更多的资料可以参考，通过笔者30余例FAP通过手法调整胸椎即刻止痛的临床效果来看，此类病证的原发病因很可能就在脊柱胸椎中下段及上腰段。

从解剖学角度来看，支配腹腔脏器的神经丛包括：腹腔神经丛、腹主动脉丛、腹下丛，腹腔神经丛又称太阳丛，是交感神经及副交感神经的分支，是最大的植物神经丛。腹腔神经丛是从胸5到12交感神经节后纤维所组成的内脏神经，分大、中、小三支，穿过横膈，在腰椎体的前侧方，再分许多细支，交织成网，与迷走神经相吻合，伴随腹主动脉分支再组成肝丛、胃丛、脾丛、胰丛、肾丛、肠系膜上丛等，腹主动脉丛由腹腔神经丛在腹主动脉表面向下延续而成，并接受第1～2腰交感节的分支。并继续分出肠系膜下丛等，以及参与腹下丛的组成，腹下丛可分为上腹下丛和下腹下丛，上腹下丛延自腹主动脉丛、肠系膜下丛及腰神经节的第3、4内脏神经，下腹下丛（盆丛）由上腹下丛延入直肠两侧，并接受骶交感干的节后纤维和骶2－4神经的副交感节前纤维。

传导内脏痛觉的纤维，主要沿交感神经，经脊神经后根传入脊髓，其中一些与内脏反射有密切关系的感觉纤维，则沿副交感神经传至脑干或脊髓骶段。在中枢内，内脏感觉神经一方面经中间神经元与内脏运动神经元联系，以完成内脏反射，或与躯体运动神经元联系，形成内脏–躯体反射，另一方面则可经过一定的传导途径，将兴奋传导至大脑皮质，形成内脏感觉。

交感神经干位于椎体前侧缘，通过灰白交通支与脊神经纤维紧密联系，脊柱椎周软组织病变、旋转的椎体及椎间小关节的微小错位，可刺激到脊神经分支尤其是后支，由于同根神经的关系，冲动可传导到交感神经干以及更远端的腹腔神经丛，造成内脏神经敏感性增加，当这种刺激达到一定程度，就会导致器官内平滑肌出现应激性痉挛，并通过内脏感觉神经纤维，传导至大脑皮质，产生腹痛等感觉，而出现FAP的发作[10]。从治疗经验来看，西医学也有通过阻滞腹腔神经丛缓解内脏痛的治疗方法[11]。

此类病证小儿多发，随着年龄成长则逐渐少见，故笔者大胆推测，FAP的发病，与处于生长发育阶段的脊柱骨性结构与支配腹腔脏器的相关神经发育不同步、循行路径局部空间不匹配等因素，存在一定的关系。处于快速生长期的儿童期，即使微小的椎间小关节紊乱或者椎周肌群的损伤、痉挛，以及不当的体位均可导致骨性或软组织的卡压、激惹相关神经而发病。当人体停止生长发育，于椎间孔、软组织空隙穿行的神经就会逐渐与之相适应，所以发病逐渐减少。

而通过美式整脊手法调整胸椎小关节，能够使错位的椎体小关节位置予以整复，同时对椎周肌群予以一种快速有力的拉伸，解除了椎周因素对于腹腔神经丛的刺激，腹痛症状能够瞬间得到缓解。

笔者在临床查体时发现，很多FAP患儿都可以在脊柱下胸段找到阳性压痛点[12]，这些阳性点多为椎周软组织的损伤或痉挛，极易造成对脊神经后支的刺激，进而通过灰交通支传导到交感神经干及腹腔神经丛，而通过整脊复位后，这些阳性点都可以减轻或消失。

儿童功能性腹痛（FAP）西医学描写不甚详细，本科儿科学教材甚至没有此类疾病的描述，而FAP的脊柱源性病因探究与治疗，国内外尚缺乏更多的相应资料可以参阅，从笔者查阅的资料来看，尚没有采用此法治疗FAP的先例，笔者只是一位临床医生，也是偶然机会通过美式整脊调胸收到奇效，并陆续接诊治疗患儿30余例，均收到良好的效果，其手法操作要点、注意事项等均为笔者临床总结而来，受限于客观条件，对于FAP的发病原因所作出的大胆推测，尚缺乏足够的科学理论依据、对比数据及相关检测支持，但是，通过笔者的临床验证，以单纯手法调胸为治疗手段治疗儿童功能性腹痛，只要适应证把握准确，熟练掌握手法操作流程要领，确实能够做到安全、快速、有效的治疗此类疾病，儿童功能性腹痛（FAP）的脊柱源性病因值得进一步探究，单纯手法调胸椎治疗FAP值得临床推广应用。

# 九、新型冠状病毒感染的中医病机及诊疗思路研究

摘要目的：探讨烟青威地区新型冠状病毒感染的病机变化规律，总结新型冠状病毒感染中医诊疗思路。方法：对2022年12月1日—2023年1月20日来自烟青威地区的新型冠状病毒感染患者进行问卷调查，对2022年12月14日—2023年2月14日威海市中医院针灸八科接诊的360例新型冠状病毒感染患者临床诊治经验进行回顾性总结。接诊患者均在辨证论治前提下，给予经方为主的中药汤剂内服，并结合针灸为主的中医外治方法。方药治疗方面：太阳证者，以麻桂系列方为主加减；邪毒入胸膈者，以栀子豉汤系列方为主加减；兼咳喘者，以小青龙汤等为主加减；邪毒入里，侵犯他经而见少阳证者，以柴胡系列方为主加减；太阳少阳合病者，以柴胡桂枝汤为主加减；少阴证者，以黄连阿胶汤等为主加减；疾病后期出现阴液损耗者，以沙参麦冬汤等为主加减；阳气虚损者，以桂枝衍生方等为主加减；邪毒夹湿化热者，以麻桂剂合银翘散为主加减。伴发热、咽痛、咳嗽、失眠者，主要运用针刺、刺血、刮痧、拔罐；艾灸治疗以督灸、脐灸为主，用于治疗乏力、畏寒、汗出、腹泻等阳气虚损症状。结果：新型冠状病毒感染患者在呼吸、循环、消化、生殖等多系统中均可表现出明显临床症状，而且病程较长，症状持续3周以上人群占34.5%。接诊患者痊愈345人，占95.84%；好转12人，占3.33%；未愈3人，占0.83%。结论：新型冠状病毒感染的中医病机特点不同于一般的外感病，病程长短不一，症状复杂多样，几乎具备了风、寒、湿、热、毒、瘀等多重致病特征，易挟湿化热，耗阳伤阴，攻击人体虚弱脏器。以《伤寒论》为理论基础，以经方、针灸等中医适宜技术为主的治疗方式在新型冠状病毒感染的治疗中效果显著。

关键词：新冠感染；中医病机；诊疗思路

中图分类号：　　文献标志码：A

doi:10.3969/j.issn.1001-6910.2023.00.00

2022年12月7日，随着中央关于新冠疫情防控措施"新十条"政策的实施，新型冠状病毒在社区迅速传播，大量新型冠状病毒感染者涌入医院就诊，威海市中医院针灸八科参与到以轻证及普通证为主的新型冠状病毒感染诊治行动中。

在辨证论治前提下，该团队结合患者症状、体征、舌脉，实施以经方为主的中药汤剂内服配合针灸为主的中医外治方法取得了显著的治疗效果。为总结新冠病毒感染中医临床诊治经验，于2023年1月24日——2023年1月29日，笔者带领针灸八科团队，针对"新十条"政策放开后烟青威地区新型冠状病毒感染患者出现的症状、中医技术参与情况，设计、发放新型冠状病毒感染网上调查问卷，进行分析；并结合同时期新型冠状病毒感染患者临床诊治经验的回顾性总结，对此时段新型冠状病毒感染的中医病机及治疗思路进行初步探讨。验证中医对新型冠状病毒感染的治疗效果，并为研究者提供中医临床诊治经验，此类疫情促进中医药的发展。

1. 一般资料

选择2022年12月1日—2023年1月20日首次感染的新型冠状病毒感染患者。所有参加调查的患者皆来自青岛、烟台、威海3个地区；新型冠状病毒感染核酸检测（＋）或抗原检测（＋）。

2. 诊断标准

参照《新型冠状病毒感染诊疗方案（试行第十版）》[1]中相关标准。（1）具有新冠病毒感染的相关临床表现；（2）具有以下1种或以上病原学、血清学检查结果：①新冠病毒核酸检测阳性；②新冠病毒抗原检测阳性；③新冠病毒分离、培养阳性；④恢复期新冠病毒特异性IgG抗体水平为急性期4倍或以上升高。

3. 试验病例标准

3.1 纳入病例标准

①符合诊断标准者；②年龄14～80岁者；③感染时间>7 d者；④有严重基础疾病者。

3.2 排除病例标准

①妊娠期妇女；②精神异常及有神经系统基础疾病者；③多次感染新型冠状病毒者；④无新型冠状病毒核酸或抗原检测结果，或结果为阴性者；⑤问卷前后逻辑错误者。

4. 调查问卷内容

问卷内容包括姓名、年龄、性别、烟青威地区（包括威海、烟台、青岛）、患病时间、症状、持续时间、诊断依据、中医药使用情况9个问题。

5.调查方法

根据《新型冠状病毒感染的肺炎公众防护指南》和《新型冠状病毒肺炎诊疗方案（试行第十版）》[1]自编《烟青威地区新型冠状病毒感染人群症状调查问卷》。通过在线工具"问卷星"进行编写，通过微信客户端发放。填写时间为2023年1月24日—2023年1月29日。

6.线下接诊资料

2022年12月14日—2023年2月14日，威海市中医院针灸八科门诊共接诊新型冠状病毒感染患者342人次，以中医日间病房形式收治新型冠状病毒感染住院患者18人次，共计360人次。

7.治疗方法

接诊新冠感染患者均在辨证论治前提下，采用以经方为主的中药汤剂内服，结合以针灸为主的中医外治方法。

①给予中药汤剂内服治疗。见太阳表证者，以麻桂系列方为主加减；邪毒入胸膈者，以栀子豉汤系列方为主加减；兼咳喘者，以小青龙汤、麻黄杏仁甘草石膏汤、桂枝加厚朴杏子汤等为主加减；邪毒入里、侵犯他经而见少阳证者，以柴胡系列方为主加减；太阳少阳合病者，以柴胡桂枝汤为主加减；少阴证者，以黄连阿胶汤、猪苓汤等为主加减；疾病后期出现阴液损耗者，以沙参麦冬汤、百合固金汤等为主加减；阳气虚损者，以桂枝加附子汤、桂枝加芍药生姜各一两人参三两新加汤、补中益气汤等为主加减；邪毒夹湿化热者借鉴三焦-膜原理论，以麻桂剂合银翘散、上焦宣痹汤、甘露消毒丹等加减。以上中药汤剂均为内服，每日1剂，早晚分服。

②结合患者症状、舌脉辨证选穴施灸。证属太阳证者，取穴风池、曲池、外关、合谷、大椎、风门、肺俞为主进行加减；邪毒入胸膈者，加膻中、阳陵泉；兼咳喘者，加膻中、尺泽、太溪；邪毒入里、侵犯他经，太阳少阳合病者，加行间、侠溪；兼少阴热化证者，加神门、照海。上述针刺治疗以泻法为主，每次20分钟，3次为1疗程。伴高热者，可配合刺血、拔罐、刮痧，刺血选穴少商、商阳、大椎，拔罐、刮痧以足太阳经背部颈胸段循行路线为主，走罐及刮痧方向采用自上而下的方式，以见痧为度。乏力、畏寒、汗出、腹泻等阳气虚损症状者，以督脉十三针、老十针针法隔日交替刺，针刺手法以补法为主，每

次20分钟，5次为1疗程，并可配合督灸、脐灸，均每周1次，交替施灸，两周为1疗程。疗程结束，症状减轻患者，继前治疗；症状消失及症状无改善患者，停止针灸治疗。

8.疗效判定标准

参照《中医病证诊断疗效标准》[2]拟定。治愈：临床症状、体征完全消失，能胜任正常工作及劳动。好转：大部分临床症状及体征消失，能参加正常工作及劳动，但有一定影响。无效：患者临床症状、体征无明显变化，甚至加重。

9.统计学方法

采用SPSS 22.0统计软件处理数据。描述性资料进行频次分析，计数资料以百分率（%）表示。

10.结果

10.1问卷调查结果

774份调查问卷中，男276人次（35.66%），女498人次（64.34%）。威海地区479人次（61.88%），烟台地区74人次（9.56%），青岛地区221人次（28.55%）。

10.1.1临床症状表现

对回收的问卷进行总结，发现本时段新型冠状病毒感染患者的临床症状主要出现在呼吸系统、循环系统、消化系统、生殖系统，在其他系统中也有症状出现。

呼吸系统：呼吸系统多以发热（75.71%）、咳嗽（76.36%）、咽痛（44.96%）、咳痰（44.70%）为主要症状。见表1。

表1  呼吸系统各症状统计表

| 症状 | 患者数量/位 | 占比/% |
|---|---|---|
| 发热 | 586 | 75.71 |
| 鼻塞 | 289 | 37.34 |
| 流涕 | 251 | 32.43 |
| 咽痛 | 348 | 44.96 |
| 咳嗽 | 591 | 76.36 |
| 咳痰 | 346 | 44.70 |
| 咳血 | 25 | 3.23 |
| 喘憋 | 129 | 16.67 |
| 咽干 | 224 | 28.94 |
| 咽痒 | 226 | 29.20 |
| 嗅觉减退 | 248 | 32.17 |
| 其他 | 89 | 11.50 |
| 无症状 | 38 | 4.91 |

循环系统：循环系统以气短（36.96%）、乏力（59.69%）、出汗（38.24%）为主要症状。见表2。

表2  循环系统各症状统计表

| 症状 | 患者数量/位 | 占比/% |
|---|---|---|
| 胸闷 | 175 | 22.61 |
| 心悸 | 138 | 17.83 |
| 憋气 | 126 | 16.28 |
| 气短 | 284 | 36.69 |
| 乏力 | 462 | 59.69 |
| 出汗 | 296 | 38.24 |
| 其他 | 10 | 1.29 |
| 无症状 | 166 | 21.45 |

消化系统：消化系统以食欲不振（42.89％）、味觉减退（31.27％）、腹泻（19.64％）为主要症状。见表3。

表3 消化系统各症状统计表

| 症状 | 患者数量/位 | 占比/% |
|---|---|---|
| 恶心 | 112 | 14.47 |
| 呕吐 | 51 | 6.59 |
| 腹泻 | 152 | 19.64 |
| 腹痛 | 23 | 2.97 |
| 腹胀 | 39 | 5.04 |
| 便秘 | 42 | 5.43 |
| 食欲增加 | 37 | 4.78 |
| 食欲不振 | 332 | 42.89 |
| 味觉减退 | 242 | 31.27 |
| 其他 | 32 | 4.13 |
| 无症状 | 236 | 30.49 |

生殖系统：月经不调者占女性患者的18.27％，闭经占5.02％，阳痿、早泄者分别占男性患者的6.88％、3.99％。见表4。

表4 男女性生殖系统各症状统计表

| 性别 | 症状 | 患者数量/位 | 占比/% |
|---|---|---|---|
| 男 | 阳痿 | 22 | 6.88 |
| | 早泄 | 11 | 3.99 |
| | 其他 | 9 | 3.26 |
| | 无症状 | 625 | 86.59 |
| 女 | 月经不调 | 91 | 18.27 |
| | 闭经 | 25 | 5.02 |

| 性别 | 症状 | 患者数量/位 | 占比/% |
|------|------|------------|--------|
|  | 其他 | 386 | 77.51 |
| 无症状 | 22 | 6.88 | 无症状（女） |

其他系统：除上述症状外，畏风畏寒（37.98%）、四肢沉重（28.68%）、肌肉酸痛（52.25%）、关节疼痛（31.52%）等症状亦不在少数。见表5。

表5　其他系统各症状统计表

| 症状 | 患者数量/位 | 占比/% |
|------|------------|--------|
| 畏风畏寒 | 294 | 37.98 |
| 四肢沉重 | 222 | 28.68 |
| 肌肉酸痛 | 327 | 42.25 |
| 关节酸痛 | 244 | 31.52 |
| 皮肤瘙痒 | 74 | 9.56 |
| 脱发 | 81 | 10.47 |
| 湿疹 | 28 | 3.62 |
| 癣 | 5 | 0.65 |
| 其他 | 33 | 4.26 |
| 无症状 | 180 | 23.26 |

病程：对774份问卷进行分析，发现奥密克戎新型冠状病毒感染人群症状持续1周（39.53%）、2周（25.97%）、3周（13.7%）、4周以上（20.8%），其中以1周、2周居多。见表6。

### 表6　症状持续时间统计表

| 病程 | 患者数量/位 | 占比/% |
|------|-----------|--------|
| 1周 | 306 | 39.53 |
| 2周 | 201 | 25.97 |
| 3周 | 106 | 13.70 |
| 4周 | 161 | 20.80 |

10.2 临床观察结果

门诊及日间病房接诊新型冠状病毒感染患者中，症状最早出现在2022年11月14日，最晚出现在2023年1月12日，以2022年12月10日—2023年1月5日感染居多；年龄最小3岁，最大102岁；男174人，占48.33%；女186人，占51.67%；接受中医汤剂内服治疗360人次（占100%）；接受针刺治疗128人次（占35.56%）；接受艾灸治疗32人次（占8.89%）；接受其他中医治疗方法38人次（占10.56%）。经上述中医综合治疗，痊愈345人，占95.84%；好转12人，占3.33%；未愈3人，占0.83%。见表7。

### 表7　患者性别占比统计表

| | 项目 | 患者数量/位 | 占比/% |
|------|------|-----------|--------|
| 性别 | 男 | 174 | 48.33 |
| | 女 | 186 | 51.67 |
| 治疗方法 | 中药汤剂内服 | 360 | 100.00 |
| | 针刺治疗 | 128 | 35.56 |
| | 艾灸治疗 | 32 | 8.89 |
| | 其他中医疗法 | 38 | 10.56 |
| 疗效 | 痊愈 | 345 | 95.48 |
| | 好转 | 12 | 3.30 |
| | 未愈 | 3 | 0.83 |

## 11.讨论

新型冠状病毒感染属中医学"疫病"范畴，是感受疫疠邪气而发生的流行性急性外感热病，具有极强的传染性。中医学对疫病多有描述，早在《素问·刺法论篇》中便有"五疫之至，皆相染易，无问大小，病状相似"的记载，提出疫病具有传染性，老幼强弱症状大多相似。吴又可在《温疫论》中言："此气之来，无论老少强弱，触之者即病。"巢元方在《诸病源候论》中言："人感乖戾之气而生病，则病气转相染易，乃至灭门。"强调了疫病具有传染性的致病特点。吴又可还提出"时疫感久而发""伏而后发"，指出疫病具有一定潜伏期[3]。

本研究结果表明，新型冠状病毒感染除表现出传染性更强、传染途径更广泛、有一定潜伏期、人群普遍易感等特点外，还表现出更加复杂多样的趋势[4]，大部分新型冠状病毒感染奥密克戎患者均出现不同程度的临床症状，高龄及兼有基础疾病的患者肺系感染检出率较高[5]，感染人群同时表现出复杂的病机特点，如：六经病变皆有所现；五脏六腑皆可感染；极易挟湿化热；极易耗阳伤阴；极易攻击人体虚弱脏器；部分患者症状较轻，迅速康复；部分患者病情进展迅速，甚至发展至危重症；部分患者初期症状较轻，中期突然出现病情反复或加重；部分患者病情反复缠绵难愈，中后期可见寒热错杂、虚实夹杂、气阴两伤、正虚邪恋等复杂病机特点[6]。通过综合线上调查问卷及线下治疗情况，现将笔者对新型冠状病毒感染奥密克戎的中医病机及治疗思路总结如下。

### 11.1新型冠状病毒感染早期以伤寒太阳证为主论治

笔者回顾性总结从2022年12月14日—2023年2月14日接诊的新型冠状病毒感染患者诊治经验及调查问卷结果可以看出，此次新型冠状病毒感染患者，尤其是感染早期，大部分患者伤寒病特征明显。调查问卷部分症状总结如下：咳嗽76.36%，发热75.71%，咳痰44.7%，食欲不振42.89%，肌肉酸痛42.25%，畏风畏寒37.98%，鼻塞37.34%，气短36.69%，流涕32.43%，嗅觉减退32.17%，关节疼痛31.52%，咽痒29.2%，四肢沉重28.68%，喘憋16.67%，皮肤瘙痒9.56%，呕吐6.59%，湿疹3.62%。从调查问卷结合六经辨证角度来看，本次接诊的360人次新型冠状病毒感染患者大多可以伤寒太阳病证病机做出合理解释。

《伤寒论》第1条言："太阳之为病，脉浮、头项强痛而恶寒。"第2条言："太阳病，发热、汗出、恶风、脉缓者，名为中风。"第3条言："太阳病，或已发热，或未发热，必恶寒、体痛、呕逆、脉阴阳俱紧者，名为伤寒。"第31条言："太阳病，项背强几几、无汗、恶风，葛根汤主之。"第35条言："太阳病，头痛，发热，身疼，腰痛，骨节疼痛，恶风，无汗而喘者，麻黄汤主之。"新型冠状病毒感染奥密克戎属于兼有风寒特性的外感疫疠邪毒，邪毒外受，一部侵犯肌肤腠理，一部自口鼻而入，侵肌犯腠，太阳经脉首先受邪。太阳为阳经之长，主一身之表，总六经而统营卫，营卫之气，循太阳经脉，充肤泽毛，成一身之藩篱，固表以御外。风寒两邪外感，营卫俱病，卫阳被遏，营阴郁滞，卫阳被遏则见发热，郁遏程度不同发热程度亦有差异。从就诊者临床症状所见，本次新型冠状病毒感染并非所有患病人群均出现发热，从调查数据亦可发现，发热人群占3/4，正如《伤寒论》所言："或已发热，或未发热。"有学者[7]研究发现，在未出现发热的新型冠状病毒感染人群中，有基础疾病的中老年患者尤为凶险，往往出现邪毒迅速内陷，直中心肺等病情危重表现；寒邪外束，营阴郁闭，其证无汗，新型冠状病毒感染患者早期多为无汗；头为三阳之通位，足太阳膀胱经脉，上额交巅，入络脑，故邪客其经，致气血涩滞，经脉拘急，而令头痛；寒性凝滞，寒主收引，寒主痛，寒伤肌表，外闭卫阳，内郁营阴，营卫气血凝滞，经脉拘挛而致"体痛"；寒邪闭于外，或邪自口鼻而入，致肺气不利，宣肃失司，可见鼻塞、流涕、嗅觉减退、咳嗽、咯痰、喘憋；寒邪束表，正气抗邪于表，不能顾护于里，里气升降失常，胃气上逆而致呕逆；风寒挟湿，留恋肌表，或内陷邪毒，欲从表而解，故可见皮肤瘙痒、湿疹等症状。

《温热经纬·仲景疫病》言："疫邪达表，当从汗解。"中医治疗疾病重在切中病机，新型冠状病毒感染尤其是感染初期，证属太阳病证者，以麻桂系列方，如麻黄汤、大小青龙汤、葛根汤、麻黄加术汤等加减治疗，给邪以出路，从汗而解。

11.2邪毒循经入胸膈以栀子豉汤系列方化裁

表邪入里必先胸，新型冠状病毒感染邪毒循经入里，易化热蕴郁胸膈，若未与有形之邪相结，则可表现为失眠、心烦、焦虑、胸闷等虚烦证。《伤寒论》第76条言："发汗吐下后，虚烦不得眠，若剧者，必反复颠倒，心中懊憹，栀子豉汤主之；若少气者，栀子甘草豉汤主之；若呕者，栀子生姜豉汤主之。"第77

条言："发汗若下之，而烦热、胸中窒者，栀子豉汤主之。"第79条言："伤寒下后，心烦，腹满，卧起不安者，栀子厚朴汤主之。"若见此类证型可以栀子豉汤系列方加减治疗，透达邪毒，清热除烦。

### 11.3 兼咳者以伤寒经方为主加减治疗

新型冠状病毒感染奥密克戎患者多咳，有刺激性干咳、咳嗽咯痰、咳血、咳嗽兼喘憋者，也有新咳和宿咳复发或加重者。《伤寒论》第40条言："伤寒表不解，心下有水气，干呕，发热而咳，或渴，或利，或噎，或小便不利，少腹满，或喘者，小青龙汤主之。"第41条言："伤寒，心中有水气，咳而微喘，发热不渴。服汤已，渴者，此寒去欲解也，小青龙汤主之。"第43条言："太阳病，下之微喘者，表未解故也，桂枝加厚朴杏子汤主之。"第63条言："发汗后，不可更行桂枝汤，汗出而喘，无大热者，可与麻黄杏仁甘草石膏汤。"大部分新型冠状病毒感染患者各种咳喘病证病位仍在太阳，以麻黄杏仁甘草石膏汤、桂枝加厚朴杏子汤、小青龙汤等经方及沙参麦冬汤、补肺汤、百合固金汤等时方临证加减治疗多有效验。

### 11.4 邪毒入里而侵犯他经以经方为主，随证治之

血弱气尽，腠理开，邪气因入。随着病情进展，部分患者病邪逐渐深入少阳、少阴等而呈现太阳少阳合病等复杂病机特点。结合调查问卷，发现少阳证：发热75.71%，食欲不振42.89%，呕吐6.59%，咽干28.94%，焦虑12.66%；少阴证：失眠28.55%、胸闷22.61%、善忘20.54%，嗜睡20.03%，心悸17.83%，阳痿6.88%，早泄3.99%；太阴证：腹泻19.64%、腹胀5.04%；阳明证：发热75.71%，便秘5.43%等。《伤寒论》第96条言："伤寒五六日中风，往来寒热、胸胁苦满、默默不欲饮食、心烦喜呕，或胸中烦而不呕，或渴，或腹中痛，或胁下痞鞕，或心下悸、小便不利，或不渴、身有微热，或咳者，小柴胡汤主之。"第282条言："少阴之为病，脉微细，但欲寐也。"第303条言："少阴病，得之二三日以上，心中烦、不得卧，黄连阿胶汤主之。"第319条言："少阴病，下利六七日，咳而呕、渴，心烦、不得眠者，猪苓汤主之。"第273条言："太阴之为病，腹满而吐，食不下，自利益甚，时腹自痛。"结合条文及临床实践验证，柴胡系列方、四逆系列方、理中系列方、黄连阿胶汤、猪苓汤等经方在新型冠状病毒感染患者中后期相关症状群的治疗中均有用武之地。

结合调查问卷，新型冠状病毒感染奥密克戎患者中后期常可见胸闷（22.61%）、心悸（17.83%）、乏力（17.83%）、畏风畏寒（37.98%）、汗出（38.24%）、肌肉酸痛（42.25%）、咽干（28.94%）等阳气虚损、阴液耗伤之证，此多为邪毒损伤或过服退烧类药品致人体阳气虚损，卫阳不能固摄，元阳不能温煦，营阴耗损所致。《伤寒论》第20条言："太阳病，发汗，遂漏不止，其人恶风，小便难，四肢微急，难以屈伸者，桂枝加附子汤主之。"第62条言："发汗后，身疼痛，脉沉迟者，桂枝加芍药生姜各一两人参三两新加汤主之。"第64条言："发汗过多，其人叉手自冒心，心下悸，欲得按者，桂枝甘草汤主之。"第102条言："伤寒二、三日，心中悸而烦者，小建中汤主之。"第177条言："伤寒脉结代，心动悸，炙甘草汤主之。"以经方桂枝汤衍生系列方、时方补中益气汤、十全育真汤等加减治疗多有效验。

临床在接诊新型冠状病毒感染中后期患者中，亦不乏上热下寒、里热外寒、寒热错杂、表虚里实、气阴两虚、正虚邪恋、阴虚湿热互结等复杂证型，此类情况则仍遵"观其脉证，知犯何逆，随证治之"。

11.5 易挟湿化热而变现寒湿、湿热之证

吴谦《医宗金鉴·伤寒心法要诀》言："六经为病尽伤寒，气同病异岂期然，推其形藏原非一，因从类化故多端，明诸水火相胜义，化寒变热理何难，漫言变化千般状，不外阴阳表里间。"因个人体质不同，新型冠状病毒感染奥密克戎侵犯不同人体常出现极易挟湿化热的病理特点[8—9]，从2022年12月14日—2023年2月14日接诊的新型冠状病毒感染患者临证经验来看，多见寒湿、湿热证型，表现出明显的温疫病属性特点。

占75.71%的发热患者中，部分发热患者表现为身热不扬，无恶寒、壮热或烦热；占76.36%的咳嗽患者中，部分咳嗽患者表现为干咳、痰少、痰黏不易咯出；占44.96%的咽痛、28.94%咽干患者中，部分患者咽痛剧烈，呈刀割样、火灼样疼痛，此皆与单纯伤寒致病特点有所不同。临床辨证中有明显的温疫病属性特点的患者中，往往还具备乏力、倦怠、口苦、不欲饮、舌质淡暗或边尖稍红、舌苔厚腻等湿温病特点。

11.6 "三焦—膜膜"学说临床指导意义

薛雪《湿热条辨》言："湿热之邪，从表伤者，十之一二，由口鼻入者，十

之八九。"新型冠状病毒感染挟湿者与薛雪所论湿热病起病方式颇有相似之处，探其湿邪来源有二：一是本体有湿，诱而从贼；二是湿邪外受，相夹为病，寒湿相合则表现出"寒湿疫"的致病特点，湿邪化热则表现出"湿热疫"的致病特点。湿热病以水湿贯穿始终，而水湿之通路在于上中下三焦，故传变以三焦为主线[10]。《灵枢·淫邪发梦第四十三》言："腠理者，在外肤肉之纹理，在内脏腑募原之肉理，卫气所游行出入之理路也。"描述了腠理是膜原之外的纹理解剖，共同作为卫气运行的通道。《金匮要略》言："腠者，是三焦通会元真之处，为血气所注；理者，是皮肤脏腑之纹理也。"腠理既为三焦之元真、气血所通之处，故两者之间相互联通。综上所述，膜原与腠理相通，三焦又与腠理相通，三者互通互会组成一个大系统——三焦—膜腠系统，其功能是津气运行的通道，沟通表里上下，联络脏腑组织。姚荷生[11]、陈潮祖[12]等中医学者基于前人的理论总结，认为人体的胸膜、肋膜、膈膜、腹膜、网膜、肠系膜等内膜结构均属于三焦—膜腠理论体系。新型冠状病毒感染重症患者涉及多系统损害，多以各类系膜、间质组织病变为主，如肺间质、血管内膜、消化道黏膜、肾系膜、眼结膜等，均提示与三焦—膜腠系统关系密切。

11.7 可借鉴温病治疗经验

温病学派及理论渊源出自伤寒，但源出伤寒而并非伤寒，理法方药随证而制，与伤寒经方并不完全一致，此类患者治以清透解表、和解少阳、开达膜原三法，方以麻桂剂合银翘散、上焦宣痹汤、甘露消毒丹、清肺排毒汤、小柴胡汤、达原饮、猪苓汤等，临床效果显著。

11.8 五脏六腑皆可有染，极易攻击人体虚弱脏器

从临证接诊经验及就诊患者病史描述来看，新型冠状病毒感染奥密克戎患者除极易诱发肺系疾病、糖尿病、恶性肿瘤、冠心病等常见内脏基础疾病发作或加重外，临床亦不乏皮肤病、痛风病、关节痛、睡眠障碍、焦虑、阳痿、早泄等疾病发作病例报告[12]，从调查问卷结果可以看出：失眠28.55%、头晕24.42%、善忘20.54%、嗜睡20.03%、月经不调18.27%、焦虑12.66%、脱发10.47%、皮肤瘙痒9.56%、阳痿6.88%、抑郁6.2%、早泄3.99%、湿疹3.62%、癣病0.65%。除呼吸系统、神经系统、循环系统、循环系统等常见症状外，其他系统出现病变也并不罕见。

11.9病程长短不一，症状病机复杂多样

从临床反馈来看，大部分新型冠状病毒感染奥密克戎患者均出现不同程度的临床症状，部分患者症状较轻，迅速康复；部分患者病情进展迅速，高龄及兼有基础病的患者肺系感染检出率较高，不少患者迅速发展至危重症；部分患者早期症状体征较轻，中期突然出现病情反复或加重；部分患者病情反复缠绵难愈，有后遗证存在。调查问卷结果显示，病程在3周以上者占13.7%，病程在4周以上者占20.8%。

11.10中医针灸治疗效果优良

线下接诊的198例患者以针刺、艾灸、拔罐、刮痧为主进行中医治疗效果显著。其中针刺、刺血治疗128例，刮痧、拔罐治疗38例，可迅速消除发热、咽痛、咳嗽、失眠等症状；艾灸治疗32例，以督灸、脐灸为主，对乏力、畏寒、汗出、腹泻等阳气虚损症状改善明显。以上中医治疗方法均结合患者症状、舌脉，在中医辨证论治的基础上选穴施术。

12.小结

本研究结果显示，新型冠状病毒感染中医病机特点不同于一般外感病，病程长短不一，症状复杂多样。笔者以《伤寒论》为理论基础结合六经辨证、温病三焦理论、气血津液辨证，不局限于方药，灵活配合针灸、放血、刮痧等中医适宜技术进行治疗，明显改善临床症状及体征。

但此次病例均以轻证、普通证为主，缺乏重症患者的治疗经验及数据。因接诊及观察周期较短，新型冠状病毒感染奥密克戎是否存在后遗证尚缺乏数据支持；该病是否会卷土重来尚未可知，但做好临床经验总结，探讨该病中医病机及诊疗思路，做到有备无患。

收录于《中医研究》

## ≫ 十、中医住培医师查房实录

参加人员：宋国政副主任医师（带教老师）、鞠静主治医师、林松规培医师、

张慧敏住院医师、李琳进修医师、简英实习医师、宋晓芳主管护师、王涵（模拟病人）

**场景一**

地点：示教室

内容：讲解查房目的，明确查房职责。

宋国政副主任医师（带教老师）：各位医师，现在我们开始教学查房，今天的查房对象是35床患者于某宇，青年男性，38岁，患者因"颈项部僵硬疼痛伴头痛20余年"于2023年＊月＊日入院。该患者诊断为混合型颈椎病，是我科中医优势病种之一，结合患者症状、体征及影像资料，诊断明确，经过前期的治疗，该患者取得了较为满意的疗效，为临床典型病例，所以今天把该患者作为教学查房的对象，此次教学查房的目的一：了解混合型颈椎病的中西医诊疗规范，以及相关解剖知识、神经查体、中西医诊断、中西医常用治疗方法；目的二：从经方、针灸、整脊等角度，深入理解混合型颈椎病的中西医诊疗思维方式。我们在教学查房时也应该注意保持良好的医德医风，做好医患沟通，保护患者隐私以及操作要规范等等。

**场景二**

地点：病房

内容：规培医师汇报病史及查体，带教老师简单分析、指正并做出正确示范。

林松规培医师汇报病历，并进行中西医诊疗查体：患者于某宇，男，38岁，患者因"颈项部僵硬疼痛伴头痛20余年。"于2023年＊月＊日入院。患者述20余年前劳累后出现颈项部疼痛不适，活动稍受限，伴头痛，时有头晕，每遇劳后症状加重，休息及适度活动后可缓解，未予系统治疗。今为求中医综合治疗，来我科就诊，经门诊以"项痹"收入住院，刻下症：患者颈项部疼痛、板硬、恶寒、怕风、无汗，颈部活动稍受限，伴头痛，时有头晕及右上肢麻木，无恶心呕吐，无恶寒、发热，无腹痛腹泻，纳眠可，二便调，近期体重无明显增减变化。

既往史：往有"痛风性关节炎"病史6年，自诉1年前查尿酸约600 umol/L（具体不详），平素口服"非布司他片40 mg qd"，现左足大趾阵发性疼痛，近期未系统监测尿酸；否认高血压病、糖尿病、冠心病等慢性疾病史，否认肝炎、结核等传染病病史。否认外伤史、手术史及输血史，否认药物及食物过敏史，预防接种史随当地。已接种3针新冠疫苗，其他预防接种史随当地。

中医望、闻、切诊：患者精神良好，神情正常，面色红润，语声适中，气息平和，未闻及异常气味及声音，形体适中，步态平稳，舌质淡红，舌体大小适中，舌苔薄白，脉弦。

查体：T 36.1℃ P 67次/分 R 18次/分 BP 138/101 mmH

专科情况：颈椎生理曲度尚可，颈椎两侧肌肉紧张。颈4、5、6棘突旁开2 cm处压痛。颈椎活动度：前屈35°，后伸35°，左右侧屈40°，左右旋转45°。椎间孔挤压试验：阴性。右侧臂丛神经牵拉试验：阴性。旋颈试验：阴性。

辅助检查：颈椎磁共振：符合颈椎曲度直、椎间盘变性，C3/4、C5/6椎间盘突出MR表现。颈椎正侧位、寰枢椎张口位片：寰枢关节间隙欠对称，请结合临床。心电图：1.窦性心律 2.正常心电图。

根据患者症状体征及辅助检查明确目前诊断为：

中医诊断：项痹（寒凝血瘀证）

西医诊断：1.混合型颈椎病

2.痛风性关节炎

入院后给予患者，普通针刺、电针、红外线、热敏灸等治疗，中药给予葛根汤合桃红四物汤加减，经治疗，患者症状较入院时明显好转。目前患者病情平稳，我的主要问题是混合型颈椎病应该如何运用好中西医结合进行规范性治疗，如何才能保证取得长期理想效果。

宋国政副主任医师（带教老师）：中医讲究望闻问切，西医讲究望触叩听，详细的问诊查体是正确诊疗疾病的基础，对于这位患者的查房，我们不能忽视细节性问题，比如患者的疼痛性质、诱发或加重因素等；诊脉时应注意时长，注意三部九候脉诊的鉴别；颈部查体时，要注意查体的全面性，不要疏漏如枕后小肌群等部位的查体；同时也要加强指下查体对于颈椎小关节错位等体征的体会，结合颈部体表标志，培养立体解剖的概念。（进行演示）

场景三

地点：示教室

内容：带教老师运用交互式、启发式等教学方法，结合病例进行讲解，与学员进行讨论、互动，过程突出中医特色，并对本次查房进行归纳、总结。

**宋国政副主任医师（带教老师）：**各位医师，今天我们选择的教学查房病历，是一例混合型颈椎病兼有痛风性关节炎的患者，为什么我们会选择这样一个相对复杂的临床病历作为教学病历呢？这是因为，经历了5年的本科学习，3年的研究生学习，再加上3年的住院医师规范化培训，我们马上就要真正意义上的步入临床，但在临床中，除了证型比较单纯的病例外，更多的病人是以兼夹证型的面目出现在我们面前。唐代名医孙思邈在《大医精诚》里曾经说过这样一段话："世有愚者，读方三年，便谓天下无病可治；及治病三年，乃知天下无方可用。"当我们年轻医生真正步入临床后，你们就会发现，药王孙思邈的这段话是多么真切。能够利用我们所学习的中西医知识，除了具备对简单病证基本的诊疗能力外，对复杂性证型也能进行发散性思维式的剖析，真正理解疾病的病因病机，能够做到举一反三，做出鉴别诊断，规避可能发生的风险，并制定出详尽合理的诊疗方案，才是我们作为临床医师应该接受的挑战。先请林松医师对该病历进行简单的总结分析。

**林松规培医师：**该患者主要证候包括：1.头痛、头晕；2.颈部僵硬、疼痛、恶寒、怕风；3.右上肢麻木；4.舌质淡红，舌体大小适中，舌苔薄白，脉弦。辅助检查提示：颈椎磁共振：符合颈椎曲度直、椎间盘变性，C3/4、C5/6椎间盘突出MR表现。颈椎正侧位、寰枢椎张口位片：寰枢关节间隙欠对称，请结合临床。心电图：1.窦性心律 2.正常心电图。中医诊断：项痹（寒凝血瘀证）西医诊断：1.混合型颈椎病 2.痛风性关节炎。入院后给予患者，普通针刺、电针、红外线、热敏灸等治疗，中药给予葛根汤合桃红四物汤加减，经治疗，患者症状较入院时明显好转。

**宋国政副主任医师：**今天我们从中医和西医两条思路来对这个病历进行总结分析。先论中医，混合型颈椎病属于中医"项痹病"的诊疗范畴，谁来说下"项痹病"有哪几种常见临床证型？

**张慧敏住院医师：**"项痹病"包括：风寒痹阻证、血瘀气滞证、肝肾不足证、痰湿阻络证、气血亏虚证等几个常见证型。

宋国政副主任医师：慧敏医师回答的非常全面。前面我们说过，我们要学会对复杂性证型进行发散性思维式的剖析，今天，我们就以这位患者为例，进行中西医两种思维模式的分析探讨。

从中医角度来看，这位患者的疼痛部位主要位于颈项部，疼痛性质为麻木疼痛，可串及至头枕部及颠顶部，劳累后症状加重，同时伴有颈项部板硬、活动受限、恶寒、怕风、无汗，时有头晕及右上肢麻木等症状，我们中医里有一句很经典的古话，叫做"通则不痛，不通则痛"，结合舌脉，这位病人就属于"不通则痛"，既然是不通，那堵的是什么呢？很多医生习惯性的思维就是瘀血阻络，其实这位病人不然，他除了有瘀堵外，还具有风寒痹阻的特点，恶寒、怕风、无汗这些症状就是证据。《伤寒论》第31条中云："太阳病，项背强几几，无汗，恶风，葛根汤主之。"大家想一想，是不是与这个患者的情况是非常相似的啊。谁来回答下葛根汤的方药组成。

简英实习医师：葛根汤的方药组成包括：葛根、麻黄、桂枝、芍药、甘草、生姜、大枣。

宋国政副主任医师：简英医生回答的非常好，经方治疗是我们中医的经典治疗方式，要想用好经方，对经典的学习和理解尤其重要，读经典，多临床，再读经典，再临床，是我们用好经方的唯一途径，没有捷径可言。经方治病讲求方证对应，有是证，用是方，这位病人无汗，证属风寒表实，我们用葛根汤，那如果这位病人有汗，那该用什么方子呢？其实这在《伤寒论》中也做出了明确的解释。《伤寒论》第14条中云："太阳病，项背强几几，反汗出恶风者，桂枝加葛根汤主之。"我再问大家一个问题，桂枝加葛根汤跟葛根汤有什么区别呢？

简英实习医师：桂枝加葛根汤中没有麻黄。

宋国政副主任医师：简英医生回答的非常正确，两个方子就差一味麻黄，麻黄配姜桂，可发在表之汗，表实可用，表虚禁之，此虚实禁忌，不可不知。那如果这位患者还同时伴有上肢的麻木、发冷等症状，我们还会考虑哪些方子呢？这样的病人在临床中也是很常见的，这在《伤寒论》中也有可以选择的治疗方子，如《伤寒论》第351条中云："手足厥寒,脉细欲绝者,当归四逆汤主之"；第352条中云："若其人内有久寒者,宜当归四逆加吴茱萸生姜汤。"这两个方子也可以在临床中，结合病人实际情况加减运用。

再回到瘀血阻络这个话题。早在两千多年前，《黄帝内经》条文中，对"瘀血"就有了比较详尽的描述，为"活血化瘀"奠定了理论基础，汉代张仲景遵《内经》之旨，总结了汉以前医家的临床经验，对活血化瘀的理论和临床应用进行了进一步系统整理和完善，我总结了下，在《伤寒杂病论》中汇总有21首活血化瘀的方剂，我今天留给大家第一个课后题就是回去从《伤寒杂病论》找到这21首方剂，找到15首算及格。

其实在活血化瘀方面，名气最大的不是张仲景，而是《医林改错》的作者王清任，这里我再问大家一个问题，《医林改错》中一共提到几首活血化瘀的著名方剂，谁来回答这个问题？

林松规培医师：通窍活血汤、血府逐瘀汤、膈下逐瘀汤、少腹逐瘀汤、身痛逐瘀汤、补阳还五汤。

宋国政副主任医师：林松医师总结了6首，其实还漏了两首：会厌逐瘀汤和通经逐瘀汤，加上这两首，就是王清任老先生总结的八大逐瘀汤。这八大逐瘀汤，皆以活血逐瘀为要，但各有其特点：通窍活血汤善走头面，为逐瘀开窍之法；会厌逐瘀汤走咽喉，为逐瘀利咽开音之法；血府逐瘀汤开胸散结，为逐瘀开胸之法；膈下逐瘀汤侧重上腹，化瘀理气，为逐瘀化癥之法；少腹逐瘀汤侧重下腹，温经化瘀，而为逐瘀暖下之法；身痛逐瘀汤侧重肌肉关节，逐瘀散风，为逐瘀开痹之法；通经逐瘀汤侧重血管皮肤，逐瘀解毒，为逐瘀散毒之法；补阳还五汤专攻中风后遗诸症，益气通络，为益气逐瘀之法。

王清任算是中西医结合的开拓者之一，大家有没有发现，他的这八大逐瘀汤，大多都是按照解剖位置而设立的，大家还有没有发现，王清任似乎漏掉一个位置，那就是胁下，我研究了下，在王清任八大逐瘀汤设立之前，就已经有个专攻胁下留瘀的著名方剂：复元活血汤，如果没有这个方剂，我相信王清任老先生一定会设立一首胁下逐瘀汤。

回到我们今天这个病例，这位患者同时具备血瘀寒凝两种病机，治疗当以活血化瘀、散寒通脉为要，散寒通脉我们前面提过几首经方的运用，活血化瘀我们就可以参考这八大逐瘀汤中主攻头面的通窍活血汤了。临床中我们运用方药治疗疾病，要讲求辨证论治，在《伤寒论》第16条中也提到："观其脉证，知犯何逆,随证治之",说的就是这个道理。

中医治病,不仅有药,还有针灸等多种治疗方法,从张仲景时代,针药并用就成为中医治病的一大特色,这位患者也采用了针药并治的方法,谁来总结下这位患者的针灸方面的治疗?

鞠静主治医师:风池透风府、天柱、颈夹脊、大椎、肩井、手三里、合谷、昆仑、后溪。

宋国政副主任医师:针灸作为最具中医特色的疗法之一,在项痹病的治疗中,取得了非常好的治疗效果,也有了比较完善的治疗方案,这里我想强调的是,针灸取穴,不仅仅要关注局部,也要灵活运用远近结合、循经取穴等配穴方法。比如说,急性颈项部疼痛,我们远端可取后溪、昆仑、落枕等穴位,并施以动气针法,往往能收到针出即愈的神奇效果。我看鞠静医师总结的诊疗方案中有颈夹脊穴的运用,在这里,我想问大家一个问题,夹脊穴的定位在哪里,为什么古人没有在颈部设立夹脊穴呢?

林松规培医师:教材中的夹脊穴定位解释为位于胸一到腰五脊柱中线旁0.5寸处,我想颈部夹脊也应该是位于颈椎棘突旁开0.5寸的位置吧。

宋国政副主任医师:其实我们教材中描述的夹脊穴定位是存在争议的,近代承淡安先生所著《中国针灸学》,认为夹脊穴为自第一椎至第十七椎,每椎下从脊中旁开0.5寸,凡34穴,普通教科书或有关腧穴著作多源于承淡安先生之说。但在晋代葛洪的《肘后备急方》中明确指出夹脊穴的位置为:"去脊各一寸,灸之百壮……",而上海西医学院编写的《针灸学》中,夹脊穴定位是第一颈椎至第五腰椎,每椎下正中旁开0.5~1寸等等。颈夹脊穴,是现代医家加设的,古人并未设立,大家有没有发现一个问题,在颈项部,古人不仅没有设立夹脊穴,在天柱穴以下,大椎以上的颈项部区域,甚至一个穴位也没有设立,这是为什么呢?这里我谈下我个人的理解。

按照现在颈夹脊穴在脊中旁开0.5寸取穴的方法,我个人认为在临床操作中是存在一定风险的。大家看我手中的模型(模型演示),颈椎存在一定的生理曲度,颈椎椎板呈叠瓦状上下排列,加上两侧的关节突关节,对椎管后方形成了相对紧密的保护,在正常情况下,颈椎棘突旁开0.5寸,针刺直入是不会扎到颈髓的。但是,凡事都有例外,解剖是按人画的,但人不是按解剖长的,我们在临床操作中，觉得不能抱侥幸心理，就上述问题而言，如果病人存在颈椎曲度的反弓，或者椎板发育畸形，颈椎后侧上下椎板之间，就会出现一个较大的裂隙，这种情况在临床中并不少见，而我们在颈椎棘突旁开0.5寸直刺或针尖向上进针，极有可能会刺中颈髓出现较为严重的医疗事故，大家不可不知。

那我们该如何在颈项部取穴呢？从临床经验来看，颈项部取穴，在旁开0.5寸还是旁开1寸，或者是旁开1.5寸都是能够收到效果的，天柱穴为棘突旁开1.3寸，大抒穴为脊柱正中旁开1.5寸，在天柱与大抒穴连线的颈太阳经脉上取穴，从疗效和安全的双重角度来看，似乎更为合理些，所以我的个人观点是，颈椎病局部取穴取颈太阳更优于取穴颈夹脊。

从中医角度分析完，我们再从西医角度进行病例探讨。谁来回答下，在西医学方面，颈椎病都有哪些临床分型。

张慧敏住院医师：颈椎病临床分型包括椎动脉型颈椎病、颈型颈椎病、神经根型颈椎病、脊髓型颈椎病、交感神经型颈椎病、混合型颈椎病六种类型。

宋国政副主任医师：慧敏医师回答的非常完整。疾病临床分型都是为临床治疗服务的，不同的临床分型对应着不同的临床治疗手段，但在临床实践中，大部分颈椎病患者往往同时伴有上述几种证型的多种症状，更多的是以混合型颈椎病的面目出现在我们面前。施晓阳教授曾经说过一句相对极端的话，"颈椎病其实就分两种，一种是颈型颈椎病，另一种就是混合型颈椎病。"此话虽有些绝对，但确有道理。各位医师大家仔细想一想，我们临床中接诊的颈椎病患者，大部分都是存在着颈项部不适症状的颈型颈椎病症状，查体中往往也可以在枕后及椎周查到各种软组织的阳性体征或骨错位，这就奠定了颈型颈椎病的证型基础。在此基础上，患者往往多多少少的同时伴有头晕、头痛、上肢麻痛、心慌、肩背疼痛、转侧不利等症状体征，所以，我们在临床中确实见到的最多的就是这两型颈椎病。

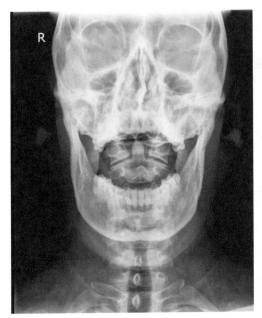
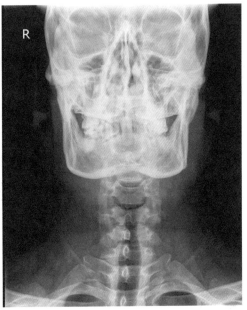

图9-8

图9-9

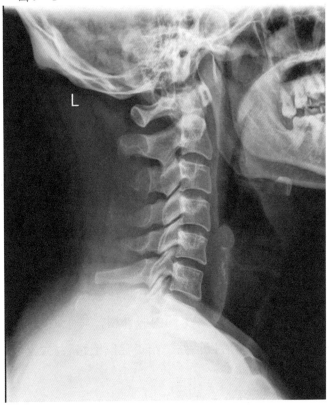

图9-10

明确的诊断永远是治疗的基础，除了症状体征，详尽的指下查体和必要的辅助检查，是诊断清晰明确的前提。颈椎病的查体，通俗的说包括软硬两部分，"软"主要包括肌肉、筋膜、神经等软组织的查体，"硬"主要就是骨性组织的查体。以这位病人为例，我在对病人的查体就发现了，患者枕后小肌群附着点、颈5-7椎体两侧都存在着明显压痛，颈椎5-7两侧深部触诊还可扪及明显的凹凸感，结合患者的影像学资料，患者下位椎体存在着明显的右旋，枕后小肌群也存在着明显的痉挛或损伤，这也是该患者颈椎病发病的解剖学基础，对于我们的治疗，除了常规治疗往外，针对错位关节的手法复位，病变软组织的靶向性治疗都是十分必要的。

颈椎病的治疗，很多医生会步入一个误区，盯着突出椎间盘来治，其实，椎间盘突出虽然可以引发很多神经根刺激症状，如上肢的麻痛，但不是所有的上肢麻痛都是颈椎间盘突出引起的。臂丛神经从椎管内经过椎间孔发出，并循行至手指末节，在整个循行路线上任何软组织对臂丛神经的卡压，都有可能造成上肢的麻痛，这就需要我们结合仔细的查体和影像学资料来加以鉴别。就这个病人而言，根据影像学，他的颈椎间盘突出并不严重，他的上肢麻木症状诱发的最大可能就是关节的错位和周围软组织的卡压刺激，我们可以在手法复位后，继续观察病人的病情变化。

中医和西医作为两套独立的医学体系，中西结合是十分必要的，并且完全可以互通互用，中医讲究望闻问切，西医的影像学检查不就是中医望诊的延伸吗？我们在临床治疗中，要充分发挥中西医学的优势，以求避免必要的医疗风险，取得最佳的治疗效果。各位医师还有其他什么问题吗？

林松规培医师：这位病人还同时伴有痛风性关节，我们在中医治疗上要遵循什么样原则呢？

宋国政副主任医师：痛风的治疗，不管是在急性期还是缓解期，中医治疗都有比较好的效果，比如小针刀、中药内服外用，对于治疗原则，我总结了三句话，"给尿酸以出路、给肾脏以活路、给炎症以绝路"，大家可以试着理解下，改天我们专门探讨这个话题。

各位医师，中医昂首世界医林五千年，长盛而不衰，作为中医，我们要对我们的民族医学有充足的自信。中医经历了四次大的变革发展，一是商周秦汉时代,《黄帝内经》《难经》《伤寒杂病论》等经典,对中医精华的进行了第一次大总结;二是金元时代,金元四大家等一批中医大贤极大的丰富升华了中医的学术思想;三是明清时代,温病学派的兴起,将中医理论体系进一步弥补完善;而第四次就是我们现在面临的中西医结合时代。向左转还是向右转,是我们这一代中医人必须做出的选择,我的选择是做真正的中西医结合,"辨证论治、辨经论治、辨病论治、辨构论治"的中西医结合思维在我们科室得到了很好的运用,但这也需要扎实的中西医基础,在这次教学查房的最后,我给大家推荐几本书,清代吴谦的《医宗金鉴》、刘渡舟教授的《伤寒论诠释》、刘宗良教授的《骨科疼痛应用解剖》,大家有时间可以参考学习下。

我们本次的教学查房到此结束。

## ▶ 十一、补益气血科普小议

如何把气血"补"起来?大多数人只是关注了"补",而忽视了"耗",首先在这一点上,认识就是不完善的。

我们要补气血,是建立在气血不足的基础上的,在气血充足的基础上,还要补气血,那就显得多余了,"人参杀人无过,大黄救人无功",妄自乱补,出问题的很多,见过吃人参把血压吃得很高并导致鼻出血的,也见过吃阿胶把月经吃停的。

首先,我们先要尽可能找到气血不足的原因,比如月经过多、慢性胃肠出血或者营养结构失调等,如果能够找到原发病,先治疗原发病,再谈进补的问题。很多情况下,把原发病治好了,人体自己就把气血不足的问题调整过来了。

"气血"是中医的术语,我们从中医的角度来分析"气血不足"的原因和治疗原则。人体的气有"元气"、"宗气"、"营气"、"卫气"、"五脏之气"之分,不同的"气虚",补益原则也是不一样的:"元气"源于肾,"元气"虚了就要以补肾为主;"宗气贯心脉","宗气"虚了就要振奋心阳;"营气"即"营血",与"卫气"共同来源于脾胃,"营卫"虚了,就要补脾胃;"卫气"代肺行于外,除了健脾还需要补肺。

血的生成来源于水谷精气，水谷经胃之腐熟吸纳，脾之升清运化，心火宣降之助，转化为营血。肾中先天之精得后天化生之营血精气，籍命火之蒸腾，转化为髓。髓得命火之宣蒸，亦可转化为血，输之于机体，以为生理之用。血的生成和调节与心、脾胃、肝肾等脏腑关系密切，是故中医有"心主血、肝藏血、脾统血、精血互生"之谓，因此，这些脏腑功能衰弱，均可导致血虚。

气血是不分家的，气为血之帅，气行则血行，血为气之母，血至气亦至，血为有形之物，气属无形之用，血由气而生，气以血为附，气能生血行血，血能生气载气，二者互相依赖，又互相促进，保持相对平衡，才能发挥其生化、运动的作用。《素问·调经论》中云："是故气之所并为血虚，血之所并为气虚。"因此，血虚患者一般均有气虚，所以气血是需要同补的。

脾胃为后天之本，气血生化之源，所以补益气血，首先要从脾胃入手。"健脾生血"、"健脾益气"是我们临床中最常用的方法，"归脾汤"、"十全大补汤"、"四君子汤"、"四物汤"、"补中益气汤"等补气生血的方子都是从脾胃入手的。

气血是人体物质精华的体现，气代表的是功能，血代表的是精微物质，补益气血除了重视脾胃，还需要关注肝肾，为什么呢？中医讲究"精血同源"，精血是可以互生的，精虚同样可以造成血虚，精为肝肾所主，所以补益肝肾往往也是补益气血的重要辅助途径。

从药物角度论，补气的有党参、黄芪、白术、茯苓、甘草等，养血的有当归、熟地、白芍、大枣等；补益肝肾的有枸杞、桑葚、山药、山萸肉等等。但是，中药方子中大都是花花草草、草根树皮，可没有西医所说的什么"维生素B12、铁、叶酸"等造血原料，却依然能够把气血补起来，这是为什么呢？祖国医学的神奇之处就在于此，这也是西医同道们最疑惑的地方。其实，其中道理并不难理解，很多情况下，患者的饮食没有问题，造血原料是有保障的，但是患者缺乏的是将这些食物中的造血原料转化为血液的能力，而中医就是改善和提高了人体这种摄入和转化精微物质的能力而已。

值得一提的是，如果确实有贫血情况存在，在中医进补的基础之上，再补充些造血原料如"维生素B12、铁、叶酸"也无可厚非，中西医都是为人体服务的，无厘头的抵触都是毫无意义的。

## 十二、皮肤瘙痒科普小议

"哎呀，刺挠啊，说不上哪，闹心吧啦……"，5岁的小女儿，一边哼唱着魔性歌曲，一边抓耳挠腮的表情，惹得家人们哈哈大笑，但是，真要让人痒起来，可能就没几个人能笑出声来了。老家有句怂人的话："你是不是皮痒痒了？"这句话说得还真没错，"痒"，不管从西医还是中医角度来看，病位大多在皮，从西医方面理解，痒主要是由于患处释放的组织胺刺激末梢神经导致的，所以西医的治疗方法就是抗组胺、抗变态反应，常用药物包括：氯雷他定、西替利嗪、维生素C、西咪替丁、葡萄糖酸钙、糖皮质激素等等，虽然起效快，但也存在维持时间短、效果不持久、易反复及副作用明显等问题。除荨麻疹、皮炎、银屑病等皮肤病能够引起瘙痒外，还有些慢性病同样也可以引起皮肤瘙痒，比如糖尿病、肾病、肝病等，如果是这些疾病引起的并发症，那治疗原发病就是首要任务了。

中医在这方面怎么理解呢？首先，中医学也认为，"痒"的病位在皮，急性皮肤瘙痒大多与感受风邪有关，风为百病之长，善行而数变，善合他邪，最善与寒、湿、热邪气相合，蕴结于皮肤腠理而发病。此外，虫、毒也是急性皮肤瘙痒的常见原因。而慢性皮肤瘙痒，除了上述原因外，还常与血虚、血热、血燥、血瘀、阳虚有关。所以"痒"的治疗，首先要还是要辨证，正如仲景先师所说的："观其脉证，知犯何逆，随证治之。"

急性皮肤瘙痒，除了"瘙痒"这个主证外，还有兼证。风寒郁表型的，常伴有畏寒、无汗、遇风寒加重、舌淡苔薄白、脉浮紧等表现；风热证的，常伴有怕热、口渴、遇热加重、舌红苔薄黄、脉浮数等表现；风湿热证型的，则常伴有局部皮疹、渗液流水或水疱、口粘腻、小便赤、大便粘滞不爽、舌红苔黄腻、脉滑数等表现。慢性皮肤瘙痒，则要复杂一些，伴血虚血燥的，常泛发全身皮肤干燥、脱屑、常有血痂，甚或浸润肥厚；伴血瘀的，可出现局部紫斑、色素沉着、结节等；伴阳虚的，可出现畏寒、肢体厥冷、腹胀、大便溏薄等症状。

明确诊断后，再就是治疗了，中医治病，讲究的是"顺其势，逆其性"。风邪在表，郁而不散的，可用发散的方式从汗解，汗不可大汗，只可微汗；偏风寒的，可以张仲景的小汗方麻黄桂枝各半汤、麻黄二桂枝一汤等加减运用，根据情况酌加祛风之剂；偏风热的，可以银翘散加减运用；湿热在表的，发散与利小便之法结合应用，可以麻黄连翘赤小豆汤、清热除湿汤、四妙散等方剂加减运用；血虚血燥的要养血润燥，可以四物汤、消风散加减运用；伴阳虚的，可配合麻黄附子系列方、肾气丸系列方加减运用。总之，中医治病，首先得辨证，辨证准确了，效如桴鼓。

笔者年前曾接诊过一例特殊的带状疱疹后遗症患者，一般带疱后遗症的主症是痛，而这位患者的特点却是奇痒无比，昼夜难眠，皮损处已被挠得出现溃烂，西医束手。辨证为湿毒在表，予以麻黄连翘赤小豆汤为底方，五剂中药，彻底痊愈。还曾接诊过一位病史20年的患者，血糖升高则周身必瘙痒无比，反之，周身开始瘙痒，一查血糖必然升高，同时这个患者还有一个特点，近20年，无论多热，就没出过汗，予以小汗方发表，令患者欣喜的是，随之手足的溱溱汗出，身上不痒了，血糖也平稳了，中医的神奇可窥一斑。

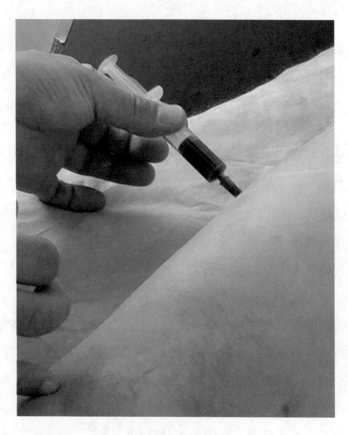

图9-11 自血疗法

其他的治疗方法呢，还包括各种中药外用、针灸、自血疗法等等，这里重点推荐一下自血疗法。自血疗法，就是抽取患者自身的静脉血，再注入患者的相关穴位里，激发人体的自我免疫功能，效果也是很好的。我的临床经验就是，选择风市、血海、曲池三组穴位，用5 ml针管抽取6 ml血液，左上肢抽血，行右侧穴位注射，反之亦然，交替注射，1周后改为隔日一次，也可辨证选择风门、膈俞、肺俞等穴位交替注射。曾接诊过一位贫困的银屑病患者，就是选择自血疗法加少量中药内服，花了不到300块钱，临床治愈。

"哎呀，刺挠啊，说不上哪，闹心吧啦……"，耳边又响起了这首闷骚的魔性歌曲，"你皮痒痒了吗？"试试中医的方法吧。

## ▶▶ 十三、艾灸科普小议

《黄帝内经》中云："春夏养阳，秋冬养阴"，春生夏长秋收冬藏，顺四时阴阳之气，做些必要的养生防护，还是很有必要的。

春夏养阳，在春夏季节，我们就应该多参加些户外活动，激发人体的阳气，夏天，尤其是三伏天，是阳气最旺盛的时间段，最近几年火爆的三伏贴就是在这个时间段，利用特定的中药，刺激特定的穴位，顺春夏阳气生发之势，激发人体的阳气，从而达到"起沉疴，祛顽疾"的效果。尤其是"虚寒证"，三伏贴还有艾灸都是很好的治疗手段。

重点是灸哪些部位呢？既然是想激发人体的阳气，那阳经就是我们选择的重点了。督脉为诸阳之会，一身阳气之所主；太阳为巨阳，五脏六腑之背俞穴皆分布于足太阳膀胱经第一侧线；阳明经为多气多血之经，"治痿独取阳明"，也是因为这个原因。这三条经脉上的一些重要穴位就是我们艾灸的重点，比如督脉十三穴：百会、风府、大椎、陶道、身柱、神道、至阳、筋缩、脊中、悬枢、命门、腰阳关、长强；足太阳膀胱经上的背俞穴：肺俞、厥阴俞、心俞、督俞、膈俞、肝俞、胆俞、脾俞、胃俞、三焦俞、肾俞、气海俞、大肠俞、关元俞、小肠俞、膀胱俞；足阳明胃经的重点穴位：天枢、足三里、上巨虚、下巨虚等等。

除此之外，部分阴经具有补益性作用的穴位也是重要的艾灸部位，比如：膻中、中脘、神阙、气海、关元、阴陵泉、血海、涌泉等等。

疼痛麻木类疾病，除了相关穴位，也可以痛点部位为施灸点，其实这也是中医所说的"阿是穴"。

艾灸也是有禁忌症的，《伤寒杂病论》中云："微数之脉，慎不可灸，因火为邪，则为烦逆，追虚逐实，血散脉中，火气虽微，内攻有力，焦骨伤筋，血难复也"，比如热病、阴虚以及出血类疾病等就不适合做艾灸治疗，艾灸前后最好能够多喝点水补充液体，因为艾灸不止能激发阳气，也能耗伤阴液，见过做完督灸嗓子沙哑得说不出话来的，经中药调理好长时间才得以恢复，这就是伤阴的后果。

## ▶▶ 十四、宫寒科普小议

人们常说，"十个女人九个寒"，手足怕冷、小腹冰凉的女人太多了，大众们很一致又很"坚定"的口吻是："你这是没人疼"，这锅甩的够可以，但是作为爷们的我想大声说："姐妹们，这锅，你们自己背，我们可不背。"来来来，我们用很中医的方式，说明一下什么是"宫寒"。

中医讲究的是"天人相应"，通俗点讲，就是把人体与自然界紧密联系起来，用自然界的一些现象来解释人体内环境的一些变化。"宫寒"，我们可以联想到自然界天寒地冻的田野，试想一下，寒冷的环境，能有利于植物旺盛生长吗？同样，寒冷的人体，能让气血流通吗？能有利于受精卵的着床吗？能让腹中的宝宝健康生长吗？胚芽的发育，胎元的成长，也需要一个温暖的环境啊。

从"奇经八脉"来讲，冲任二脉均起于胞宫，"冲为血海、任主胞宫"，"宫寒"往往是"冲任虚寒"的一种重要表现，"宫寒"，多为虚寒，病机就是阳气不足、胞宫温煦失却，大家想一下，在大自然中，如果没有阳光的普照，我们也会感到凉嗖嗖的，形同"广寒宫"的胞宫里也是一样，真是佩服古人的智慧，给月宫起了个这么有深意的名字。

话题回转，继续往下谈。"宫寒"也不全是虚寒，往往也伴有痰湿凝滞和气滞血瘀，胖人多湿，"贵妃美"的女孩子们，这种情况就很多了；伴有皮肤干燥暗淡、经常痛经的美眉们，气滞血瘀会很常见；腰骶酸软、体倦乏力的女士们，可能你们已经悄悄的脾肾两虚了。在这种"虚寒"的状态下，经血就像被冻住的河流，出现月经量少、血块、经期延迟等一系列月经改变的表现；同时，阳气无力推动水液代谢，痰湿水液凝滞，而出现宫颈囊肿、卵巢囊肿、白带清稀量多腥臭等症状；气血瘀滞，就会产生宫外孕、子宫肌瘤等病变；阳气不能通达温煦周身，就可以表现为小腹冷痛、手足冰凉、畏寒怕冷等一系列的症状。胞宫也是一个小环境，长期的虚寒，也会出现霉菌、念珠菌等细菌的感染滋生，试想一下，一个阴暗潮湿的下水道，不就是微生物们的最爱吗？

肿么办，肿么办，肿么办？废话怎么辣么多？赶快入正题，估计美眉们早就急不可待了，不做"广寒宫"的"冷美人"，我们该怎么做呢？首先，要注意自身保健，改变不良的生活习惯，不能过食寒凉食物，比如说，夏天不直接饮用冰镇饮料，试想一下，这接近0℃的饮料下肚，再变成接近37℃的体液排出体外，会带走人体多少热量；其次，我们要注意保暖，尤其是爱美的女士们，"第三只眼看世界"的露脐装，别的女人管不了，这种"有眼无珠"的服装，我是不会让我媳妇穿的；再次，经期尤其要注意腹部保温，不用凉水洗浴，这是最基本的要求了。

寒则温之，虚则补之，瘀者散之，湿者化之，虚寒因素占多数的宫寒，我们就要用温补的方法来调治，督灸、脐灸都是不错的选择，经方中的"温经汤"、"艾附暖宫丸"，都是很不错的方子；伴有血瘀气滞的，合上"桂枝茯苓丸"加减，这也是经方；肾阳不足的，加上"金匮肾气丸"，还是经方；痰湿凝滞的，合"苓桂术甘汤"加减；值得一提的是，伴有阴道炎、宫颈炎的女士们，可不要认为你们一定都是湿热下注，回头看看上面我说的，有没有是虚寒的？如果是，"金鸡颗粒"、"宫炎康"等清热解毒的寒性药就不太适合你了，合上"当归四逆汤"加减，这还是经方，治疗机理呢，打个比方说，就是把下水道的井盖打开，让阳光照进来，环境温暖干燥了，微生物们就不容易存活了，就这么简单。

顺便科普一下什么叫"经方"，"经方"就是来自于中医经典里的方子，上面的方子大部分都是《伤寒杂病论》中张仲景的方子，要是放在现在，张老先生做个中医妇科泰斗，也不是不可能的。

不做"冷美人"，不住"广寒宫"，生个健康活泼的小宝宝，美眉们一起努力吧！

## ▶▶ 十五、闭经科普小议

很多女性姐妹咨询我，才刚刚四十多岁，就出现了月经变少，甚至闭经的情况，这可怎么办呢？有什么办法可以挽留"大姨妈"呢？我们从中医的角度来说道说道。

先看古人对月经的看法，《素问·上古天真论》有这样一段论述女性生长发育周期的话："女子七岁，肾气盛，齿更发长；二七而天癸至，任脉通，太冲脉盛，月事以时下，故有子；三七肾气平均，故真牙生而长极；四七筋骨坚，发长极，身体盛壮；五七阳明脉衰，面始焦，发始堕；六七三阳脉衰于上，面皆焦，发始白；七七任脉虚，太冲脉衰少，天癸竭，地道不通，故形坏而无子也"。

天癸是什么呢？天癸男女皆有，是肾精肾气充盛到一定程度时体内出现的具有促进人体生长、发育和生殖的一种精微物质。天癸来源于先天，藏之于肾，受后天水谷精气的滋养而逐渐趋于成熟，中医学认为，月经的产生是沿肾--天癸--冲任--子宫这一轴线，在全身脏腑、经络、气血的协调作用下，子宫定期藏泄的结果。所以说，只要脾胃盛，肝气调，肾气足，地道通，天癸至，冲任不衰，月经就会持续到"七七"，也就是50周岁左右，四十多岁绝经，无论从哪个角度说，都是偏早的，如何逆转这种情况，中医还是比较有经验的。

中医学认为月经的产生不是生殖系统局部的作用，而是涉及全身多脏腑、多经络，并有天癸和气血协同作用的结果。月经不能如期而至，是什么原因呢？打个比方，河道干涸了，要么上游的湖泊水库没水了，要么河道堵塞了没有疏通，要么两种因素都存在，用中医的术语来分型，就是虚证、实证、虚实夹杂证。

结合上面的论述，虚证是哪虚呢？最常见的就是脾虚、肝肾虚、气血虚。实证是哪实呢？肝郁、血瘀、寒凝所致的实证则是主要类型。脾虚证的，常用方剂有"四君子汤"、"归脾汤"、"健脾丸"等；肝肾虚的，可用"六味地黄丸"加减；气血虚的，"十全大补汤"、"补中益气汤"、"乌鸡白凤丸"等加减；肝郁的，"逍遥散"、"柴胡疏肝散"等加减；血瘀的，"桃红四物汤"、"下瘀血汤"、"桂枝茯苓丸"等加减；寒凝的，"温经汤"、"艾附暖宫丸"等加减。女子"以血为本，以肝为用"，月经减少、经闭，多与肝虚损或瘀堵往往密切相关。所以，疏肝养肝之法经常会贯穿在各个证型的治疗中。

除了中药，针灸对于调经往往会取得很好的治疗效果，气海、关元、子宫、归来、志室、血海、三阴交、合谷、太冲等，都是比较常用的穴位，"药有药性，穴有穴性"，用药需要辨证，用针亦然，精准的配穴才是疗效的保证。

除了上述论述外，还有一种情况可以引起月经的失调，那就是近年来引起临床医生重视的"骨盆旋移"或"骶髂关节错位"，举两个例子。

病例一，四十多岁女患，闭经三月来诊，常规针药结合治疗，月经不下，重新查体，发现患者存在明显的长短腿，诊断为"骶髂关节错位"，予以手法复位，月经很快就下来了。

病例二，高中女学生，月经紊乱并伴有尿频尿急症状，但是尿常规等辅助检查无明显异常，常规治疗无效，查体诊断为"骨盆旋移"，手法整复后，上述症状逐渐消失。

为什么会出现这种情况呢？这是因为，子宫等脏器是通过子宫圆韧带、阔韧带等悬吊于盆腔之中的，骨盆发生错位，就造成子宫及附件的扭曲，加上其他因素，就会出现月经的紊乱，这是针药所难以治疗的，手法恰恰可以弥补这方面的不足。

## ▶▶ 十六、经乱科普小议

在临床上，经常接诊到月经紊乱的女性患者，这种表现为提前或推后的紊乱是什么原因造成的呢？

从西医角度论，这种月经紊乱常称为"功能失调性子宫出血"，属于内分泌失调的范畴，在治疗上，常根据性激素六项指标，选择一些药物来进行调理，我不是西医专科医生，不做评论，只谈中医。

在中医范畴中，月经不按周期来潮，或先或后，称为"经行先后无定期"，又称"月经愆期"，其机理就是冲任气血失调，血海蓄溢失常，故月经不能按时以下，其病因常与"肝郁"和"肾虚"有关。

在清代傅山撰写的《傅青主女科》中记载："妇人有经来断续，或前或后无定期，人以为气血之虚也，谁知是肝气之郁结乎！夫经水出诸肾，而肝为肾之子，肝郁则肾亦郁矣；肾郁而气必不宣，前后之或断或续，正肾之或通或闭耳；或曰肝气郁而肾气不应，未必至于如此。殊不知子母关切，子病而母必有顾复之情，肝郁而肾不无缱绻之谊，肝气之或开或闭，即肾气之或去或留，相因而致，又何疑焉。治法宜舒肝之郁，即开肾之郁也，肝肾之郁既开，而经水自有一定之期矣。方用定经汤。"

这段原文比较长，什么意思呢？就是说，女性朋友月经来潮时间不确定，很多人都认为是气血不足的问题，其实不然，不少情况都是"肝郁"的问题，肝为肾之子，子病及母，肝郁则肾郁，郁则经血排泄紊乱，怎么治疗呢？用定经汤开郁，郁解了，月经就会按时以下。

肝郁型的月经先后无定期，除了经期不定，还表现为经量或多或少，经色黯红或紫红，或有块，或经行不畅；胸胁、乳房及小腹胀痛，胸脘憋闷，时叹息，嗳气少食；舌苔白或薄黄，脉弦等，其主方定经汤主要由下列药物组成：菟丝子、白芍、当归、柴胡、熟地、山药、茯苓、芥穗，仔细来看这个方子，其实就是在逍遥散的基础上加减而成，所以有些人用逍遥散为主方，也是一样的道理。

《景岳全书·妇人规·经脉类》则将本病称为"经乱"，分为"血虚经乱"和"肾虚经乱"，比较详细的论述了病因病机、治法、方药、预后和调养，所以我们在该病的治疗中，除了治疗实证的"郁"，也不能忽视了"虚"，尤其是"肾虚"。

肾为先天之本，主封藏，就经血而言，肾又主藏泄。若素体肾气不足，或少年肾气未充，或绝经之年肾气渐衰，或大病久病伤肾，肾元藏泄失司，冲任失调，当藏不藏则月经先期而至，当泄不泄则月经后期而来。

肾虚型的主要证候：月经或先或后，量少，经色黯淡，质清；或腰膝酸软，或头晕耳鸣，舌淡苔白，脉细弱等。代表方就是出自《景岳全书》的固阴煎。其方药组成包括：菟丝子、熟地黄、山茱萸、人参、山药、灸甘草、五味子、远志等。仔细来看这个方子，千年补肾名方"六味地黄丸"中的"三补药"就位列其中。

中医的治疗方法良多，除了药，还有针，还有手法，针灸治疗常用穴位有：关元、地机、三阴交、归来、肝俞、脾俞、肾俞、太冲、次髎、血海、足三里等，当然不是诸穴都扎，合理的辨证取穴及正确的补泻手法，才是收效的关键。

很多人都忽视了手法在月经不调治疗中的作用，盆腔内脏器是靠各类韧带组织悬吊在骨盆之中的，骨盆旋转和骶髂关节的错位，这些脏器也会因为扭曲而受到刺激，出现一系列的功能紊乱表现，手法复位后，这种紊乱瞬间就会得以纠正，曾经用中药治疗月经不下无效者，手法复位后，很快月经就下来了；也治疗过月经紊乱伴排尿异常的病例，调整骨盆后，上述症状迅速消除。

再说预后，本病若及时诊治，完全可以痊愈，如果治疗不及时，或者调护不当，可能会发展成崩漏或闭经，所以及早积极治疗是完全有必要的。

# 参考文献部分

**参考文献：**

[1]朱汉章.针刀医学原理.北京:人民卫生出版社,2002.

[2]李义凯.软组织痛的基础与临床.香港:世界医药出版社,2011.

[3]刘宗良，常敏.骨科疼痛应用解剖.昆明：云南科技出版社，2009.

[4]于书庄.于书庄针灸医集.北京:北京出版社.1992.

[5]于洋.平衡针刀十八术式.沈阳:辽宁科学技术出版社,2023.

[6]宣蛰人.宣蛰人软组织外科学.上海:文汇出A版社,2002.

[7]邵福元，邵华磊，薛爱荣.颈肩腰腿应用解剖学.郑州:河南科学技术出版社,2000.

[8]师彬,王吉荣.脊源性疾病非手术治疗.济南:山东科学技术出版社,2009.

[9]崔秀芳.针刀医学.北京:科学出版社,2009.

[10]史可任.颈腰关节疼痛及注射疗法—2版.北京:人民军医出版社,2002.

[11]梁子彬,梁学军,杨丽英,张秀芬,石有才,耿读海.尿失禁证治浅析[J].陕西中医,2010,31（12）:1695-1696.

[12]李佩文.肿瘤与癌症.医学文选,1991（1）:35-36.

[13]刘二民,彭洪,张琨龄.耳鸣掩蔽法治疗耳鸣.安徽医科大学学报,1995,30（1）:70-70.

[14]陈健华,黄蓉,罗金梅,等.北京协和医院成年人不安腿综合征调查[J].中国医学科学院学报,2016,38（5）:548-553.

[15]宋博策,张帅,刘天航,李浩.李浩从太阳少阳论治不安腿综合征经验.中医药通报,2019,18（3）:12-13.

[16]邵将,贾连顺.腰椎间盘退变及突出发展百年回顾[J].中国矫形外科杂志,2007（11）:833-835.

[17]吴玮,王祥瑞.椎间盘修复术治疗根性坐骨神经痛[J].中国疼痛医学杂志,2017,23（05）:321-324.

[18]杨友发.腰椎间盘突出症从痰瘀论治[J].中医药学报,2016,44（05）:81-83.

[19]康明海.腰椎间盘突出症的诊断与治疗[J].中国医药指南,2011,9（26）:42-43.

[20]张其兵.内热针配合针刀松解术治疗肩周炎的疗效[J].当代临床医刊,2022,35（05）:85-86.

[21]袁建军,张学利.腰椎手术失败综合征病因分析[J].颈腰痛杂志,2008（03）:257-259.

[22]高磊,魏开斌,叶红.保留棘上韧带的全椎板截骨回植治疗腰椎管狭窄症的效果分析[J].社区医学杂志,2011,9（08）:14-17.

[23]吕永明.腰椎管狭窄症的诊治及预防[J].广西中医药,2004（04）:60.

[24]杨红伟,李婧,赵艳玲等.硬膜外注射治疗椎间盘突出症的临床观察[J].基层医学论坛,2011,15（08）:208-209.

[25]杨敏.臭氧与硬膜外阻滞联合治疗带状疱疹神经痛20例临床观察[J].咸宁学院学报（医学版）,2011,25（02）:110-111.

[26]王晓燕,曲红梅,程湘红.硬膜外阻滞麻醉并发症的观察及临床分析[J].中国现代药物应用,2010,4（22）:61-62.

[27]刘跃森.低位硬膜外麻醉致霍纳综合征2例[J].中国煤炭工业医学杂志,2009,12（04）:686-687.

[28]张素品,王国林.椎管内麻醉的有关问题[J].国际麻醉学与复苏杂志,2010（03）:281-288.

[29]刘新发.针刺治疗精神分裂症顽固性幻听患者50例临床观察[J].中医杂志,2010,51（07）:621-624.

[30]王文远.国家中医药管理局农村中医适宜技术推广专栏（一）"平衡针灸"针刺肩痛穴治疗肩周炎技术[J].中国乡村医药,2007（01）:36.

[31]黄龙祥,黄幼民.从三个著名案例看针灸临床研究的复杂性[J].科学通报,2012,57（14）:1210-1221.

[32]刘贤良,辛俏,杨蜜等.基于"消""托""补"三法的银屑病中医治疗研究进展[J].中国民族民间医药,2023,32（06）:46-51.

[33]高雨.高雨针刀治疗银屑病50例观察[J].临床医药文献电子杂志,2019,6（57）：105-106.

[34]卢胜春,陈春花.针刀治疗原发性三叉神经痛临床观察[J].中国中医药现代远程教育,2020,18（20）：3.

[35]国际神经修复学会中国委员会,北京医师协会神经修复学专家委员会,广东省医师协会神经修复专业医师分会,等.中国特发性面神经麻痹神经修复治疗临床指南（2022版）[J].神经损伤与功能重建,2023,18（1）：12.

[36]陈晓琴,李瑛,邝玲玲.不同针灸方法分期治疗贝尔面瘫疗效观察[J].上海针灸杂志,2014,33（07）：613-615.

[37]郭飞.针灸治疗亨特氏面瘫临床进展[J].中国中医急症,2017,26（4）：3.

[38]林松青.透刺配合穴位注射治疗周围性面瘫疗效观察[J].光明中医,2013,（6）：1196-1197.

[39]陈余圣.龙惠珍应用益气祛风法治疗周围性面瘫经验[J].广西中医药,2012,（3）：41-42.

[40]朱健.针刺加艾灸治疗面神经麻痹20例[J].现代中西医结合杂志,2003,（12）：1260-1260.

[41]陈青霞.符为民教授精准辨治周围性面瘫经验撷菁[J].浙江中医药大学学报,2017,（9）：761-764.

[42]叶海泉.面肌痉挛显微血管减压术后复发原因分析[J].中国保健营养（下旬刊）,2013,（5）：2360.

[43]马玉召.860例面肌痉挛显微血管减压治疗体会[J].中国实用神经疾病杂志,2014,（13）：69-70.

[44]方雪峰.电针穴位法治疗颞颌关节紊乱综合征疗效观察[J].现代中西医结合杂志,2015,（15）：1659-1660.

[45]杨晓萍.不同功能位颞下颌关节盘MRI对比研究[J].第三军医大学学报,2004,（4）：324-327.

[46]李金明.针刀为主治疗颞颌关节功能紊乱症56例[J].中国中医急症,2008,（3）：345-345.

[47]高玲.针刺、艾灸联合揿针治疗颞颌关节紊乱综合征1则[J].心血管外科

杂志（电子版），2020，（2）：255-256.

[48]宋卫军，冯霞，赖瑞美，等.针刺新吾穴治疗常年性过敏性鼻炎的疗效观察[J].中国医药科学，2020，10（5）：4.

[49]张静，唐季鑫，刘丽，等.针刀治疗枕下三角区综合征70例[J].中国中医骨伤科杂志，2020，28（8）：3.

[50]张维骏，刘润兰，崔长虹，等.加味消瘤丹治疗恶性肿瘤骨转移经验[J].中医杂志，2020，61（15）：5.

[51]王瑞，温速女，刘文林等.心力衰竭与交感神经相关的研究进展[J].中国医药导报，2018，15（11）：21-24+53.

[52]贺俊民.手法治疗颈椎性心律失常的疗效观察[J].中国骨伤，1996（04）：14-15+64.

[53]高雨.慢性支气管炎的病因病理及针刀治疗的研究[C].中华中医药学会，中华中医药学会针刀医学分会.中华中医药学会针刀医学分会二〇〇九年度学术会议论文集.2009：3.

[54]宋国政.针刀联合浮针治疗腹痛临床分析[J].光明中医，2015，30（04）：867-869.

[55]宋阳春."心痛"却是软骨疾病？警惕肋软骨炎[J].中医健康养生，2018，4（06）：46-47.

[56]李国斌，周良军，林锐波.局部阻滞联合刮痧治疗早期非特异性肋软骨炎的疗效评价[J].中国现代医生，2015，53（29）：106-108.

[57]刘新华.曲安奈德局部封闭应用于肛周湿疹的临床研究[J].中国实用医药，2011，6（14）：151-152.

[58]张琦惠.腰椎间盘突出患者的康复训练与效果分析[J].医学美学美容（中旬刊），2014，（3）：377-378.

[59]侯本新.推拿治疗腰椎间盘突出症应引起重视的3个问题[J].中国医药导报，2009，（13）：223-224.

[60]张全英.腰椎间盘突出症临床分型及病理研究[J].东方食疗与保健，2015，（10）：74-74.

[61]熊富山.针灸结合牵引治疗腰椎间盘突出症41例临床分析[J].中外医学

研究,2017,(5):43-45.

[62]谢彬.手法配合针刀治疗腹外斜肌损伤78例经验交流[J].医药前沿,2017,(25):344-345.

[63]孔祥生.针刀斜刺法治疗腰三横突综合症临床观察[J].针灸临床杂志,2012,(1):36-37.

[64]沈锐.傍针刺配合电针治疗第三腰椎横突综合征53例[J].云南中医中药杂志,2014,(5):61-62.

[65]余桂敏.骨康健生丸配合手法及中药外敷治疗腰三横突综合征[J].中医临床研究,2014,(22):27-28.

[66]邹宇聪,李义凯.多裂肌在慢性腰痛中的作用[J].湘南学院学报(医学版),2012,14(01):75-78.

[67]罗小江,黄必忠,郑均华等.大龄臀肌筋膜挛缩症的手术治疗[J].实用骨科杂志,2002(06):422-423.

[68]王成虎.中医药治疗髂腰韧带损伤概况[J].湖南中医杂志,2017,33(07):212-214.

[69]梅荣.中药内服和硬膜外封闭治疗棘间韧带所致下腰疼痛[J].医药前沿,2016,(25):355-356.

[70]何洪洲.阿是穴温针灸加针刺后溪穴治疗棘上、棘间韧带损伤的临床研究[J].医药前沿,2013,(12):120-121.

[71]杜传超.脊柱阶段性解剖特点及其损伤的力学机制与诊疗策略[J].创伤外科杂志,2019,(7):552-557.

[72]蓝旭.腰椎黄韧带骨化伴腰椎管狭窄的治疗[J].中国骨伤,2017,(2):175-178.

[73]卜宪敏.C4/5椎间不稳模型动物病理学变化及黄韧带转化生长因子 $\beta$ 1 的表达[J].中国组织工程研究,2015,(18):2891-2895.

[74]伊广坤.过量氟化物致腰椎黄韧带的退变与骨化[J].中国组织工程研究,2015,(33):5301-5305.

[75]吉仁珍.颈椎后纵韧带骨化的影像学表现与临床意义[J].基层医学论坛,2008,(17):521-522.

[76]寇赵淅,张向东,廉杰.骶髂关节炎诊疗研究进展[J].新中医,2018,50（07）:42-45.

[77]阿布里克木·依沙克.骶髂关节紊乱综合征的治疗[J].中国民族医药杂志,2006（04）:96.

[78]陈熙水.仰卧位踢腿法治疗骨盆上下错位的临床效果观察[J].临床合理用药杂志,2018,11（22）:146-147.

[79]梁善皓,叶淦湖,陈焕亮等.骶髂关节半脱位的临床研究[J].中国康复医学杂志,2007（02）:172-173.

[80]王廷臣.骶髂关节错位的理论思考[J].中国组织工程研究与临床康复,2008（11）:2161-2163.

[81]吴振坤,阎涛.双向斜扳法治疗腰椎小关节紊乱症38例的临床体会[J].实用医技杂志,2008（06）:766-767.

[82]师宁宁,沈国权,何水勇等.骶髂关节紊乱与腰椎间盘退变之间相关性的流行病学研究与生物力学分析[J].中国骨伤,2014,27（07）:560-564.

[83]高辉.过伸位牵引复位治疗胸腰椎损伤[J].颈腰痛杂志,2001,（3）:213-215.

[84]康健.横突间韧带损伤诊治与预防[J].新疆医学,2005,（4）:91-92.

[85]李喆.腰椎病的鉴别诊断浅析[J].中国中医急症,2012,21（06）:940-941.

[86]杨梦琪,张向东,寇赵淅等.腰椎滑脱症的中医治疗进展研究[J].中外医学研究,2022,20（36）:169-172.

[87]方永刚,马勇.以手法为主综合治疗腰椎滑脱症概述[J].辽宁中医杂志,2005（07）:738-739.

[88]王锟,孙晓亮,吴国锋等.腰椎管狭窄合并L3退行性脊柱滑脱的病理机制研究[J].天津医药,2020,48（04）:294-297.

[89]王成龙,赵梦楠,刘妍等.阴部神经痛的诊断与治疗策略[J].中国疼痛医学杂志,2018,24（04）:292-295.

[90]范顺武,宁磊.骨质疏松性胸腰椎骨折治疗的再认识[J].中华创伤杂志,2020,36（05）:399-402.

[91]邢尧丹,娄必丹,冶尕西等.针刀结合针刺治疗中风恢复期下肢痉挛的方法及机制探讨[J].医学争鸣,2021,12（03）:20-23.

[92]车光昇,郭源秩,宋光熠.神经源性肌萎缩病理动物模型的制备[J].辽宁医学杂志,2014,28（05）:301.

[93]卢丹.胎盘多肽与黄芪注射液辅助治疗重症肌无力的疗效对比[D].广州中医药大学,2012.

[94]张晓强,谭旭仪,高书图等.平乐展筋酊治疗腕管综合征28例临床观察[J].中医药导报,2014,20（07）:8-10.

[95]任志远,王亚平,陈维义.针灸刀治疗先天性小儿狭窄性腱鞘炎（附48例报告）[J].颈腰痛杂志,1995（03）:164-165.

[96]李澎,李诚,李靖年等.臀上皮神经营养血管筋膜皮瓣移植的应用解剖特点[J].中国组织工程研究与临床康复,2008,12（53）:10432-10436.

[97]王明礼,张满江,邵国喜等.中老年人臀上皮神经卡压症的误诊原因分析及治疗体会[J].中国老年学杂志,2005（08）:968-969.

[98]刘静,吴剑浩,滕勇生等.许建阳教授"五虎擒羊"疗法治疗中医脑病经验[J].河北中医,2021,43（04）:549-552.